V&R

Maria Borcsa / Ivy Daure (Hg.)

Genogramme

Ein Handbuch für die systemische Praxis und Forschung

VANDENHOECK & RUPRECHT

Bibliografische Information der Deutschen Nationalbibliothek:
Die Deutsche Nationalbibliothek verzeichnet diese Publikation in der Deutschen Nationalbibliografie; detaillierte bibliografische Daten sind im Internet über https://dnb.de abrufbar.

Umschlagabbildung: Coverbild nach einem Gemälde von Gonzalo Bacigalupe

Satz: SchwabScantechnik, Göttingen
Druck und Bindung: ⊕ Hubert & Co, Ergolding
Printed in the EU

Vandenhoeck & Ruprecht Verlage | www.vandenhoeck-ruprecht-verlage.com
E-Mail: info@v-r.de

ISBN 978-3-525-40046-3

Inhalt

FORSCHUNG

Anstelle eines Vorworts

Brief von Monica McGoldrick[1]

Sehr geehrte Frau Prof. Dr. Maria Borcsa und Frau Dr. Ivy Daure,

ich freue mich sehr über die Veröffentlichung dieses Buches, das eine Vielzahl von Themen im Zusammenhang mit Genogrammen erkundet; es wird von enormem Wert für die systemische Praxis und die Forschung sein. Das Werk bietet vielfältige Anregungen, das Konzept der Genogramme besser zu verstehen und unser Verständnis von Beziehungen im Allgemeinen zu erweitern, indem wir unser Leben im Kontext betrachten. Die Autoren[2] stellen dabei unterschiedliche Möglichkeiten vor, Genogramme in unsere Arbeit und in unser Leben einzubeziehen. Ihr Buch untersucht die Verwendung von Genogrammen in vielen verschiedenen Kontexten, einschließlich des Umgangs mit Sterben und Tod, Sucht und Inzest, aber behandelt auch die Bedeutung des sozialen Milieus und des finanziellen Kontexts von Familien im sogenannten Finanzgenogramm.

Der Band bietet zudem eine Erweiterung der Dimensionen jenseits der Quadrate und Kreise des traditionellen Genogramms, wie etwa die Verwendung von Knöpfen, um eine andere Form des Genogramms zu gestalten. Eine weitere Spielart besteht darin, ein Kulturgramm für die auto-ethnografische Datensammlung zu erstellen. Verschiedene Beispiele für die Verwendung von Genogrammen im klinischen Training, einschließlich der Erstellung von »Zukunftsgrammen«, ergänzen die Beiträge. Ihr Buch greift auch die wichtige Diskussion über die Digitalisierung und Standardisierung von Genogrammen auf. Die Verwendung des Instruments in der Forschung, zum Beispiel zum Verständnis und Vergleich unkonventioneller Familienformen oder die zum Verständnis der Individuationsgeschichte von Jugendlichen, runden das reichhaltige Werk ab.

1 Übersetzung von Maria Borcsa.
2 Wir verwenden in diesem Band weibliche und männliche Formen in willkürlichem Wechsel, damit sich alle Geschlechter angesprochen fühlen.

Neuere Entwicklungen am Multicultural Family Institute, New Jersey

Wir am Multicultural Family Institute in New Jersey haben, wie Sie selbst, Jahre damit verbracht, den Wert der Verwendung von Genogrammen in der Supervision von Ausbildungskandidaten zu erforschen. Wir lehren, das Instrument in der Arbeit mit Einzelpersonen und Paaren zu verwenden, damit diese an ihren eigenen Genogrammen arbeiten können. Mit Eliana Gil haben wir das Konzept der Familienspiel-Genogramme erstellt (siehe nachfolgenden Abschnitt), bei dem Spielzeugartikel genutzt werden, um Familienmitglieder darzustellen. Unser Traum ist es schon lange, ein flexibles, computerisiertes Genogrammprogramm zu entwickeln, das im Gesundheitssystem verwendet werden kann, um das systemische Denken in der Gesundheitsversorgung von Einzelpersonen zu erleichtern und Genogramminformationen zu verfolgen, einschließlich demografischer Daten, Gesundheits- und Bildungsmaßnahmen sowie emotionaler Prozesse, soweit möglich. Dies müsste innerhalb von Gesundheitseinrichtungen koordiniert werden, und natürlich wäre es unerlässlich, sicherzustellen, dass die tiefgreifenden Fragen zum Datenschutz behandelt werden. Gleichermaßen sind Genogramme – wie Ihre Autorinnen und Autoren so deutlich vermitteln – eine äußerst wertvolle Möglichkeit für uns als Menschen, uns über die Bedeutung all derer bewusst zu werden, die vor uns kamen und die nach uns kommen werden.

Ich füge hier unser aktuellstes standardisiertes Format für die Erstellung eines Genogramms bei.

Standard-Genogramm-Symbole nach Monica McGoldrick

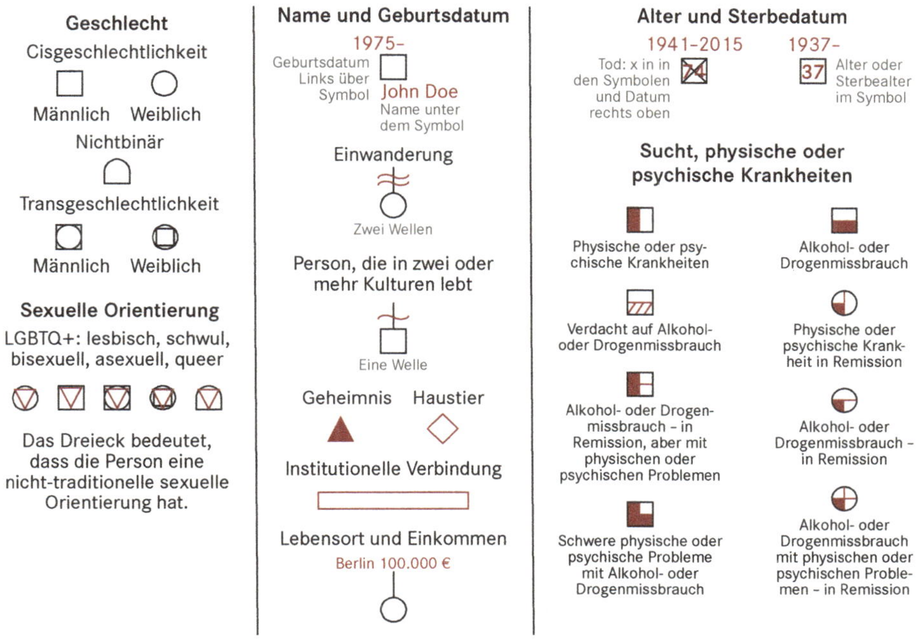

Paarbeziehungen

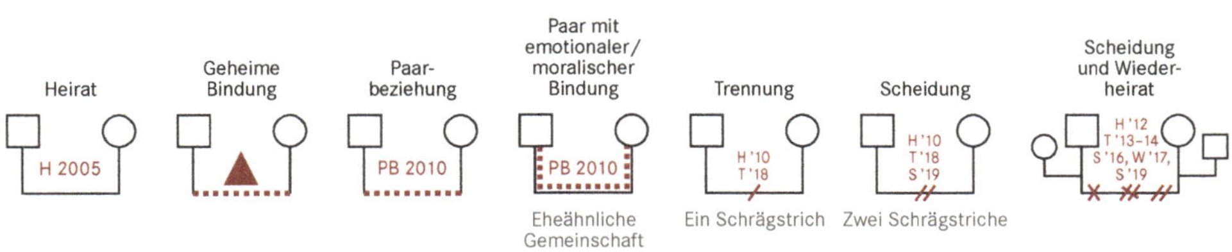

Stellung der Kinder in der Beziehung zu den Eltern

Die Kinder werden vom ältesten bis zum jüngsten Kind dargestellt (von links nach rechts).

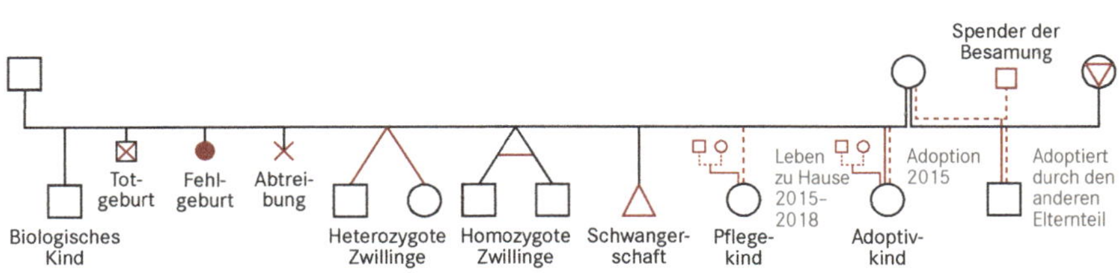

Symbolische Darstellung zwischenmenschlicher Interaktionsmuster

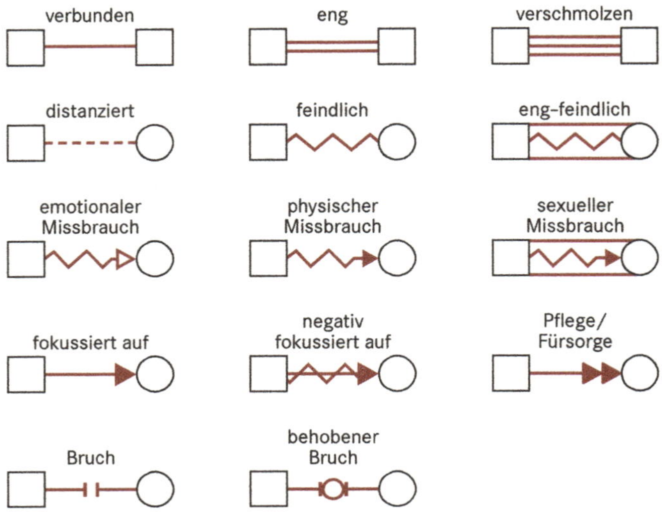

Haushalt, Schlüsselinformationen und Position der Familienmitglieder

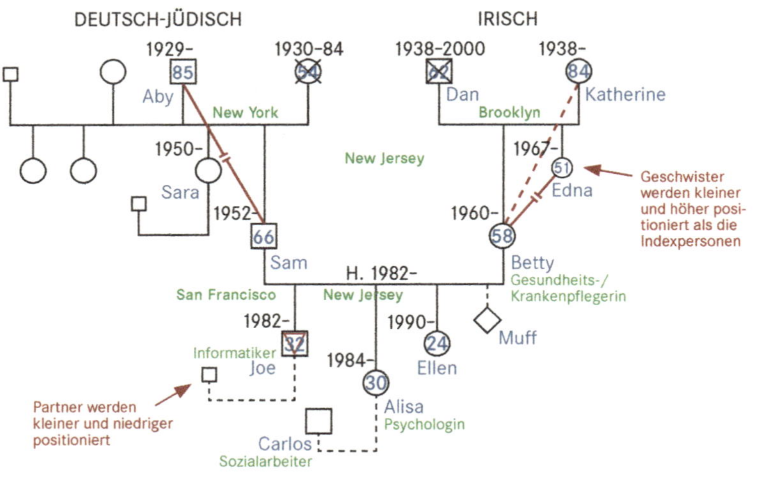

Abbildung 1: Standard-Genogrammzeichen

Coaching von Klientinnen zu ihren Familienbeziehungen unter Verwendung ihrer Genogramme: Familientherapie mit einer Person

Unsere umfassendsten Bemühungen – die, wie ich glaube, gut zu den vielen faszinierenden Erweiterungen der Genogramme passen, die in Ihrem Buch diskutiert werden – beziehen sich auf das Coaching von Einzelpersonen, Paaren und Familien. Diese sollen befähigt werden, durch die Arbeit an ihren eigenen Genogrammen ein besseres Verständnis für ihre Familienbeziehungen aufzubauen (siehe dazu unsere aktuellste Veröffentlichung Laszloffy u. McGoldrick, 2024).

Ziel des Coachings ist, was Murray Bowen (1978) als »Differenzierung« bezeichnete, was im Wesentlichen bedeutet, in Anwesenheit der eigenen Familie sein bestes Selbst sein zu können, das heißt, in einer verbundenen Beziehung zu sein und gleichzeitig die eigenen Überzeugungen und Werte zu behalten. Das Idealziel ist, mit jedem Familienmitglied eine Person-zu-Person-Beziehung zu führen, insofern Familienmitglieder bereit und in der Lage sind, sich mit einem zu verbinden.

Wir möchten nun einige Leitlinien für die persönliche Arbeit an Familienbeziehungen mit Ihnen teilen:

1. *Um Familienbeziehungen zu verändern, konzentrieren Sie sich darauf, sich selbst zu verändern,* indem Sie eine Verbindung zu anderen herstellen, während Sie sich treu bleiben. Ziel ist es, unser eigenes bestes Selbst zu sein, während wir in einer respektvollen, verbundenen Beziehung zu anderen Familienmitgliedern bleiben. Je mehr wir unsere Reaktivität kontrollieren können und mit Liebe, Fairness und Respekt in Beziehung treten, desto reifer werden unsere Beziehungen sein.
2. *Die wichtigsten Leitlinien für die Entwicklung respektvoller, fürsorglicher Beziehungen lauten:* nicht angreifen, sich nicht verteidigen, nicht beschwichtigen und nicht abblocken. Wir sollten alles tun, um keine negative Energie ins Universum zu senden.
3. *Behalten Sie Ihre persönlichen Gedanken für sich.* Die Arbeit an Ihren Familienbeziehungen ist ein individueller Prozess, der erfordert, dass Sie auf der Grundlage Ihrer eigenen Werte handeln. Das Teilen von Plänen mit Ihrem Ehepartner oder Geschwistern könnte Ängste erhöhen, was dazu führen könnte, dass sie sich in Ihre Bemühungen einmischen.
4. *Unterschätzen Sie niemals den Widerstand Ihrer Familie gegen Veränderungen;* er wird wahrscheinlich intensiv sein und könnte Sie überraschen. Antizipieren Sie Widerstand und Reaktivität gegen Ihre Bemühungen und planen Sie, wie Sie respektvoll reagieren können, während Sie an Ihren Bemühungen festhalten.

5. *Senken Sie Ihre Erwartungen an andere in Ihrem System.* Wie Bowen zu sagen pflegte: »Wenn Sie Ihre Erwartungen auf null senken, werden Sie wahrscheinlich angenehm überrascht sein.«
6. *Ernsthafte Themen sollten mit jedem Familienmitglied individuell angesprochen werden,* nicht bei einer großen, ritualisierten Familienversammlung.
7. *Humor kann der beste Weg sein,* um eine angespannte Situation zu entschärfen, aber offensichtlich bedeutet dies nicht Sarkasmus oder abwertenden Humor.
8. *Seien Sie unberechenbar, indem Sie hartnäckig verteidigte Positionen aufgeben.* Wenn Sie in derselben alten Rolle oder Argumentation gefangen sind, ist es Zeit, etwas anderes zu tun. Wenn auch jemand immer falsch oder richtig zu sein scheint, ein Schurke oder Opfer, versuchen Sie, Ihre Sichtweise auf diese Person zu erweitern.
9. *Intensive Wut oder Verletzungen sind wahrscheinlich Signale* dafür, dass für Sie eine wichtige Frage auf dem Spiel steht. Halten Sie inne, machen Sie langsame Atemzüge und lenken Sie achtsam Ihre Energie dorthin, wo sie für Sie wichtig ist, um Ihren besten Absichten und Werten treu zu bleiben und andere großzügig und respektvoll zu behandeln.
10. *Wenn Sie sich dabei erwischen, dass Sie übermäßig eifrig sind, um an den Beziehungen anderer zu arbeiten (insbesondere an einer Schwieger- oder Stieffamilie!), betrachten Sie, was Sie möglicherweise in Ihren eigenen Beziehungen vermeiden.* Konzentrieren Sie Ihre Energie wieder auf Ihre Beziehung zu Ihrem eigenen Kind, zu Ihren Eltern oder Geschwistern, um Ihre Arbeit wieder auf Kurs zu bringen.
11. *Für jedes kritische oder negative Feedback, das Sie geben, bieten Sie mindestens vier positive oder bestätigende Kommentare an.* Wissenschaftliche Erkenntnisse (Gottman u. Gottman, 2017) legen nahe, dass Menschen dieses 4-zu-1-Verhältnis benötigen, um negatives Feedback aufnehmen zu können. Wenn Sie negatives Feedback geben ohne mehr positives, ist es wahrscheinlich, dass die andere Person Sie nicht hört.
12. *Schweigen und/oder Distanz sind keine effektiven Strategien.* Obwohl es Zeiten gibt, in denen es klüger ist, nicht zu reagieren, und Sie möglicherweise etwas Abstand von intensiven familiären Turbulenzen nehmen müssen, um sich zu zentrieren und etwas Gleichgewicht und Humor wiederzugewinnen, ist es immer wichtig, wieder in Kontakt zu treten.
13. *Wenn jemand Ihren Weg zu einem anderen Familienmitglied blockiert, entwickeln Sie eine Beziehung zu der blockierenden Person, auch wenn diese peripher erscheint.* Es wäre sinnlos, zu versuchen, sie zu umgehen. Wenn Ihre Schwägerin alle Kontakte Ihres Bruders überwacht, ist der Aufbau einer Beziehung zu ihr Ihre beste Chance, mit ihm in Kontakt zu treten.

14. *Briefe, die nicht angreifend oder verteidigend sind, können helfen,* schwierige emotionale Themen zu öffnen, ohne Ihre Reaktivität in Echtzeit steuern zu müssen. Beim Schreiben von Briefen an ein Familienmitglied nehmen Sie sich nur ein emotionales Thema auf einmal vor. Wenn Sie stark reaktiv auf ein Familienmitglied reagieren, kann es helfen, einen »alles erzählenden Brief« zu schreiben, in dem Sie alle Ihre Probleme darlegen (aber verschicken Sie diesen Brief niemals!). Schreiben Sie dann einen »strategischen« Brief, der sich auf die Hauptthemen konzentriert, die Sie ausdrücken möchten – ohne anzugreifen oder sich zu verteidigen.
15. *Bleiben Sie niemals länger bei Ihrer Familie, als Sie sich leisten können, großzügig zu sein.* Wenn Sie mürrisch werden oder sich verschließen, ist es an der Zeit, zu gehen, bis Sie wieder mit Ihrem Humor und im Gleichgewicht zurückkehren können.

Familienspiel-Genogramme

Gern teile ich ein paar Gedanken darüber, wie wir traditionelle Genogramme mit Familienspiel-Genogrammen erweitert haben; vor etwa 25 Jahren habe ich es zusammen mit meiner Freundin und Kollegin Eliana Gil entwickelt. Inzwischen ist das Familienspiel-Genogramm zu einem festen Bestandteil unserer klinischen Arbeit mit Familien geworden, um ihre emotionalen Verbindungen zu erkunden und zu erweitern, sei es durch biologische und rechtliche Bindungen, informelle Verwandtschaftsbeziehungen oder durch ihre Vorstellungskraft.

Familienspiel-Genogramme sind eine ungemein fruchtbare Möglichkeit, um Kinder und Familien aktiv in die Therapie einzubeziehen und gleichzeitig etwas über die Struktur und Muster ihres Genogramms und ihrer Familiengeschichte zu lernen, indem sie spielerisch Miniaturfiguren verwenden – Menschen, Tiere und Objekte aller Art. Es ermöglicht Kindern und Erwachsenen, einfallsreiche Genogramme zu erstellen, die sowohl als aufschlussreiche Beurteilungs- und Interventionswerkzeuge für die Therapie dienen als auch als leistungsfähiges Instrument zur Auffindung von Quellen familiärer Res-

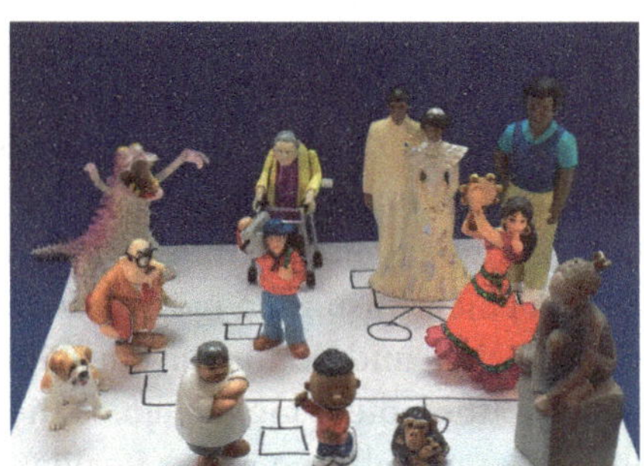

Abbildung 2: Familienspiel-Genogramm mit Miniaturfiguren

sourcen und Resilienz. Zudem ist es auch eine kraftvolle Technik, um das Genogramm »zum Leben zu erwecken«.

Beim Familienspiel-Genogramm wählen Familienmitglieder aus einer Reihe von Miniaturen von Menschen, Tieren und Objekten aus, um jedes Familienmitglied auf einem großen Stück Papier darzustellen, auf dem wir ein Genogramm gezeichnet haben. Das Familienspiel-Genogramm bringt Informationen darüber hervor, wie Familienmitglieder miteinander in Beziehung stehen, wie sie sich gegenseitig wahrnehmen, aber auch, wie sie längst verstorbene Familienmitglieder sehen. Jede Person wählt einen Gegenstand aus, um sich selbst und jedes andere Familienmitglied darzustellen. Die Diskussion der Familienmitglieder über die von ihnen gewählten Miniaturen basiert auf ihrer Kreativität, Fantasie und Vorstellungskraft und hilft ihnen, ihre Familiengeschichte zu klären und ihren Blick auf Beziehungen und Konflikte zu erweitern. Manchmal beeinflussen Familiengeschichten, Gerüchte oder Legenden symbolische Darstellungen auf der Grundlage von Hörensagen, anstatt auf aus erster Hand gewonnenem Wissen. Mit dem Familienspiel-Genogramm können wir diese Ansichten erkunden und erweitern, sodass Familienmitglieder neue Erzählungen schaffen können, die auf dem aufbauen, was sie über Mitglieder der erweiterten Familie gehört haben. Familienmitglieder jeden Alters können die Miniaturen als Ausgangspunkt nutzen, um verdeckte oder offene Aspekte der Familiengeschichte mitzuteilen.

Wie beim Psychodrama und der Familienskulptur, bei denen die Teilnehmenden gebeten werden, sich vorzustellen und physisch zu demonstrieren, wie Beziehungen in der Zukunft besser sein könnten, werden bei Familienspiel-Genogrammen oft imaginäre Genogramme aufgestellt, die Mitglieder in eine erhoffte Zukunft führen. Die Einführung des Elements der Metapher in die Diskussion über die tatsächlichen Fakten ihrer Genogrammgeschichte gibt den Familienmitgliedern oft eine größere Flexibilität, sich Möglichkeiten für zukünftige Veränderungen vorzustellen – und dies auch wenn sie gleichzeitig anerkennen müssen, dass ihre Geschichte selbst nicht verändert werden kann, allerdings ihre Art und Weise, damit umzugehen.

Darüber hinaus haben die kleinen und komischen Gegenstände auf Spiel-Genogrammen oft eine transformative Wirkung auf die Familienbeziehungen. Es fügt einem ansonsten möglicherweise schwierigen Gespräch über Familienzwistigkeiten und Konflikten eine humorvolle Note hinzu. Wie andere Formen der Spieltherapie ermöglichen es die Gegenstände den Familienmitgliedern, ihre innere Erfahrung in der Realität einer miniaturisierten äußeren Welt auszudrücken und ihre Gedanken, Gefühle und Fantasien über sich selbst und andere Mitglieder ihrer Familie kundzugeben. Miniaturen bieten spielerisch kleine Darstellungen, die anzeigen können, wie Familienmitglieder verbunden sind und wie sie getrennt oder verschieden sind. Spiel-Genogramme können mit einer Einzelperson, sogar einem Kind ab fünf Jahren, oder mit einer Urgroßmutter von 85 Jahren genutzt werden. Sie können mit mehreren Familienmitgliedern verwendet werden, um die Sichtweisen jedes Einzelnen auf die Beziehungen zu verstehen.

Sobald Symbole zum Einsatz kommen, um über sich selbst und zu anderen zu kommunizieren, werden verschiedene Prozesse möglich. Wenn Probleme für einen Klienten überwältigend erscheinen, kann ihnen das »Miniaturisieren« helfen, damit umzugehen. Die Spieltherapie ermöglicht es Klienten, Gegenständen Emotionen oder Persönlichkeitsmerkmale zu verleihen, was auch einen sicheren Abstand von schmerzhaften Themen schaffen kann, um Anerkennung, Verständnis und die Bewältigung traumatischer Themen zu erleichtern.

Ich freue mich, dass Sie dieses Buch veröffentlichen, das in unserem Bereich dringend benötigt wird. Es ist eine umfassende Ergänzung zur systemischen Theorie und Praxis. Sie dient zur kreativen Erweiterung unseres Verständnisses unserer formellen und informellen aktuellen Beziehungen und denjenigen zu Menschen, die bereits gegangen sind. Und hoffentlich wird es beeinflussen, wie wir uns mit denen verbinden, die nach uns kommen. Ich sende Ihnen meine herzlichsten Wünsche dafür.

New Jersey, im Juli 2024
Monica McGoldrick

Literatur

Bowen, M. (1978). Family therapy in clinical practice. New York: Jason Aronson.

Gottman, J., Gottman, J. (2017). The natural principles of love. Journal of Family Theory and Review, 9 (1), 7–26.

Laszloffy, T., McGoldrick, M. (2024). You can go home again: Reconnecting with your family (3rd ed.). New York: W. W. Norton & Company.

Zum Auftakt: Die 7 A, die das Genogramm als systemisches Instrument kennzeichnen

Maria Borcsa und Ivy Daure[1]

Das Genogramm kann als das Alpha des systemischen Ansatzes bezeichnet werden. Es hat diesen besonderen Platz als »Schrift der Ursprünge«, wie der Begriff aus seiner griechischen Herkunft andeutet. Es ist auch eine Verbindung zu den Anfängen des systemischen Ansatzes dank Murray Bowen (1978) und seiner Auseinandersetzung mit seiner Herkunftsfamilie, die uns nach wie vor als Beispiel dienen kann.

Das Genogramm ist ein Mittel zum Verständnis von Familienkonfigurationen, da es die Erstellung einer historischen und relationalen Karte der Familie ermöglicht. Es ist auch eine Möglichkeit, mithilfe grafischer, leicht identifizierbarer Elemente zwischen Fachleuten zu kommunizieren. Das Genogramm eröffnet wertvolle Sprachräume in der Arbeit mit Betroffenen und ihren Familien. Es ist ein Referenzinstrument der systemischen Praxis und in der Ausbildung von systemisch arbeitenden Professionellen.

Das Genogramm ist ein Werkzeug, das in zahlreichen Bereichen der systemischen Praxis zugegen ist. Vielleicht trägt diese Alltäglichkeit, die tägliche Präsenz des Hilfsmittels zum »Paradox des Vertrauten« bei: Es ist da, man kennt es, sieht es, praktiziert es. Es scheint nicht nötig, ihm mehr Aufmerksamkeit zu widmen.

Mit diesem Band wollen wir diesem Paradox des Vertrauten entgegenwirken und die Methode in den Bereichen der Beratung und Therapie, Supervision und Ausbildung, aber auch in der Forschung in den Fokus der Aufmerksamkeit rücken. Das Handbuch ist in internationaler Kooperation entstanden, sodass sich neben Beiträgen deutscher Autoren auch Texte von Kolleginnen aus Frankreich, Italien, Luxemburg, Österreich, Polen, der Schweiz und den USA finden.[2] Dies verweist auf die weite Verbreitung der Methode (Daure u. Borcsa, 2020;

---

1 Ein Teil dieses Textes wurde bereits im Sammelband Daure und Borcsa (2022) verwendet.

2 Wir möchten allen Autorinnen danken, die sich bereit erklärt haben, ihre Beiträge auf eigene Kosten ins Deutsche übersetzen zu lassen, und den Verlagen ESF, Paris, und Franco Angeli, Mailand, für die Abdruckgenehmigungen.

2022) und deren Weiterentwicklung in vielen Ländern (für eine systematische Literaturübersicht siehe den Beitrag Rohr in diesem Band). Auch der Zugang aus verschiedenen Disziplinen wie Psychologie, Soziologie, Ökonomie, (Sozial-)Pädagogik und Soziale Arbeit und der unterschiedliche professionelle Hintergrund beziehungsweise die »Schulenzugehörigkeit« (systemisch, psychodynamisch, hypnotherapeutisch) der Autorinnen zeigen die hohe Anschlussfähigkeit des Vorgehens. Ebenso kann das Setting vielfältig sein: Ob Einzel-, Paar- oder Familienberatung und -therapie, das Genogramm erweist sich in vielen Arbeitskontexten als nützlich. Und last, but not least scheint die Arbeit mit Genogrammen die viel beschriebene Kluft (siehe z. B. Ochs, Borcsa u. Schweitzer, 2020) zwischen Forschung und Praxis zu überbrücken.

Unser Dank geht zunächst an alle Autorinnen, die dieses Handbuch mitgestaltet haben, und indirekt an alle Personen, deren (anonymisiertes) Genogramm uns zu denken und zu lernen gibt. Dr. Julia Hille hatte einen maßgeblichen Anteil an der Konzeption dieses deutschen Handbuchs. Paula Witzel gab den Grafiken oft den letzten Schliff und erstellte den Index. Vielen herzlichen Dank!

Als Einführung werden wir das Genogramm in sieben von uns ausgewählten Funktionen beschreiben und einzelne zur Anschaulichkeit mit Fallvignetten illustrieren. Es sind Merkmale, die mit dem Buchstaben A beginnen, dem ersten Buchstaben des Alphabets, dem Buchstaben, der eröffnet, einleitet und einlädt.

1 Anfangen

Das Genogramm bietet einen Anfang, einen ersten Zugang zur Familienthematik, und zugleich eine erweiterte, kontextualisierte Lesart der Wirklichkeit eines Individuums, seiner Familiengeschichte und seiner aktuellen Problematik. Es kann als Ausgangspunkt für die Erkundung von Ereignissen und Protagonisten angesehen werden, die eine bedeutende Rolle in der Entwicklung des Individuums und der Familie gespielt haben. Einige systemische Therapeuten, unabhängig davon, ob sie mit Einzelpersonen, Paaren oder Familien arbeiten, fertigen bereits im Vor- oder Erstgespräch eine erste Skizze der Familienbeziehungen an. Im weiteren Verlauf kommen sie auf diese Zeichnung zurück und erweitern sie nach und nach.

Im Gespräch mit Patientinnen ist es nicht ungewöhnlich, dass diese sagen, die Arbeit an ihrem Genogramm oder dem ihres Partners habe ihnen »die Augen geöffnet«. Diese Änderung der Perspektive vollzieht sich bei der Anwendung des Genogramms sehr häufig. Es liefert von Anfang an Informationen, die bei der Rekonstruktion und Neuinterpretation der eigenen Geschichte oder der des Partners eine Schlüsselrolle spielen.

Julie und Paul kommen mit der Fragestellung, ob sie ein drittes Kind bekommen wollen in die Paartherapie. Sie sind 37 und 43 Jahre alt und sind sich über das Vorhaben uneinig. Paul wünscht sich ein drittes Kind. Julie zieht es nicht in Betracht. Er kommt aus einer Familie mit fünf Kindern und sagt, er sei in dieser Konstellation glücklich gewesen. Geschwister seien für ihn wichtig.

Wir verwenden das Genogramm, um Zugang zu der persönlichen und familiären Geschichte der Einzelpersonen zu erhalten. Paul spricht von seinem Bedürfnis nach einer großen Familie wie der seinen, und Julie äußert, dass sie wieder ins Berufsleben einsteigen und weniger mit den kleinen Kindern beschäftigt sein möchte.

Das Genogramm gibt Auskunft über die Familienkonfigurationen: Das Paar erkennt, dass in Pauls Familie die Paare zusammenbleiben und Familien mit mindestens drei, meistens aber vier oder sogar fünf Kindern gründen, so als ob Kinder die Paare absichern und die Beziehung stabilisieren. Im Gegensatz dazu sind auf Julies Seite kinderreiche Familien selten. In ihrer Herkunftsfamilie gab es zwei Kinder. Die Frauen arbeiten mehr. Geschiedene Paare treten häufiger auf.

2 Abbilden und Artikulieren

Die Genogrammarbeit artikuliert und verknüpft Zeiten, Personen, Erlebnisse, Gefühle und Geschichten. Transgenerationale Aspekte werden sichtbar und durch die Auseinandersetzung mit ihnen veränderbar. Die Narrationen, auf die ein Genogramm implizit verweist oder sogar explizit lenkt, können als Themen in Therapien, Supervisionen oder in der Aus- und Weiterbildung angesprochen werden. Familiäre Aspekte, über die man vielleicht nicht sprechen konnte, weil sie bisher tabuisiert wurden, lassen sich verdeutlichen. Das Genogramm hat eine grafische, das heißt analoge, Dimension, die abbildet und artikuliert, da das Bild Wiederholungen, Beziehungsmuster und Besonderheiten des Systems über die Generationen hinweg aufzeigt.

3 Analysieren

Die Arbeit mit Genogrammen hat stets eine analysierende Dimension, die es auch zu Forschungszwecken einsetzbar macht (siehe die Beiträge von Hildenbrand, Schierbaum, Funcke in diesem Band). Zu unterscheiden ist dabei die jeweilige Beobachterposition: Zeichne ich mein eigenes Genogramm, so hilft mir das Instrument, mich selbst als Beobachtende im Hinblick auf meine Herkunftsfamilie zu positionieren. Die analytische Arbeit wird entsprechend durch die Therapeutin oder den Dozenten im Rahmen der Ausbildung angeleitet und begleitet. Die Erkenntnisse, die ich gewinne, kann ich in das System zurückgeben, indem ich mit Systemmitgliedern über sie spreche. Oder aber ich ziehe meine persönlichen Schlussfolgerungen und verändere mein Verhalten, was sich auch auf die anderen Personen auswirken und über die Zeit hinweg eine systemische Veränderung erzeugen kann.

Genogramme können auch in der Supervision oder im Kontext der Forschung einem analytischen Blick zugeführt werden. Während in der Supervision das Ziel neben dem größeren Verständnis für den Fall eine Erweiterung der Handlungsmöglichkeiten der beteiligten Fachleute ist, hat die Forschende zumeist das Privileg der Handlungsentlastung. Ihre Position hat meist nicht die Absicht (und auch nicht die Erlaubnis), in die Lebenswelt der analysierten Familien verändernd einzugreifen. Der Fokus liegt in der Erkenntnisgenerierung im wissenschaftlichen Sinne.[3]

Nehmen wir als Beispiel die Supervision eines multidisziplinären Teams in der Erwachsenenpsychiatrie (siehe ausführlicher den Beitrag von Borcsa und Heyde in diesem Band): Die Zusammenführung der Informationen über eine Person mithilfe eines auf ein Flipchart gemalten Genogramms verdichtet die Informationen vieler Berufsgruppen zu einem Gesamtbild, das die Gemeinsamkeiten, aber auch die Widersprüche in den Daten (oder in den Interpretationen der beteiligten Berufe) verdeutlicht. Die Formulierung von Hypothesen (Selvini Palazzoli et. al., 1981) über den Fall, über die Funktion des Symptoms für das System, die Bedingungen für die Aufrechterhaltung, die sich aus den familiären Beziehungsstrukturen ergeben, werden durch diese Übersicht angedeutet. Welche anderen Möglichkeiten hat das Team der Station, sich um die Person zu kümmern, wenn es diese systemischen Perspektiven einbezieht? Müssen andere Personen zu den Gesprächen eingeladen werden? Wo befinden sich die familiären Ressourcen für die hospitalisierte Person und wie können sie aktiviert werden? Ist es ratsam, dass alle Teammitglieder eine gemeinsame Behandlungsstrategie verfolgen, oder sollten in der Psychotherapie und in der täglichen Interaktion der Betreuer mit dem Patienten unterschiedliche Schwerpunkte gesetzt werden?

3 Deswegen sind die Begriffe »Hypothesenbildung« im Sinne von Selvini Palazzoli, Boscolo, Cecchin und Prata (1981) und der Hypothesenbildung im wissenschaftlichen Sinne kaum vergleichbar.

4 Affizieren

Die Erstellung eines Genogramms einer Person, eines Paares oder einer Familie ist oft affekt- beziehungsweise emotionsgeladen. Mit einem Genogramm zu arbeiten, bedeutet einerseits, sich in einer Welt der Symbole zu bewegen, die genügend Distanz lassen, um über das nachzudenken, worüber gesprochen wird. Andererseits werden Mitteilungen analog verdichtet und sprechen damit die emotionale Ebene an. Gerade die Empfindungen führen zur Veränderung: Wir können unsere Augen nicht vor bestimmten Mustern verschließen, die uns berühren, wenn sie im Genogramm offensichtlich werden. Dennoch verlieren wir uns nicht vollständig in ihnen, denn wie wir alle wissen: Die Karte ist nicht das Territorium.

Adam ist 30 Jahre alt. Er kommt zur Therapie, um über die Verpflichtungen nachzudenken, zu denen ihn seine derzeitige Partnerin auffordert. Sie sind seit vier Jahren zusammen. Sie ist drei Jahre älter als er. Martha möchte ein Haus kaufen, heiraten und Kinder haben. Sie sind beide selbstständig und im selben Beruf im Gesundheitswesen tätig, aber eine Diskrepanz in den Bedürfnissen und Lebensplänen wird immer offensichtlicher.

Adam kommt zu einer Einzeltherapie, um seine Wünsche in Bezug auf seine Beziehung und deren zukünftige Entwicklung zu erarbeiten. Er ist sehr offen gegenüber der Idee, ein Genogramm zu erstellen. Obwohl er das Instrument nicht kennt, zeigt er Neugier und akzeptiert den Vorschlag. Adam präsentiert sein Genogramm nach und nach. Als er von seiner Großmutter väterlicherseits erzählt, mit der er als Kind und Jugendlicher mehrere Monate Urlaub gemacht hat, wird er von einer großen Traurigkeit ergriffen, die ihn zu Tränen rührt. Seine Großmutter lebt in einem Pflegeheim. Er besucht sie nicht mehr, da sie an Alzheimer erkrankt ist und ihn nicht mehr erkennt. Im Verlauf der Genogrammarbeit spricht er mit großer Wut über einen Onkel mütterlicherseits, der Adams Schwester missbraucht habe, und bringt seine ganze Verzweiflung zum Ausdruck, dass er seine kleine Schwester nicht schützen konnte.

Adam zeigt sich überrascht von den Emotionen, die ihn affizieren und auch etwas überfordern. Normalerweise sei er immer sehr ruhig, sagt er. Ihn hat die Erstellung des Genogramms anhand von Fotos in die Zeit kindlicher Emotionen zurückversetzt; gleichzeitig ermöglicht ihm das therapeutische Gespräch, diese Emotionalität aus der heutigen Perspektive zu reflektieren und anschließend mit seiner eigentlichen Fragestellung in Verbindung zu bringen.

5 Anregen und anreichern

Es ist unbestreitbar, dass die Erstellung eines Genogramms im Rahmen der Ausbildung, einer Supervision oder einer Therapie eine transformative Wirkung auf die Person haben kann. Diese persönliche Entwicklung findet bereits statt, wenn Patienten oder angehende Therapeutinnen in der Ausbildung beginnen, sich für ihre Herkunftsfamilie zu interessieren, zum Beispiel wenn sie Informationen von früheren Generationen oder der erweiterten Familie sammeln. Die persönliche Entwicklung kann Schritt für Schritt oder in Sprüngen erfolgen.

Im Rahmen eines Mastermoduls, das sich mit dem Aufbau von therapeutischen Arbeitsbeziehungen befasst, zeichnen die Studierenden am Ende ihres Studiums ihr eigenes Genogramm und analysieren es in der Gruppe. Die Seminargruppe betrachtet das »persönliche Ich« des angehenden Therapeuten in seinem biografischen Werden und in der strukturellen Einbindung in die Herkunftsfamilie. Ein erster Zugang zum Thema wird über die Geschwisterposition hergestellt. Die Erst-, Zweit- und Drittgeborenen diskutieren jeweils in Untergruppen die Vor- und Nachteile der Position in ihrer Geschwisterbeziehung und stellen Hypothesen darüber auf, wie sich diese jeweilige Position auf ihr Beziehungsangebot gegenüber Patientinnen und Klienten auswirken könnte. Weitere Fragen schließen sich an: Welchen (impliziten) Einfluss haben die Berufe früherer Generationen auf ihre eigene Berufswahl und wie könnte sich dies auf ihr »professionelles Ich« (Rober, 2004) auswirken? Gab es in den früheren Generationen beruflich bedingte Umzüge, oder ist die Familie mit ihrem Besitz an einem Ort verankert? Gibt es soziale Auf- oder Abstiege in den Herkunftsfamilien? Und wie wirken sich diese auf den Blick auf Personen aus einem anderen Milieu aus?

6 Autonomie ausbauen

Das Genogramm beleuchtet transgenerationale Beziehungsmuster, die die Art und Weise beeinflussen, wie das Individuum Kontakt zu anderen Personen aufnimmt, mit ihnen in Beziehung tritt und langfristige zwischenmenschliche Verbindungen aufbaut. Die Enthüllung und Diskussion über familiäre Beziehungsmuster geben dem Individuum Einblick in die Haltungen, die in seiner Herkunftsfamilie vorhanden sind. Einstellungen, Haltungen und Werte sind wichtige Aspekte bei der Beschreibung der Beziehungen zwischen den Mitgliedern des Systems. Es wird durchschaubar, wie sich Delegationen und Erwartungen des Systems auf die Rollen und Positionen von Einzelpersonen auswirken.

Diese Klärung eröffnet ein komplexes Verständnis des Individuums und seiner Beziehungsmodalitäten auf vertikaler und horizontaler Ebene. Sowohl transgenerationale Vermächtnisse als auch die (Bedeutung der jeweiligen) Geschwisterposition konfrontieren den Einzelnen zunächst mit einer familiären Welt, die er sich nicht ausgesucht hat. Erst die persönliche Auseinandersetzung und Aneignung der Familiengeschichte(n) ermöglichen uns die personale Differenzierung und eine bezogene Individuation (Stierlin, 1978; 1994).

Clara ist 16 Jahre alt. Sie hat ihre Mutter im Alter von zehn Jahren verloren und kämpft mit einer Traurigkeit, die nach ihren eigenen Worten »in ihr steckt« und sie daran hindert, sich in der Schule zu konzentrieren, aber auch daran, Freundschaften oder Liebesbeziehungen zu den Jugendlichen in ihrer Umgebung aufzubauen. Sie fühlt sich oft im Umgang mit ihren Peers »wie betäubt«.

Das Genogramm ermöglicht eine Rückkehr zu den Beziehungsmodalitäten innerhalb ihrer Familie: zwischen ihr und ihrer Mutter, ihrer Mutter und ihrer Großmutter, ihrem Vater und ihr, ihrem Vater und seiner Mutter, ihrem Vater und seinem Vater. Eine kleine Familie: Clara, ihr Vater, und ihre Mutter sind alle Einzelkinder. Beziehungen zu Altersgenossinnen scheinen weniger einfach zu sein als Beziehungen zwischen Kindern und Erwachsenen, die eher exklusive Beziehungen leben und »voller Liebe« sind, wie Clara sagt. Erwachsenen zu vertrauen, ist einfacher als gleichaltrigen Jugendlichen, die von Clara als unreif wahrgenommen werden.

Der Rückblick auf die Beziehungsgeschichten, Haltungen und Einstellungen im Umgang mit Peers hilft Clara, die Isolation ihrer Position zu verstehen: eine Vereinsamung, unter der auch ihre Mutter gelitten hatte. Nachdem Clara die Tür zu diesem Thema geöffnet hatte, konnte auch ihr Vater mit ihr darüber sprechen.

7 Adaptieren

Das Genogramm wird an den professionellen Kontext, die zeitliche und räumliche Arbeitsrealität der Fachkraft und an die Absicht angepasst, mit der sie sie einsetzt. Es kann mit systemischen Fragen oder anderen Methoden angereichert werden, um aus der vermeintlichen Linearität auszubrechen, die eine Genealogie nahelegt. Die Genogrammarbeit kann mehrere Systeme zugleich untersuchen, sie ist wandelbar und steht im Dienst der ihr zugewiesenen Aufgabe.

Das Genogramm verdichtet eine große Zahl von Informationen, die implizite Geschichten erzählen und ihm somit in unterschiedlichen Lebenssituationen je andere Bedeutungen verleihen. Diese Sammlung wird immer einzigartig sein, je nachdem, in welcher Phase im Lebenszyklus sich der Betroffene zum

Zeitpunkt der Erstellung befindet und was genau er beschreibt. Wie bei einem Kunstwerk kann es vorkommen, dass das Wesentliche nicht sofort sichtbar ist, dass man stattdessen tiefer gehen und (immer wieder) Neues entdecken muss. Einerseits ist die Grundstruktur des Genogramms vorgegeben, andererseits ist die Ausgestaltung höchst individuell und kann zu einem sehr kreativen Prozess werden, bei der man sich auch von der Grundstruktur immer mehr oder auch in Gänze entfernt. Die Anpassungsfähigkeit des Genogramms und seine zahlreichen Anwendungsmöglichkeiten, je nach Stil der Fachkraft oder des einzusetzenden Settings, sind besonders hervorzuheben und sollen in diesem Band illustriert werden.

Es ist von grundlegender Bedeutung, dass die Fachkraft, die die Anfertigung eines Genogramms vorschlägt, bereits ein eigenes Genogramm erstellt hat, um sich der Kraft des Instrumentes bewusst zu sein und erkennen zu können, wie das Subjekt emotional und kognitiv beeinflusst wird: Das bildhafte Erleben ist bedeutungs- und wirkungsvoller als die Argumentation.

Fazit für die Praxis

Wir haben in diesem Beitrag sieben Stärken des Genogramms vorgestellt, gefolgt von kurzen Beispielen, damit die Dimensionen, auf die es zurückgreift, sichtbar und nutzbar werden. Unser Ziel ist es, die große Vielfalt zu zeigen, die das Genogramm bietet: ihre beraterisch-therapeutischen, supervisorischen, didaktischen und analysierenden Potenziale. Auf differenzierte und abwechslungsreiche Weise kann das Genogramm Ausdruck einer zeitgemäßen und kreativen Praxis sein. Dies erinnert uns daran, dass das Instrument formbar und gestaltbar ist, je nach der Arbeitsweise der Fachkraft, die es anwendet, und der Person, die sich darauf stützt, um von sich selbst zu erzählen.

Literatur

Bowen, M. (1978). Family therapy in clinical practice. New York: Jason Aronson.

Daure, I., Borcsa, M. (dir.) (2020). Les génogrammes d'aujourd'hui: la clinique systémique en mouvement. Paris: ESF Sciences Humaines.

Daure, I., Borcsa, M. (a cura di) (2022). Il Genogramma nella pratica sistemica contemporanea. Sviluppi e prospettive. Milano: FrancoAngeli.

Ochs, M., Borcsa, M., Schweitzer, J. (eds.) (2020). Systemic research in individual, couple, and family therapy and counseling. Vol. 4. Cham: Springer International.

Rober, P. (2004). The therapist's inner conversation in family therapy practice: some ideas about the self of the therapist, therapeutic impasse, and the process of reflection. Family Process, 38 (2), 209–228.

Selvini Palazzoli, M., Boscolo, L., Cecchin, G., Prata, G. (1981). Hypothetisieren – Zirkularität – Neutralität. Drei Richtlinien für den Leiter der Sitzung. Familiendynamik, 6 (2), 123–139.

Stierlin, H. (1978). Delegation und Familie. Beiträge zum Heidelberger familiendynamischen Konzept. Frankfurt a. M.: Suhrkamp.

Stierlin H. (1994). Individuation und Familie. Frankfurt a. M.: Suhrkamp.

SYSTEMISCHE BERATUNG UND THERAPIE

Systemische Einzeltherapie und die Suche nach klinischer Kohärenz

Ivy Daure[1]

In der systemischen Familien- und Paartherapie ist die Verwendung des Genogramms seit 1978 durch Murray Bowen, der es noch Familiengenogramm nannte, zu einer Selbstverständlichkeit geworden (Andolfi, 2015). Auch einige Jahrzehnte später, mit dem Aufkommen der systemischen Einzeltherapien, hat das Genogramm weiterhin einen wichtigen Platz in der klinischen Arbeit. »Auch wenn die Therapie mit individuell behandelten Patienten mehr oder weniger seit den Ursprüngen der systemischen Klinik praktiziert wird, ist es die Familien- und Paartherapie, die im Vordergrund steht und mit der das Systemische oft identifiziert wird« (Vaudan et al., 2009, S. 380).

Die Weiterentwicklungen der systemischen Therapien hat viele Therapeuten zur individuellen Begleitung geführt, was auch mit dem Kontext der heutigen Gesellschaft zusammenhängt. Patientinnen äußern oft das Bedürfnis nach einer individuellen Betreuung, die ihre familiären Beziehungen und die Problematik, die die Beziehungen dynamisiert, mehr berücksichtigt. Diese Veränderung beinhaltet den Übergang von einer reinen Beziehungs- und Systemorientierung hin zur Integration individueller Aspekte wie Charakter und Persönlichkeit, mögliche Pathologie, Geschichte der Beziehungsmuster, Funktions- und Kommunikationsweisen innerhalb der Familie. »Wir könnten wahrscheinlich sagen, dass es für das Genogramm so viele Gebrauchsmöglichkeiten gibt wie das therapeutische System kreative Fähigkeiten zeigen kann. So kann das Genogramm zu verschiedenen Zeitpunkten der Therapie mit verschiedenen Zielen eingesetzt werden« (Daure, 2010). Diese Aussage erscheint uns auch heute noch zutreffend, insbesondere wenn es um die individuelle Behandlung geht. Ein individuell erstelltes Genogramm wird beispielsweise von der Klien-

---

1 Dieser Text ist eine Übersetzung eines Beitrags aus dem Sammelband von Ivy Daure und Maria Borcsa (dir.) (2020) mit freundlicher Genehmigung von ESF, Paris. Die Übersetzung erfolgte durch Christina Winkler und Maria Borcsa.

tin kommentiert, wobei sie sich nicht nur auf die Geschichte ihrer Familie, sondern auch auf ihre eigene Geschichte innerhalb der Familie beziehen kann.

Welche Indikationen gibt es für die systemische Einzeltherapie?

Die individuelle systemische Therapie, wie wir sie konzipieren, beruht unter anderem auf der Idee, dass das Subjekt eine der Verständniseinheiten des Systems ist, es (mit-)beeinflusst und (mit-)strukturiert. Eine Analyse des Subjekts in seiner persönlichen Identität und Zugehörigkeit (Caillé, 1989) wird uns sicherlich Hinweise auf die Funktionsweise des Systems oder der Systeme geben, denen es angehört, aber auch darauf, wie sich das Subjekt in diesen verschiedenen Systemen entwickelt. Dieser Aspekt interessiert uns hier besonders.

In bestimmten geschlossenen oder für die therapeutische Arbeit schwer zugänglichen Systemen beeinflusst die individuelle Arbeit mit einem Familienmitglied das Ganze durch die gegenseitige Abhängigkeit zwischen den Teilen, aus denen sich das System zusammensetzt. »Identität und Zugehörigkeit sind zwei Seiten derselben Medaille, die das Individuum bilden, das seinerseits das System bildet. Die Identität der Mitglieder des Systems spielt eine wichtige Rolle für seine Funktionsweise, weshalb wir diese Analyse beim Verständnis von Systemen in der therapeutischen Situation nicht außer Acht lassen können. Die beiden Ebenen ermöglichen ein komplementäres Verständnis des Subjekts in seinem Identitäts- und Beziehungskontext. Und auf dieses komplexere Verstehen richten wir uns aus« (Daure, 2017, S. 33).

Man ist versucht zu sagen, dass die individuelle systemische Therapie (IST) immer dann eine Indikation ist, wenn ein erwachsener Patient allein in die Sprechstunde kommt, aber das könnte zu vereinfachend oder verallgemeinernd klingen. Dennoch sind wir aufgrund unserer klinischen Erfahrung der Ansicht, dass es in der IST wichtig ist, die Gründe der Wahl des Patienten für eine solche Begleitung zu verstehen zu suchen, insbesondere wenn der Patient mit den familien- und paartherapeutischen Praktiken des Therapeuten, an den er sich wendet, vertraut ist.

Für uns ist diese anfängliche Intuition des Patienten ein Indikator für das Verständnis seiner Beziehungen zu dem Zugehörigkeitssystem, auf das er sich bezieht, aber auch dafür, wie sich der Betroffene in seiner oder seinen verschiedenen Gruppen wahrnimmt. Allerdings können sich einige Anfragen nach Einzeltherapie nach einer Evaluationsphase in Richtung einer Paar- oder Familientherapie entwickeln. Auch kann sich einige Monate nach Beginn einer Einzeltherapie eine parallele Paar- oder Familientherapie als sinnvoll erweisen. In diesem Fall ist die

Einzeltherapie nicht unbedingt eine Fehlindikation, sondern die Offenbarung einer Familien- oder Paarproblematik, die es dem Patienten ermöglicht, auf diese neue, für ihn ursprünglich nichtvorstellbare Perspektive hinzuarbeiten.

Weniger kategorisch sind wir bei der Behandlung von Jugendlichen und einigen jungen Erwachsenen, für die wir je nach Kontext eine individuelle Betreuung zusätzlich zu Familiengesprächen im Abstand von zwei Monaten oder je nach Fortschritt der therapeutischen Arbeit vorschlagen. Bei Kindern empfehlen wir eine Familienbetreuung, auch wenn die Möglichkeit getrennter Gespräche, wie sie von der Mailänder Schule (Selvini Palazzoli, Boscolo, Cecchin u. Prata, 2003) vorgeschlagen wird, ebenfalls angemessen sein kann. Es ist daher zu erwägen, Einzelgespräche in einer maßgeschneiderten Logik durchzuführen, um den spezifischen Bedürfnissen jeder einzelnen therapeutischen Situation gerecht zu werden.

Wie kann das Genogramm in der individuellen systemischen Therapie (IST) verwendet werden?

Ein Genogramm sollte nicht auf einen Stammbaum reduziert werden. Stammbäume werden in der Genetik oder Medizin verwendet, um Sachinformationen, medizinische Ereignisse oder das Wiederauftreten einer bestimmten Krankheit in der Familie zu datieren oder ausfindig zu machen. Das Genogramm, wie es vom systemischen Ansatz eingesetzt wird, geht weit darüber hinaus; die informative Funktion ist zweifellos vorhanden, doch seine Beziehungs- und Kommunikationsdimension ist in der klinischen Arbeit weitaus bedeutender. Michel Delage (2008) beschreibt im Zusammenhang mit der familiären Resilienz die verschiedenen komplementären Dimensionen des Genogramms wie folgt:

- »Informationsdimension, wenn es darum geht, die wichtigsten Ereignisse in der Familiengeschichte zu situieren.
- Zeitliche Dimension, die eine genauere Verbindung von Gegenwart, Vergangenheit und Zukunft ermöglicht.
- Verknüpfungsdimension, wenn jüngere und ältere traumatische (oder nicht traumatische) Ereignisse sowohl in der zeitlichen Dimension als auch im familiären (und individuellen) Raum kontextualisiert werden können, wenn dadurch die Beziehungen zwischen den einzelnen Familienmitgliedern deutlich werden.
- Mythische Dimension, wenn jeder dazu gebracht wird, besser zu verstehen, in welchen Zwängen und Verpflichtungen, in welchen innerhalb der Familie bestehenden Loyalitäten die Beziehungen verstrickt sind« (S. 306).

In der IST sind diese vier Dimensionen ebenfalls vorhanden; wir könnten Delages Vorschlag um die grafische oder analoge Dimension ergänzen, die für bestimmte Personen eine oft sehr interessante und aufschlussreiche Rolle spielt und es ihnen ermöglicht, Verbindungen zwischen dem herzustellen, was sie im Hier und Jetzt erleben, und der Familiengeschichte mit ihren Wiederholungen und echoartigen Beziehungsmustern.

»Wir führen das Genogramm nicht systematisch mit allen Patienten durch: Die Entscheidung, ob es eingesetzt wird oder nicht, hängt von ihrer Geschichte ab, von der Problematik, die sie beschäftigt, von der Art und Weise, wie sie ihren Platz in der Familie wahrnehmen und die Last ihrer Geschichte empfinden. Im Allgemeinen erweist es sich als ein sehr vielseitiges Instrument in Einzelgesprächen, da ständig neue Informationen erscheinen und aufgedeckt werden können« (Daure, 2017, S. 89).

Wir verwenden es, wenn es für den therapeutischen Prozess interessant wird, nämlich dann, wenn es im Dienste der Erzählung und des Verständnisses der Geschichte der Person Nutzen schaffen kann. Es ist kein unumgängliches therapeutisches Ritual, es ist Teil eines absichtsvollen und gelenkten klinischen Vorgehens. Ohne Intentionalität und spezifische Fragen würde man Gefahr laufen, dem Genogramm seine Kraft oder sein volles Potenzial zu nehmen.

Wann soll das Genogramm in der IST eingesetzt werden?

Um unsere Ausführungen besser zu veranschaulichen, werden wir eine Situation vorstellen, die die Anwendung des Genogramms in der individuellen systemischen Therapie von Erwachsenen beleuchtet. Wir haben uns dazu entschieden, nicht ein erfolgreich abgeschlossenes Fallbeispiel zu liefern, sondern wollen vielmehr das direkte Reflektieren nutzen, dass das Verfassen eines Artikels während des Ablaufs des therapeutischen Prozesses ermöglicht. Die direkt formulierten Denkprozesse sind emotional engagierter als die, die im Nachhinein konstruiert werden. Zum Zeitpunkt des Schreibens dieses Beitrags kannten wir also weder den weiteren Verlauf dieser Begleitung noch die Auswirkungen auf die Symptome oder Leiden, die die Patientin in die Therapie brachten. Wir werden vor allem bestimmte Etappen hervorheben, wie die Analyse der Anfrage, den Lebenskontext, den Vorschlag des Genogramms, die Hypothesen, kurz gesagt: den bisherigen Therapieverlauf anhand von Schlüsselmomenten.

Die Therapeutin nutzt das Schreiben, um während und durch das Beschreiben des Falls und der Aussagen der Patientin den Prozess mit theoretischem Wissen zu bereichern und Neues zu erarbeiten. Durch eine derartige

Herangehensweise können auch die Frustration und das Unvermögen abgefangen werden, die sich in Form von »Es ist zu spät! Die Therapie ist vorbei« ausdrückt, wenn die Therapeutin die klinischen Situationen im Nachhinein wieder aufgreifen möchte. Diese schriftliche Auseinandersetzung stellt eine Art Selbstkontrolle dar, die den therapeutischen Prozess fördert und verfeinert.

Weiterhin möchten wir auf die bewussten Gründe eingehen, die uns zu der Wahl dieses klinischen Beispiels[2] geführt haben. Drei Merkmale sind dabei relevant: 1. die positiven Übertragungs- und Gegenübertragungsaspekte in der therapeutischen Beziehung; 2. der beschriebene Beziehungsmodus ist repräsentativ für die Nutzung des Genogramms in der Einzeltherapie; 3. die feste und positive Beziehung der Patientin zur Therapeutin ermöglicht es der Patientin, sich mithilfe des Genogramms auszudrücken. Dieser spezifische Beziehungskontext und die Problematik sind aktuell und komplex sowohl in der Geschichte der Patientin als auch in der Therapie. Wir meinen, dass diese Vielschichtigkeit für den Leser bereichernd ist.

Ines, Frau und Kind: eine schmerzhafte Zwischenwelt

Ines[3] ist 42 Jahre alt und arbeitet seit 17 Jahren in derselben Rechtsabteilung, in der sie auch ihre erste Stelle hatte. Sie ist ausgebildete Juristin und hat immer in derselben Gegend gelebt. Sie ist unverheiratet und seit zehn Jahren in einer festen Beziehung mit Paul; er ist geschieden und Vater von drei heranwachsenden Kindern. Sie leben in getrennten Wohnungen.

Die Anfrage

Ines wird von einer Freundin geschickt, die eine Therapie gemacht hat und »mit dem Ergebnis zufrieden« war. Ines kommt, »um mal zu schauen«, ohne dass in diesem Ausdruck für sie eine Herausforderung steckt. Es erscheint uns, als ob sie einfach einem ihr unbekanntem Prozess gegenübersteht.

Ines ist eine sanfte Frau, die viel jünger aussieht, als sie ist.[4] Sie ist elegant, diskret, höflich und hat ein sehr schönes Lächeln. Sie ist sehr angenehm. Schon

2 Wir haben alle biografischen Elemente anonymisiert.

3 Wir möchten Ines herzlich für ihr Vertrauen und ihre Bereitschaft danken, sich auf diesen nicht immer einfachen Weg zu begeben, um sich selbst und ihre eigene Geschichte besser kennen zu lernen.

4 Immer wieder, sowohl in der Therapie als auch beim Schreiben, waren wir versucht, den Ausdruck »junge Frau« zu benutzen, als ob Ines eine junge Erwachsene wäre. Das schien uns in

sehr schnell bei der ersten Sitzung kommen ihr jedoch die Tränen und das wiederholt sich bei fast jedem weiteren Termin.

Ines erzählt, dass sie seit mehreren Monaten mithilfe einer Ernährungsberaterin eine Schlankheitskur durchführt und bereits 20 Kilogramm abgenommen hat. Ihr Kommen stehe damit nicht in Zusammenhang, obwohl sie große Angst davor habe, wieder zuzunehmen. Seit ihrer Kindheit ist sie übergewichtig; zweimal gelang es ihr, viele Kilos zu verlieren, die sie dann aber wieder zugenommen hat.

Der Hauptgrund für ihr Kommen ist ihre Beziehung zu Paul, einem 18 Jahre älteren Mann. Sie fühle sich nicht glücklich, die Beziehung entwickle sich nicht weiter. Ines weiß nicht, ob sie bleiben oder gehen will. Paul zu verlassen, sei schwierig, aber mit ihm zu leben, auch nicht einfach. Wir könnten dies wie folgt formulieren: »Es ist unerträglich, mit ihm zu leben, aber unmöglich, ohne ihn zu leben.« In der Partnerschaft kommt eine Form der Doppelbindung zum Ausdruck, wie sie ursprünglich von Gregory Bateson (1985) beschrieben wurde.

Auf die Frage, ob Paul oder sie selbst eine Paartherapie in Betracht gezogen haben, antwortet Ines: »Er ist all dem völlig verschlossen. Für ihn sind es schwache Menschen, die einen Therapeuten brauchen. Er weiß nicht einmal, dass ich hier bin; ich würde mich schämen, es ihm zu sagen ... Was eine eventuelle Paartherapie angeht, so muss ich wohl zunächst die Frage klären, ob ich bei ihm bleiben oder gehen will.«

Der Lebenskontext: Eine schmerzhafte Partnerschaft

Das Paar trifft sich am Wochenende und unter der Woche, wenn Pauls Kinder nicht da sind. Oft fährt Ines zu ihm, aus Bequemlichkeit und praktischen Gründen. Als sie nach den von ihr verwendeten Wörtern »bequem« und »praktisch« gefragt wird, ist sich Ines nicht sicher, ob diese Gründe für sie oder für ihn gelten.

Und genau darum geht es: Ines ist sich nicht immer sicher, ob die Entscheidungen, die sie für das Paar und manchmal auch in ihrem eigenen Leben trifft, von ihr oder von Paul bestimmt werden. Sie erklärt dies damit, dass sie sich ständig auf diesen Mann, seine Meinung und seine Erfahrungen bezieht, dass dies bis dahin eine Selbstverständlichkeit gewesen zu sein schien und sie dies erst jetzt infrage zu stellen beginnt. Unserer Meinung nach war der Beginn der Therapie auch ein Zeichen für eine »aufkeimende Rebellion oder Widerstand« – eine Definition, die

Verbindung zu stehen mit ihrer Erscheinung und ihrer Haltung der Unwissenheit, denn oft stellt sie Fragen, als würde sie die Umgangsformen und -codes nicht kennen, wie beispielsweise: »So ist das? – Ist das normal? – Was denken Sie darüber? – Macht man das? – Machen das alle so?«

Ines zum Lächeln bringt und auf die sie sich in anderen Momenten der Therapie mit den Worten beziehen wird: »Das ist meine Rebellion.«

In den ersten Gesprächen schildert Ines viele Beispiele dafür, dass Paul ihr zu wenig Aufmerksamkeit schenkt und ein »Schürzenjäger« ist. Da er ihr seine Wünsche aufzwinge, stehe sie immer an zweiter Stelle und selbst in der Intimsphäre nehme er wenig Rücksicht auf sie. Außerdem sei er jähzornig und es falle ihr schwer, nein zu sagen.

Ein aufschlussreiches Beispiel für diese *Grenzverwischung* zwischen ihrem und Pauls Denken ist das Thema Kinderwunsch: Ines erklärt, dass sie immer Kinder haben wollte, bevor sie Paul kennenlernte. Seit Beginn ihrer Beziehung vor einigen Jahren aber denke und sage sie, dass sie keine Kinder mehr wolle. Genau das entspricht Pauls Wunsch, da er bereits drei Kinder habe und angesichts seines Alters nicht daran denke, noch einmal Vater zu werden. Seit einiger Zeit aber fragt sich Ines, ob sie nicht doch Kinder bekommen möchte, wagt es aber nicht, mit Paul darüber zu sprechen. Sie kann nicht zu diesem Wunsch stehen und tut ihn sehr schnell mit einem »Jetzt ist es sowieso zu spät« ab.

Die Komplexität der Beziehung

Ein vom anderen durchdrungenes und beherrschtes Denken? Oder eine Manifestation der Beziehung zwischen einer »hysterischen« Frau und einem »zwanghaften« Mann? So wie Lacan (1991) es beschreibt, handelt es sich um die Frau, die sich dem Diskurs des Meisters anschließt: Ihr Mann weiß, zweifelt nie und klärt sie über ihre eigenen Wünsche und Beweggründe auf. Sie überlässt es ihm, sich nicht zu irren, da er ihrer Meinung nach weiß, was zu tun ist. Weiterhin erklärt der Psychoanalytiker, dass die »Hysterikerin« ihren König wählt, um ihn später zu entthronen.

Ist Ines das Opfer eines Mannes, der sie ausnutzt – was viele Menschen als »narzisstischen Perversen«[5] bezeichnen würden? Oder ist dies das Ergebnis einer Mann-Frau-Beziehung, in der Ines sich heute weniger verführt fühlt und enttäuscht ist von diesem »König«, den sie als wenig königlich entdeckt?

Gemäß dem systemischen Denken veranlasst uns jede dieser Hypothesen dazu, nach Elementen in Ines' Geschichte zu suchen, um die in ihrer Familie vorhandenen Beziehungsmuster zu hinterfragen. Dadurch könnte sie vielleicht feststellen, dass sie einen mächtigen Mann braucht, sich in ihrem Leben als Frau

5 Eine diagnostische Behauptung, die in Frankreich zu leichthändig und übermütig benutzt wird und die eine männliche Persönlichkeit beschreibt, die Frauen psychisch vereinnahmt, sie für ihr Besitztum hält, sie zu Objekten macht und sie hindert, eine eigene Meinung zu haben und eigene Wünsche zu formulieren.

gelähmt fühlt und sich in einer Beziehung wiederfindet, die sie schwächt und sie an sich selbst zweifeln lässt.

Wir fragen Ines: »Wen darf dieser Mann nicht übertreffen? Wie kommt es, dass Sie sich mit einem Mann wiederfinden, der Ihnen so wenig Sicherheit, Liebe und Begleitung im Leben bieten kann?« Ines antwortet unter Tränen, dass ihr Vater ein beruhigender Mann war; er sei in ihrem Leben stets präsent gewesen, aber dennoch nicht ihr Idol: Sie habe ihn nie als idealen Mann gesehen. Auf die Frage »Was hielt Ihr Vater von Paul?« antwortet sie, dass sie Paul sechs Monate nach dem Tod ihres Vaters kennengelernt habe. Er hat ihn also nicht gekannt.

In einer solchen therapeutischen Situation besteht für die systemische Einzeltherapeutin die Gefahr, dass sie die Klage der Patientin wörtlich nimmt und ihren Vorwürfen zustimmt – in diesem Fall zum Beispiel, indem sie ihr zuredet, Paul zu verlassen. Durch eine solche Haltung würde Ines mit ihrer Persönlichkeit und ihrer Geschichte völlig aus der Verantwortung für ihren derzeitigen Lebenszustand entlassen und die »schlechte Begegnung« mit Paul würde alles erklären.

Damit würde die Therapeutin den Platz des »Meisters« einnehmen, dem sie natürlich nur Glauben schenken kann. Sie wäre eine »gute Patientin«, die gehorcht und die Ratschläge ihrer Therapeutin befolgt. Das würde genau in die Richtung ihres Symptoms gehen: sich voll auf den anderen verlassen. Dies ist ein entscheidender Moment in der Therapie, denn, wenn Ines es nicht schafft, sich von Paul zu lösen, ist die Gefahr groß, dass sie die Therapie abbricht, weil sie sich als schwache Person empfindet, die nicht in der Lage ist, »die Erwartungen der Therapeutin« zu erfüllen, oder weil die Therapie und die Therapeutin ihr nicht helfen konnten, bei ihm zu bleiben. Eine Beziehungsfalle, die sich bei Ines also wiederholen würde, diesmal mit dem Einverständnis und der Unterstützung der Therapeutin.

Durch die Fragen – Welcher Mann? Wer ist dieser Mann? Welcher Mann ist Paul? – zwingen wir Ines, aus ihrer Klage herauszukommen: Sie muss ihre Geschichte aussprechen. Die Aufforderung, dass sie sich offenbart, was eine neue Narration entstehen lässt, soll sie nicht in Schuldgefühle stürzen, sondern ihr ihre Kompetenz beweisen, sich ihrer selbst zu ermächtigen und über ihr Leben nachzudenken und es steuern zu lernen. Das Vertrauen in ihre Fähigkeit, Entscheidungen zu treffen, soll wiederhergestellt werden und ihr helfen, die Bedeutung ihrer früheren Entscheidungen zu verstehen.

Doherty (2019, S. 130) schreibt: »Als Therapeuten können wir zwar nicht immer den Erfolg unserer Therapien garantieren und schon gar keine Wunder vollbringen, aber wir können uns zumindest verpflichten, die Menschen, die sich uns anvertrauen, zu begleiten, sie zu unterstützen oder sie bei Bedarf herauszufordern. Wir dürfen sie jedoch niemals zu Objekten machen oder sie ausnutzen. Nur so übernehmen wir eine wesentliche Tugend und eine ethische Contenance erster Ordnung.«

Wir möchten ausdrücklich darauf hinweisen, dass wir nicht ausschließen, dass Ines in mancher Hinsicht ein Opfer von Paul oder ihrer Beziehung zu Paul ist. Aber an dieser Stelle der Therapie, in der Situation, die Ines gerade erlebt, ist es uns sehr wichtig, dass sie einen neuen Platz einnehmen kann. Deshalb laden wir sie ein, ihr Genogramm zu erstellen (s. Abbildung 1). Ines scheint das zu verstehen. Sie ist einverstanden und zeigt sich sehr begeistert von der Idee; sie beginnt damit in der nächsten Sitzung, drei Monate nach Beginn der Therapie.

Das Genogramm

Die Erstellung des Genogramms erfolgt im Laufe von mehreren Sitzungen. Als Zeichen unserer Verpflichtung ihr gegenüber akzeptieren wir bereitwillig, die Zeichnung unter ihrem aufmerksamen Blick und auf ihre Bitte hin anzufertigen, was auf einem Flipchart erfolgt. Oft wird sie um Erläuterungen gebeten, um die Positionen der Personen im Genogramm, die Art der Beziehungen und die markanten Merkmale zu klären, die sie jedem Familienmitglied zuschreibt. Das Genogramm wird zu einem roten Faden in der Begleitung, sodass es zu jedem Zeitpunkt der Therapie angesprochen und ergänzt werden kann.

Ines ist die Jüngste von drei Kindern. Ihre Kindheit beschreibt sie als behütet, ihre Eltern als präsent und den Vater als jemanden, der »für alles eine Lösung finden konnte, fröhlich und autoritär war«[6], die Mutter als diejenige, die »sich den Entscheidungen ihres Mannes unterwarf, oft traurig und wütend gestimmt war«. Erinnert dieses Paar an das Paar, das sie mit Paul bildet?

Von dieser Frage herausgefordert, antwortet Ines: »Ja, aber mein Vater war nett und aufmerksam gegenüber seinen Kindern, während Paul mir nicht sehr gut zuhört.« Wir weisen Ines auf eine Verwechslung der Plätze hin zwischen Ines, der Frau, die sie ist, und dem Kind in der Beziehung zu Paul. »Vielleicht sagen Pauls Kinder über ihren Vater, dass er ein aufmerksamer und netter Vater ist. Vielleicht war ihre Mutter auch der Meinung, dass ihr Vater ihr nicht gut zuhört. Aber welche Art von Beziehung möchten Sie mit Paul haben? Welches Paar möchten Sie mit ihm bilden?«

6 Zwei Fragen, die wir während der Ausarbeitung des Genogramms oft stellten, sind: »Welche Charaktereigenschaften hat diese Person? Welche Emotionen und Launen zeigt er/sie gewöhnlich?«

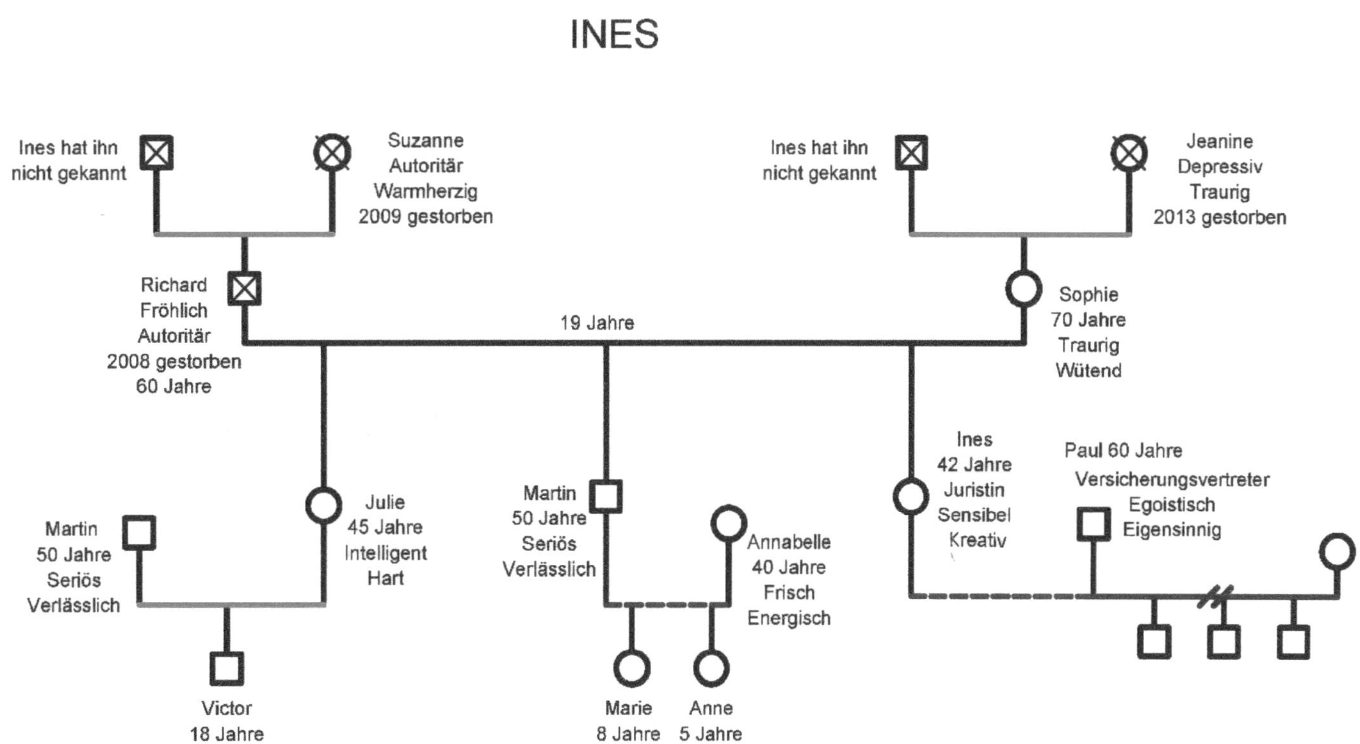

Abbildung 1: Das Genogramm von Ines

Die Beziehung unter den Geschwistern wird als ziemlich gut beschrieben. Sie haben alle einen Beruf und Arbeit, leben mit Lebenspartner und Kindern in derselben Kleinstadt wie die Mutter. Der Vater ist vor etwas mehr als zehn Jahren verstorben. Ines ist als Einzige 30 Kilometer weit weggezogen.

Besser in der Familie bleiben

Wie gestalten sich Trennungen in Ines' Familie? Wie hat Ines gelernt, sich zu trennen? Diese Fragen werden in vielen Sitzungen ausführlich besprochen. Wir erfahren, dass Ines' Familie auf dem Grundstück des Hauses der Großeltern väterlicherseits aufwuchs, zwei Straßen von ihrer früh verwitweten Großmutter mütterlicherseits entfernt. Ihre Mutter verbrachte jeden Nachmittag dort (bei ihrer eigenen Mutter). Die Großmutter väterlicherseits kam jeden Tag zum Mittagessen zu ihrem Sohn, der als Zahnarzt in einer Praxis auf demselben Grundstück arbeitete. Gemeinsam mit Ines stellten wir fest, dass die Einzigen, die sich täglich mehr als zwei Kilometer vom Haus entfernten, die Kinder waren, um zur Schule und später zur Universität zu gehen. Nur die Schule sorgte für eine physische Trennung.

Seit mehreren Generationen ist die Familie der einzige sichere Hafen, während die Außenwelt eine Bedrohung darstellt. Ines' Beziehung zu Paul würde den Familienmythos (Caillé, 1991) bestätigen, in der die Loyalität der Kinder daran zu erkennen ist, dass sie in der Nähe des »Familienhauptquartiers« bleiben. Wenn in einer Liebesbeziehung der Partner als bösartig empfunden wird, entsteht möglicherweise das Gefühl, dass man doch besser bei »den Seinen in Sicherheit« bleibt. Wir schlugen folgende Interpretation vor: »Es gibt so etwas wie eine Idee, die in Ihrer Familie kursiert: Die Familie ist der einzige Ort des Trostes, also muss man dort bleiben.« Später werden sich die Fragen rund um die Trennung weiterentwickeln zu: Was hat sie aus den bereits erlebten Trennungen gelernt? Wie würde sie eine mögliche Trennung von Paul erleben?

Ines weint, als sie sich daran erinnert, dass sie für ihr Jurastudium in eine Stadt gezogen ist, die mehrere hundert Kilometer von ihren Eltern entfernt liegt. Jedes Wochenende war die Abreise für alle ein Herzschmerz, vor allem für sie und ihren Vater. Sie telefonierte jeden Tag mit den Eltern, ging nicht aus und hatte nicht viele Freunde.

Vor Paul hatte Ines noch keine Liebesbeziehung gehabt. Ines schämt sich dafür. Sie erklärt, wie stark ihre Angst vor Einsamkeit ist, wenn sie sich vorstellt, Paul zu verlassen. Wir griffen in diesem Fall auf Metaphern zurück, um Ines ihre eigene Situation anders zugänglich zu machen: »Also, Ines, was Sie sagen, klingt wie: Zwischen Hölle und Wüste wählen Sie die Hölle.« Ines ist von dem Vergleich etwas überrascht, scheint aber gewisse Verbindungen herzustellen. Wir fügen hinzu: »Aber können wir wirklich sagen, dass die Beziehung zu Paul eine Hölle ist?«

Im nächsten Gespräch erklärt die Patientin, dass es mit Paul nicht immer die Hölle ist. Es stimme, dass die Beziehung nicht mehr zu ihr passe und sie sich von Paul nicht beachtet fühle, dass er sie aber in gewisser Weise beruhige. Ines sagt, sie habe über die »wahren« Gründe nachgedacht, warum sie Paul nicht verlassen will. Und wieder wie eine Art Geständnis, zwischen Scham und starker Emotion, erklärt sie: »Ich muss Ihnen sagen, dass ich über zwei Dinge nachgedacht habe: Das erste ist, dass ich es nicht wagen würde, meinen Körper jemand anderem als Paul zu zeigen. Er ist der einzige Mann, der mich so gesehen hat, wie ich bin, und er hat mich akzeptiert, er liebt mich und begehrt mich so, wie ich bin. Das sehe ich ihm an. Ja, mit meinem Übergewicht und meinen aufeinanderfolgenden Gewichtsschwankungen sind mein Bauch, meine Brüste und meine Oberschenkel sehr schlaff und voll von Dehnungsstreifen. Mein Körper ist verformt, und es ist unerträglich, das einem anderen Mann zu zeigen. Ich würde es nie wagen.« Und im selben Atemzug, wie um sicherzugehen, dass sie dies sagen darf, fährt Ines fort: »Ich lutsche an meinem rechten Daumen, nicht ständig, aber es passiert mir oft in der Nacht, und ich weiß, dass Paul damit kein Problem hat. Aber ich weiß nicht, wie ein anderer Mann damit umgehen würde.«

Die Therapie geht weiter

Wir beziehen Ines ganz in die Arbeit ein, ihre Geschichte im Lichte des Symptoms, unter dem sie leidet, neu zu definieren. Dadurch können wir ihr gleichzeitig helfen, ihre Paarbeziehung zu überdenken. Sie wird zu einer Form von Authentizität und Reflexivität aufgefordert, die weitaus prägender ist, als wenn sich die Therapeutin Ines' anfänglicher Rede vollständig angeschlossen und an ihr lineares Verständnis angelehnt hätte. Wir möchten an dieser Stelle jedoch erneut darauf hinweisen, dass wir nie an der Wahrheit der Narration der Patientin gezweifelt haben.

Doherty meint: »[...] wie es leider oft der Fall ist, kann sich der Therapeut auch als ein weiterer Verteidiger in einem anklagenden Prozess – des Abwesenden – positionieren, dessen zugrunde liegende Ethik die eines ›legalisierten Krieges‹ ist« (2019, S. 120). Dies ist bereits der Fall bei Ines' Freunden und ihrer Familie. »Sie führen alle Krieg gegen Paul«, sagt sie, und somit auch ein wenig gegen Ines, die aus für ihre Umgebung unverständlichen Gründen bei ihm bleibt. Diese Ablehnung isoliert Ines, die es nicht mehr wagt, etwas über Paul und ihre Beziehung zu ihm zu sagen.

Das Genogramm ist in diesem heiklen Prozess ein hervorragendes Instrument, um das Leiden der Patientin anzuerkennen und sie gleichzeitig für ihre eigene Verantwortung zu sensibilisieren. Es nimmt die Rolle eines Dritten ein und enthüllt fast von selbst Elemente aus der Geschichte der Betroffenen und ihrer Familie. Dies bindet die Klientin wieder in ihre eigene Geschichte ein, in ein Hier und Jetzt, dem sie nicht fremd bleiben kann. Das Genogramm als »Dritten« einzusetzen, bringt die Therapeutin in eine Position, durch die sie zu einer Art Enthüllerin werden kann, indem sie Fragen stellt, Verbindungen vorschlägt und die Erzählung einer bereits vorher existierenden Realität anzuregen versucht. Die therapeutische Arbeit mit Ines geht weiter. Wir stehen sicherlich noch am Anfang, aber sie weiß mehr über bestimmte Motive für ihre Entscheidungen, was viel Klarheit für sie schafft.

Wir dürfen nicht vergessen, dass bei dieser Art von Arbeit der gegenseitigen Verpflichtung zwischen Therapeut und Patient Authentizität, Empathie und eine warme Haltung des Therapierenden unerlässlich sind. Doherty (2019) hat drei Fähigkeiten definiert, die ein Therapeut dazu benötigt: Fürsorge, Mut und Umsicht. Das Genogramm muss immer mit dieser Fürsorge, dieser Vorsicht, von der Doherty spricht, verwendet werden. Es kann für den Patienten eine Art Loyalitätsbruch gegenüber den Seinen darstellen, wenn Elemente der Familiengeschichte aufgegriffen und die Herkunfts- oder erweiterte Familie in die therapeutische Arbeit einbezogen werden, die auf den ersten Blick nicht direkt von der Problematik des Subjekts betroffen ist. Die Aufgabe des Therapeuten ist es dann, die Bemühungen des Patienten, seine Geschichte neu zu erzählen, immer wieder zu fördern und anzuerkennen. In der individuellen systemischen Behandlung ist dies ganz besonders wichtig.

Fazit für die Praxis

Die Verwendung des Genogramms in der systemischen Einzeltherapie bietet die Möglichkeit, die verinnerlichte Herkunftsfamilie darzustellen. In der Einzeltherapie kommt der Patient allein, und wir können die Beziehungsinteraktionen zwischen ihm und den Familienmitgliedern nicht direkt miterleben und beobachten. Mithilfe des Genogramms können Erinnerungen an die Beziehungen leichter abgerufen werden. Die Grafik ist mehr als nur ein Mittel des Erzählens: Sie spielt eine entscheidende Rolle bei der Externalisierung der Beziehungen. Dadurch kann die gesamte Familiengeschichte, die mithilfe des Genogramms veranschaulicht wird, in den therapeutischen Rahmen einbezogen werden.

In diesem Sinne wird das Genogramm in der systemischen Einzeltherapie zum Medium für die Erforschung der Beziehungsmodalitäten, der Geschichte der erweiterten Familie sowie für die Vertiefung der historischen Schlüsselereignisse, die dem Familienmythos zugrunde liegen können.

Auch müssen wir berücksichtigen, dass das Genogramm einen analogen Wert der Sprache jenseits der Worte hat, da es sich um eine Grafik handelt. Diese bildliche Darstellung kann eine interpretierende Wirkung haben. Das Genogramm kann zu einem roten Faden werden, zu einem Zeugen, auf den zu verschiedenen Zeitpunkten der Therapie Bezug genommen wird.

Literatur

Andolfi, M. (2015). La théorie des systèmes familiaux de Murray Bowen. Brüssel: ABIPFS.
Bateson, G. (1985). Ökologie des Geistes. Anthropologische, psychologische, biologische und epistemologische Perspektiven. Frankfurt a. M.: Suhrkamp.
Caillé, P. (1989). L'individu dans le système. Thérapie Familiale, 10 (3), 205–219.
Caillé, P. (1991). Un et un font trois: Le couple révélé à lui-même. Paris: ESF.
Daure, I. (2010). Le génogramme avec les familles. Le Journal de Psychologues, 8 (281), 27–30.
Daure, I. (2017). La thérapie systémique individuelle: Une clinique actuelle. Paris: ESF.
Delage, M. (2008). La résilience familiale. Paris: Odile Jacob.
Doherty, W. (2019). La psychothérapie l'épreuve de l'éthique. Paris: Fabert.
Lacan, J. (1991). Le Séminaire, livre XVII. Paris: Seuil.
Selvini Palazzoli, M., Boscolo, L., Cecchin, G., Prata, G. (2003). Paradoxon und Gegenparadoxon. Ein neues Therapiemodell für die Familie mit schizophrener Störung (11. Aufl.). Stuttgart: Klett-Cotta.
Vaudan, C. et al. (2009). Y a-t-il une place pour la thérapie individuelle en systémique? Thérapie Familiale, 30 (3), 379–400.

Pas de deux – das Genogramm als paartherapeutische Intervention

Claudia Bernt und Katharina Henz

Im systemischen Verständnis von Paartherapie steht im Mittelpunkt aller Überlegungen die Musterunterbrechung. Anders als etwa in der emotionsfokussierten Paartherapie, in der es um Bindungssicherheit geht, oder in der Imago-Therapie, die darauf abzielt, verletzte Kindanteile zu heilen, glauben wir in der systemischen Paartherapie, dass jedwedes Paargeschehen als Coproduktion zu interpretieren ist – Paare produzieren miteinander Muster, nämlich Muster des Erlebens und Verhaltens. Diese Muster sind größtenteils neutral, funktional, angenehm oder manchmal sogar himmlisch (etwa beim gemeinsamen Verliebtsein), zuweilen aber auch höchst dysfunktional. Das Problem liegt also nicht in oder an den Personen, sondern entsteht durch die gemeinsame Musterbildung. Und an diesem Punkt kommt die Paartherapie ins Spiel, als Bei- oder Mithelferin zur Musterunterbrechung. Unser Konzept von Paartherapie zielt also letztendlich darauf ab, Paaren dabei zu helfen, ihr dysfunktionales Muster positiv zu verstören und im besten Fall nachhaltig zu verändern.

In unserem paartherapeutischen Konzept brauchen wir dazu neben einer speziellen neutralen Haltung (Henz u. Bernt, 2023) auch eine gute Auftragsklärung. Am Beginn des paartherapeutischen Prozesses stehen daher folgende Fragen:

- Wer sind die beiden?
- Warum sind sie bei uns?
- Welche Art von Veränderung streben sie an?
- In welchem Kontext ist das problematische Muster entstanden?

Um die Frage »Wer sind die beiden?« zu beantworten, erfragen wir am Anfang daher auch Eckdaten wie Alter, Beruf, Dauer und Format der Beziehung (Seit wann sind die beiden ein Paar? Lebensgemeinschaft? Ehe? Gemeinsamer Wohnsitz? Offene Beziehung?) und die familiäre Einbindung. Hier kommt das Genogramm im Rahmen der Anamnese zum ersten Mal zum Einsatz – falls das Paar auch ein Elternpaar ist, skizzieren wir recht oberflächlich die handelnden Personen im Gegenwartssystem: Wer lebt aktuell im gemeinsamen Haushalt? Es interessieren uns dabei zunächst weniger die Beziehungen der Familienmitglieder untereinander, sondern die familiären Kontexte: Inwieweit hängen Elternschaft (beziehungsweise Schwieger- oder Stiefelternschaft) und die Qualität der Beziehung zusammen?

Ist dieser erste Teil des paartherapeutischen Prozesses gelungen, haben wir neben einem konkreten Auftrag des Paares (z. B. »Helfen Sie uns, wieder mehr Nähe und Intimität zu erleben!«) unter anderem durch das Genogramm schon erste Hypothesen zum Entstehungskontext des problematischen Musters gewonnen. Dieser Kontext ist oft familiär bedingt (kann aber auch andere Ereignisse umfassen, etwa einen Burnout oder Konkurs). Beispiele für familiär bedingte Kontexte können sein:

- Ein unerfüllter Kinderwunsch belastet die Beziehung.
- Eine oder mehrere Fehlgeburten bilden den Rahmen, in dem ein Paar sich entfremdet.
- Ein traumatisches Geburtserlebnis hängt mit körperlicher Distanzierung zusammen.
- Zwei oder mehr Kinder wurden in sehr kurzen Abständen geboren.
- Das Ende der Babypause und damit die Neuorganisation der Alltagsabläufe überfordert das System.
- Ein pflegebedürftiger Elternteil zieht viel Energie und Aufmerksamkeit aus der Beziehung ab.
- Eine schwierige Patchworkkonstellation wirft immer wieder Fragen von Loyalität beziehungsweise Zugehörigkeit auf.
- Ein empty nest stellt ein Paar vor neue Herausforderungen.
- Etc.

Aus all diesen Informationen gewinnen wir als Paartherapeutinnen nun erste Hypothesen zur dysfunktionalen Musterbildung: In welchem Kontext ist das Muster entstanden? Wie sehr ist die Umwelt an dem Problem beteiligt? Diese Hypothesen leiten uns bei der weiteren Vorgehensweise. Ganz wichtig ist an dieser Stelle auch, zu differenzieren, welche Probleme im Einflussbereich des Paares liegen und welche auf der Familien- oder einer anderen Systemebene geklärt gehören. Erbschaftsstreitigkeiten zum Beispiel lassen sich kaum im Rahmen einer Paartherapie auflösen.

Warum Genogrammarbeit eine maximalinvasive Intervention ist

Ab hier kommt eine zweite zentrale Idee unseres paartherapeutischen Verständnisses ins Spiel. Wir arbeiten zunächst so minimalinvasiv wie möglich. Nicht immer muss die »interventionelle Keule« ausgepackt werden, um ein Muster positiv zu verändern. Die sanfteste Intervention ist es, das leidvolle Muster zunächst zu normalisieren:

»Es ist üblich, dass Beziehungen verschiedene Entwicklungsphasen durchlaufen. Diese Veränderungen sind oft eine Folge sich wandelnder Umstände und persönlicher Entwicklungen. Was früher funktioniert hat, kann im Laufe der Zeit seine Gültigkeit verlieren und einer Überprüfung bedürfen. Phasen wie die Familiengründung, die Betreuung von Eltern, Bauvorhaben, berufliche Neuorientierungen oder der Auszug erwachsener Kinder stellen für die meisten Paare stressige Zeiten dar. Diese Lebensabschnitte belasten die Paarbeziehung zunächst. Haben Sie nicht Lust, in dieser Phase Ihrer Beziehung Ihre Sehnsüchte und Bedarfe neu auszuhandeln?«

Erst wenn diese minimalinvasivste Form der Intervention, die »Normalisierung« des leidvollen Paarerlebens, nichts bewegt, schalten wir in den zweiten Gang und konzentrieren uns darauf, Interaktionsmuster zu identifizieren und absichtsvoll zu unterbrechen. Hier arbeiten wir unter anderem gern mit dem Vulnerabilitäts-Schutz-Zirkel von Scheinkman und Fishbane (2004; Henz u. Bernt, 2023).

Sind weiterhin keine Fortschritte zu erkennen, schalten wir noch einen Gang höher und beginnen mit Teilearbeit. Darin werden die Individuen bereits intensiver einbezogen. Es ist nicht mehr nur der Kontext, der ein Muster erzeugt hat. Bestimmte »Seiten« der handelnden Personen spielen bei der Musterbildung und -aufrechterhaltung eine wesentliche Rolle. Diese zu identifizieren und zirkulär neu zu arrangieren, ist hier unser Fokus (Henz u. Bernt, 2023). Sehr oft erzielten wir mit diesem Konzept gute Erfolge. Aber wenn selbst diese paartherapeutische Arbeit wenig Veränderung erzeugt, beginnen wir mit der »maximalinvasivsten« Intervention: der Genogrammarbeit.

Zur Erinnerung: Systemische Paartherapie setzt nicht an den Personen an, sondern am musterbildenden System. Auch ein Paar ist ein System, nämlich ein aus (in diesem Fall zwei) Einzelteilen zusammengesetztes Ganzes, das durch bestimmte formale und kommunikative Regeln miteinander verbunden ist und sich von seiner Umwelt abgrenzt. So geht es eben nicht darum, aus der Familiengeschichte heraus einer Person eine »Störung« zu attestieren, also auf die Personen zu fokussieren, sondern darum, bestimmte biografische Prägungen offenzulegen, um ein gemeinsames Verständnis der Coproduktion (des Musters) zu ermöglichen. Deshalb ist Genogrammarbeit eine heikle Intervention und darf niemals zur »Fehlersuche« werden.

Gleichwohl werden hier die Partner in ihrer jeweils höchstpersönlichen Entwicklung sichtbar. Es braucht daher viel Vertrauen seitens des Paares, um gemeinsam mit der Therapeutin diesen Raum zu betreten. Schließlich kamen die beiden in Paar- und eben nicht in Einzeltherapie. Und diese Unterscheidung ist uns beim Arbeiten immer bewusst. Genogrammarbeit in der Paartherapie legt sehr intime Details der biografischen Werdung offen, ist aber kein Auftrag zu Veränderung oder gar »Heilung« der jeweiligen Person. In diesem Sinne ist sie eher als Selbsterfahrung, keinesfalls jedoch als verdeckte Einzeltherapie, und der Prozess eher als Interview denn als therapeutische Anamnese zu verstehen.

Genogrammarbeit in Anwesenheit der anderen

Erweisen sich die dysfunktionalen Muster als besonders hartnäckig und rückfallanfällig, kommen wir auf die Idee, dass bestimmte lebensgeschichtliche Prägungen möglicherweise das Bemühen um eine konstruktive Musterunterbrechung sabotieren. Das Paar weiß durch die ersten paartherapeutischen Gespräche bereits, dass es ein dysfunktionales Muster coproduziert hat und auch die Anteile beziehungsweise Seiten an sich und aneinander identifiziert. Dennoch kommt es permanent zu Rückfällen und Wiederholungen des Musters. An diesem Punkt werben wir zunächst um die Idee, »einander einen Einblick in die biografische Werdung zu gestatten«.

Das liebevolle Einladen der beiden zu dieser Intervention ist aus zwei Gründen wichtig: Erstens ist Paartherapie wie gesagt keine Einzeltherapie und die Partnerinnen kamen keineswegs mit der Absicht, sich hier »therapieren« zu lassen. Es braucht also informed consent, eine informierte Einwilligung, und damit einhergehend auch die Möglichkeit, zu verneinen. Und zweitens bahnen wir mit dieser Einladung auch gleich einen bestimmen Aufmerksamkeitsfokus. Paare werden neugierig und damit offen (ein Beispiel für ein konkretes Wording findet sich im nachfolgenden Fallbeispiel).

In weiterer Folge werden zunächst die Grundzüge eines Genogramms erklärt, also dass es sich dabei um eine piktografische Form handelt, die Familiengeschichte sichtbar macht, und dass die Symbolik der eines Stammbaums ähnelt. In diesem »Stammbaum« werden aber nicht nur Namen, Geburts- und Sterbedaten eingetragen, sondern auch viele wichtige Informationen und Geschichten, wie beispielsweise die Art und Qualität von Beziehungen, bestimmte, die Familiengeschichte prägende, Ereignisse, wie Krankheiten, Exil, Migration, Konkurs etc. Dann erklären wir die Symbole – Kästchen für männliche, Kreise für weibliche Familienmitglieder – und versichern uns nochmal des Einverständnisses des Paares. Bevor es losgeht, vereinbaren wir außerdem bestimmte »Spielregeln« (Henz u. Bernt, 2023):

- Während einer Sitzung widmet man sich ausschließlich einem der Partner und arbeitet mit ihm am Genogramm.
- Die andere nimmt wohlwollend wahr, bleibt jedoch hauptsächlich als stille Beobachterin präsent.
- Fragen zur Klarstellung und zum Verständnis sind die einzigen erlaubten Interaktionen.
- Am Ende der Sitzung wird der andere Partner eingeladen, das Gesehene und Gehörte wohlwollend zu reflektieren und zu kommentieren. Kritische Anmerkungen sind explizit nicht erwünscht, zum Beispiel: »Na kein Wunder bei der Familie ...«

Dann geht es los: Wir verwenden am liebsten ein DIN-A3-Blatt oder ein quer liegendes Flipchartpapier. Gezeichnet wird so, dass alle mitschauen können. Wir verwenden auch gern bunte Stifte, um Besonderheiten sichtbar zu machen. Auf der linken Seite wird das Genogramm der männlichen und auf der rechten Seite das der weiblichen Beziehungspartnerin eingezeichnet.[1] Je nachdem wer startet (dazu werfen wir meist eine Münze), beginnen wir also in der linken oder rechten Blatthälfte zu zeichnen und lassen genug Platz für die andere Person. Die Genogramme sind natürlich miteinander verbunden, da die Beziehung der beiden ebenfalls eingezeichnet wird und damit Brücke oder Schnittstelle zwischen den Systemen bildet.

Zunächst werden über der Generation der Person auch die Eltern- und Großelterngenerationen eingezeichnet. Dies erfolgt nach dem üblichen Genogrammschema: Wer ist mit wem wie verwandt? Wer hat sich von wem wann gelöst oder getrennt? Wie viele Geschwister gab es in jeder Generation? Wer ist im selben Haushalt aufgewachsen? Darüber hinaus fragen wir aber noch weitere Informationen ab:

- Vorname und Alter beziehungsweise Geburts-/Sterbedatum der Familienmitglieder,
- Jahr der Eheschließung, Beziehungsdauer, Trennungs-/Scheidungsjahr,
- Wohnorte, evtl. Migration,
- Krankheiten, Schicksalsschläge, Todesursachen, Tod- oder Fehlgeburten,
- Ausbildung, Beruf,
- Beziehungsqualität der Eltern beziehungsweise Großeltern,
- emotionale Atmosphäre in der Familie,
- drei Eigenschaftswörter, welche die Personen gut beschreiben,

1 Bei gleichgeschlechtlichen Paaren ist die Platzierung natürlich egal.

- soziales Gefüge (etwa, ob eine Person aus einem bürgerlichen oder einem armutsgefährdeten Haushalt stammt),
- besonders harmonische beziehungsweise konfliktreiche Beziehungen im System,
- ein Slogan oder Motto, das die Familienatmosphäre beschreibt,
- Tabuthemen
- und Informationslücken.

Während des Prozesses hören wir gut zu. Bemerkungen wie »Bei uns darf nur der Tod scheiden« oder »In unserer Familie hatten immer die Frauen das Sagen« werden verbal markiert und eventuell gesondert vermerkt. Zusätzlich haben wir ein paar Fragen entwickelt, die sich noch enger an der Idee orientieren, dass man bestimmte musterbildende Reaktionen und Verhaltensweisen oft in der Herkunftsfamilie »gelernt« hat:

- »Welche Beziehungsdynamik prägte Ihr Zuhause in der Vergangenheit?«
- »Angenommen, Ihre Herkunftsfamilie hätte ein Familienmotto – wie würde dieses lauten?«
- »Wenn Sie einen Leitspruch für Ihre derzeitige Beziehung wählen müssten, um die Einflüsse der Herkunftsfamilie abzuschütteln, wie würde dieser lauten?«
- »Wie wurden Konflikte in Ihrer Familie üblicherweise ausgetragen beziehungsweise beendet?«
- »Gibt es Ähnlichkeiten zwischen den aktuellen Konfliktmustern in Ihrer Partnerschaft und vergangenen Erfahrungen?«
- »Wenn ja, woran erinnern Sie diese Muster?«

Ist das Genogramm fertig, können bereits erste zarte Hypothesen angeboten werden, zum Beispiel, dass man sich gut vorstellen könne, dass eine Person in einer solchen Umgebung früh gelernt hat, »die Krallen auszufahren«. Oder dass es kein Wunder wäre, wenn man sich nach diesen Erfahrungen einen »dicken Schutzpanzer« zugelegt hätte. Wichtig ist, dass Hypothesen keine Wahrheiten der Therapeutinnen sind, sondern mögliche Blickwinkel. Wird einer Hypothese zugestimmt, verweilen wir ein wenig dabei. Es gilt, hier sehr behutsam und validierend vorzugehen, sehr viel Verständnis zu signalisieren sowie Respekt für die bisherigen Lösungsversuche zu zeigen. Am Ende des Prozesses lenken wir den Fokus mit weiteren Fragen wieder auf die aktuelle Paarbeziehung:

- »Welche Überzeugungen oder Verhaltensweisen haben in der Vergangenheit Sinn ergeben, passen jedoch heute – in der aktuellen Beziehung – nicht mehr?«

- »Welche Ressourcen und Fähigkeiten stehen Ihnen heute zur Verfügung, die Ihnen in der Vergangenheit fehlten?«
- »Welche Veränderungen möchten Sie in Ihrem aktuellen Verhalten vornehmen?«
- »Auf welche Weise könnte Ihr Partner Sie bei diesen Veränderungen unterstützen?«

Ist der Prozess zu Ende, bedanken wir uns für die vielen wertvollen Informationen und wenden uns der anderen Person zu: »Spüren Sie mal rein – was für ein Echo löst all das bei Ihnen aus? Was möchten Sie Ihrer Partnerin jetzt gern sagen?« Hier ist es wichtig, steuernd einzugreifen, wenn das Feedback zu kritisch zu geraten droht oder zu verkopft formuliert wird. »Ich meine auf der Gefühlsebene – was haben Sie beim Zuhören gefühlt?« Wir bedanken uns danach noch einmal – sowohl für das Vertrauen der erzählenden Person als auch für die Geduld und das Wohlwollen der zuhörenden Person und schließen die Stunde. Diese letzte Phase ist relativ kurz – denn es geht hier vor allem darum, erstmals sichtbar zu machen, worauf die Intervention letztlich abzielt, nämlich auf einer tieferen, intuitiveren Ebene mehr Verständnis für sich selbst und für die andere Person zu generieren.

In der folgenden Stunde werden die Rollen gewechselt und das gemeinsame Genogramm wird vervollständigt. Günstig ist es, wenn diese beiden Einheiten nicht allzu lang auseinander liegen, um den Faden nicht zu verlieren. In der darauffolgenden Einheit wird dann mit den Informationen weitergearbeitet, um das liebevollere gegenseitige Verständnis nutzbar zu machen.

- Welche Art von verändertem Blickwinkel hat diese Sichtweise erzeugt?
- Angenommen, es fiele beiden beim nächsten Mal ein, dass hier jemand nur die »alten Krallen« ausfährt, um nicht verletzt zu werden – wie würden sie reagieren?
- »Wie wollen Sie einander dabei unterstützen, diese alten Verhaltensweisen nicht zu wiederholen?«
- Etc.

Gelingt es mit der Genogrammarbeit, Paare in einen neuen Verständnisraum zu führen, in dem sie spüren, dass man bestimmte Verhaltensweisen der anderen Person nicht persönlich nehmen muss, da sie vor allem Ausdruck einer alten Überlebensstrategie sind, die gemeinsam mit der eigenen Überlebensstrategie ein leidvolles Muster erzeugen, nehmen auch die »Rückfälle« schnell und deutlich ab. Im Idealfall gelingt es sogar, sich gemeinsam auf den Weg zu machen, um alte biografische Verletzungen für- und miteinander zu heilen.

Ein Fall sagt mehr als tausend Worte: Die Geschichte von Florence und Albert

Florence und Albert suchen aufgrund von wiederkehrenden Streitigkeiten eine Paartherapie auf. Sie möchten den konfliktären Teufelskreis unterbrechen. Im Erstgespräch erhebt die Paartherapeutin erste wichtige Daten und erstellt ein erstes Genogramm, um Fakten und Beziehungsstrukturen auf eine übersichtliche Art und Weise festzuhalten. Gleichzeitig nutzt sie die Erzählungen und Informationen, um erste Hypothesen über jene Faktoren zu gewinnen, die das dysfunktionale Muster aufrechterhalten, das das Paar in unserem Fall als Teufelskreis beschreibt.

Therapeutin: »Zu Beginn würde ich mir gern einen Überblick verschaffen und Sie einzeln und hintereinander jeweils fragen, wie alt sie sind, was sie beruflich machen, ob Sie Geschwister haben usw. Ist das in Ordnung? (Das Paar nickt.) Fein, wer von Ihnen beiden möchte beginnen? Ja, Albert. Danke.«

Die Paartherapeutin zeichnet ein eckiges Symbol für Albert. Er ist 41 Jahre alt und arbeitet seit über zehn Jahren in einem großen Industriekonzern in der Personalabteilung, die er seit Kurzem auch leitet. Albert ist mit seinen Eltern und seinen zwei jüngeren Schwestern ländlich aufgewachsen. Beide Eltern leben noch und sind nach wie vor verheiratet. Die Schwestern sind in der Nähe des Elternhauses geblieben und haben eigene Familien gegründet. Er selbst hat in der Großstadt studiert und sei dann hier »hängen geblieben«. Der Kontakt zur Familie sei gut, sagt er. Er telefoniere regelmäßig mit der Mutter und gelegentlich mit der kleinsten Schwester. Besuche gebe es aber selten und nur zu besonderen Anlässen.

Dann wendet sich die Paartherapeutin Florence zu und fragt auch sie nach den wichtigsten Eckdaten. Wir erfahren, dass Florence 49 Jahre alt ist und seit gut 15 Jahren als Physiotherapeutin eine eigene Praxis betreibt. Sie ist in der Großstadt aufgewachsen mit ihren Eltern und der fünf Jahre jüngeren Schwester Angelique. Ihre Eltern sind seit 30 Jahren geschieden. Nach der Trennung sind ihre Mutter und Angelique nach Paris zurückgezogen, wo die Mutter aufgewachsen war. Sie habe wenig Kontakt mit beiden. Das Verhältnis zu ihrem Vater sei hingegen sehr innig, besonders, seit er vor zwei Jahren eine Demenzerkrankung diagnostiziert bekam.

Nun wendet die Paartherapeutin den Blick wieder auf beide und fragt, wer denn zu erzählen beginnen möchte: »Wie lange sind Sie schon ein Paar und wie haben Sie sich kennengelernt?« An dieser Stelle fragt sie auch nach Kindern aus der gemeinsamen Beziehung und aus vorherigen.

Albert und Florence haben sich vor fünf Jahren kennengelernt. Florence beschreibt, dass sie damals gemeinsam mit Freundinnen ein Wochenende in einem Spa-Hotel verbracht habe. Albert und ihre Blicke hätten sich an diesen beiden Tagen mehrfach gekreuzt. Sie tauschten Telefonnummern aus. Da Albert in einer

Beziehung war, beschränkte sich der Kontakt auf Nachrichten und gelegentliche Telefonate. Erst als sich Albert von seiner Freundin trennte, waren sie beide bereit für ein persönliches Treffen. Sie erzählen über die Kennenlernphase wie zwei junge Teenager. Ihre Augen strahlen, als sie von den ersten Treffen, den innigen Momenten und dem vielen Sex erzählen. Sie sagen beide übereinander, dass es Liebe auf den ersten Blick gewesen sei, etwas ganz Besonderes, das sie zuvor noch nie erlebt hätten.

Auf Nachfrage stellt sich auch heraus, dass die beiden kinderlos sind. Es gibt weder Kinder aus der gemeinsamen Beziehung noch aus Beziehungen davor. Florence habe sich bewusst für ein kinderfreies Leben entschieden. Sie könne es sich nicht vorstellen, für einen Menschen so viel Verantwortung zu übernehmen. Albert meinte, er hätte gern Kinder gehabt – und ganz besonders mit Florence. Aber er könne es gut verstehen und auch akzeptieren, dass sie einander dafür womöglich zu spät begegnet seien und Florence ihr Leben nicht mehr für Kinder verändern wolle.

In der verbleibenden Zeit versucht die Paartherapeutin eine erste Vorstellung zu erhalten, wie das dysfunktionale Muster des Paares konstruiert ist und welche Lösungsidee die beiden verfolgen. Albert beginnt zu erzählen, dass es in letzter Zeit häufig Streit gebe. Er beschreibt Florence als misstrauisch; sie versuche, ihn zu kontrollieren. Sie stelle viele kritische Fragen, beispielsweise wenn er am Handy wäre. Er habe den Eindruck, Florence sei übermäßig eifersüchtig, und gesteht, dass ihn das Misstrauen und die vielen investigativen Fragen wütend machen. Er reagiere daher oft schroff und teilweise auch abwertend.

Florence stimmt in die Erzählung ein und versucht, ihr Verhalten zu rechtfertigen. Sie beschreibt, dass Albert seit einigen Monaten verändert sei. Er sei abends müde und würde nur mehr ins Handy starren, statt sich mit ihr zu unterhalten. Er habe vermehrt Abendtermine und komme spät nach Hause. Sie habe das Gefühl, es gebe etwas, das plötzlich zwischen ihnen stehe und worüber er mit ihr nicht sprechen wolle. Auf dem Firmenprofil eines sozialen Netzwerks habe sie seine neue Assistentin erblickt. Florences Stimme wird brüchig und zittert, während sie weiterspricht. Das sei eine ausgesprochen schöne Frau, fährt sie fort. Sie entspreche all dem, was Albert an Frauen anziehend findet. Langes, gewelltes dunkles Haar, eine weibliche, schlanke Figur, volle Lippen. Albert unterbricht sie an dieser Stelle schroff. Er ist empört über die Unterstellung, er würde seine neue Assistentin sexuell attraktiv finden. Florences Mine verhärtet sich. Verschwunden ist die gerade noch spürbare Unsicherheit und Verletzung. Sie zeigt Wut. Ihr Blick dreht sich zur Paartherapeutin. »Sehen Sie, er leugnet es. Dabei hat es bei uns doch auch so angefangen«, zischt es über ihre Lippen.

In den darauffolgenden Paarsitzungen erarbeiten Florence und Albert gemeinsam mit der Paartherapeutin, wie sie immer wieder in den Teufelskreis geraten. Die beiden erkennen, dass Florences investigatives Fragen zu Rückzug und Abschottung bei Albert führt und Alberts Rückzug wiederum zu Unsicherheit und mehr Kontrollbedürfnis durch investigatives Fragen bei Florence. Und trotz all der Erkenntnisse und dem gemeinsamen Willen, wieder zugewandter und vertrauensvoller miteinander zu leben und zu lieben, geraten die beiden zwar etwas weniger oft, aber dennoch hochintensiv immer wieder in ihr Streitmuster.

In einer der Folgesitzungen merkt die Paartherapeutin sofort, dass etwas anders ist. Beide sind zutiefst erschrocken über das, was zwei Abende zuvor vorgefallen war. Florence weint und Albert blickt starr und traurig vor sich hin, als seine Partnerin zu erzählen beginnt. Albert sei nach einem Geschäftsessen spät nach Hause gekommen und dann vor dem Fernseher auf dem Sofa eingeschlafen. Sein Handy habe zwischen ihm und Florence auf dem Sofa gelegen, als eine SMS eintraf. Florence konnte erkennen, dass sie von seiner Assistentin war. »Ich weiß, dass es nicht richtig war, aber ich habe das Handy genommen und die SMS gelesen. Und in dem Moment ist meine ganze Welt zerbrochen«, schluchzt sie. Albert starrt weiter auf den Boden vor sich, zeigt keinerlei Reaktion. Auf Nachfrage erzählt Florence, die Mitarbeiterin habe sich bei Albert dafür bedankt, dass er sie nach Hause gefahren habe, und wünsche ihm eine gute Nacht. Sie habe das Handy vor Wut auf den Tisch geknallt, woraufhin Albert aufgewacht sei, und ihn zur Rede gestellt. Nun hebt Albert seinen Blick. Er ist ruhig, aber bestimmt. »Du hast mich nicht zur Rede gestellt. Du hast mich wüst beschimpft, dass ich ein Arschloch wäre. Dass ich dich anlügen würde. Ich hab mich gar nicht ausgekannt.« An diesem Abend war der Streit erstmals handgreiflich geworden.

Beide zeigen tiefe Betroffenheit über die Intensität des Streits und sind sich einig, dass es so nicht mehr weitergehen könne. So wollen sie nicht miteinander umgehen. Sie können sich beide nicht erklären, was in solchen Situationen mit ihnen passiere. Es sei fast so, als steuere ein anderes Selbst ihr Verhalten. An dieser Stelle entscheidet die Therapeutin, dass es für das Paar womöglich hilfreich wäre, sich anhand einer ausführlichen Genogrammarbeit lebensgeschichtliche Prägungen zu erarbeiten, die das kollusive Muster so hartnäckig aufrechterhalten.

Therapeutin: »Wenn ich Ihnen so zuhöre, werde ich fast ein wenig traurig. Da sind zwei, die sich so bemühen, ihre destruktiven Muster zu unterbrechen. Aber irgendwie scheint das Bemühen nicht von Dauer zu sein, nicht wahr? Nun, manchmal, wenn ich mit Paaren arbeite, bei denen das Muster so hartnäckig ist, komme ich auf die Idee, dass die Anteile, die daran beteiligt sind, vielleicht aus einer früheren Zeit stammen, in der es Sinn gehabt hat, sich so oder so zu verhalten. Haben Sie Lust, dass wir da mal hineinschauen? Und ein wenig die Ursprungsfamilien mit in den Raum holen? Denn wenn das wirklich gelingt, einander in aller Ganzheit und auch Zerbrechlichkeit zu erkennen und anzuerkennen, dann betreten Paare meist einen neuen Raum, eine Art Heilraum. Ja? Dann würde ich Ihnen jetzt erklären, wie wir das machen.«

Albert und Florence sind einverstanden. Die Therapeutin erklärt die Choreografie der nächsten beiden Sitzungen, was genau ein Genogramm ist und wie sie damit arbeiten werden. Nun kann es losgehen. Sie werfen eine Münze und so beginnt zunächst Albert mit seiner biografischen Auseinandersetzung, während Florence die Position einer wohlwollenden, zuhörenden Beobachterin einnimmt.

Albert wuchs auf einem Vierkanthof einer großen Landwirtschaft auf, die sein Vater und seine Mutter gemeinsam betrieben. Von klein auf arbeiteten alle Kinder mit. Es gab kein Wochenende und auch kaum Urlaub. »Wer rastet, der rostet« wäre einer der Lieblingssprüche seiner Mutter gewesen. Und trotz der vielen Arbeit habe er eine wunderschöne Kindheit gehabt. Er habe sich stets als das Lieblingskind seiner Eltern gefühlt – der Erstgeborene, der einzige Sohn. Sie waren stolz auf ihn, weil er groß und kräftig gewachsen war. Sie waren stolz auf seine schulischen Leistungen. Umso größer war die Enttäuschung, als er ihnen mitteilte, dass er den Hof nicht übernehmen werde. Er wollte studieren und dazu in die Stadt ziehen. Er erinnere sich, dass er seinen Vater an jenem Abend weinend in der Stube sitzen sah. Einen Mann, den er zuvor noch niemals weinen gesehen hatte. Da saß er, mit dem Oberkörper nach vorn gebeugt, und sein ganzer Körper bebte und er schluchzte tief. Albert erinnert sich, dass er im Türrahmen stehen blieb, unentdeckt, langsam rückwärtsging und das Weite suchte. Er habe sich überfordert gefühlt ob der heftigen Reaktion. Wie konnte er nur jemandem so viel Schmerz zufügen? Bis zum heutigen Tage habe er ein schlechtes Gewissen, wenn er heimkomme. Wahrscheinlich tue er es deshalb auch so selten. Als er jung war, sei er jedes Wochenende noch nach Hause gekommen, um zu helfen. Die Eltern hätten viele Fragen gestellt über das Leben in der Stadt und über das Studium. Er habe immer das Gefühl gehabt, da seien Missgunst und Unverständnis mitgeschwungen. Sie konnten nicht verstehen und wollten nicht akzeptieren, dass er einen anderen Weg eingeschlagen hatte, als sie es für ihn vorgesehen hatten. Als er älter wurde, stellten sie weitere kritische Fragen: Was das denn nun für ein Job sei? Was HR bedeute? Wann er endlich heiraten und Kinder bekommen wolle? Könne man in der Stadt glücklich sein? Wolle er nicht doch besser zurückkommen?

Florence greift nach Alberts Hand, als er über seine Eltern spricht. Natürlich wusste sie, dass die beiden sein Leben in der Stadt nicht schätzten. Doch es war ihr und auch Albert selbst nicht bewusst gewesen, welche tiefe Verunsicherung und Kränkung die kritische, unverständnisvolle Haltung gegenüber seinem Lebenskonzept bei ihm auslöst(e).

Auf Nachfrage der Therapeutin beschreibt Florence, was ihr beim Zuhören durch den Kopf ging und was es emotional bei ihr ausgelöst habe: »Das hat mich sehr traurig gemacht und gleichzeitig ärgerlich. Ich kann erkennen, wie schmerzhaft die ständige Kritik und das Unverständnis gewesen sein müssen. Ich würde mir wirklich wünschen, Alberts Eltern könnten zeigen, dass sie stolz auf ihn sind«, sagt sie sanft.

Albert erkennt, dass er von den Eltern für das eigene strebsame, leistungsfokussierte Handeln infrage gestellt wurde und daraufhin mit Rückzug reagiert habe. Er fühle sich verkannt und ungerecht behandelt, kritisiert und abgewertet für seine Wahl. Wenn Florence hinterfragt, was er mache, wo er sei, dann hört er Kritik und Unverständnis für seine berufliche Wahl, für seinen erhöhten Einsatz in der Firma, seitdem er die Leitungsposition angenommen hat. Glaubenssätze drängen sich in den Vordergrund: »Ich bin nicht gut genug. Ich bin eine Enttäuschung.« Sie lösen Schmerz aus, den er nicht ertragen will. Daher suche er auch bei ihr »das Weite«, wie damals, als sein Vater bitterlich weinte. Dabei wünscht er sich, in seinen Entscheidungen unterstützt und ermutigt zu werden.

In der nächsten Paarsitzung arbeitet die Therapeutin mit Florence, während Albert in die Position eines stillen, wohlwollenden Beobachters geht. Florence wuchs gemeinsam mit ihren beiden Eltern, die beide Ärzte sind, in der Stadt auf, in der sie auch heute mit Albert lebt. Sie ist die ältere von zwei Töchtern. In der Pubertät rebellierte sie heftig, trug jahrelang nur Schwarz, ging an den Wochenenden lange aus, trank manchmal zu viel und experimentierte mit illegalen Substanzen. In der Schule war sie im Mittelfeld. Sie fiel nicht auf, außer durch den düsteren Kleidungsstil. Sie hatte wenige, aber enge Freundinnen. Trotz so mancher Eskapade hat sie den Eindruck, dass sich ihre Eltern nicht ausreichend um sie kümmerten. So genoss sie einerseits viele Freiheiten, vermisste andererseits Struktur und Halt. Sie beschreibt die Beziehung ihrer Eltern als gefühlsarm und wenig leidenschaftlich. Als die Mutter nach der Scheidung entschließt, nach Paris zurückzukehren, wo sie aufgewachsen war, fühlte sie sich noch mehr verlassen und verraten. Florence heiratete Mitte 20 ihren Ausbildungskollegen Paul. Viel zu früh, wie sie nun meint. Sie fand sich in einer ähnlichen Beziehung wieder, wie sie diese bei ihren Eltern beobachtet hatte. Zehn Jahre später sind sie geschieden, nachdem er sie mehrfach betrogen hatte. Die erste Affäre habe sie durch Zufall entdeckt. Er habe sich reuig gezeigt, gemeint, es wäre ein Fehler gewesen. Kurze Zeit später entdeckte sie erneut eindeutige SMS auf seinem Handy und konfrontierte ihn. Er stritt zunächst alles ab, doch nach ein paar Monaten bat er sie um die Scheidung. Er habe sich sehr in eine andere Frau verliebt. Erneut fühlte sie sich verlassen und verraten. Sie blieb die nächsten zehn Jahre allein. In dieser Zeit konzentrierte sie sich auf ihre Selbstständigkeit, baute ihre Praxis auf, kümmerte sich um ihren Vater, der nach zwei Herzinfarkten und der Demenzerkrankung pflegebedürftig geworden war. nach der Scheidung fühlte sie sich lange nicht bereit für eine neue Beziehung, bis sie Albert kennenlernte. Sie gesteht, dass sie sich wohl zunächst nur auf ihn einlassen konnte, weil er rein rational gesehen keine Option für sie war, eine ernsthafte Beziehung mit ihm einzugehen. Er war ja noch gebunden.

Florence erkennt, dass sie aufgrund ihrer biografischen Werdung nicht auf nachhaltige Zugewandtheit und Liebe vertrauen kann. Sie wurde von vielen bedeutsamen Menschen verlassen, zuerst von der Mutter und der kleinen Schwester, dann vom ersten Ehemann und nun auch von ihrem geliebten Vater, der durch die Demenzerkrankung seine Persönlichkeit verändert. Sie weint, als sie dies ausspricht.

Albert reicht Florence ein Glas Wasser und ein Taschentuch. Dann rückt er näher an sie heran und legt den Arm um sie. Auf Nachfrage der Therapeutin spricht auch Albert über seine Gedanken und Gefühle während des Zuhörens: »Ich war überrascht und berührt von Florences Verletzlichkeit in der Erzählung. Es war mir nicht bewusst, wie sehr sie sich nach Zuwendung und Liebe sehnt, wie groß ihre Angst ist, verlassen zu werden. Ich dachte immer, sie könne nichts erschüttern.«

Nun wird dem Paar noch klarer, wie es zum wiederkehrenden Streitmuster kommt. Florence ist höchst irritiert, wenn Albert seine Aufmerksamkeit ihr gegenüber reduziert. Dies löst bei ihr Misstrauen und Panik aus, er könne sie verlassen. Eine andere Frau, so wie in ihrer vorherigen Beziehung, könne nun die Aufmerksamkeit erhalten, nach der sie sich ein Leben lang so sehnte. Der Glaubenssatz »Ich bin es nicht wert, geliebt zu werden« lässt sie misstrauisch und ängstlich-panisch reagieren. Sie versucht, die Kontrolle wiederzuerlangen, indem sie Beweise dafür sucht, dass erneut das passiert, was sie sich selbst prophezeit. Sie kann erkennen, dass sie dann nicht wie eine erwachsene Frau fühlt und reagiert, sondern wie das verunsicherte, verlassene Kind, das eigentlich in den Arm genommen werden will, um ihm zu versichern, dass es geliebt wird.

Von dieser Sitzung an war die Stimmung zwischen den beiden deutlich und nachhaltig anders. Sie beschrieben viel mehr Aufmerksamkeit füreinander im Alltag und Albert benutzt sogar den Ausdruck »Liebe 2.0«. Nach einer weiteren Sitzung beschloss das Paar in Absprache mit der Therapeutin, das Kapitel Paartherapie zu schließen. Albert und Florence haben sich seither nie wieder gemeldet.

Fazit für die Praxis

Genogrammarbeit eignet sich sehr gut zum Einsatz in der Paartherapie, erstens standardmäßig im Zuge der Anamnese, um einen »Quick-Look« über die aktuelle Familiensituation des Paares zu bekommen. Und zweitens als »maximal intensive Intervention«, wenn alle vorherigen Musterunterbrechungen noch nicht zum Ziel geführt haben. Hier geht es darum, die jeweilige biografische Werdung sichtbar zu machen und damit ein tiefes gegenseitiges Verständnis für als belastend erlebte, dysfunktionaler Anteile und Verhaltensweisen zu erzeugen. Die Genogrammarbeit wird in Anwesenheit der anderen Person durchgeführt und mit Fragen angereichert, die auf die Paarbeziehung fokussieren.

Literatur

Henz, K., Bernt C. (2023). 99 ½ Tipps für Paartherapeut:innen. Die wichtigsten Konzepte, Tools und Interventionen. Göttingen: Vandenhoeck & Ruprecht.

Scheinkmann, M., Fishbane, M. (2004). The vulnerability cycle: working with impasses in couple therapy. Family Process, 43 (3), 279–299.

Das Finanzgenogramm: Geld und Kapital in Paar- und Familienbeziehungen

Bruce Ross und Jerry Gale[1]

Das Genogramm ist ein zentrales Modell und ein wichtiges Instrument im Bereich der Familientherapie. Genogramme betrachten konzeptuell, wie das Verhalten einer Person mit generationenübergreifenden Verhaltensweisen, Emotionen, Nähe- und Distanzgraden und anderen Aspekten verbunden sein kann. Durch eine Reihe von Fragen zur Geschichte der familiären Kommunikation und zu den Verhaltensweisen über drei Generationen hinweg können bestimmte Handlungen besser verstanden werden. Das Kennenlernen der Familiengeschichte über einen so langen Zeitraum kann Einblicke in Entscheidungen eröffnen, Geheimnisse, Verhaltensmuster und auch Herausforderungen offenbaren.

Obwohl ein traditionelles Genogramm bislang vor allem Emotionen, Geheimnisse, Verbindungs-/Trennungsgrade, Beziehungen und deren Abbrüche, Allianzen, Schwangerschaften (auch Fehlgeburten) über drei Generationen berücksichtigte, wurde die Methode auch verstärkt auf Gesundheitsfragen ausgedehnt (chronische Erkrankungen und Verhalten zu Gesundheitsentscheidungen), Drogen und Alkohol; ebenso auf Kultur (wie verschiedene Generationen sich an Akkulturation, Einwanderung, Flüchtlingsstatus, interkulturelle Ehen usw. anpassen) sowie Traumata (wie ein Trauma nachfolgende Generationen beeinflussen kann). So findet das Genogrammen mittlerweile in verschiedenen Therapiemodellen Anwendung.

2009 entstand durch die Financial Therapy Association eine neue Disziplin namens Financial Therapy (Grable, McGill u. Britt, 2010). Diese Disziplin entwickelten Praktikerinnen und Forschende aus der Finanzberatung und -planung sowie Kolleginnen aus verschiedenen psychosozialen Disziplinen (Familientherapie, Psychologie, Sozialarbeit), um Individuen, Paaren, Familien und Gemeinschaften eine umfassendere und systemische Herangehensweise an Geld in Beziehungen zu bieten. Die neue Disziplin der Finanziellen Therapie befasst sich damit, wie sich individuelle und familiäre Geschichte auf die Be-

1 Übersetzung aus dem amerikanischen Englisch von Maria Borcsa und Michael Faber.

ziehungen zu Geld auswirken und wie innerhalb der Familie Werte, Rollen und Erwartungen das finanzielle Verhalten beeinflussen (Gale, Goetz u. Britt, 2012). Umgekehrt beeinflussen finanzielle Probleme die individuelle und familiäre Dynamik. Somit wurden eine Reihe von neuen oder angepassten Praktiken entwickelt, darunter Konzepte wie Geldskripte, finanzielle Untreue, finanzielles Verhalten und finanzielle Bildung. In diesem Sinne wurde auch das traditionelle Genogramm angepasst, um finanzielle Fragen und Verhaltensweisen zu berücksichtigen. Im Einklang mit dem ursprünglichen Genogramm (McGoldrick u. Gerson, 1985) berücksichtigt das Finanzgenogramm Verhaltensweisen und Muster über mehrere Generationen hinweg, jedoch aus einem fokussierten Blickwinkel auf Finanzen.

Fokussierte Genogramme

Fokussierte Genogramme sind klinische Interventionen, um ein breiteres kontextuelles Verständnis der Systeme und Subsysteme von Klientenfamilien und deren Lebenswelten zu erzielen (DeMaria, Weeks u. Hof, 1999). Das heißt, sie ignorieren nicht die Eigenschaften und Merkmale traditioneller, systemischer Genogramme, sondern betonen bestimmte Aspekte, um spezifische Themen innerhalb des Klientensystems zu beleuchten. Alle fokussierten Genogramme basieren auf dem traditionellen, systemischen Genogramm als Ausgangspunkt, um der Therapeutin sowie dem Klienten eine konkretere Vorstellung von der Geschichte, den Beziehungen, (externalisierten) Problemen, Stärken, Ressourcen, Herausforderungen usw. zu vermitteln. Das fokussierte Genogramm bietet durch eine Reihe von gezielten Fragen Verbesserungen gegenüber herkömmlichen Genogrammen, die Nuancen und Einblicke in tiefere Elemente der Familie ermöglichen, etwa Beziehungen und Bindungsmuster, Familiendynamik und soziokulturelle Überzeugungen. Diese Fragen sind systematisch organisiert, um ein bestimmtes Problem oder eine besondere Fragestellung im Detail zu untersuchen.

Es finden sich fokussierte Genogramme zu den Themen: familiäre Bindungen, medizinische Aspekte, Kulturzugehörigkeit, Geschlechtsidentität und sexuelle Orientierung, Beziehungsgerechtigkeit – das schließt Partner- und Familiengewalt wie Vernachlässigung, physische, psychologische und/oder emotionale Gewalt mit ein –, ebenso Alkohol- und/oder Drogenmissbrauch sowie Traumata. Obgleich Therapeutinnen diese Themen im Rahmen eines traditionellen Genogramms ansprechen können, erfolgt die Diskussion dazu dort eher global. Fokussierte Genogramme eröffnen ein Bewusstsein für die detaillierte Beschaffenheit einer familiären Angelegenheit oder eines systemischen Problems.

Das Finanzgenogramm

Das fokussierte Genogramm mit Schwerpunkt auf Geld und Finanzen wird als Finanz- oder Geldgenogramm bezeichnet. Das Finanzgenogramm untersucht die Geschichte und Komplexität geldbezogener Themen, Einflüsse, Muster und Dynamiken innerhalb und zwischen den familiären Systemen eines Klienten. Diese geldbezogenen familiären Aspekte werden von Praktikern oft übersehen oder zumindest vernachlässigt, und dies, obgleich Geld einen so erheblichen Einfluss auf unsere gesamte Lebensgestaltung hat.

Untersuchungen zu Finanzen innerhalb von Familien zeigen, dass Geld beziehungsweise dessen Fehlen oder Knappheit einer der bedeutendsten Stressfaktoren in Beziehungen sein kann. Die Mehrheit der verheirateten oder festen Paare gerät in Streit, wenn es um die finanziellen Möglichkeiten geht, und jene, die darunter leiden, sind zweieinhalb Mal gefährdeter, Unzufriedenheit in ihrer Beziehung zu erleben (Britt u. Huston, 2012). Selbst wenn Geldprobleme nicht als die bedeutendsten Stressfaktoren angezeigt werden, gelten sie dennoch als die fortlaufendsten, durchdringendsten und wiederkehrendsten Störfaktoren innerhalb einer Familie (Papp, Cummings u. Goeke-Morey, 2009).

Der mit Geld verbundene Stress ist mit vielen Nachteilen verbunden, etwa schlechter körperlicher und mentaler Gesundheit, einer unausgeglichenen Work-Life-Balance, verringerter Selbstachtung und einem verminderten Selbstwertgefühl. Die mangelnde Zufriedenheit in der Partnerschaft erhöht die allgemeinen Konflikte innerhalb der Familie, was sich wiederum nachteilig auf die Kinder auswirkt. Wenn bisher fremde Familien sich durch die Ehen ihrer Kinder zusammenfügen, werden in Teilen auch ihre Überzeugungen, Werte, Dynamiken und Geschichten amalgamiert; manchmal verstärken sich so die Auswirkungen der durch mangelnde Finanzmittel entstandenen Probleme. Folglich sind Praktikerinnen damit beauftragt, die finanziellen und geldbezogenen Probleme innerhalb ihrer Klientensysteme zu erkennen, um mit ihren Klienten eine bessere Integration von Werten, Überzeugungen und Verhaltensweisen zu entwickeln.

Gallo (2001) war der Erste, der die Finanzthematik in einem Genogramm diskutierte, um die familiären Situationen in Finanzplanungsprozessen zu verstehen. Mumford und Weeks (2003) entwickelten das erste Finanzgenogramm und prägten den Begriff »Money Genogram«. Ihr Ziel war es, die Bedeutung zu verstehen, die Familien dem Geld beimessen, um die finanziellen Entscheidungen des Einzelnen besser nachvollziehen zu können. Die Autoren forderten, dass jedes Mal, wenn auf finanzielle Probleme oder geldbezogene Angelegenheiten (beispielsweise Ausgabeverhalten) Bezug genommen wird, von den Praktikerinnen ein Finanzgenogramm verwendet werden sollte.

Sie postulierten, dass sich Geldprobleme in zwei grundlegenden Formen darstellen könnten: Entweder verfügte ein Paar über ausreichende finanzielle Ressourcen, wodurch finanzielle Entscheidungen zu einer Frage von Werten und Prioritäten werden, oder aber ein Paar hat unzureichende finanzielle Mittel, und damit drehen sich die Probleme fast ausschließlich um Ausgabeverhalten und unerfüllte Bedürfnisse. Mumford und Weeks (2003) stellten eine Liste systematischer Fragen zur Erkundung der Bedeutung und Funktion von Geld im Leben der Klienten auf und untersuchten die Muster, Rollen und Dynamiken bezüglich Geld in einem familiären Genogramm. Obwohl das Finanzgenogramm seit seiner ersten Konzeption weiterentwickelt wurde, bleiben die grundlegenden Prinzipien, die das bessere Verständnis der Bedeutung von Geld in den Klientensystemen ermöglichen, weiterhin im Zentrum dieses fokussierten Genogramms.

Die Vorbereitung des Finanzgenogramms

Das Finanzgenogramm bietet sechs Dimensionen, die familiäre Themen rund um Geld organisieren. Die sechs Dimensionen sind a) Geldskripte, Werte und Überzeugungen; b) Emotionen und Einstellungen; c) familiäre Geldziele und finanzielle Erwartungen; d) Herkunftsfamilie und intergenerationale Muster des finanziellen Wohlstands; e) Zugang zu Ressourcen und/oder Dienstleistungen und f) historische, gesellschaftliche, politische und kulturelle finanzielle Zeitlinien und gesellschaftliche Übergänge. Diese sechs Dimensionen sind miteinander verbunden und wirken nicht unabhängig voneinander.

Es sollten gründliche Gespräche mit dem Klientensystem geführt werden, um die Natur, die Entwicklungen und Manifestationen dieser familiären Themen zu verstehen. Zu jedem dieser Themen sollten die Praktikerinnen, die ein Finanzgenogramm erstellen, die entsprechenden Informationen neben dem Familienmitglied vermerken, auf das sie zutreffen. Zum Beispiel könnte eine Person, die finanziell ängstlich und sparsam ist, beide Begriffe unter ihrem Namen im Finanzgenogramm wiederfinden.

Geldskripte, Werte und Überzeugungen

Diese umfassen kognitive, psychologische und Verhaltensmuster, die man in seiner Familie, Kultur, Religion oder aus der Geschichte lernt. Sie können geschlechtsspezifische, religiöse, ethnische, alters- oder kulturelle Unterschiede hervorbringen und zu relationalen Machtverhältnissen führen. Sie können explizit oder implizit, vorsätzlich und parteiisch sein. Im Wesentlichen stellen sie jegliche Art von Botschaft über Geld dar, die unser Denken und Verhalten beeinflussen.

Obwohl es potenziell Tausende von Geldskripten gibt, identifizierten Klontz und Britt (2012) vier Hauptgeldskripte: money avoidance (Geldvermeidung), money worship (Geldanbetung), money status (Geldstatus) und money vigilance (Geldwachsamkeit). Geldvermeidung bezieht sich auf die Überzeugung, dass eine Person aufgrund negativer Assoziationen, die sie mit Geld hat, kein Geld verdient. So wird Geld beispielsweise als Quelle von Furcht, Angst oder Scham angesehen. Bei Geldanbetung ist Geld mit Glück und einer Lösung für alle Probleme verbunden; Geldanbeter glauben, dass man nie genug Geld haben könne. Der Geldstatus besagt, dass Nettowert und Selbstwert gleichbedeutend sind. Oft herrscht der Glaube vor, dass das Universum für die finanziellen Erfordernisse sorgen und man finanziell erfolgreich sein werde, wenn man ein (moralisch) gutes Leben führt. Wachsamkeit in Geldangelegenheiten bedeutet, dass man aufmerksam und besorgt auf sein finanzielles Wohlergehen achtet, wobei es wichtig ist, Geld zu sparen – was manchmal so weit geht, dass man übermäßig ängstlich oder geheimnisvoll mit Geld umgeht.

Mithilfe des Klontz Money Script Inventory (KMSI) (Klontz, Britt, Mentzer u. Klontz, 2011) können Klienten das Ausmaß untersuchen, in dem sie sich mit diesen Überzeugungen identifizieren. Diese Geldskripte wurden in signifikanter Weise mit Verhaltensweisen gegenüber Geld in Verbindung gebracht. Beispielsweise sind Geldvermeidung, Geldstatus und Geldanbetung negativ mit finanzieller Gesundheit, geringerem Nettovermögen, niedrigerem Einkommen und höherer Verschuldung verbunden (Klontz u. Britt, 2012). Im Gegensatz dazu ist Geldwachsamkeit mit protektiven finanziellen Faktoren Sparen und Genügsamkeit verknüpft.

Primäre Geldskripte sind wichtig, um das zugrundeliegende Denken und Verhalten unseres Umgangs mit Geld zu verstehen. Jede Person kann mehrere Geldskripte haben, da Menschen nicht eindimensional sind. Der Fokus liegt jedoch auf jenen primären Skripten, die mehr als andere leitende Botschaften bieten. Das Markieren der primären Geldskripte innerhalb des Genogramms wird Muster finanziellen Verhaltens über Generationen hinweg leichter identifizieren lassen.

Forschungsergebnisse liefern Nachweise für die intergenerationale Übertragung von Geldüberzeugungen und entsprechenden Verhaltensweisen. Zum Beispiel fanden Shim, Xiao, Barber und Lyons (2009), dass Collegestudenten eher dazu neigen, die finanziellen Verhaltensweisen zu schätzen, die sie auch bei ihren Eltern wahrnehmen. Das Kartieren der Muster von Geldskripten im

Finanzgenogramm bietet eine erweiterte psychologische Zeitperspektive: ob Menschen der Vergangenheit nachtrauern, in der Geld reichlich vorhanden war, ob sie sich in der Gegenwart einrichten mit wenigen finanziellen Mitteln oder ob sie ein Leben in der Zukunft planen, wozu in der Gegenwart finanzielle Entscheidungen zu treffen wären.

Emotionen und Einstellungen

Die emotionale Bindung, die Personen zum Geld haben, ist ebenfalls ein entscheidender Aspekt, um finanzielle Einstellungen innerhalb der Familie zu verstehen. Ein traditionelles, systemisches Genogramm zeigt die emotionale Beziehung zwischen Familienmitgliedern, aber ein fokussiertes, finanzielles Genogramm kann auch die emotionale Bindung zum Geld darstellen.

Die verfügbaren oder eben auch oft mangelnden finanziellen Mittel werden schon lange als Quelle für Konflikte und Emotionen in Paar- und Familienbeziehungen erörtert. Die American Psychological Association (APA, 2015) fand beispielsweise heraus, dass 72 Prozent ihrer Studienteilnehmenden angaben, sich wegen Geld gestresst zu fühlen. Häufig beobachtete starke Emotionen, die mit der Bedeutung von Geld verbunden sind, umfassen Angst, Sorge, Scham, Schuld, Hoffnung, Gier oder ein Gefühl der Erfüllung.

Obwohl diese Emotionen allgemeingültig sein können, gibt es viele andere emotionale Reaktionen und zugeordnete Bedeutungen. Eine Person kann auch mehrere als charakteristisch für ihre persönliche Beziehung zum Geld erleben. Zu beachten ist dabei, dass hinter einer sekundären emotionalen Reaktion, die die wahre Emotion maskiert, möglicherweise eine primäre Emotion steht. Zum Beispiel kann ein Familienmitglied innerhalb einer finanziellen Situation Gefühle von Wut zeigen, was die primäre Emotion der Angst maskieren könnte. Diese sekundären emotionalen Reaktionen sind nicht selten erlerntes Verhalten, das von der Familie geprägt, dem entstammenden Milieu oder der Kultur eigen ist. Praktikerinnen sollten darauf achten, eine Gesprächssituation sicherzustellen, in der die Privatsphäre gewahrt bleibt und die Klienten Vertrauen und Sicherheit verspüren, um ihnen die Möglichkeit zu eröffnen, bei der Diskussion von geldbezogenen Themen offen mit ihren Emotionen umzugehen.

Familiäre Geldziele und finanzielle Erwartungen

Jede Familie und jedes Familienmitglied hat finanzielle Ziele. Diese können für die Familie als Ganzes oder für einzelne Mitglieder innerhalb der Familie sinnstiftend sein. Sie können explizit oder implizit, gut definiert oder vage, einfach oder komplex, starr oder anpassungsfähig, kurz- oder langfristig, risikoarm oder -reich sein. Sie existieren für alle, denn selbst das Fehlen von Zielen ist immer noch ein Ziel. Im Wesentlichen sind alle finanziellen Ziele Lebensziele, da sie sich darauf beziehen, wie man sich die eigene Zukunft vorstellt: eine Familie gründen, einen entspannten Ruhestand planen etc. Sie prägen uns und wie wir unser verdientes Geld und damit unsere Ressourcen einzusetzen gedenken; angefangen bei der Arbeit über die Beziehungen zu Lebenspartnern, unsere Familie, unsere Lebenszeit bis hin zum Lebensabend und selbst jenseits unseres Todes. Oft konzentrieren sich finanzielle Ziele explizit auf temporäre Budgetierungen, Kredite aufnehmen, Schulden abbauen, Investitionen planen, Rentensicherung, Ansparen für familiäre Ausgaben wie Hausbau oder -kauf, Kindererziehung, Schul- und Studiengebühren sowie den Wunsch zu reisen. Die wichtigsten Ziele, besonders für junge Erwachsene, sind das Erlangen finanzieller Sicherheit durch einen regelmäßigen Verdienst, längerfristige Anstellung, die Reduzierung von Erstschulden und der mögliche Wohnungs- beziehungsweise Hausbesitz (Knudson u. Mazurik, 2021).

Gerade weil die finanziellen Ziele zwischen Familien erheblich variieren, ist deren Untersuchung zentral. Es sollte erörtert werden, welche familiären Finanzziele bereits erreicht wurden, welche noch geplant und welche möglicherweise gescheitert sind. Die Anforderungen, die an sich selbst und andere gestellt werden, um die finanziellen Ziele zu erreichen, sind mit den finanziellen Verhaltensweisen verbunden.

Natürlich kann es in Bezug auf Geldziele zu Problemen kommen, wenn Familienmitglieder ganz unterschiedliche Werte und Überzeugungen leben. Denn dies erhöht die Wahrscheinlichkeit, dass die gemeinsamen Ziele nicht erreicht werden. Die Lehren, die aus den Fehlern resultieren und schließlich als Misserfolg wahrgenommen werden, sind besonders wichtig zu untersuchen, da sie zukünftiges Verhalten innerhalb der Familie beeinflussen können. Die Wahrnehmung und Entschlüsselung der Fehlschläge können zu einer nachhaltigen Veränderung von Verhalten und Denkweisen in zukünftigen Generationen führen.

Herkunftsfamilie und intergenerationale Muster des finanziellen Wohlstands

Die Erforschung der Herkunftsfamilie ist ein üblicher Prozess in jeder traditionellen Genogrammstruktur. Das Verständnis der Personen, ihrer Rollen und der Beziehungsformen zwischen jedem Mitglied im Familiensystem ist Standard bei der Durchführung eines Genogramms. Ein Bereich, der jedoch oft bei der Betrachtung vernachlässigt wird, ist, wie diese Rollen und Bindungen durch den in der Familie gehaltenen, aufgebauten oder verlorenen finanziellen Wohlstand beeinflusst werden. Die Untersuchung, wie das Familienmitglied, das den Wohlstand geschaffen hat, im Vergleich zu anderen betrachtet wird, kann einen wichtigen Zugang zu den Beziehungsformen, Rollen und Erwartungen aller Familienmitglieder bieten. Unterschiedliche Wahrnehmungen darüber, wie die Familie Reichtum betrachtet und empfindet und wie er geschaffen wurde, können Verhaltensweisen, Interaktionsformen und -abbrüche innerhalb der Familie beeinflussen. Selbst Erwartungen bezüglich der Verantwortung, wie die Familie Vermögen bewahrt oder vermehrt, können aktuelle und zukünftige familiäre Muster bestimmen.

Tatsächlich hält genereller Wohlstand oft nicht über viele Generationen hinweg. Eine 20-jährige Längsschnittstudie ergab, dass etwa 70 Prozent der Familien ihren Wohlstand in der zweiten Generation und 90 Prozent der Familien ihn in der dritten Generation verlieren (Castoro, 2015). Folglich kann es wichtig sein, zu verfolgen, wer in der Familie ihn geschaffen hat, an wen er weitergegeben wurde und wer ihn möglicherweise verbraucht hat.

Zugang zu Ressourcen und/oder Dienstleistungen

Ein oft übersehenes Element des sozioökonomischen Status einer Familie betrifft deren Fähigkeit, auf Ressourcen und Dienstleistungen innerhalb der Gesellschaft zuzugreifen. Allerdings kann die Fähigkeit, Ressourcen zu nutzen, einen tiefgreifenden Einfluss auf den sozioökonomischen Fortschritt haben oder im Gegensatz dazu unterdrücken, wenn diese Ressourcen oder Dienstleistungen nicht verfügbar sind. Zum Beispiel haben Menschen in ländlichen Gebieten oft einen geringeren Zugang zu Ressourcen und Dienstleistungen im Vergleich zu jenen, die in Metropolregionen leben. Dazu gehören zuverlässige öffentliche Verkehrsmittel, zugängliches und erschwingliches Internet bis hin zu Gesundheitsversorgung, Karriere- und Arbeitsprogrammen. Forschungen belegen, dass die Schaffung von Beschäftigungsmöglichkeiten, die Bereitstellung von existenzsichernden Löhnen und die Verbesserung der Gesundheitsversorgung entscheidend sind, um Armut zu reduzieren und es Familien zu ermöglichen, ein besseres finanzielles Wohlergehen aufzubauen (Thompson u. Dahling, 2019). Darüber hinaus sichern Länder, die durch zugängliche Sozialhilfeprogramme wirtschaftliche Sicherheitsnetze bieten, eine größere Wohlfahrt von Familien. Die Feststellung, wer Zugang zu diesen Leistungen hat, welche relevanten gesellschaftlichen Normen, Richtlinien und Gesetze es bezüglich dieses Zugangs gibt und wie man Zugang erlangen kann beziehungsweise wann der Zugang gewährt oder versagt wird, sind notwendige Komponenten einer ganzheitlichen Bewertung der finanziellen Situation einer Person.

Historische, gesellschaftliche, politische und kulturelle finanzielle Zeitlinien und gesellschaftliche Übergänge

Das finanzielle Genogramm kann verwendet werden, um die generationalen und langfristigen Auswirkungen regionaler, nationaler und globaler finanzieller Ereignisse zu bewerten. Finanzielle Zeitlinien erforschen die Details der Erfahrungen einer Familie mit einem bestimmten historischen, gesellschaftlichen oder kulturellen Ereignis, das einen erheblichen Einfluss auf finanzielle Einstellungen, Werte und Überzeugungen hat. In einem finanziellen Genogramm werden Zeitleisten als gerade Linie über generationale Linien gezogen, um festzuhalten, wann sie ungefähr stattgefunden haben.

Mit der Wiederöffnung der Grenze zwischen Ost- und Westdeutschland nach dem Mauerfall 1989 gab es beispielsweise bedeutende wirtschaftliche, politische und kulturelle Auswirkungen auf Paare, Familien, Unternehmen und damit einhergehend gesellschaftliche Erwartungen an finanzielle Sicherheit. Diese unterschiedlichen Wahrnehmungen führten zu dramatischen Veränderungen in Familien, insbesondere bei der Folgegeneration, die in unterschiedlichen Gesellschaften aufwuchsen. Grundlegende kulturelle und gesellschaftliche Überzeugungen von Gleichberechtigung, Arbeit und sozioökonomischer Verantwortung, die mit der Selbst- und Familienidentität verbunden waren, wurden zusammengebracht, nachdem die Grenzen verschwunden waren. Vielfach kam es zum Zusammenprall ganz unterschiedlicher Ansichten aufgrund jeweiliger wirtschaftlicher Überzeugungen und Werte; zwischen den Idealen von unabhängigem versus gemeinschaftlichem finanziellem Wohlstand, Abhängigkeit von staatlicher Unterstützung versus wirtschaftlicher Autonomie etc. Die Spannungen verstärkten sich weiter um Geheimnisse, Vertrauen und verborgene Vergangenheiten zwischen und innerhalb von Familien.

In den Vereinigten Staaten von Amerika gibt es ebenfalls bedeutende Zeitabläufe, wie etwa der Civil Rights Act von 1964, der die Diskriminierung an öffentlichen Orten und am Arbeitsplatz verbot und die landesweite Segregation beendete. Die historischen Rassenschranken, die aufrechterhalten wurden, schufen soziale, politische und wirtschaftliche Spannungen zwischen den Kulturen. Diese Spannungen hinterließen einen bleibenden Eindruck und sind heute noch in ganz Amerika sichtbar, insbesondere in Bürgerrechtsprotesten und Einwanderungspolitiken. Diese Ereignisse prägen die nordamerikanische Gesellschaft in verschiedenen Regionen durch unterschiedliche sozioökonomische, kulturelle und politische Spaltungen.

Jedes Land hat seine eigenen bedeutenden historischen, gesellschaftlichen und kulturellen Finanzzeitlinien, die intergenerationale Muster innerhalb und zwischen Familien beeinflussen, sei es durch die Schaffung oder Aufhebung von Gesetzen und Richtlinien oder durch wichtige Ereignisse im Land, wie Rezessionen, terroristische Angriffe, Kriege, technologische Fortschritte und Naturkatastrophen.

Es gibt auch solche historischen, gesellschaftlichen und kulturellen Finanzzeitlinien, die die Welt als Ganzes beeinflussen (obwohl der Grad und die Umstände variieren können), wie die Weltkriege, die globale Große Rezession von 2008 oder die Covid-19-Pandemie. Aufgrund ihrer globalen Auswirkungen können sie längerfristige Effekte haben. Ähnlichkeiten können außerdem sichtbar werden, wenn Familien aus unterschiedlichen Kulturen, Regionen oder Ländern durch neue Ehen zusammengeführt werden.

Beispielsweise legt eine Längsschnittstudie zu dem finanziellen Einfluss der Großen Rezession von 2008 unter Verwendung des Deutschen Familienpanels (Pairfam) nahe, dass in deutschen Familien aufgrund von finanziellem Stress und wirtschaftlichem Druck die emotionale Nähe der Kinder zu ihren Eltern, insbesondere zu Vätern, negativ beeinflusst ist und Konflikte zugenommen haben (Walper u. Fiedrich, 2017). Auch Forscherinnen in den Vereinigten Staaten von Amerika kamen zu ähnlichen Ergebnissen: Die wirtschaftliche Unsicherheit während der Großen Rezession habe den Stress der Eltern erhöht (Afifi et al., 2015) und sich negativ auf die Entwicklung der Kinder ausgewirkt (Kalil, 2013). Weitere Forschungen weisen auch auf den negativen Einfluss der Großen Rezession auf die Konflikte zwischen Arbeit und Familie in Spanien, Italien, Großbritannien und Australien hin (Gregory, Milner u. Windebank, 2013).

Obgleich in verschiedenen Ländern die Finanzkrise sehr unterschiedlich bewältigt wurde – durch die Erlassung von Regulierungsgesetzen und wirtschaftlichen Maßnahmen, die Entwicklung von Sozialhilfeprogrammen oder die Bereitstellung verschiedener Ebenen legislativer Unterstützung zur Bewältigung struktureller Ungleichheiten –, erlebten alle Familien weltweit dieses globale Phänomen, was unserer aller Wahrnehmung von wirtschaftlicher Unsicherheit, Arbeitsplatzsicherheit und finanziellem Stress beeinflusste. Insgesamt ist es wichtig, soziohistorische Veränderungen in der Geschichte einer Familie zu beachten, um deren Auswirkungen auf finanzielle Überlegungen eines jeden Familienmitglieds zu erkennen.

Finanzgenogramm: Neue Kartierungswerkzeuge und Symbolik

Jedes fokussierte Genogramm wie das Finanzgenogramm beginnt mit der traditionellen, systemischen Genogrammkarte der Familienstruktur. Diese beinhaltet die traditionellen Symbole für die einzelnen Familienmitglieder (männlich, weiblich etc.) und ihre Beziehungslinien (liiert, verheiratet, geschieden etc.) und sollte auch wichtige individuelle und familiäre historische Übergänge (Einwanderung, Rezession, Krieg) enthalten. Auch biografische Informationen, die üblicherweise seitlich neben der Figur jedes Einzelnen markiert sind, wie etwa Beruf und jährliches Einkommen, sollte es anzeigen; diese beiden traditionellen Merkmale sind besonders wichtig, um den sozioökonomischen Status zu vergleichen.

Neben den traditionellen, systemischen Genogrammen wird eine umfassendere intergenerationale Karte benötigt, die finanzielle und monetäre Situationen, Beziehungen und Probleme durch Kartierungssymbole und Muster darstellt. Jedes Kartierungssymbol dient dazu, Konzepte innerhalb der Domänen des Finanzgenogramms zu unterscheiden. Um beobachtbare Merkmale, Interaktionsmuster, Überzeugungen und Beziehungen zu charakterisieren, wurden Kartierungswerkzeuge entwickelt.

Zusätzlich zu den Angaben über Beruf und Einkommen sollten Finanzgenogramme auch Angaben zum Nettowert jeder Unterfamilie, zum relativen und/oder wahrgenommenen sozioökonomischen Status jedes Familienmitglieds sowie zum Vorhandensein, Weitergeben oder Beenden von generationenübergreifendem Vermögen enthalten. Nettowert und sozioökonomischer Status können durch konkrete Zahlen oder durch einen vergebenen Rang ausgedrückt werden, auch durch Symbolik, wie zum Beispiel eine Reihe von »$«- oder »€«-Zeichen, abhängig vom Land, für den Nettowert, und eine Reihe von »S«-Zeichen mit horizontalen Linien, um das Niveau des sozioökonomischen Status anzuzeigen (d.h. das Hinzufügen von horizontalen Linien zeigt einen höher wahrgenommenen sozioökonomischen Status an, s. Abbildung 1). Formal sind diese Zeichen in der Farbe Gold, um sie von Symbolen in anderen fokussierten Genogrammen zu unterscheiden.

Die Einfachheit der Symbole ermöglicht es den Praktikerinnen und den Klienten, schnell Muster und Unterschiede zwischen den Familienmitgliedern zu erkennen. Zum Beispiel könnte einem Familienmitglied mit einem großen Nettowert das Symbol $$$ zugewiesen werden, während einem Familienmitglied mit einem geringen Nettowert nur ein einzelnes $ zugewiesen würde. Die Unterscheidung zwischen persönlichem Einkommen und Nettowert ist notwendig, da zum Beispiel eine Person durchaus ein sehr hohes Einkommen haben kann, aber aufgrund schlechter finanzieller Gewohnheiten (wie exzessives Glücksspiel) nur einen niedrigen Nettowert. Ebenso kann eine Person einen eher hohen wahrgenommenen sozioökonomischen Status haben (beispielsweise ein Arzt), aber ein Einkommen im Mittelklassebereich verdienen. Diese Unterscheidungen gewähren eine größere Tiefe und vermitteln somit bessere Einblicke in die finanziellen Merkmale jedes Familienmitglieds.

Ebenso ist generationaler Reichtum, gekennzeichnet durch ein goldenes G, ein weiteres Merkmal des finanziellen Erfolgs in der Familie, hat aber oft Implikationen in Bezug auf Erwartungen, Vorteile, Identität und Überzeugungen. Die Erkenntnis über die Übertragung von Vermögen über Generationen hinweg kann Vorteile in Bezug auf Bildung, Mobilität, Berufswege u. a. m. aufzeigen (Pfeffer u. Killewald, 2018).

S	$	G
Niedriger sozioökonomischer Status	Niedriger Nettowert	Erhaltener generationaler Reichtum
S	$$	G
Mittlerer sozioökonomischer Status	Mittlerer Nettowert	Aufbau von generationalem Reichtum
S	$$$	G
Hoher sozioökonomischer Status	Hoher Nettowert	Beendeter generationaler Reichtum

Abbildung 1: Symbolik für sozioökonomischen Status, Nettowert und generationalen Reichtum

Interaktionsmuster und Symbole

Traditionelle Genogrammfarben sind meist Schwarz für neutrale und fokussierte Interaktionsmuster, Grün für positive Interaktionsmuster, Rot für negative Interaktionsmuster und Blau für missbräuchliche Interaktionsmuster. Das finanzielle Genogramm verwendet goldene Linien, um finanzielle und geldbezogene interaktive Muster zu unterscheiden. Die Übersicht (s. Abbildung 2) bildet neu entwickelte finanzielle Beziehungen und Interaktionsmuster ab, die in Familien häufig vorkommen. Diese Muster sind von den ursprünglichen traditionellen Genogramm-Interaktionsmustern abgeleitet (McGoldrick et al., 2008), um die Vertrautheit für Praktikerinnen zu erleichtern.

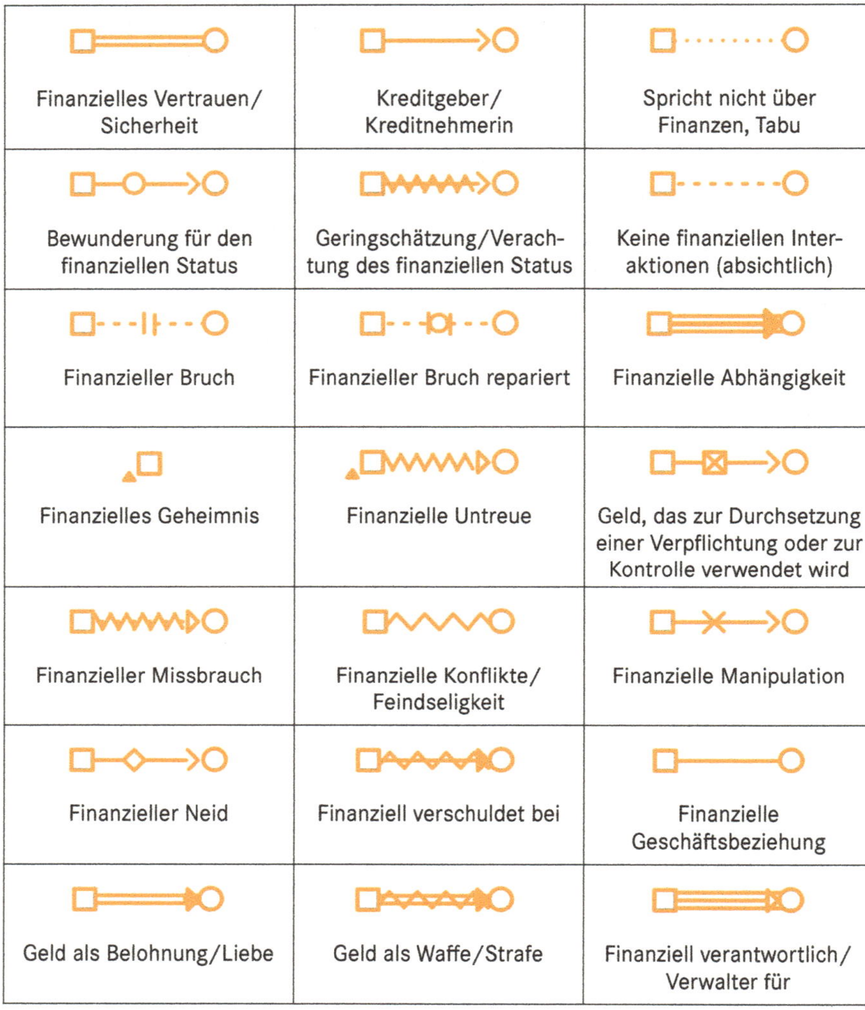

Abbildung 2: Finanzielle Interaktionsmuster zwischen Familienmitgliedern

Die aufgelisteten geldbezogenen Beziehungs- und Interaktionsmuster sind der Forschungsliteratur zufolge in Paaren und Familien einflussreich und weit verbreitet und sollten daher bei der Erstellung eines Finanzgenogramms berücksichtigt werden. Das Wort »Wohlstand« ist in verschiedenen Gesellschaften und Kulturen emotional aufgeladen, da es unterschiedliche Bedeutungen, Überzeugungen und Werte impliziert, die mit dem Sparen, Ausgeben und dem Aufbau von Kapital verbunden sind.

Hansen (2023) stellte fest, dass die Handlungen, die mit dem Wunsch nach Umverteilung des Reichtums der Reichen verbunden sind, von zwei bedeutenden Emotionen getrieben werden: Neid/Eifersucht oder Bewunderung. Finanzieller Neid ist das Begehren oder Wollen von monetären Vermögenswerten, Ressourcen oder Wohlstand, den andere haben, bis dahin, dass es emotionales Leid verursachen kann. Etwa 57 Prozent der Menschen entwickeln Neid gegenüber der finanziellen Situation anderer, wobei 54 Prozent dieser Befragten angaben, dass er sich negativ auf ihre psychische Gesundheit auswirke (El Issa, 2023).

Im Gegensatz dazu ist finanzielle Bewunderung jenes Handeln, das die finanziellen Erfolge oder Umstände eines anderen mit echtem Respekt und Zustimmung betrachtet. Oft ist finanzielle Bewunderung eng mit Materialismus und Finanzstatus verbunden, wobei die Anerkennung von Wohlstand oder eines höheren Gehalts aus der Reflexion des eigenen Status im Vergleich zu anderen erwachsen kann (Kniffin, 2006). Diese Form der Bewunderung kann aus der eigenen Familie oder dem sozialen Umfeld stammen, während Werte in diesem Zusammenhang früh erlernt und internalisiert werden (Richins, 2011). Finanzielle Bewunderung kann auch aus der Beobachtung entstanden sein, wie und mit welchen Mitteln jemand eine bestimmte finanzielle Herausforderung oder Situation bewältigt hat, beispielsweise durch verantwortungsbewusstes Handeln bei einem unerwarteten Geldsegen, einer finanziellen Chance oder der Überwindung finanzieller Schwierigkeiten. Gegenseitige Bewunderung und Wertschätzung sind wichtig für die Entwicklung einer starken Paarbeziehung, in der Partner gemeinsam ihre (finanziellen) Erfolge feiern (Burger, 2012).

Vertrauen wird oft als ein nichtverhandelbares Gut bei der Aufrechterhaltung einer gesunden Paarbeziehung über das gesamte Leben hinweg angegeben, da es auch mit Verpflichtungen verbunden ist. In einer qualitativen Studie mit deutschen heterosexuellen Paaren wurde Vertrauen als Grundlage für eine glückliche Ehe identifiziert (Harris, Bedard, Moen u. Álvarez-Pérez, 2016). Viele Menschen wünschen sich aber gar keine Ehe mehr und leben bevorzugt in lockeren Beziehungen. Nach van de Rijt und Buskens (2006) wird aber gerade in diesen Beziehungsformen in den letzten vier Jahrzehnten zunehmend mehr Vertrauen erwartet.

In Bezug auf Geld kann ein Verlust dieses Vertrauens durch Handlungen finanzieller Untreue erfolgen: Finanzielle Untreue ist unter anderem das Verheimlichen von Einkäufen, das Verbergen und Kaschieren von Schulden, zusätzlichen Ausgaben oder Ersparnissen vor dem Partner. Dieses Verhalten kann zu Beziehungsproblemen bis hin zu Trennungen und Scheidungen führen (Olson u. Rick, 2022). Jüngste Forschungen in den USA zeigen, dass 32 Prozent der Befragten den Partner in finanziellen Angelegenheiten getäuscht oder hintergangen haben (Segal, 2022). Etwa 80 Prozent geben an, ihre wirklichen Ausgaben zu verheimlichen (Friedrich, 2010), während etwa 20 Prozent der Verheirateten Ausgaben von mehr als 500 US-Dollar vor ihrem Ehepartner verbergen (Mecia, 2015). Dies zeigt eine bedeutende Anzahl von Beziehungen an, die mit Vertrauensbrüchen rund um Geld, mit finanziellen Geheimnissen und mit finanzieller Untreue in der Familie leben, was langfristig tiefergreifende Auswirkungen auf die Familie haben kann.

Eine andere Studie besagt, dass die häufigsten Ursachen von Streit in der Ehe finanzielle Auseinandersetzungen sind (Grable, Britt u. Cantrell, 2007). Konflikte um finanzielle Angelegenheiten nehmen dann zu, wenn in der Beziehung ein Mangel an Fairness wahrgenommen wird, und verweisen oft auf andere Probleme (Dew u. Stewart, 2012). Daher ist es unerlässlich, den Zusammenhang von finanziellen Konflikten und anderen Problemen in der Familie zu erkunden.

In den Familien werden oft Ressourcen geteilt, einschließlich finanzieller Mittel, um gegenseitige Unterstützung zu gewährleisten. Während Kinder ohnehin finanziell von ihren Eltern abhängig sind, setzt sich diese finanzielle Unterstützung häufig bis ins frühe Erwachsenenalter und nicht selten darüber hinaus fort. In den Vereinigten Staaten sind etwa 54 Prozent der Erwachsenen im Alter von 18 bis 42 Jahren in gewissem Maße oder auch sehr stark finanziell von ihren Eltern abhängig. 66 Prozent davon erfüllt es mit Scham, nicht ohne diese finanzielle Unterstützung auskommen zu können (Roman, 2023). Das (zeitweise) Leihen, Borgen oder Schenken von Geld kann aus verschiedenen Gründen erfolgen: generelle familiäre Unterstützung, Bezahlen von Rechnungen für die Gesundheitsversorgung (Kruk, Goldmann u. Galea, 2009), frühzeitiges Verteilen von künftigen Erbschaftsanteilen, Weitergabe von Familienunternehmen, Ausgleich für Glücksspiel- oder Drogenabhängigkeiten, Finanzierung von Härtefällen usw.

Auch werden familiengeführte Unternehmen an nachfolgende Generationen weitergegeben. In Deutschland sind zum Beispiel 30 Prozent der registrierten Unternehmen mittelständische familiengeführte Unternehmen. Verglichen mit den Vereinigten Staaten, wo es lediglich 10 Prozent sind, ist das eine hohe Zahl (Dorgan, Dowdy u. Rippin, 2006). Obgleich oft angenommen wird, dass familiengeführte Unternehmen stets an den ältesten Sohn weitergegeben werden, wurden in Deutschland nur 10 Prozent der familiengeführten Unternehmen auf diese Art überschrieben oder vererbt, im Vergleich dazu sind es 30 Prozent in den USA, die die Weitergabe an den ältesten Sohn regeln (Dorgan et al., 2006).

Aber auch Beziehungsabbrüche und Entfremdungen sind in diesem Kontext weit verbreitet. 26 Prozent der jungen Erwachsenen berichten, von ihren Vätern entfremdet zu sein, hingegen nur 6 Prozent von ihren Müttern (Reczek, Stacey

u. Thomeer, 2023). Die Forschungsergebnisse kommen zu dem Schluss, dass die finanziellen Angelegenheiten einer der Hauptgründe sind, die zu Meinungsverschiedenheiten und in Folge zu Entfremdungen und Trennungen führen. Wissenschaftlerinnen gehen davon aus, dass, je stärker junge Erwachsene ihre eigenen sozioökonomischen Grundlagen verbessern, desto mehr verringert sich die finanzielle Notwendigkeit, elterliche Bindungen aufrechtzuerhalten. Interessanterweise versöhnen sich später die meisten Erwachsenen, die von Entfremdung mit ihren Eltern berichtet haben: 81 Prozent mit den Müttern und 69 Prozent mit den Vätern (Reczek et al., 2023).

Geldzuwendungen können darauf verwendet werden, Liebe und Wertschätzung zu zeigen oder als ein System von Belohnung zu fungieren. Eltern können beispielsweise ihre Kinder für gute Noten oder Leistungen mit Geldgeschenken belohnen (Doepke u. Zilibotti, 2019). Geldbelohnungen sind in wohlhabenderen Familien verbreiteter, und die Wiederholung während Sozialisierungsperioden können Muster verfestigen, wie Liebe und Wertschätzung in Beziehungen, auch im späteren Leben mit Lebenspartnern, ausgedrückt werden.

Umgekehrt kann Geld auch als Druckmittel eingesetzt werden, um Partnerin oder Kinder in einer Beziehung zu kontrollieren. Häufige Formen von Geldkontrolle in einer Partnerschaft sind der verweigerte Zugang zu Bankkonten und das Zuteilen von Taschen- oder Haushaltsgeld (Sharp-Jeffs, 2015). In ähnlicher Weise ist finanzielle Manipulation eine Form der Kontrolle, die speziell dann auftritt, wenn die Arbeit und die finanziellen Ressourcen eines Partners durch soziale und psychologische Manipulation unfair beeinflusst werden (Sadiq Suleman u. Khan, 2020). Als häufigste Form ist zu beobachten, dass sich der Ehemann für alle finanziellen Entscheidungen im Haushalt zuständig fühlt und seiner Frau damit das Gefühl vermittelt, nicht fähig oder geeignet zu sein, diese Verantwortung selbst zu übernehmen. In Folge entwickeln Frauen weniger Selbstvertrauen in finanziellen Angelegenheiten (Chen u. Volpe, 2002).

Diese Form der Manipulation ist nicht selten eine fortgesetzte Manifestation der Sozialisierung von Geburt an: Es ist empirisch belegt, dass finanzielle Praktiken und Erwartungen für Jungen und Mädchen unterschiedlich sozialisiert werden. Für Jungen ist Geld häufig positiv besetzt, während Mädchen oft vermittelt bekommen, Geld negativ zu bewerten (Newcomb u. Rabow, 2006). Die Macht, der Zugang und die Kontrolle über die Finanzmittel wird genutzt, um einen Partner oder eine andere familiäre Person dauerhaft in finanzielle Abhängigkeit zu zwingen (Conner, 2013).

Finanzieller Missbrauch nutzt die Kontrolle über monetäre Ressourcen als Werkzeug, um auch andere Formen von Missbrauch zu rechtfertigen (Conner,

2013). Häufige Techniken in diesem Zusammenhang sind Drohungen, Einschüchterung, körperliche und sexuelle Gewalt sowie psychischer Missbrauch. Finanzieller Missbrauch wird auch angewandt, um eine Person von externer Unterstützung zu isolieren. Da er jedoch rechtlich häufig nicht als Teil häuslicher Gewalt betrachtet wird, ist er juristisch schwerer zu verfolgen oder zu verurteilen.

Finanzmantras

Ein Aspekt vieler fokussierter Genogramme, wie auch des Finanzgenogramms, ist die Herausarbeitung eines Familienleitspruchs. Diese »Mantras« werden in der Regel unten auf das Genogramm geschrieben, wenn sie auf die gesamte Familie angewendet werden können, oder neben ein Familienmitglied, wenn sie zu einer bestimmten Person oder Gruppe von Personen passen. Obgleich es keine verbindliche Definition für ein Mantra gibt, werden sie im Allgemeinen als ein symbolischer Gedanke oder eine Forderung definiert, die auf Wahrheit, Bedeutung, Handlung und/oder Identität ausgerichtet ist.

Im Rahmen des Finanzgenogramms kann ein finanzielles Mantra als Aussage, Sinnspruch oder Erklärung definiert werden, die sich auf alle Beziehungen zu Geld, finanzielle Identität, finanzielle Zielsetzung(en), finanzielle Werte und/oder generell auf finanzielle Überlegungen, Verhaltensweisen und Emotionen beziehen. Für einen Außenstehenden hat ein solches möglicherweise gar keinen Sinn, wirkt verwirrend, für die Familie aber bietet es einen Ausdruck ihrer Beziehungen zu Geld und hilft dabei, die eigene Lebensgeschichte und -planung zu gestalten oder zu definieren. Es verweist auf eine bestimmte Narration innerhalb der Familie, oft durch kulturelle Erwartungen und Normen festgeschrieben (McCoy, Ross u. Goetz, 2013).

Gängige finanzielle Mantras können lauten: »Das Geld fließt, wenn es da ist«, »Mein Kapital habe ich selbst geschaffen und ich bin dafür verantwortlich«, »Fokussiere dich auf das Geld, das du hast«, »Tu es jetzt!«, »Du hast nur ein Leben, also gib das Geld aus, wenn du es hast«, »Ich möchte, dass es meinen Kindern mal besser geht«, »Es ist mein Geld, und ich teile es nicht« oder »Im Zweifelsfall sparen, sparen, sparen«. Jedes individuelle und familiäre Mantra ist einzigartig; die Erklärung und die Bedeutung dahinter steht spezifisch für die Erfahrungen, Werte und Überzeugungen. Das heißt, eine Familie kann ein einzelnes, einzigartiges Mantra teilen, jedoch kann das Mantra für jedes Mitglied eine unterschiedliche Bedeutung haben oder individuell interpretiert werden.

Jedes Familienmitglied kann aber auch seine eigene individuelle Perspektive und ein ganz anderes finanzielles Mantra als die anderen Familienmitglieder entwickeln. Darüber hinaus werden sich finanzielle Mantras im Laufe der Zeit weiterentwickeln – sie können sich in ihrer Bedeutung ändern oder komplett wandeln und im Hinblick auf soziohistorische Gegebenheiten zu optimistisch oder aber zu pessimistisch sein.

Obwohl es möglicherweise verschiedene finanzielle Mantras für jedes Subsystem innerhalb einer Familie gibt, sollte ein finanzielles Genogramm mindestens ein familiäres finanzielles Mantra und ein individuelles finanzielles Mantra aus der Perspektive der Hauptklientin haben. Klienten durchschauen ihr eigenes finanzielles Mantra möglicherweise nicht sofort. Es wird Zeit in Anspruch nehmen, herauszufinden, welcher Leitspruch für ihr eigenes Leben und ihre Beziehungen bedeutsam ist.

Sobald die finanziellen Mantras erkannt sind, sollte gemeinsam erkundet werden, wie und zu welchem Zeitpunkt sie entstanden sind und was oder wer ihre Entstehung beeinflusst hat. Wann haben es die Klientin und wann die Familie übernommen oder eben abgelehnt? Wann haben sie erkannt, dass sie mit diesem Mantra verbunden sind? Welche Geltung hatte es in der Vergangenheit? Wie beeinflusst es die Gegenwart und möglicherweise die Zukunft? Fachleute sollten darauf achten, finanzielle Mantras stets aus der Perspektive des Einzelnen, des Paares und der Familie zu betrachten, um ihre systemische Auswirkung auf die Familie als Ganzes besser zu erfassen.

Überlegungen zur Kontinuität – Das Legacy-Genogramm

Das Finanzgenogramm, das die generationenübergreifenden Beziehungen des Geldes in einem Familiensystem hervorhebt, hat den einzigartigen Vorteil, dass es die Reflexion über Geldtrends im Hinblick auf das Erbe und zukünftige Generationen impliziert. Insbesondere wenn es in Beratungsgesprächen unter anderem um Familien- und Nachlassplanungen geht, bietet es eine Grundlage für die bewusste Bestimmung der Trends, die eine Familie für künftige Generationen fortsetzen oder von denen sie sich lösen möchte. Tiefsitzende Emotionen, komplexe familiäre Erwartungen und damit verbundener psychologischer Stress können in Erbschaftangelegenheiten, in Schenkungen etc. eingebettet sein. Während die eine Familie in Bezug auf direkte und indirekte Geldgeschenke Stolz, Sicherheit oder das Gefühl von Chancen empfinden wird, kann eine andere Familie – je nach Kontextfaktoren – im Zusammenhang mit Geld Schuldgefühle, Scham, Neid oder auch Wut verspüren. Die Bearbeitung der emotionalen und psychologischen Prozesse ist ein ganz wesentlicher Bestandteil eines jeden Finanzgenogramms.

Ein Erbschaftsgenogramm ist eine einfache Fortsetzung des Finanzgenogramms, bei dem die Klienten die erwarteten oder gewünschten Muster, Trends und Werte erörtern können, die an ihre zukünftigen Kinder weitergegeben werden sollen. Im Wesentlichen geht es um die Frage: Was wünschen sie sich für die künftige(n) Generation(en)? Diese können aus Kindern bestehen, die bereits geboren wurden und somit bereits im Finanzgenogramm enthalten sind, aber auch aus hypothetisch angenommenen Kindern, Enkeln und Urenkeln. Indem die Klientin in die Rolle des Vorfahren seiner eigenen zukünftigen Familie schlüpft (siehe dazu auch den Beitrag von Klajs in diesem Band), kann sie sich besser erschließen, wie sich seine derzeitigen Verhaltensweisen und Werte in der angenommenen Erbfolge fortsetzen werden. »Was möchten Sie, das Ihre Kinder haben oder mit Ihnen erleben? Und deren Kinder? Sind diese Wünsche nachhaltig?« Diese Selbstreflexion kann den Prozess der Änderung negativer Verhaltensweisen erleichtern, um einen positiveren Umgang mit Geld zu fördern und eine bessere Kommunikation über den Umgang mit finanziellen Mitteln zwischen den Familienmitgliedern aufzubauen.

Ethische Implikationen

Es ist notwendig, die eigenen Geldüberzeugungen zu reflektieren. Diese Überlegung folgt der Logik, dass Praktizierende, bevor sie selbst handeln, therapeutische Praktiken persönlich erleben sollten, bevor sie dies von Klientinnen verlangen (Satir u. Bitter, 1991). Fachleute im Bereich der psychischen Gesundheit und Finanzpraktikerinnen können davon profitieren, ein persönliches Finanzgenogramm zu erstellen, um mehr über sich selbst zu erfahren, um beispielsweise Fälle von Gegenübertragung bei der Arbeit mit Klienten zu vermeiden und Empathie für Klientinnen zu entwickeln, die Veränderungen durchmachen.

Klienten sind oft zögerlich, über das Thema überhaupt zu reden. Es wird mehrfach berichtet, dass Menschen über jedes andere Thema sprechen, nur nicht über ihre eigenen Finanzen. Angesichts der starken psychologischen und emotionalen Auswirkungen von Geld besteht für Klienten das Risiko, durch die Erstellung eines Finanzgenogramms verunsichert zu werden. Bei dieser Arbeit können erhebliche Emotionen wie Schuldgefühle, Ängste und Scham oder Ärger aufkommen. Folglich sind Praktizierende besonders zu sensibilisieren, mit diesen gesteigerten emotionalen Zuständen der Klientinnen umgehen zu können.

Da Geld in der Gesellschaft eine starke Bedeutung von Macht hat und in vielen Fällen auch als Kontrolle über Verhältnisse eingesetzt wird, sollten Praktizierende besonders auf diese Themen innerhalb von Familien in ihren Sitzungen achten. Dieses Thema von Macht und Kontrolle kann aber auch die Beziehung zwischen Klientin und Praktizierenden beeinflussen, wenn es um Zahlungsfragen für Dienstleistungen geht. Praktizierende sollten sich der potenziellen Auswirkungen von mit Geld verbundenen Macht- und Kontrollproblemen auf das Klientensystem im Hinblick auf ihre eigenen Dienstleistungen bewusst sein (Ross, Gale u. Goetz, 2016).

Fazit für die Praxis

Das finanzielle Genogramm ist nützlich, um zu untersuchen, wie Familiengeschichte, soziohistorische Ereignisse, Übergänge im sozioökonomischen Status sowie Überzeugungen und Werte in Bezug auf Geld die Identität und Beziehungen von Menschen formen. Finanzielle Angelegenheiten haben einen starken Einfluss sowohl auf die individuelle Identität als auch auf Familienvermächtnisse. Da finanzielle Anliegen oft so selbstverständlich sind, dass sie unsichtbar werden, und oft zu persönlich, um darüber zu reden, bieten wir mit dem Finanzgenogramm ein Werkzeug, um finanzielle Verhaltensweisen, Werte und Überzeugungen anhand von Symbolen, Beziehungsmustern, monetären Kontextmarkern und entsprechenden Fragen erörtern zu können.

Literatur

Afifi, T., Davis, S., Merrill, A. F., Coveleski, S., Denes, A., Afifi, W. (2015). In the wake of the great recession: Economic uncertainty, communication, and biological stress responses in families. Human Communication Research, 41 (2), 268–302.

APA – American Psychological Association (2015. American Psychological Association Survey Shows Money Stress Weighing on Americans' Health Nationwide. https://www.apa.org/news/press/releases/2015/02/money-stress (Zugriff am 01.04.2024).

Britt, S. L., Huston, S. J. (2012). The role of money arguments in marriage. Journal of Family and Economic Issues, 33 (4), 464–476.

Burger, S. (2012). Steering your marriage: A guide to navigating the road together. Bloomington, IN: iUniverse.

Castoro, A. A. (2015). Wealth transition and entitlement: Shedding light on the dark side of a charmed life. The Journal of Wealth Management, 18 (2), 9.

Chen, H., Volpe, R. P. (2002). Gender differences in personal financial literacy among college students. Financial services review, 11 (3), 289–307.

Conner, D. H. (2014). Financial freedom: Women, money, and domestic abuse. William & Mary Journaly of Women and the Law, 20, 339–397.

DeMaria, R., Weeks, G. Hof, L. (1999). Focused genograms: Intergenerational assessment of individuals, couples, and families. Philadelphia: Brunner/Mazel.
Dew, J. P., Stewart, R. (2012). A financial issue, a relationship issue, or both? Examining the predictors of marital financial conflict. Journal of Financial Therapy, 3 (1), 4.
Doepke, M., Zilibotti, F. (2019). Love, money, and parenting: How economics explains the way we raise our kids. Princeton, NJ: Princeton University Press.
Dorgan, S. J., Dowdy, J. J., Rippin, T. M. (2006). Who should–and shouldn't–run the family business. The McKinsey Quarterly, 3 (1), 3.
El Issa, E. (2023). Survey: 54 % who feel money envy say it harms their mental health. https://www.nerdwallet.com/article/finance/survey-money-envy-is-common-and-54-who-feel-it-say-it-harms-their-mental-health#:~:text=MoneyProzent20jealousyProzent20isProzent20aProzent20common,inProzent20relationProzent20toProzent20spendingProzent20money (Zugriff am 01.04.2024).
Friedrich, C. (2010). 80 Percent of spouses lie about spending. https://www.nasdaq.com/articles/80-percent-spouses-lie-about-spending-2010-08-09 (Zugriff am 22.07.2024).
Gale, J., Goetz, J., Britt, S. (2012). Ten considerations in the development of the financial therapy profession. Journal of Financial Therapy, 3 (2), 2.Gallo, E. (2001). Money & soul: Using genograms to help understand relationships with money. Journal of Financial Planning, 14 (9), 46–49.
Grable, J. E., Britt, S. L., Cantrell, J. (2007). An exploratory study of the role financial satisfaction has on the thought of subsequent divorce. Family and Consumer Sciences Research Journal, 38, 130–150.
Grable, J. E., McGill, S., Britt, S. (2010). The financial therapy association: A brief history. Journal of Financial Therapy, 1 (1), 1.
Gregory, A., Milner, S., Windebank, J. (2013). Work-life balance in times of economic crisis and austerity. International journal of sociology and social policy, 33 (9/10), 528–541.
Hansen, K. J. (2023). Greed, envy, and admiration: The distinct nature of public opinion about redistribution from the rich. American Political Science Review, 117 (1), 217–234.
Harris, V. W., Bedard, K., Moen, D., Álvarez-Pérez, P. (2016). The role of friendship, trust, and love in happy German marriages. Marriage & Family Review, 52 (3), 262–304.
Kalil, A. (2013). Effects of the great recession on child development. The ANNALS of the American Academy of Political and Social Science, 650 (1), 232–250.
Klontz, B. T., Britt, S. L. (2012). How clients' money scripts predict their financial behaviors. Journal of Financial Planning, 25 (11), 33–43.
Klontz, B., Britt, S. L., Mentzer, J., Klontz, T. (2011). Money beliefs and financial behaviors: Development of the Klontz Money Script Inventory. Journal of Financial Therapy, 2 (1), 1.
Kniffin, K. M. (2006). Show me the status: Money as a kind of currency. Behavioral and Brain Sciences, 29 (2), 188–189.
Knudson, S., Mazurik, K. (2021). Seeking stability: A preliminary exploration of Canadian young adults' financial goals. Journal of Youth Studies, 24 (3), 285–304.
Kruk, M. E., Goldmann, E., Galea, S. (2009). Borrowing and selling to pay for health care in low- and middle-income countries. Health Affairs, 28 (4), 1056–1066.
McCoy, M. A., Ross, D. B., Goetz, J. W. (2013). Narrative financial therapy: Integrating a financial planning approach with therapeutic theory. Journal of Financial Therapy, 4 (2), 3.
McGoldrick, M., Gerson, R. (1985). Genograms: Assessment and treatment. New York: WW Norton & Company.
McGoldrick, M., Gerson, R., Petry, S. (2020). Genograms: Assessment and treatment (4. Aufl.). New York: WW Norton & Company.
Mecia, T. (2015). Financial Infidelity Poll: 6 % Hid Bank Account from Spouse or Partner. https://www.nasdaq.com/articles/financial-infidelity-poll-6-hid-bank-account-spouse-or-partner-2015-01-20 (Zugriff am 22.07.2024).

Mumford, D. J., Weeks, G. R. (2003). The money genogram. Journal of Family Psychotherapy, 14 (3), 33–44.

Newcomb, M. D., Rabow, J. (2006). Gender, socialization, and money 1. Journal of Applied Social Psychology, 29 (4), 852–869.

Olson, J. G., Rick, S. I. (2022). »You spent how much?« Toward an understanding of how romantic partners respond to each other's financial decisions. Current opinion in psychology, 43, 70–74.

Papp, L. M., Cummings, E. M., Goeke-Morey, M. C. (2009). For richer, for poorer: Money as a topic of marital conflict in the home. Family Relations, 58 (1), 91–103.

Pfeffer, F. T., Killewald, A. (2018). Generations of advantage. Multigenerational correlations in family wealth. Social Forces, 96 (4), 1411–1442.

Reczek, R., Stacey, L., Thomeer, M. B. (2023). Parent–adult child estrangement in the United States by gender, race/ethnicity, and sexuality. Journal of Marriage and Family, 85 (2), 494–517.

Richins, M. (2011), Materialism, transformation expectations, and spending: Implications for credit use. Journal of Public Policy & Marketing, 30 (2), 141–156.

Rijt, A. van de, Buskens, V. (2006). Trust in intimate relationships: The increased importance of embeddedness for marriage in the United States. Rationality and Society, 18 (2), 123–156.

Roman, C. (2023). Survey says: Many gen zers and millennials seeking financial independence. https://www.experian.com/blogs/news/2023/06/26/gen-z-millennials-seeking-financial-independence/ (Zugriff am 01.04.2024).

Ross, D. B., Gale, J., Goetz, J. (2016). Ethical issues and decision making in collaborative financial therapy. Journal of Financial Therapy, 7 (1), 3.

Sadiq, U., Suleman, N., Khan, A. (2020). An explorative study of financial manipulation of working women through discourse. Journal of Business & Tourism, 6 (1), 361–371.

Satir, V., Bitter, J. (1991). The therapist and family therapy: Satir's human validation process model. Family Therapy and Counseling, 13–45.

Segal, B. (2022). 32 % of coupled U. S. adults have cheated on their partners financially. https://www.creditcards.com/statistics/financial-infidelity-cheating-poll/ (Zugriff am 01.04.2024).

Sharp-Jeffs, N. (2015). A review of research and policy on financial abuse within intimate partner relationships. Child & Woman Abuse Studies Unit. London: London Metropolitan University.

Shim, S., Xiao, J. J., Barber, B. L., Lyons, A. C. (2009). Pathways to life success: A conceptual model of financial well-being for young adults. Journal of Applied Developmental Psychology, 30 (6), 708–723. doi: 10.1016/j.appdev.2009.02.003

Thompson, M. N., Dahling, J. J. (2019). Employment and poverty: Why work matters in understanding poverty. American Psychologist, 74 (6), 673.

Walper, S., Fiedrich, S. (2017). Impact of the recession on family dynamics and youth well-being: Findings from the German Family Panel (Pairfam). In I. Schoon, J. Bynner (eds.), Young people's development and the Great Recession: Uncertain times and precarious futures (S. 269–296). Cambridge: Cambridge University Press. https://doi.org/10.1017/9781316779507.012

Mehr als nur Familie: Die VIP-Karte

Johannes Herwig-Lempp

> »Wenn man eine Karte von etwas zeichnete, dann wurde dieses Etwas dadurch wahr, zumindest in der Welt der Landkarte. Aber die Welt der Landkarte war nicht die Welt der Welt. Kartenwahrheiten waren also niemals wahre Wahrheiten.«
> (Larsen, 2009, S. 408)

Die VIP-Karte dient als Strukturierungshilfe in einem Gespräch mit den Klientinnen. Sie ermöglicht uns, gemeinsam mit ihnen ihr persönliches Umfeld in den Blick zu nehmen, der über unmittelbare verwandtschaftliche Beziehungen hinausgeht, wie sie üblicherweise in Genogrammen strukturell dargestellt werden. Die Klientinnen selbst wie auch die beteiligten Sozialarbeiter, Beraterinnen oder Therapeuten erweitern so ihren Blick auf die für die Klientin wichtigsten Personen und erkennen vor allem mögliche personelle Ressourcen. Im besten Fall ist ihnen bewusst, dass sie sowohl die Karte als auch das Gespräch gemeinsam »konstruieren« – und die fertige Karte natürlich nicht »die Wirklichkeit«, sondern eine Momentaufnahme der aktuellen Sichtweisen darstellt und für eventuell anstehende Herausforderungen nützlich sein kann.

Neben dem Genogramm stellt die VIP-Karte eine weitere Möglichkeit dar, Beziehungen zu Menschen, die einem nahe stehen oder von Bedeutung sind, grafisch darzustellen. Die VIP-Karte (VIP steht für **V**ery **I**mportant **P**ersons, übersetzt »sehr wichtige Personen«) ist ein nützliches Instrument für die Arbeit mit Klienten. Insbesondere in der Sozialarbeit ist es wichtig, den Blick über die unmittelbare Familie hinaus auf weitere Menschen im Umfeld der Klienten zu richten.

Mit der VIP-Karte kann ich:

- auf einfache Weise mit Klientinnen schnell über ihre aktuelle Situation ins Gespräch kommen,
- mein Interesse und meine Neugier an meinen Klientinnen und ihrem persönlichen Umfeld wecken und strukturieren – und damit zugleich
- meinen Klientinnen zeigen, dass ich an ihnen und ihrer Lebenssituation interessiert bin und auch bereit, ihnen zuzuhören und mir die notwendige Zeit zu nehmen,

- mir gemeinsam mit ihnen einen Überblick verschaffen über die wichtigsten Menschen in ihrem Leben und die damit verbundenen Ressourcen, die dann in der weiteren Zusammenarbeit schneller präsent sind,
- einen gelingenden Einstieg in die Zusammenarbeit in Form eines gegenseitigen Beziehungsangebots gestalten oder
- gemeinsam mit der Klientin nach einer bereits erfolgten Zusammenarbeit neue Perspektiven und Zugänge eröffnen, indem wir möglicherweise neue Beschreibungen ihrer Situation und ihres sozialen Umfelds entdecken und entwickeln.

Die Technik der Skizzenerstellung der VIP-Karte selbst ist sehr einfach und kann von den Gesprächspartnerinnen in der konkreten Anwendung je nach Bedarf verändert werden.

Ein kreativer Blick auf die Umgebung

»All one needs is a piece of paper, a pencil,
and a creative ›world view‹ in terms of helping families
think through and describe their particular environments.«
(Hartman u. Laird, 1983, S. 159)

Bei der VIP-Karte handelt sich um eine einfache, im Gespräch von Hand angefertigte Skizze. Im Mittelpunkt steht die »Hauptperson«, in der Regel also die Klientin, mit der ich ihre VIP-Karte gemeinsam erstelle. Um sie herum sind vier Felder für die Bereiche »Familie«, »Freunde«, »Arbeit« und »Profis« (s. Abbildung 1). Ziel ist es, mir selbst und vor allem derjenigen, mit der man die Karte erstellt, einen Überblick über die »sehr wichtigen Menschen« in ihrem Leben zu ermöglichen. Es geht darum, eine Vorstellung von ihrem sozialen Kontext zu bekommen und damit unter anderem auch die möglichen Ressourcen in Form von Vorbildern, Unterstützerinnen und Helfern zu erschließen.

Zugleich hilft mir als Gesprächsleiterin die Skizze dabei, das Gespräch zu strukturieren. Meine Aufgaben sind dabei klar festgelegt: Ich frage nach, zeichne und höre zu. Ein Gespräch über die VIPs im Leben eines Menschen kann zwischen 30 Minuten und mehreren Stunden dauern (dann aber am besten verteilt auf mehrere Begegnungen).

Die Vorgehensweise ist einfach – und kann selbstverständlich variiert werden (sofern man sich nicht an ein Manual fixieren möchte): Ich beginne mit meiner Einladung beziehungsweise meinem Angebot an die Klientin: »Ich würde Sie gern einladen, mir von den Menschen zu erzählen, die für Sie in

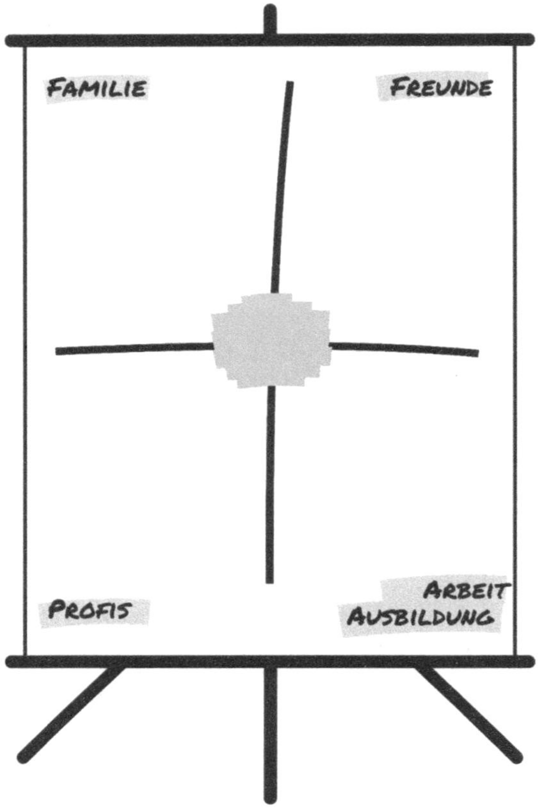

Abbildung 1:
Schema für VIP-Karte

Ihrem Leben sehr wichtig sind. Ich möchte gern mehr über Ihr Umfeld und die für Sie bedeutsamen Menschen erfahren.«

Wenn die Klientin zustimmt, erläutere ich ihr kurz, dass ich zum besseren Überblick nebenher eine Skizze anlege, in die ich die von ihr benannten Personen einzeichne: eine Vier-Felder-Tafel, in deren Mitte sie selbst als Kreis eingezeichnet ist und bei der die Felder diejenigen Gruppen bezeichnen, aus denen die wichtigsten Menschen in ihrem Leben möglicherweise kommen, in der Regel der *Familie,* dem *Freundeskreis,* dem Bereich *Arbeit* beziehungsweise *Schule/Ausbildung* sowie eventuelle *professionelle Helferinnen und Helfer.* Die Personen trage ich mit ihren Namen ein (man könnte auch weitere Symbole verwenden, zum Beispiel Frauen als Kreise, Männer als Quadrate, Diverse als Dreiecke, ähnlich wie bei Genogrammen, wenn das hilfreich ist). Ich erläutere, dass ich jemanden umso näher am Mittelpunkt einzeichne, je wichtiger diese Person für die Klientin im Moment ist, wobei sie mir die zutreffende Stelle gern auf dem Papier anzeigen kann (s. Abbildung 2).

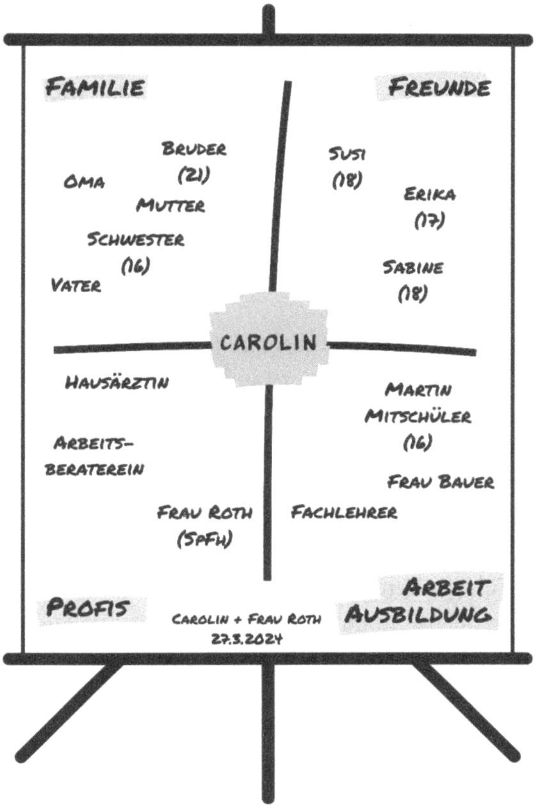

Abbildung 2: VIP-Karte von Carolin (Namen und Details geändert)

Eine fertige VIP-Karte könnte beispielsweise aussehen wie die von Carolin, die sie gemeinsam mit Frau Roth erstellt hat. Ich beginne damit, die Klientin zu fragen, von wem sie mir als Erstes erzählen will.

Die Anwendung

Für mich als Sozialarbeiterin liegt der Schwerpunkt im Führen des Gesprächs über die VIPs und weniger auf der Karte. Die Orientierung am vorgefertigten Schema und dem allmählichen Entstehen der Skizze stellt den roten Faden dar, an dem wir uns entlanghangeln; sie hilft bei der Strukturierung. Wichtig für das nun folgende Gespräch sind, von mir aus gesehen, mein echtes Interesse, gekonntes Nachfragen, geduldiges Zuhören und die Bereitschaft, bei Unklarheiten die Klientin selbst entscheiden zu lassen.
Ich bin gespannt und neugierig darauf, was ich von der Klientin erfahre und

welche (neuen) Informationen ich über sie und ihre Lebenssituation erhalte: Sie erzählt von ihren Freundinnen, Helferinnen, potenziellen Unterstützern oder auch Vorbilder und darüber, was sie an diesen Menschen schätzt oder ablehnt, welche Vorstellungen sie von ihnen hat – oder auch, was sie denkt, wie andere von ihr denken. Ich erhalte einen Überblick über die Menschen in ihrem Umfeld, die wir auf die eine oder andere Weise vielleicht auch in unsere Arbeit einbeziehen können. Wenn ich länger mit einer Klientin zusammenarbeite, kann ich so neue Seiten an ihr und ihrem Umfeld entdecken. Und ich kann immer wieder nachfragen und mir mehr erzählen lassen.

Geeignete Fragen sowie Einladungen zum ausführlichen Erzählen sind zum Beispiel (hier in Gruppen zusammengefasst, selbstverständlich stelle ich immer nur eine Frage auf einmal):

- Mit welchem Feld (»Familie«, »Freunde«, »Arbeit« oder »Profis«) wollen Sie anfangen?
- Wer ist für Sie in diesem Feld eine wichtige Person?
- Was macht diese Person so wichtig für Sie? Was bedeutet sie Ihnen? Was schätzen Sie an ihr? Welche Fähigkeiten oder Eigenschaften an ihr finden Sie besonders wichtig? Nennen Sie mir doch bitte fünf davon und erläutern Sie mir diese ein wenig.
- Bitte schildern Sie mir doch ein Beispiel/eine Situation, in der Sie diese Person so erlebt haben/eine Geschichte, an die Sie sich erinnern, in der sie für Sie so wichtig war? Was war ein schönes Erlebnis mit ihr?
- Was bedeuten Sie für diese Person? Wenn ich sie fragen würde, was sie an Ihnen schätzt, was würde sie sagen? Inwiefern sind Sie für sie wichtig? An welches gemeinsame Erlebnis würde diese Person sich vielleicht erinnern?
- Was haben Sie von dieser Person gelernt? Welchen guten Rat haben Sie schon mal von ihr erhalten?
- Welche Frage würden Sie gern von mir zu dieser Person gestellt bekommen? Was möchten Sie mir noch über diesen Menschen erzählen? Bitte berichten Sie mir doch noch etwas Nebensächliches, eher Unwichtiges über diese Person – etwas, das eigentlich überhaupt nicht von Bedeutung ist.
- Vielen Dank, dass Sie sich so gut erinnern und mir davon erzählen. Vielleicht nehmen wir jetzt mal die nächste Person. Wer fällt Ihnen noch ein? Wer ist noch eine wichtige Person in Ihrem Leben?

Offen gestellte Fragen sind grundsätzlich eher geeignet, zur Suche nach einer Antwort einzuladen, als geschlossene: »Wer fällt Ihnen da ein?«, »Wer fällt Ihnen noch ein?« statt »Fällt Ihnen jemand ein?« oder »Fällt Ihnen noch jemand ein?«. Ebenso ist gekonntes Nachfragen von Bedeutung. Dabei kann man nach weiteren Menschen/Fähigkeiten/Eigenschaften/Erlebnissen etc. fragen: »Welche Eigenschaft oder Besonderheit der Person fällt Ihnen noch ein?«, »An welches Erlebnis erinnern Sie sich noch?«, »Angenommen, Ihnen fiele noch ein weiteres verbindendes Ereignis ein, welches wäre es?« sowie nach detaillierten Beschreibungen wie »Was meinen Sie mit ›Sie ist mutig‹? An welche Situationen denken Sie da?« (Zur »Form der guten Frage« siehe Herwig-Lempp, 2001).

Ebenso kann man das Zuhören aktiv gestalten. Bewährt hat sich das einfache Rezept von »Nicken, Lächeln, Loben, Danken«: Wir alle – und damit auch unsere Gesprächspartnerinnen – erzählen wesentlich leichter und lieber, wenn die Zuhörerin dazu nickt (als Zeichen, dass sie zuhört und versteht), lächelt (also freundlich und offen schaut und damit zeigt, dass sie interessiert ist und es in Ordnung ist, was und wie erzählt wird), lobt (d.h., kleine Zwischenrufe wie »ah, gut!«, »super!«, »wunderbar«, »schön« einfügt, die sich nicht unbedingt immer nur auf den Inhalt beziehen müssen, sondern auch auf die Offenheit und Bereitschaft zum Erzählen) und sich hin und wieder (nicht nur am Ende des Gesprächs) bedankt (für die Ehrlichkeit, Ausführlichkeit und die Mühe, sich zu erinnern und auf die manchmal nicht ganz einfachen Fragen zu antworten). Diese im Grunde simplen Gesprächstechniken können die Bereitschaft, sich zu erinnern und zu erzählen, erheblich befördern und damit zum Gelingen eines Gesprächs wesentlich beitragen.

Da es sich nicht um eine standardisierte Methode handelt, von der man glaubt, sie nur in einer bestimmten Art und Weise anwenden zu dürfen, haben die Gesprächspartner selbstverständlich die Möglichkeit, jederzeit zu variieren und den Ablauf zu verändern. Dies bedeutet, dass ich meiner Klientin bei offenen Fragen immer freistellen kann, selbst zu entscheiden – angefangen bei der Frage, mit welchem Feld wir beginnen, über Fragen wie »Kann ich meinen Hund auch einzeichnen lassen?«, »Zählt mein längst verstorbener Großvater auch noch zu meinen VIPs?« oder »Kann ich auch Superman als wichtigen Menschen in meinem Leben nehmen?« bis hin zu technischen Fragen wie »Meine beste Freundin und Arbeitskollegin: Soll ich sie in das Feld für Arbeit oder für Freunde einzeichnen, auf die Linie zwischen beiden Feldern oder in jedes der beiden Felder?« – immer kann ich es der Klientin überlassen und fragen: »Was wäre Ihnen am liebsten? Wie würden Sie es denn gern machen? Was meinen Sie selbst?« Und wie ihr Vorschlag oder Wunsch auch ausfällt, ich kann in jedem Fall mit »Wunderbar!«, »Sehr gut!« oder »Schöne Idee, so machen wir es!« reagieren. Auch Haustiere, verstorbene Angehörige, Idole und Comicfiguren können im Leben eines Menschen sehr wichtig und damit Ressourcen für ihn sein (z.B. wenn man dann fragt: »Was würde Ihre Katze Ihnen raten, wenn sie zu Ihnen sprechen könnte?« oder »Was würde Superman an Ihrer

Stelle tun?«). Wie sie (rein technisch) eingezeichnet werden, ist weniger wichtig als die dazugehörigen Erzählungen und Erinnerungen. Wobei möglicherweise nicht nur angenehme Menschen genannt werden. Denn auch schwierige Personen können manchmal wichtig sein, Menschen, mit denen man Konflikte hat oder mit denen man eher nichts zu tun haben würde, denen man aber nicht aus dem Weg gehen kann. Auch da lässt sich darauf achten, nicht zu sehr über das Schwierige zu sprechen, sondern über die Verbindung der beiden Personen. Ziel ist es in diesem Gespräch ausdrücklich nicht, nach (neuen, weiteren) Problemen oder Konflikten zu suchen und sie lösen zu wollen, sondern einen Überblick über die VIPs zu gewinnen, so unterschiedlich sie sind und so unterschiedliche Bedeutungen sie für die Hauptperson haben können.

Die Zeichnung liegt, während wir uns unterhalten, offen vor uns und gibt uns Orientierung. Sie erinnert uns an die verschiedenen Bereiche, die wir ansprechen können. Anhand dieses roten Fadens lasse ich mich auf das ein, was mir die Klientin erzählt. Für mich kommt es dabei darauf an, neugierig und interessiert zu sein, zuzuhören und durch Fragen zum Weiterdenken anzuregen. Die Gesprächspartnerin bestimmt und entscheidet, von wem sie erzählt und was sie erzählt. Durch die Art und Richtung meiner Fragen kann ich sie allenfalls anregen, sich an weitere Personen zu erinnern und an die Geschichten und Gefühle, die mit diesen Personen zusammenhängen – und damit auch, welche Bilder während des Erzählens bei ihr selbst und bei mir entstehen.

Nicht nur ich erfahre auf diese Weise etwas. Entscheidender ist, dass der Klientin selbst neue Einsichten und Erkenntnisse über ihr Leben, über die ihr wichtigen Menschen und die Ressourcen gewinnen kann, die diese für sie darstellen. Nicht selten sind Menschen, die mit mir über ihre VIPs sprechen, hinterher überrascht, beglückt und dankbar sowohl für das, was sie da entdeckt haben, als auch dafür, dass sich jemand überhaupt dafür interessiert. Und gemeinsam haben wir auf diese Weise für unsere weitere Zusammenarbeit wichtige Anhaltspunkte (Menschen, Geschichten, Ideen) gefunden, an denen wir ansetzen können. Die dabei entstandenen inneren Bilder, Erkenntnisse und Einsichten lassen sich – wie auch die während des Gesprächs entstehende Skizze – durchaus als Erfindungen, als Kreationen verstehen, die wir erst im gemeinsamen Gespräch erschaffen haben. Daran kann ich mich als Sozialarbeiterin erinnern – und ich kann auch meine Klientinnen darauf aufmerksam machen, dass dies nur *eine* mögliche Sicht und Beschreibung von Wirklichkeit ist, die natürlich auch ganz anders ausfallen könnte, wenn sie das Gespräch zu einem anderen Zeitpunkt oder mit jemand anderem führen würde.

Kreagnose statt Diagnose

Als methodisches Instrument ist die VIP-Karte weder besonders neu noch besonders originell – als »Netzwerkkarte« oder »Eco-Map« ist sie in verschiedenen Variationen bereits seit längerer Zeit verbreitet (Hartman u. Laird, 1983; Bullinger u. Nowak, 1998; Helming, Schattner u. Blüml., 1998; Jansen, 1999; Müller, 2018; Pantuček-Eisenbacher, 2019; Budde u. Früchtel, 2005). Dort wird sie allerdings in der Regel eher als diagnostisches Instrument verstanden und als ein Instrument, um einen vermeintlich mehr oder weniger »objektiven« Blick auf die Wirklichkeit zu erhalten.

Demgegenüber ist die VIP-Karte, wie wir sie verstehen, in erster Linie eine Methode, mit der wir mit Menschen auf eine einfache und angenehme Weise einen ressourcenorientierten Blick auf ihre Lebenssituation werfen können. Es geht uns weniger um ein standardisiertes, zu vermeintlich »objektiven« Ergebnissen führendes Instrument. Aus diesem Grund haben wir – in Absprache mit Praktikern und Studierenden – einen eigenen Namen für sie entworfen, auch in der Annahme, dass er Klientinnen interessiert und neugierig machen könnte, wenn wir sie einladen, mit ihnen über ihre VIPs, »die sehr wichtigen Personen in ihrem Leben«, zu sprechen.

Im Vergleich zum Genogramm sind Netzwerk- oder VIP-Karten in der Sozialen Arbeit immer noch relativ wenig bekannt und verbreitet. Das Genogramm wurde aus der Ahnentafel beziehungsweise dem Stammbaum entwickelt und in der Familientherapie zu einem häufiger verwendeten Instrument, mit dem sich die Struktur von Familien darstellen und – mit diagnostischem Interesse – »durchschauen« lässt. Auch in der Sozialarbeit, zum Beispiel in der Jugendhilfe, wird es selbstverständlich angewandt.

Sozialarbeiterinnen haben jedoch häufig mit wesentlich komplexeren sozialen Kontexten zu tun als die Familientherapie, und sie nehmen oft auch wesentlich mehr Menschen im sozialen Umfeld der Klienten in den Blick als nur die Familienmitglieder. Dass in der Sozialen Arbeit dennoch dem Genogramm bis heute meist der Vorzug gegenüber der VIP-Karte oder der Netzwerkkarte gegeben wird, liegt vermutlich auch an dessen scheinbarer »Objektivität«: Lebensdaten und Verwandtschaftsverhältnisse stehen vermeintlich fest, während eine VIP-Karte offensichtlich wesentlich stärker von subjektiven Faktoren beeinflusst ist, also davon, welche Personen dem Klienten gerade einfallen, welche Bedeutung sie für ihn im Moment haben etc. Solange ich als Sozialarbeiterin um Objektivität bemüht wäre, also eine »den Tatsachen entsprechende« Abbildung der Wirklichkeit und damit realitätsnahe Diagnose erhoffte, hätte die VIP-Karte den für mich entscheidenden Nachteil, dass sie niemals »objektiv« sein kann.

Die meisten Karten mit »harten« Daten vermitteln sehr leicht den Eindruck der Objektivität – dies gilt für das Genogramm ebenso wie für Land- und Weltkarten. Übersehen wird, dass Karten gar nicht objektiv sein können, das heißt frei von subjektiven Einflüssen. Offenbar ist es notwendig, dass wir hin und wieder – wie zum Beispiel von Korzybski (1933, S. 58) – darauf hingewiesen werden, dass die Landkarte nicht die Landschaft ist, die sie abbildet, sie nicht identisch ist mit dem, was sie darstellt. Eine Karte ist immer eine Abstraktion der Wirklichkeit und gewinnt ihren Wert zunächst durch das Weglassen von im jeweils aktuellen Kontext unbrauchbaren Informationen. So enthält eine Wanderkarte nur ausgewählte Informationen über ein bestimmtes Gebiet, die für eine Autokarte unerheblich oder sogar hinderlich sind – und umgekehrt. Die Pilotin verwendet vom selben Gebiet andere Karten als der Bautechniker oder der Staatsrechtler: Was an einer Karte wichtig ist, bestimmen allein die jeweiligen Nutzerinnen mit ihren Absichten und Zielen.

Ute Schneider erinnert in »Die Macht der Karten« (2006), das sich in erster Linie auf geografische Karten bezieht, an die Illusion von Objektivität, die einmal erstellte Karten erzeugen, und will sie stattdessen »als ein Ergebnis kartographischer Auswahlkriterien und Kreativität verstehen«, so dass wir die Umstände ihrer Entstehung und die schöpferische Rolle der Kartografen mit bedenken: »Ihre Herkunft, ihre Ausbildung, ihre Arbeitsbedingungen, und ihre Kenntnisse ebenso wie ihre Informationsquellen prägen die Inhalte, Themen und Stile ihrer Karten« (Schneider, 2006, S. 8, siehe auch die Beispiele verschiedener Welt- und Landkarten in Bürkle, 2005).

Rasmus Grønfeldt Winther sieht in »When Maps Become the World« (2020) fünf Aspekte, die er »als zentral für die analoge kartographische Verallgemeinerung« betrachtet: »Auswahl/Selektion, Vereinfachung, Klassifizierung/Kategorisierung, Symbolisierung, Übertreibung« (Winther, 2020, S. 70–79). Er hebt hervor, wie leicht man das, was man eben erst erstellt hat, mit »Wirklichkeit« verwechseln kann: »When we fall in love with our projection or theory, we treat the theory or projection as if it were a real, concrete thing that also *is* and *describes* the entire world« (S. 89). Es könnte demnach womöglich sinnvoll sein, nicht allzu sehr an das zu glauben und für wahr zu halten, was man da eben im gemeinsamen Gespräch entworfen hat.

Aus systemisch-konstruktivistischer Sicht stellt sich die Frage nach der Objektivität ohnehin nicht (Herwig-Lempp, 2002). Wirklichkeit, wie wir sie erleben und beschreiben, Wirklichkeit, wie wir sie diagnostizieren und in ihr reagieren, können wir immer als Konstruktion und als eine subjektive Leistung von uns Individuen verstehen. Das, was »wirklich« ist, wird von jedem anders erlebt und beschrieben. Wir glauben, etwas objektiv zu erkennen, unbeeinflusst von uns selbst, aber wir können nicht wissen, ob wir recht haben. »Objektivität ist die Selbsttäuschung eines Subjekts, dass es Beobachten ohne ein Subjekt geben könnte« (von Glasersfeld, 1998, S. 242). Jede Beobachtung wird *von jemandem* gemacht, alles Gesagte ist von jemandem gesagt (Maturana u. Varela, 1987, S. 32). Wir können zwar so tun, als ob wir nicht für das, was wir sehen, beschreiben und sagen, verantwortlich sind: Dann *erscheint* es uns zwar als »objektiv«, aber man könnte dies mit dem Verhalten von Kindern vergleichen, die die Augen schließen und glauben, sie seien so für die anderen nicht mehr zu sehen. »Die Berufung auf Objektivität ist die Verweigerung der Verantwortung – daher auch ihre Beliebtheit« (von Glasersfeld, 1998, S. 242).

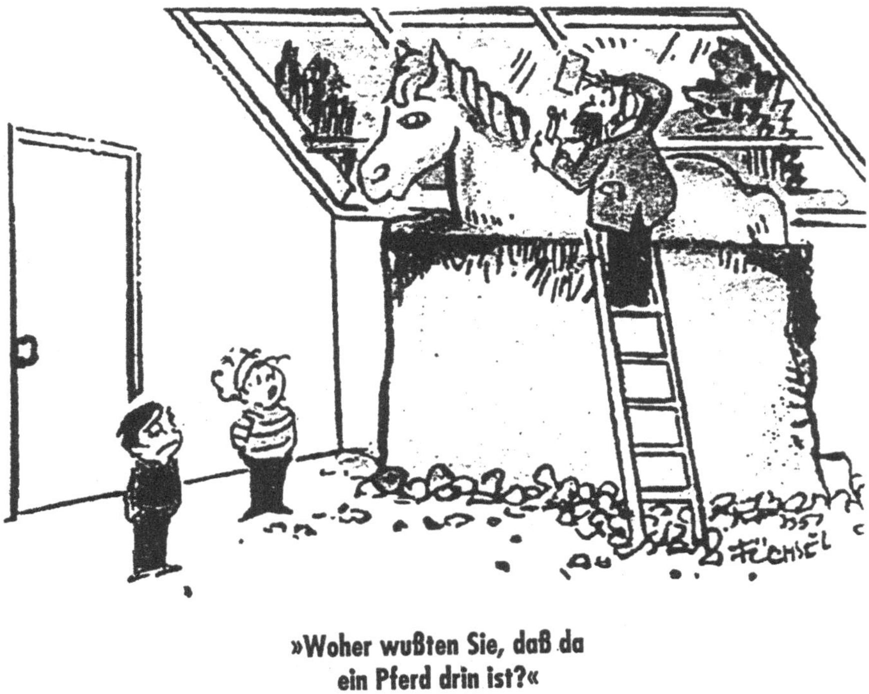

Abbildung 3: Kunstwerk (Cartoon: Franz Füchsel)

Allerdings können wir auch von vornherein die Verantwortung für das, was wir tun, für unsere eigene Kreativität und Schöpfungskraft übernehmen und diesen Prozess damit ganz bewusst gestalten. Die gemeinsame Erstellung einer VIP-Karte oder eines Genogramms wird damit für unsere Klientin und uns dann nicht mehr zu einem Akt der Ent- oder Aufdeckung, einem Durchschauen und dem Suchen nach einer »Diagnose« in einer gegebenen Wirklichkeit. Wir können sie vielmehr als einen kreativen Akt verstehen, als ein Kunstwerk oder eine Schöpfung – ähnlich der von einem Bildhauer geschaffenen Pferdeskulptur in dem Cartoon (s. Abbildung 3): »Das Kunstwerk führt an sich selbst vor, dass und wie das kontingent Hergestellte, an sich gar nicht Notwendige schließlich als notwendig erscheint, weil es in einer Art Selbstlimitierung sich selbst alle Möglichkeiten nimmt, anders zu sein« (Luhmann, 1986, S. 625).

Wenn wir unsere Beschreibung der sozialen Wirklichkeit bewusst wahrnehmen und für unsere Perspektive und unseren eigenen Anteil bei der Erschaffung die Verantwortung übernehmen, so könnten wir besser von einer Kreagnose (oder sogar Co-Kreagnose) sprechen. Die Gefahr, die selbsterfragten Daten für wahr und damit als »so und nur so möglich« zu halten, wäre (vielleicht) geringer. Und wir könnten beginnen, mit der VIP-Karte als Handwerkszeug zu experimentieren oder sogar zu »spielen« – also auszuprobieren, wofür sie alles gut sein könnte.

Zusammenfassung: Ein einfaches Instrument

Die VIP-Karte kann die beschriebenen möglichen Ziele, mit den Klientinnen auf eine sehr angenehme Art und Weise ins Gespräch zu kommen, einen Überblick über Menschen zu erhalten, die eine Ressource für sie darstellen, sich selbst neugierig zu machen etc., in hervorragender Weise erfüllen. Außer Interesse, Zeit, Papier und Stift sowie einigen geeigneten Fragen benötigt man keine weitere Technik. Es ist nicht einmal notwendig, die Karte mit einem besonderen Erkenntnisinteresse zu erstellen (wie z. B. mit der Frage »Welche Personen könnten für Sie in der aktuellen Situation vielleicht nützlich sein?«).

Eine Sozialarbeiterin im Jugendamt, die schon mehrere Jahre mit einem für sie nicht ganz einfachen Jugendlichen zusammenarbeitete, entschloss sich, mit ihm seine VIP-Karte zu erstellen. Als er ging, kommentierte er die Sitzung mit einem »Heute war das mal richtig schön mit Ihnen, Frau B. Vielen Dank!«. Die Zeit, die sich die Sozialarbeiterin für ihn genommen hatte, und das Interesse, das sie für ihn und sein Umfeld gezeigt hatte, machten für ihn den Unterschied zu früheren Begegnungen – und hatten einen positiven Einfluss auf die weitere Zusammenarbeit.

Für die Grafik sind keine speziellen zeichnerischen Fähigkeiten notwendig. Im Gegensatz zu einer computergenerierten VIP-Karte (was theoretisch vermutlich auch möglich wäre) wirkt die von Hand erstellte Skizze persönlicher und lässt den subjektiven Charakter besser deutlich werden. Die Sorge, dass die Karte dabei »wirr« wirken könnte, erscheint mir unbegründet (zu Sinn und Unsinn – je nach Standpunkt – von Grafiken und Karten siehe den sehr lesenswerten Bildband von Henschel, 2003).

Dieses Instrument ist so hinreichend einfach, dass sich Anwendender schnell ermutigt fühlen, es für eigene Zwecke und Situationen abzuändern und damit zu experimentieren: durch weitere Felder für spezielle Personengruppen, durch konzentrische Kreise zur Entfernungsmessung, durch die Verwendung von Farben oder weiteren Symbolen, bei der Arbeit im Team, in der kollegialen Beratung usw. (Herwig-Lempp, im Druck). Das aber genau ist die Idee eines Instruments: dass es nützlich ist für seine Benutzer und für deren Ziele und dass sie es je nach Bedarf für ihre Absichten abwandeln. Vielleicht trifft es das ganz gut: dass wir unsere Arbeit mit den Klientinnen als einen gemeinsam gestalteten, kreativen Prozess verstehen können.

Fazit für die Praxis

Die VIP-Karte (von VIP für **V**ery **I**mportant **P**ersons) ist ein methodisches Instrument insbesondere in der Sozialarbeit, mit dem sich in einer strukturierten Form ein Gespräch über das persönliche Umfeld der Klienten führen lässt. Neben der Familie werden auch die Bereiche »Freundinnen und Freunde«, »Arbeit beziehungsweise Schule« sowie »Profis« (gemeint sind die für ihre Arbeit mit der Klientin bezahlten Personen) in den Blick genommen. Hilfreiche Leitfragen für den Austausch können unter anderem sein: »Wer ist für Sie wichtig?«, »Welche Eigenschaften und Stärken schätzen Sie an dieser Person?«, »An welches besondere Erlebnis mit dieser Person erinnern Sie sich?«, »Was, denken Sie, schätzt diese Person besonders an Ihnen?« Während des Gesprächs zeichnet die Sozialarbeiterin oder der Therapeut eine Skizze dieser für die Klientin »sehr wichtigen Personen«, die am Ende die für diesen konkreten Zeitpunkt die aktuelle »VIP-Karte« darstellt. Sie bekommt in der dargestellten Form weniger diagnostische als kreative und beziehungsstiftende Bedeutung. Sie dient dabei der Erweiterung des Blickfelds der Sozialarbeiterin ebenso wie der Reflexion der Klientin und ihrer Erkenntnis der ihr zur Verfügung stehenden Ressourcen in Form ihres persönlichen Umfelds.

Literatur

Budde, W., Früchtel, F. (2005). Fall und Feld. Oder was in der sozialraumorientierten Fallarbeit mit Netzwerken zu machen ist. Das Beispiel Eco-Mapping und Genogrammarbeit. Sozialmagazin, 30 (6), 14–23.

Bullinger, H., N., J. (1998). Soziale Netzwerkarbeit. Freiburg i. Br.: Lambertus.

Bürkle, J. C. (Hrsg.) (2005). Weltkarten. Eine Vermessenheit. Themenheft der Kulturzeitschrift Du. Sulgen: Niggeli.

Glasersfeld, E. von (1998). Erklärung der American Society for Cybernetics. In E. von Glasersfeld (Hrsg.), Radikaler Konstruktivismus (S. 238–244). Frankfurt a. M.: Suhrkamp.

Hartman, A., Laird, J. (1983). Family-centered social work practice. New York: The Free Press.

Helming, E., Schattner, H. Blüml, H. (Hrsg.) (1998). Handbuch Sozialpädagogische Familienhilfe (2., überarb. Aufl.). München: Deutsches Jugendinstitut.

Henschel, G. (2003). Die wirrsten Grafiken der Welt. Hamburg: Hoffmann und Campe.

Herwig-Lempp, J. (im Druck). Ressourcenorientierte Teamarbeit. Systemische Praxis der kollegialen Beratung (5. Aufl.). Göttingen: Vandenhoeck & Ruprecht.

Herwig-Lempp, J. (2022). Systemische Sozialarbeit. Haltungen und Handeln in der Praxis. Göttingen: Vandenhoeck & Ruprecht.

Herwig-Lempp, J. (2009a). Die VIP-Karte als ein »Kreagnose«-Instrument. In P. Pantuček, D. Röh (Hrsg.), Perspektiven Sozialer Diagnostik. Über den Stand der Entwicklung von Erfahrung und Standards (S. 243–254). Münster u. a.: LIT-Verlag.

Herwig-Lempp, J. (2009b). Ressourcen im Umfeld: Die VIP-Karte. In: B. Michel-Schwartze (Hrsg.), Methodenbuch Soziale Arbeit. Basiswissen für die Praxis (2. Aufl., S. 207–226). Wiesbaden: VS, Verlag für Sozialwissenschaften.

Herwig-Lempp, J. (2002). Maschinen, Menschen, Möglichkeiten – eine kleine Ideengeschichte des systemischen Arbeitens. Kontext, 33 (3), 190–212.

Herwig-Lempp, J. (2001). Die Form der guten Frage. Kontext, 32 (1), 33–55.

Jansen, D. (1999). Einführung in die Netzwerkanalyse: Grundlagen, Methoden, Anwendungen. Opladen: Leske + Budrich.

Korzybski, A. (1933). Science and sanity. Lancaster: Institute of General Semantics.

Larsen, R. (2009): Die Karte meiner Träume. Frankfurt a. M.: Fischer.

Luhmann, N. (1986). Das Kunstwerk und die Selbstreproduktion der Kunst. In H. U. Gumbrecht, K. L. Pfeiffer (Hrsg.), Stil. Geschichte und Funktionen eines kulturwissenschaftlichen Diskurselements (S. 620–672). Frankfurt a. M.: Suhrkamp.

Maturana, H. R., Varela, F. J. (1987). Der Baum der Erkenntnis. München: Scherz.

Müller, M. (2018). Verfahren (Techniken) und Struktur im Case-Management-Prozess. In H. Kleve, B. Haye, A. Hampe-Grosser, M. Müller (Hrsg.), Systemisches Case Management (5. Aufl., S. 58–90). Heidelberg: Carl-Auer.

Pantuček-Eisenbacher, P. (2019). Soziale Diagnostik. Verfahren für die Praxis Sozialer Arbeit (4. Aufl.). Göttingen: Vandenhoeck & Ruprecht.

Schneider, U. (2006). Die Macht der Karten. Eine Geschichte der Kartographie vom Mittelalter bis heute (2., überarb. Aufl.). Darmstadt: Primus.

Winther, R. G. (2020). When maps become the world. Chicago/London: University of Chicago Press.

Der Knöpfe-Koffer: Eine Einladung, aus dem Nähkästchen zu plaudern

Sabine Lagardère[1]

»Dis moi d'où tu viens, je te dirai qui tu es«[2], sagt ein bekanntes französisches Sprichwort. Wie schafft man es, eine komplexe Geschichte zu offenbaren, die einem selbst ganz vertraut, aber manchmal so schwer zu erzählen ist – und ohne dabei das Gegenüber zu verwirren? Mit Knöpfen!

Inspiriert von einem Artikel über konstruktivistische Skulpturen aus Knöpfen der luxemburgischen Familientherapeutin Marie-Jeanne Schon (2010) stellte ich einen Knöpfe-Koffer zusammen und biete meinen Klienten an, ihre Familie, so wie sie sie erleben, mithilfe von Knöpfen darzustellen. Durch die Verwendung von Analogien versuche ich, sie – und auch mich – mit ihrem impliziten Bewusstsein in Kontakt zu bringen. Diese Erfahrung, die für die Problembestimmung hilfreich ist, hat auch eine therapeutische Dimension, die zur Verbesserung der Situation der Patientin beiträgt. »Ich wurde mir meiner selbst bewusst, authentisch, und fühlte mich gehört [von ihrem Partner, von der Therapeutin etc.], ich sah vor mir, was gespielt wurde und was ich ändern konnte«, schlussfolgerte eine Frau, die mit ihrem Mann meine Praxis in Südwest-Frankreich besuchte.

Wie Schon (2010) beobachtete ich, dass unsere Arbeit als Therapeuten durch dieses zusätzliche Instrument bereichert wurde, sich neue Perspektiven eröffneten und die Bandbreite der Veränderungsmöglichkeiten zunahm. Deshalb möchte ich diese Methode mit den Lesenden teilen.

Der Knöpfe-Koffer ist Teil der *objets flottants* (»schwebende Objekte«) von Caillé und Rey (2004); ich stelle das Konzept kurz vor. Im Anschluss werde ich mein Werkzeug präsentieren und anhand einer klinischen Situation darstellen. Dann beschreibe ich die Prozesse, die dabei ablaufen, erläutere in Folge verschiedene Interventionskontexte und schließe mit einer klinischen Vignette ab.

---

1 Dieser Text ist eine leicht veränderte Übersetzung eines Beitrags aus dem Sammelband von Daure und Borcsa (dir.) (2020) mit freundlicher Genehmigung von ESF, Paris. Die Übersetzung erfolgte durch Sabine Lagardère und Maria Borcsa.

2 Auf Deutsch: »Sag mir, woher du kommst, und ich sage dir, wer du bist.«

Knöpfe als *objets flottants*

Der Psychiater und Familientherapeut Philippe Caillé (2004, S. 30) drückt den Paradigmenwechsel, den der systemische Ansatz darstellt, mit der Metapher von Planeten aus. Der bekannteste Planet ist Alpha: Dort werden Probleme als Fehlfunktionen wahrgenommen, und es geht darum, einen Weg zur Wiedergutmachung zu finden. Auf diesem Planeten wird hauptsächlich nach Antworten gesucht. Beta ist ein ganz anderer Planet. Er ist ein Ort der Erkundung.

Der Therapeut lädt dazu ein, eine umfassende Sicht der Phänomene zu erlangen. Therapeutin und Klientin interessieren sich für all das, was zwischen den Personen geschieht, für ihre Zugehörigkeit zu verschiedenen Subsystemen (Paar, Familie, Institution, Kultur) und für die Verbindungen zwischen diesen Subsystemen. Gemeinsam hinterfragen sie die Stellung in der Familie, die Rollen und die Interaktionsspiele. Welche Funktionen haben Krisen und Blockaden in diesem Kontext? Die Ethik besteht darin, die Menschen in den Mittelpunkt zu stellen, ihre Ressourcen und Potenziale zu aktivieren und ihnen Möglichkeiten zu eröffnen. Dem Zweifel und dem Unerwarteten werden viel Raum gegeben.

Die Psychologin und Familientherapeutin Yveline Rey[3] entwickelte zusammen mit Philippe Caillé ein Konzept und eine Methode (Caillé u. Rey, 2004), die die Reise von Alpha nach Beta erleichtern. Diese nennen sie »objet flottant«[4]. Das sogenannte »schwebende Objekt« stellt ein therapeutisches Ritual dar. Es eröffnet in der Sitzung einen Frei-Raum, einen Zwischen-Raum zwischen dem Raum des hilfesuchenden Systems und dem des therapeutischen Systems. Die Beziehung, die dabei entsteht, ist eine Co-Konstruktion, in der gegenseitige Erwartungen vorhanden sind, in der aber ebenso Unerwartetes geschehen kann. Je nach verwendetem »Objekt« können neue Erzählungen und alternative Perspektiven entstehen. Der Knöpfe-Koffer kann als ein solches Objekt gesehen werden, um gemeinsam von der Idee der Reparatur zu einer Idee der Kreation zu gelangen.

---

3 Sie ist eine der ersten Frauen in Frankreich, die den Status einer Universitätsprofessorin im Bereich der systemischen Familientherapie erhalten hat (Anmerkung der Herausgeberinnen).

4 Ihr Buch »Les objets flottants. Méthodes d'entretiens systémiques« erschien erstmals 1994 und liegt nun in der 6. Auflage vor (2022). Es wurde zu einem Referenzwerk in Frankreich und ins Italienische, Spanische und Portugiesische übersetzt.

Der Knöpfe-Koffer

Mein »Knöpfe-Koffer« ist ein kleiner alter Koffer. Er enthält ein Quadrat aus dickem blauem Samtstoff, Schachteln mit farbigen Bändern und viele unterschiedliche Knöpfe. Sie sind aus Perlmutt, Metall, Leder, Plastik und anderen Materialien. Einige weisen Besonderheiten auf, sind zweifarbig, übereinander geklebt, beschädigt. Andere, einander ähnliche Knöpfe sind durch einen Faden miteinander verbunden.

Der kleine Kasten lässt sich leicht mitnehmen, wenn man in verschiedenen Einrichtungen oder auch zu Hause bei den Patienten arbeitet. Diese Methode kann in Einzel-, Paar- oder Familiengesprächen genutzt werden.

Vertraute Gegenstände, die uns binden, verbinden und lösen oder befreien

Knöpfe gehören zu unserer häuslichen Welt – zu dem, was mit Heim und Familie verbunden ist. Sie sind uns vertraut und wecken daher keine Assoziationen mit etwas Technischem oder »Psychologischem«. Jeder Knopf hat seine eigene Besonderheit: alt, ländlich, folkloristisch, militärisch ... Diese Ausprägungen werden mit den Klienten besprochen. Männer, Frauen, Jugendliche, Kinder – jeder kann mitmachen.

Üblicherweise werden die Männer im Genogramm quadratisch und die Frauen durch runde Formen repräsentiert. In der Darstellung mit Knöpfen sind aber alle rund. Das ermöglicht es, eine Vielfalt von Familienkonstellationen geschlechterunabhängig darzustellen. Verschiedene Materialien, Größen und Farben ermöglichen den Ausdruck eines Status, eines Platzes oder auch einer Emotion oder Erinnerung.

Ein »Koffer«, der eine Geschichte hat

Schon (2010) schreibt: »Ich denke, das Besondere an den Familienskulpturen aus Nähknöpfen ist, dass sowohl der Therapeut als auch der Klient einen Teil von sich selbst in die wechselseitige Beziehung einbringt. Die Arbeit findet durch diesen Input statt und dadurch, was er auslöst«. Mein Werkzeug erzählt natürlich auch etwas über mich. In meinem Genogramm befindet sich ein fröhlicher Knopf aus Stoff mit buntem Paisleymuster – er stammt von meiner Großmutter aus dem Südwesten Frankreichs, die von Beruf Modistin und Schneiderin war.

Ihre Knöpfe bildeten den Grundstock meines »Schatzes«. Ich fügte weitere hinzu, die ich auf meinem Lebensweg gesammelt oder gekauft habe. Nun tauchen in meiner Genealogie aber auch Knöpfe aus dem Osten auf, einfarbig, solide, vielleicht etwas schicker: meine deutschen Großeltern.

Wo genau aber entstanden diese Familienskulpturen mit Gegenständen, die Grundlage für »meinen« Knöpfe-Koffer bildeten? Die Neuropsychiaterin Gerhild von Staabs schuf 1938 in Berlin ein diagnostisches und therapeutisches Spielmaterial, das in einem Koffer angeboten wurde: den »Scenotest« (von Staabs, 1973). Ihre Inspiration war damals psychoanalytisch. Später entwickelte der deutsch-chilenische Psychologe und systemischer Psychotherapeut Kurt Ludewig sein »Familienbrett« in Hamburg (Ludewig u. Wilken, 2000). Das standardisierte Material besteht aus Holzfiguren und einem Brett. Die Augen auf den Figuren bieten die Möglichkeit, anzuzeigen, wer zu wem schaut. Schließlich war es in Deutschland, wo Marie-Jeanne Schon Ende 1990 den Einsatz von Knöpfen bei trauernden Familien entdeckte.[5] Ist dieser Knöpfe-Koffer also nicht auch ein bisschen deutsch-französisch – wie ich?

Wie läuft die Arbeit mit den Knöpfe-Koffer ab?

Im Paradigma der Kybernetik zweiter Ordnung agieren Therapeuten mit der Vorstellung, dass wir nicht neutral sind, sondern unsere Person und unsere Persönlichkeit integrale Bestandteile des therapeutischen Prozesses sind. Der Koffer mit dem, was er von meiner Geschichte enthält, spiegelt mein Engagement für Einzelpersonen und Familien wider. Dieser »Teil von mir« oder dieses »Tiefen-Selbst«[6] ist ein Beweis für meine Authentizität in der Begegnung mit dem Klienten. Er ermöglicht mir eine ehrliche Begegnung mit anderen Menschen und eine Verbindung zu den Emotionen, die während der Sitzung auftreten. Das Zuhören ist wohlwollend und der Rahmen sicher.

Ich benutze den Koffer entweder gleich am Anfang oder nach einigen Sitzungen. In der Mitte steht ein kleiner Tisch. Hier kann der Klient den Koffer auspacken. Die Klienten sitzen auf einer Couch, während ich mich gegenüber auf einen Stuhl setze. Auch hier bediene ich mich der Analogie, um eine gute Zusammenarbeit zu ermöglichen. Das Ziel ist es, die Fähigkeiten der Familien ressourcen- und lösungsorientiert zu nutzen.

5 Verein für verwaiste Eltern Hamburg, e.V., Trauerseminare in Bad Segeberg, Dr. Mechthild Voss-Eiser, Anja Wiese, Jutta Rust-Kensa, zitiert bei Schon 2010.

6 »Der Weg zur Veränderung liegt in der Begegnung zwischen dem tiefsten Selbst des Therapeuten und dem tiefsten Selbst der Person« (Satir, 1987, S. 24, zitiert nach Duriez, 2009, S. 92).

Meine Anweisung lautet: »Ich lade Sie heute ein, Ihre Familie vorzustellen: die von heute und die der früheren Generationen, mithilfe dieses Koffers, den ich hier habe. Ja, diese alte Truhe. Ich öffne sie, und was finden wir darin? Ein paar Eisendosen. Sehen Sie, ich schüttle eine davon, sie macht Geräusche! Was kann das sein? ... Ich öffne sie: Nähknöpfe und Bänder ... Dieser Samtstoff, den ich entfalte, stellt den Rahmen dar, die Landschaft, in der die Handlung stattfindet. Ich lege ihn vor Ihnen aus.

Alles ist bereit. Jetzt können Sie einen Knopf auswählen, der jedes Familienmitglied oder jede wichtige Person in Ihrer Geschichte und Sie selbst repräsentiert. Ich lade Sie zunächst dazu ein, sie auszuwählen und dort neben sich zu legen. In einem zweiten Schritt schlage ich vor, sie auf dem Stoff zu platzieren und uns dabei zu erzählen, um wen es sich handelt.

Wie im Leben gibt es Bündnisse und Rivalitäten. Die Nähe zwischen den Knöpfen steht für die Nähe zwischen Personen, die Entfernungen für Entfernungen oder Ausgrenzungen. Sie können auch, wenn Sie möchten und je nach Inspiration, Bänder verwenden. Lassen Sie sich Zeit. Nur der, der stellt, spricht, die anderen hören zu. Anschließend tauschen wir uns aus.«

Wenn eine Person fertig ist, fotografiere ich die Szene, um sie festzuhalten. Dann fordere ich die Klientin auf, die benutzten Gegenstände wegzuräumen. Ich wende mich an einen anderen Teilnehmenden und wiederhole die Anweisung. Ich schließe das Gespräch mit folgendem Satz: »Dies ist nun das Ende unseres Gesprächs. Ich möchte Sie bitten, die Knöpfe und die übrigen Materialien wieder in den Koffer zu legen«. Es ist in der Tat wichtig, sich Zeit zu nehmen, um die Sitzung gut abzuschließen. Die Menschen sind in den Knöpfen zum Leben erwacht, und man muss sie auf emotionaler Ebene wieder absinken lassen.

Klinische Vignette: »Verflixt und zugenäht?«

Frau V., 65, sucht Hilfe, weil sie Schwierigkeiten mit ihren Geschwistern hat. Es gab Meinungsverschiedenheiten und sie empfindet viel Wut. Frau V. ist das zweite von sieben Kindern. Ihre Familie stammt aus der Region Aquitanien in Frankreich. Sie hat ihr Leben im Ausland verbracht und ist vor einem Jahr zurückgekehrt, um bei ihrer verwitweten und kranken Mutter zu sein. Ich begreife aus der Situation, dass der Verlust der Autonomie der Mutter und der Tod des Vaters die Frage nach den Positionen innerhalb der Familie wiederaufleben lassen haben und die »Kinder« um ihren Platz im Verhältnis zur Mutter kämpfen. Besonders ausgeprägt ist der Konflikt zwischen Frau V. und ihrer älteren Schwester.

In den ersten Sitzungen schildert Frau V. die Geschehnisse und verurteilt die Haltung ihrer Schwester. Sie erzählt eine Geschichte, in der »die andere« diejenige ist, die falsch gehandelt hat. Ihre Worte sagen, dass sie wütend ist, aber ihre Emotionen sind zurückhaltend. Dann suche ich eine Veränderung in den Gesprächen, um etwas Neues entstehen lassen. Ich bitte sie daher, mit den Knöpfen ein Genogramm zu erstellen. Sie ist mit Elan dabei.

Frau V. wählt als Erstes Knöpfe für ihre Urgroßeltern aus: alte, stabile Knöpfe. Der Knopf des Großvaters väterlicherseits weist oben Unebenheiten auf, der Mann wird als »schmerzvoll und wütend« beschrieben, »er war im Ersten Weltkrieg gewesen«, und sie fügt hinzu: »Wir beide haben uns gut verstanden.« Sie erinnert sich auch an einen Onkel mütterlicherseits, den sie sehr mochte, und wählt einen Lederknopf. Das Heraufbeschwören von Erinnerungen führt zu Tränen und heftigen Emotionen. »Es ist wie ein Wiedersehen«, flüstert sie. Sie nimmt für sich selbst einen Gegenstand, der dem ihres Großvaters väterlicherseits ähnelt. Dann legt Frau V. für ihre Mutter eine Reihe grüner, miteinander verbundener Knöpfe an: »Sie produziert«, erklärt sie (implizit: Kinder). Der Knopf für ihren Vater ist kleiner, neutraler. Für ihre ältere Schwester setzt sie einen grauen, nicht flachen Knopf: »Sie ist nicht klar.« Für ihre fünf Geschwister setzt sie keinen Knopf.

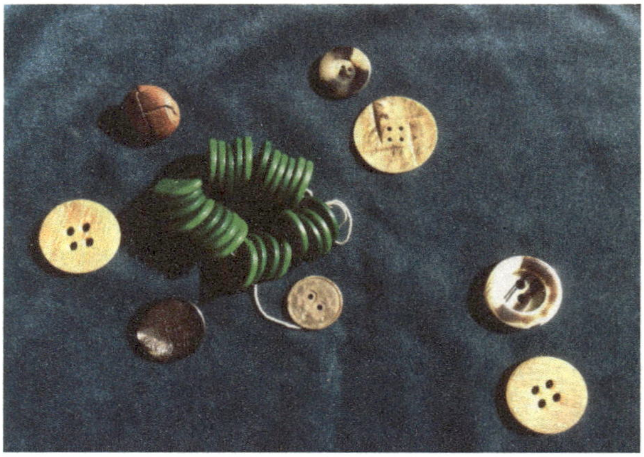

Abbildung 1: Links Frau V. (beiger Knopf); rechts von ihr ihre Schwester (glänzender dunkler Knopf)

Am Ende ihrer Erzählung frage ich: »Wie fühlt sich Ihr Knopf hier an? Wie würde das Ganze aussehen, wenn die Situation für Sie besser wäre?« Sie lässt sich Zeit zum Nachdenken, dann nimmt sie den Knopf weg, der ihre Schwester darstellt ... und bleibt ... ein Einzelkind. »Ja, genau, zu den anderen in die Truhe!«, murmelt sie, während sie ihn wegräumt.

Das geteilte emotionale Erleben in dieser Sitzung ebnet den Weg für einen fruchtbareren Austausch im weiteren Verlauf der Therapie. Wir bearbeiten die Gefühle zu ihren Geschwistern mit einer zirkulären Fragestellung, und die Beziehungsschwierigkeiten können neu kontextualisiert werden. Frau V. kann mehr innere Ruhe erlangen.

Die Ressourcen des Analogen

Ich greife gern auf Metaphern zurück; man bezeichnet eine Sache durch eine andere, im Fall des Knöpfe-Koffers wird eine Person durch einen Knopf dargestellt. Die Realität wird in ein Bild übersetzt; es findet also ein schöpferischer Akt statt – und kreative Arbeit bedeutet Verwandlung. Die Metapher (griechisch für »Transport«) fördert den emotionalen Fluss, die »Trance«. »Analoge Methoden sind eine wertvolle Hilfe. Sie sind in zweierlei Hinsicht interessant. Einerseits stellen sie die vorgelegte autobiografische Erzählung in keiner Weise in Frage. Andererseits versetzen sie die Person von Anfang an in eine kompetente Position, da sie schnell zur gemeinsamen Arbeit beitragen kann, indem sie authentisches Wissen einbringt, das in der autobiografischen Erzählung aus dem Bewusstsein verdrängt wurde« (Caillé, 2007, S. 88). Meine Hypothese ist, dass sich der Teilnehmende auf die Knöpfe projiziert und sich mit ihnen identifiziert, sodass die räumliche Anordnung eine analoge Darstellung seiner Erfahrungen ist.

»Es sieht lustig aus, aber in Wirklichkeit ist es sehr ernst«

Eine Klientin, mit der ich im Nachhinein über unsere Genogrammsitzung sprach, sagte: »Das ist die Sitzung, die mich am meisten beeindruckt hat. Ich denke oft daran zurück. Ich hatte ein Foto davon aufgenommen und mir zu Hause Notizen gemacht, und manchmal komme ich darauf zurück. Eigentlich sieht es mit den Knöpfen lustig aus, aber in Wirklichkeit ist es sehr ernst.«

Erhellend ist, was Bruno Bettelheim schreibt: »Man sollte nicht vergessen, dass eine der Funktionen des Spiels in Bezug auf das Wohlbefinden des Kindes [hier durch die Person ersetzt] darin besteht, ihm eine Chance zu geben, ungelöste Probleme der Vergangenheit zu lösen, die Spannungen der Gegenwart auszuhalten und verschiedene Rollen und Formen der sozialen Interaktion auszuprobieren, um herauszufinden, welche für ihn geeignet sind« (1988, S. 283). Von vornherein wird der spielerische Aspekt der Übung mit den Knöpfen die Teilnehmenden ansprechen. Einige Probanden werden vielleicht erstmal Widerstand zeigen. Aber sobald sie beginnen, sich mit dem Werk zu beschäftigen, löst sich der Widerstand; dann sind sie konzentriert und in einer kreativen Dynamik.

Ein Zustand der Trance

Die österreichische systemische Therapeutin Elke Sengmüller vermittelt uns in ihrem Band »Kurzer Prozess – Arbeit mit dem Familienbrett« (2006) ihre Erfahrung über das Skulpturieren mit Objekten. Diese Methode ermöglicht es, über »andere Wahrnehmungskanäle zu kommunizieren und neben dem Hören das Sehen und Fühlen zu aktivieren und zu benützen«. Mit dem »Familienbrett« gelangen Klienten und Therapeutinnen schnell in einen veränderten Bewusstseinszustand. »In einer Trance sein heißt, daß die Aufmerksamkeit auf ein bestimmtes inneres Bild, Erleben, Gefühl fokussiert wird. Man kann bewußt oder unbewußt, mit fremder Hilfe oder ganz von selbst in eine Trance gehen. Und in der Trance ist es dann möglich, den Klienten ohne große Umwege über Einsicht und Verständnis seinen Lösungsbildern und Ressourcen näherzubringen« (Sengmüller, 2006, S. 8).

Die Einleitung der Sitzung mit den Knöpfen erfolgt in einem ruhigen Tonfall und einem angenehmen, fast langsamen, Stimmrhythmus. Der Gesprächspartner entspannt sich und findet Zugang zu diesem anderen Zustand. Sobald das Samttuch entfaltet ist, wendet der Protagonist seine Augen vom Gesicht der Therapeutin oder von einem vagen Punkt im Raum ab und richtet sie direkt auf das Familiensystem, das er darauf vorstellt. Die Blicke gehen von oben nach unten und umfassen die gesamte Szene.

»Finger weg von meinem Knopf!«

Die Kunst der Metapher wurde zuerst von Milton Erickson (1986) gelehrt. Die Anleihen bei der Hypnosetradition ermöglichen es, mit Einzelpersonen und Familien auf einer anderen Ebene zu kommunizieren. Die Bilder und Vorstellungen, die die Person beim Sprechen entwickelt, werden mit den kleinen Knöpfen sichtbar. Die Beteiligten empfinden ein starkes körperliches und emotionales Erleben; die Person identifiziert sich mit ihren Knöpfen.

Schon (2010) beschreibt, dass das emotionale Erleben in dieser Arbeit vergleichbar ist mit dem Erleben in Familienskulpturen. Der Therapeut bewegt die Knöpfe daher nicht selbst, oder wenn er sie berühren muss, bittet er um Erlaubnis. »Auch mit imaginierten Personen muß man respektvoll umgehen!« (Sengmüller, 2006, S. 14). So setzt die Therapeutin fest, dass ihre Klienten, wenn sie die Figuren in der therapeutischen Beratung einsetzt, sie am Ende der Sitzung selbst wegräumen. Nutzt sie die Figuren jedoch mit Teams in der Supervision, tut sie dies nicht. Die Identifikation mit den Holzfiguren ist bei den Personen, die ihre Angehörigen darstellen, und den Fachleuten, die über ihre Kunden sprechen, nicht dieselbe.

Auf einer Konferenz, auf der ich den Koffer vorstellte, ließ ich Schachteln mit Knöpfen herumgehen und forderte jeden auf, einen Knopf auszuwählen und dabei an eine Person zu denken, die ihm sehr wichtig ist. Am Ende meines Vortrags fragte eine Teilnehmerin: »Können wir unseren Knopf behalten? Ich habe noch nie so sehr an einem Knopf gehangen!« Mir schien, dass ich direkte Zeugin eines Wirkmechanismus wurde.

Distanz und Intensität

In den Knopfkonstellationen ist der gewählte Abstand zwischen der Person und ihren Verwandten eine Darstellung der emotionalen Distanz. Weit entfernt zu sein, bedeutet, dass man sich emotional nicht nahe fühlt. Die Größe, die Farbe oder das Material des Knopfes bringen zusätzliche Informationen über diese Intensität.

Ein Mann, der zwei Schwestern hatte, setzte seine ältere Schwester auf Distanz (»Wir sehen uns nicht oft und telefonieren nicht«), wählte für sie aber einen großen, flachen, roten Knopf mit seidigem Glanz. Für die andere lag ein unauffälliger, mittelgroßer, beigefarbener Knopf nicht weit entfernt (»Wir treffen uns häufig bei meinen Eltern, auch damit sich unsere Kinder kennenlernen«). Als ich ihn nach der Wahl des roten Knopfes fragte, antwortete der Herr mit gesenktem Blick voller Emotionen: »Sie ist jemand, der mir viel bedeutet. Als Kinder waren wir uns sehr nahe. Ich glaube, ich vermisse sie; sie ist strahlend ... Ich glaube, sie könnte mir in der schweren Zeit helfen, die ich grade durchmache.« Auf diese Weise fand er Zugang zu den intensiven Gefühlen, die er für seine ältere Schwester hegte.

Im Kontakt mit ihr verwandelt sein

Der Knöpfe-Koffer bietet »einen Freiraum, um aus dem Konventionellen ausbrechen zu können, einen Ort des Übergangs, in dem sich die Beziehungen, aber auch die Individuen verändern« (Caillé und Rey, 2004, S. 22). Der Neuroanatom Joseph LeDoux (2005) ist der Ansicht, dass das Gehirn für Erinnerungen an emotionale Erfahrungen zwei verschiedene Lernsysteme oder Gedächtnistypen verwendet. Das erste beinhaltet die Bildung bewusster Erinnerungen an emotionale Erfahrungen und stellt das deklarative oder explizite Gedächtnis dar. Die auf diese Weise gebildeten Erinnerungen sind einer bewussten Wiedererinnerung zugänglich. Das andere Lernsystem beziehungsweise das emotionale Gedächtnis bildet hingegen nichtdeklarative Erinnerungen und stellt das implizite Gedächtnis dar: Diese Erinnerungen leiten das Verhalten ohne ein explizites Bewusstsein des vergangenen Lernens.

So trägt die Kraft dieser therapeutischen Sitzungen dazu bei, dass implizite emotionale Erinnerungen an vergangene Erfahrungen in explizite Erinnerungen an emotionale Erfahrungen umgewandelt werden. Der Teilnehmende erlangt mehr Bewusstsein über seine Emotionen, was ihm ermöglicht, frei zu entscheiden, wie er handeln möchte, statt nur zu reagieren. Meine therapeutische Begleitung verfolgt das Ziel, die Anzahl seiner Alternativen zu vergrößern, im Sinne der Ethik von Heinz von Foerster (1973), der empfahl, die Anzahl der Wahlmöglichkeiten immer weiter zu erhöhen.

Interventionskontexte

Die Systemische Therapie im Einzelsetting

Der Knöpfe-Koffer lädt eine Familie zu einer Sitzung ein, auch wenn ein Klient allein zur Beratung geht. Er kann »es in die Hand nehmen«, die Geschichte der Beziehungen innerhalb der Familie zu berühren und sich von ihnen berühren zu lassen. In Anlehnung an Ivy Daure: »Wir verwenden in der Einzelarbeit das systemische Modell, was bedeutet, dass die Beziehungen des Patienten, die Art und Weise, wie er sie erlebt, und der Beziehungskontext, in dem er sich bewegt, unser ständiges Anliegen sind, mit besonderem Augenmerk auf seine Gefühle, Sorgen und Blockaden« (2019, S. 23).

Die Arbeit mit Paaren

»Das Paar ist nur der sichtbare Teil eines größeren Systems« (Elkaïm, 2014, S. 32). Mit Paaren können wir wie in der nachstehenden klinischen Vignette vorgehen. Außerdem schlage ich eine Art der Über-Kreuz-Präsentation vor, die einer zirkulären Befragung ähnelt. Jeweils ein Partner stellt die Herkunftsfamilie des anderen auf, und zwar so, wie er glaubt, dass der andere sie aufstellen würde. Dann wird dieser um eine Reaktion gebeten und »korrigiert« die Konstellation.

Dabei werden viele Informationen offenbart, sowohl auf der Tatsachenebene als auch auf einer anderen. Man kann beobachten, welchen Einfluss die jeweilige

Herkunftsfamilie hat und wie der andere sie sieht. Ich nehme sehr viel wahr, in Bezug auf Faktoren wie Nähe/Distanz, dem Verhältnis zu Zeit, dem Einfühlungsvermögen usw. Als Beratende unterstützen wir die Chance auf einen konstruktiven Dialog über die unterschiedlichen Sichtweisen und darüber, was sie uns lehren.

Das Paar erlebt einen Kontext der Co-Konstruktion, der die Kompetenzen und Ressourcen jedes Einzelnen mobilisiert. Das aktive Zuhören des Partners stellt an sich schon eine Beteiligung dar. Das gemeinsame körperliche und emotionale Erleben trägt positiv zur Beziehung bei. Mehrfach habe ich gehört: »Es gibt viele Dinge, die ich besser verstanden habe.« Der Prozess der Rekonstruktion dessen, was in der Herkunftsfamilie erlebt und gefühlt wurde, birgt in sich die Möglichkeit, Spannungen abzubauen und den weit zurückliegenden Ursprung mancher Schwierigkeiten zu verstehen.

Die Familiensitzungen

Wenn eine Familie zu einer Sitzung kommt, empfange ich zwei bis sechs Personen. Es geht darum, eine geeignete Methode zu finden, um das Genogramm aus Knöpfen in der Zeitspanne von einer Sitzung zu erstellen – je nach den angestrebten Zielen. Ich beginne immer mit den Kindern: dem jüngsten oder dem Indexpatienten, der das Symptom mitbringt. Wenn die Familie klein ist, wird jeder seine Aufstellung machen können. In anderen Fällen wähle ich die »Puzzlemethode«: Das Kind beginnt und setzt die Personen, die es kennt. Die anderen Familienmitglieder, immer ausgehend von den Kindern, helfen beim Vervollständigen.

Der fruchtbare Boden der kindlichen Fantasie ist eine wunderbare Ressource, um kreativ zu werden. Der Koffer eignet sich besonders für schüchterne oder gehemmte Kinder. Die Vermittlung durch das Objekt erleichtert ihnen die Kommunikation. Die Erfahrung, dass Erwachsene in einer Sitzung aufmerksam zuhören, ohne zu unterbrechen oder zu kommentieren, ist oft eine Premiere. Der Elternteil entdeckt Fähigkeiten seines Kindes und seine persönliche und differenzierte Sichtweise. Als ich beispielsweise eine Mutter und ihre beiden Jungen ähnlichen Alters empfing, zählte ein Kind den neuen Partner der Mutter und seine Kinder zu seiner Familie, das andere nicht. Die Frau war von diesen Darstellungen überrascht und erlangte Zugang zu den individuellen Gefühlen der Kinder. Dieses »Spiel« förderte eine Wiederaufnahme des Dialogs. »Eine Grenze wurde auf subtile Weise neu gezogen und gab jedem seine Verantwortung zurück« (Halin u. Rey, 2008, S. 132).

Klinische Vignette: Ein Geheimnis kommt ans Tageslicht

Nicolas und Betty, beide in den Dreißigern, kommen in die Beratung, um zu versuchen, eine Ehekrise zu überwinden. Sie sind seit fünf Jahren zusammen und leben unter einem Dach, seit Betty ihre Heimatregion verlassen hat, um zu Nicolas zu ziehen. In den letzten Monaten kam es häufig zu Streitigkeiten, und eine Trennung wurde in Betracht gezogen. In den ersten Sitzungen sprechen wir über ihre Beziehung. Beide stehen den Schwierigkeiten, mit denen sie konfrontiert sind, hilflos gegenüber. Ich habe den Eindruck, dass sie vor allem passiv, keine Akteure in ihren Konflikten sind und von den Problemen überrollt werden. Ich schlage ihnen vor, mithilfe des Koffers von ihren Herkunftsfamilien zu berichten, da ich davon ausgehe, dass in der Vergangenheit Verknüpfungen und Knotenpunkte entstanden sind, welche von Bedeutung sind für den Konflikt in der Beziehung.

Das Paar geht sofort auf die Übung ein. Betty ruft sogar: »Knöpfe?! Das Nähkästchen meiner Großmutter war voll davon.« Ich merke, dass sie sich bereits in der emotionalen Sphäre befindet, die mit Erinnerungen verbunden ist.

Nicolas beginnt und wählt konzentriert aus. Er stellt uns vor, wer wer ist. Ich frage: »Wie ist denn dieser Knopf?« Nicht: »Warum denn dieser Knopf? Warum wählten Sie diesen Knopf?« Die Frage klingt etwas seltsam und lässt Raum für Unerwartetes. »Das ist ein goldener Knopf, weil meine Großmutter immer sehr schick war … sehr gut gekleidet.« Über den Knopf des Großvaters sagt er mit einem Lächeln: »Das ist ein roter Knopf, weil er oft wütend war, dann wurde er so rot.« Anschließend stellt er sich auf, um ihn herum seinen Bruder und seine Familie, seine Eltern, seine Großeltern, Betty. Nicolas hat einen starren, fleißigen Blick. Er erinnert sich an seinen Großvater mütterlicherseits: »Ich habe keinen Knopf genommen, ich habe ihn nicht gekannt.« In diesem Moment pickt er blind einen Knopf und platziert ihn energisch in der Nähe seiner Eltern. Nach einer Weile des Schweigens möchte ich sagen: »Ihr Großvater?« Aber aufgrund der emotionalen Atmosphäre verwandelt sich meine Frage in ein einfaches »Und?«. Der Mann haucht: »Das ist mein Vater.« Betty zuckt zusammen. Wir warten. Schließlich schaut Nicolas uns abwechselnd an: »Das ist mein Vater. Mein richtiger Vater. Mein Erzeuger, was auch immer. Ich wurde durch eine Samenspende gezeugt.« Eine Information aus seiner Vergangenheit, die Betty bis dahin nicht kannte.

Diese Enthüllung gab Nicolas die Gelegenheit, über seine Ängste zu sprechen, Vater zu werden und/oder nicht Vater werden zu können. Da er seinen biologischen Vater nicht kannte, betrafen seine Zweifel auch die Frage, was er seinem Kind weitergeben würde. Seine bis dahin unbewussten oder verleugneten Ängste konnten nun zum Ausdruck kommen. Die Krise oder sogar die Trennung hatte also unter anderem die Funktion, die Verständigung zu verhindern, damit das Paar nicht auf die Idee kam, eine Familie zu gründen.

Betty hingegen erstellte eine Knopftafel, auf der die Herren doppelt so groß waren wie die Frauen: eine Familie mit italienischen Wurzeln, in der die Männer die Oberhand hatten. Sie hatte nach einem sanften Begleiter gesucht, »damit er nicht wie mein Vater ist«, gestand sie.

Nicolas wollte bei einer weiteren Sitzung das Foto seiner Konstellation sehen. Er nahm wieder dieselben Knöpfe. Er legte den Knopf seines Erzeugers in einen mit einem Band abgegrenzten Bereich. Er wählte einen Knopf für den Erzeuger seines Bruders, der ebenfalls durch künstliche Befruchtung geboren wurde. Er platzierte auch ihn hinter dem Band. Ihm war klar geworden, dass sein Bruder und er die gleiche Geschichte hatten: Auf seine Initiative hin hatte er ein ermutigendes Gespräch mit ihm geführt. Dann suchte er sorgfältig nach einem Knopf für seinen Großvater mütterlicherseits und wählte einen aus Metall mit einem Anker. »Ich habe nach meinem Großvater gefragt. Er war bei der Marine, er hat ganz schöne Sachen gemacht!« Es schien mir, dass Nicolas sich von einer Historie befreite, die ihm lästig geworden war und Leid verursachte, und in eine neue Geschichte eintrat, die ihm mehr Freiheit und Autonomie bot; ein Reframing hatte stattgefunden.[7]

Die beiden tauschten sich darüber aus, was sie sich gegenseitig wünschten: gleich große Knöpfe, um eine ausgeglichene Beziehung darzustellen. Die Perspektive, Kinder zu haben oder nicht, konnte gelassen betrachtet werden: Die Partner spielten damit, zwei kleine farbige Knöpfe neben ihren jeweiligen Knöpfen anzubringen oder zu entfernen.

Ja, es wird schon, »aus dem Nähkästchen geplaudert« …

Fazit für die Praxis

»Sag mir, woher du kommst, dann weißt du – besser –, wohin du gehen sollst.«

Der Knöpfe-Koffer lädt zu einer Handlung ein, die den Ausdruck von Gefühlen und die Metakommunikation unterstützt. Er ermöglicht den Zugang zu anderen Wahrnehmungsebenen als diejenigen, die direkt über das gesprochene Wort erreichbar sind, das Auftauchen unerwarteter Vorstellungen und die Co-Konstruktion und das Ausprobieren von Möglichkeiten.

7 »Reframing besteht im Grunde darin, den Kontext einer Situation so zu verändern, dass sich ihre Bedeutung vollständig ändert« (Elkaïm, 2014, S. 211).

Diese Methode bietet den Betroffenen nicht nur einen Rückspiegel, um die Vergangenheit zu betrachten, sondern vor allem eine erlebte und geteilte Erfahrung, um eine beruhigtere Gegenwart und Zukunft in den Blick zu nehmen. »Es geht im Grunde genommen darum, einen leeren, offenen Raum zu schaffen. Einen Raum, der nicht bereits überfüllt und überschwemmt ist von den üblichen Gesprächen. Ein Platz, an dem das Unwahrscheinliche, das Seltsame, das Unvorhergesehene auftauchen und durchsickern kann« (Halin u. Rey, 2008, S. 79).

Auf dem Samtstoff zeichnen die Personen ihr Genogramm in einer Knopfkonstellation. Diesen Raum nenne ich die Landschaft, und wir öffnen mit den Beteiligten den Horizont, um einen authentischen Dialog entstehen zu lassen, der Veränderungen mit sich bringt.

Literatur

Bettelheim, B. (1988). Pour être des parents acceptables. Une psychanalyse du jeu. Paris: R. Laffont.
Caillé, P. (2004). Un et un font trois: Le couple d'aujourd'hui et sa thérapie. Paris: Fabert.
Caillé, P. (2007). Voyage en systémique. L'intervenant, les demandeurs d'aide, la formation. Paris: Fabert.
Caillé. P., Rey, Y. (2004). Les objets flottants. Méthodes d'entretiens systémiques. Paris: Fabert.
Daure I. (2019). La thérapie systémique individuelle, une clinique actuelle. Paris: ESF.
Daure, I., Borcsa, M. (dir.) (2020). Les génogrammes d'aujourd'hui: La clinique systémique en mouvement. Paris: ESF Sciences Humaines.
Duriez, N. (2009). Changer en famille. Toulouse: Erès.
Elkaïm, M. (2014). Si tu m'aimes, ne m'aime pas. Paris: Points.
Erickson, M. (1986). L'hypnose thérapeutique: quatre conférences. Paris: ESF.
Foerster, H. von (1973). On constructing a reality. In W. F. E. Preiser (ed.), Environmental design research, Vol. 2 (p. 35–46). Stroudberg, Pa.: Dowden, Hutchinson & Ross.
Halin L., Rey, Y. (2008). Prendre place. La famille, l'école, la thérapie familiale. Paris: Fabert.
LeDoux, J. (2005). Le cerveau des émotions. Paris: Odile Jacob.
Ludewig, K., Wilken, U. (Hrsg.) (2000). Das »Familienbrett«. Ein Verfahren für die Forschung und Praxis mit Familien und anderen sozialen Systemen. Göttingen: Hogrefe.
Schon, M.-J. (2010). L'histoire du bouton n'est pas cousue de fil blanc: l'utilisation des boutons de couture dans les sculptures familiales constructivistes. Thérapie Familiale, 31, 417–438.
Sengmüller, E. (2006). Kurzer Prozess. Therapeutische Arbeit mit dem Familienbrett. www.familienbrett.at (Zugriff am 11.04.2024).
Staabs, G. von (1973). Le Scéno-test: contribution à l'étude des problèmes de l'inconscient et de la structure caractériologique dans la diagnose et la thérapie. Lonay: Delachaux et Niestlé.

Das Habitogramm

Marion Schenk

Nach Jahren selbstständiger Tätigkeit als systemische Beraterin und psychodynamische Supervisorin schien mir an der Mehrgenerationenperspektive im Genogramm trotz umfangreicher Auseinandersetzung mit der Methode und erweiterter Betrachtungsmöglichkeiten etwas zu fehlen. Die gefundenen Familienkonstellationen, aufgedeckten Beziehungskonstrukte und andere Zusammenhänge schienen für manche Fragestellungen nicht ausreichend zu sein. Trotz Einbeziehen spezifischer Erfahrungen wie Flucht, früher Verlust oder Suizid konnte der passgenaue Schlüssel zur Problemlösung nicht in jedem Fall gefunden werden. Die Lust, mit dieser Methode zu arbeiten, und der Wert an Erkenntnissen in vielen anderen Fällen verhinderten, dass ich das Genogramm als systemisches Werkzeug vernachlässigte. Stattdessen begab ich mich auf die Suche, welche andere Blickrichtung zur Klärung bestimmter Fragestellungen beitragen konnte.

Entwicklung der Methode

Diese Suche intensivierte ich nach einem Umzug nach Lübeck, der einstmals einzigen Großstadt an der innerdeutschen Grenze zwischen 1949 und 1989. Die räumliche Veränderung führte dazu, dass ich in Beratung und Supervision vermehrt mit Menschen arbeitete, die – ohne es anfangs zu wissen – entweder links oder rechts der ehemaligen Grenze sozialisiert waren. Nach dem Neustart in Lübeck nahm ich in den Beratungen kleine Unterschiede in der Art und Weise meiner Arbeit wahr – ohne sie erklären zu können –, je nachdem, wer mir gegenübersaß. Daraufhin begann ich, meine Interaktionen bewusst zu beobachten.

Eine die praktische Arbeit begleitende Literaturrecherche im Rahmen einer Weiterbildung und der Austausch mit Kolleginnen in einem Arbeitskreis zeigten, dass zur Erklärung des beobachteten Phänomens der kleinen Unterschiede das Habituskonzept Bourdieus (1930–2002) am geeignetsten schien. Der französische Soziologe prägte den Begriff »Habitus« und beschäftigte sich sein Leben lang mit den »feinen Unterschieden«.

Nach Bourdieus Ansicht umfasst der Habitus ein »System dauerhafter und übertragbarer Dispositionen« (Bourdieu, 1987, S. 98). Dieses System entsteht in der Auseinandersetzung mit für den Menschen wichtigen Personen und den umgebenden Strukturen. Der Habitus gibt während des Heranwachsens – wie eine Matrix – unbewusst den Rahmen vor für Wahrnehmen, emotional Reagieren und kognitiv Bewerten, wodurch die Komplexität des Lebens reduziert wird. Dadurch werden dem Menschen – zumindest vorübergehend – Grenzen gesetzt. Der Habitus wird so zum stabilen Gerüst unbewusster Muster für individuelles Wahrnehmen, Denken, Fühlen und Verhalten, die zu typischen Gewohnheiten werden. Diese festen Automatismen bilden sich vor allem in der Zeit bis zum Schulbeginn mit circa sechs Jahren in spezifischen sozialen Gruppen durch Orientierung an hilfreichen, aber auch ungünstigen Vorbildern, weil sie für das Kind bedeutsam sind (Bourdieu, 2015). Werden Betroffenen diese Zusammenhänge zum Beispiel in einer Beratung bewusst, ist die Möglichkeit für sie, sich zu verändern, größer als ohne diese Erkenntnis (Schmitt, 2006).

Diese theoretischen Betrachtungen konnten erklären, was sich in der Praxis gezeigt hatte:

1. Im Sozialisierungsprozess werden objektive Strukturen, Gehörtes und Gesehenes sowie Gefühle von anderen, vor allem aber von den Bezugspersonen wahrgenommen, individuell interpretiert und unbewusst als subjektive Informationen im Gehirn gespeichert. Von Bedeutung sind dabei nicht nur Erfahrungen im Herkunftssystem, sondern auch solche, die auf den Gegebenheiten im Milieu basieren, wie Traditionen, Meinungen und Haltungen, Perspektiven und Sichtweisen, sowie in der jeweiligen Gesellschaft, beispielsweise Grundwerte der Gesellschaft, gesellschaftliche Regeln und Normen, wirtschaftliche und ideologische Ausrichtungen, die zur subjektiven Wahrheit und Basis innerer emotionaler und kognitiver Prozesse beim Einzelnen werden. Gewohnheiten, die sich daraus entwickeln und für eine bestimmte soziale Gruppe typisch sind, können Vorlieben sein, Abneigungen, Lebensstile, Ausdrucksweisen, Auftreten, Ansichten, Umgangsformen sowie Haltungen, sich und anderen Menschen oder Situationen gegenüber.
2. Entsprechen die eigenen verinnerlichten Eigenheiten nicht denen des Gegenübers und bleiben sie unreflektiert, kann es auf beiden Seiten unbewusst zu Irritationen kommen. Es kann sich spontan Sympathie dem Bekannten gegenüber oder Antipathie dem Unbekannten gegenüber einstellen. So kann unter anderem das Auftreten der Beraterin und ihre Wirkung auf die Klientin durch deren unwillkürliches Abgleichen – zum Beispiel der Körperspra-

che – mit ihren gelernten Erwartungen Einfluss auf den Beratungsprozess haben. Decken sich bei Klienten ihre unbewussten Wahrnehmungs- und Zuschreibungsmuster für eine bestimmte Position oder Rolle nicht mit dem, was sie am Gegenüber wahrnehmen, kann Beratern unbewusst Kompetenz abgesprochen werden (Kühl, 2008). Aber auch auf Seiten von Beraterinnen kann das am anderen Wahrgenommene zu Fehlinterpretationen und nichtpassgenauen Interventionen führen, wenn habituelle Unterschiede und ihr unbewusster Einfluss auf sie von ihnen nicht bewusst reflektiert werden.

Die theoretischen Erklärungen, das Verstehen von Hintergründen und Zusammenhängen in bestimmten Praxissituationen sowie die Auswirkungen auf Klientinnen und auf mich, aber auch auf Arbeitsbündnis und Beratungsprozess veränderten nicht nur meine Haltung als Beraterin, sondern auch meine systemische und psychodynamische Arbeit. Denn das, was sich zwischen Beraterin und Klientin aufgrund unterschiedlicher oder ähnlicher Habitualisierung abspielt, kann auch Bedeutung in anderen – privaten oder beruflichen – Situationen der Klientin haben.

So begann ich, mein eigenes Genogramm zu erweitern, indem ich die Sicht auch auf das die jeweiligen Personen umgebende Umfeld richtete. Der im Genogramm vor allem vertikale Blick von oben nach unten wurde nun auch in jeder Ebene in horizontale Richtung geöffnet. Die in der Fachliteratur beschriebene vertikale Ebene für das Herkunftssystem und horizontale Ebene des Gegenwartssystems (Hickey, 2022) wurden so erweitert, dass auch das nähere und weitere Umfeld der betroffenen Menschen in jeder Generation betrachtet wurden. Das bedeutete in der Praxis, dass Fragen auch zur individuellen Umgebung, zu den strukturellen, kulturellen und sozialen Bedingungen in den Herkunftssystemen und in den Milieus sowie zu wirtschaftlichen, politischen, ideologischen und anderen gesellschaftlichen Gegebenheiten gestellt wurden, unter denen Großeltern, Eltern und Klienten habituelle Gewohnheiten entwickelt haben.

Zunächst kristallisierte sich eine erweiterte Arbeitsweise heraus, bei der im ersten Schritt die zusätzlichen Informationen ins Genogramm übertragen wurden. Aufgrund der Unübersichtlichkeit entwickelte ich in einem zweiten Schritt ein systemisches Grundmodell. Dieses umfasst von außen nach innen die Ebenen Gesellschaft, Schicht/Milieu, Herkunftssystem und Habitus, wie es Abbildung 1 zeigt.

Diese verschiedenen Ebenen wurden in einem nächsten Schritt strukturiert ins Genogramm aufgenommen und entsprechend dem Grundmodell mit farbigen Stiften sichtbar gemacht. Die Familiensysteme (grün) hoben sich nun deutlich von den Milieus der unmittelbaren Umgebung (blau) und den jeweils aktuellen gesellschaftlichen Rahmenbedingungen (gelb) ab. Die individuellen Gegebenheiten und vor allem ihre Auswirkungen auf die Klientin wurden als aktuelle Muster im Denken, Fühlen und Handeln (Habitusanteile in Türkis) gemeinsam beleuchtet und mit entsprechenden Moderationskarten ins Genogramm integriert, wie es in Abbildung 4 – mit vertikaler (schwarz) und horizontaler (rot) Sichtachse – dargestellt ist.

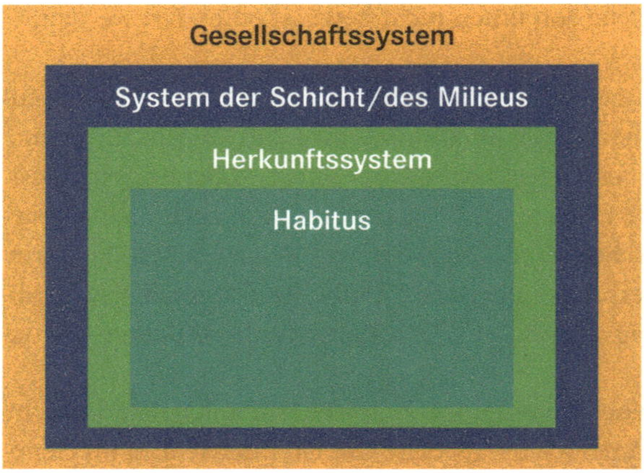

Abbildung 1: Vierdimensionales systemisches Grundmodell des Habitogramms

In Fällen mit vielfältigen Notizen aber kam das Genogramm mit dieser erweiterten Vorgehensweise an seine Grenzen. Ich begann, erst allein und später mit Klienten, entsprechend dem Grundmodell mit unterschiedlich großen Pappkartons und Moderationskarten zu experimentieren. Das hatte neben der besseren Übersichtlichkeit, welche Informationen zu welcher Ebene und zu welchen Personen gehören, den Vorteil, dass die Kartons zusätzlich wie in einer systemischen Aufstellung übereinandergelegt und hin- und herbewegt werden konnten. So wurde noch deutlicher, welche Verhältnisse in den äußeren Ebenen welche Wirkung im Inneren des Herkunftssystems und damit auf Klienten und ihre habituellen Muster nach sich zogen. Schließlich entstand in einem letzten Schritt eine eigenständige, das Genogramm ergänzende, Methode: das Habitogramm® (Schenk, 2023).

Im Verlauf der Entwicklung der Methode wurden verschiedene Möglichkeiten in der Praxis erprobt, effektiv mit dem Habitogramm zu arbeiten. Dabei hat sich zum einen gezeigt, dass es sinnvoll sein kann, ein Genogramm als Grundlage zu erstellen und dieses durch das Habitogramm zu ergänzen. Zum anderen besteht die Möglichkeit, mit drei verschiedenen Varianten und zusätzlich zwei Habitogrammbausteinen zu arbeiten, auf die nachfolgend genauer eingegangen wird.

Einsatzfelder und Material

Die Methodenvarianten sind zur Selbsterfahrung von Menschen gedacht, die mit Menschen arbeiten, um nach der Auseinandersetzung mit dem eigenen Habitus das Vorgehen auch in der Beratung von Einzelnen und Paaren, in der Supervision von Gruppen und zur Teamentwicklung nutzen zu können. Auch im Rahmen von Personalentwicklung, in Organisationsentwicklungsprozessen und bei Führungsaufgaben kann die Arbeit mit dem Habitogramm sinnvoll sein. Dabei erstellt jeder Beteiligte unter Anleitung sein Habitogramm, um im Anschluss entweder mit dem Berater, der Partnerin oder den Kolleginnen die Ergebnisse – die sie preisgeben möchten – auszuwerten. Bei Paaren, in Gruppen und Teams können so unter anderem Hintergründe von Konflikten aufgedeckt und Lösungen für ein verändertes Miteinander gefunden werden.

Das Habitogramm kann demnach von Supervisorinnen und (Paar-)Beratern, Coaches, Case-Managerinnen und Soziologen, Sozialpädagoginnen und Sozialarbeitern herangezogen werden. Aber auch Psychologinnen, Lehrkräfte, Erzieherinnen, Arbeitsvermittler und Fallmanagerinnen, Diversitätsbeauftragte, Migrationsberaterinnen und -begleiter sowie Führungskräfte profitieren vom Einsatz des Habitogramms als Ergänzung zum Genogramm oder als eigenständige Methode.

Die sich während der Methodenentwicklung ergebene und in Abbildung 1 vorgestellte Farbwahl dient der Verdeutlichung, wie sich aus den Primärfarben Gelb (Gesellschaft), Blau (Milieu) und Grün (Herkunft) Habitusanteile in der Sekundärfarbe Türkis entwickeln. Die Wahl der Farben des eingesetzten Materials für die einzelnen Systemebenen bleibt selbstverständlich den Möglichkeiten und Vorlieben des Nutzenden überlassen. Es sollte allerdings eine deutliche Unterscheidung der Ebenen zu erkennen sein.

Habitogramm: Varianten und Bausteine

In der Praxis hat es sich je nach Anlass, Auftragsart, Datenumfang und zur Verfügung stehender Zeit bewährt, mit einer von drei verschiedenen Varianten oder einem von zwei Habitogramm-Bausteinen zu arbeiten.

Bei der Arbeit mit Klientinnen und den Varianten 1 und 2 werden Moderationskarten in unterschiedlichen Größen oder andersfarbiges Papier verwendet. Wie Abbildung 1 zeigt, soll dabei die Größe der einzelnen Ebenenkarten jeweils etwas kleiner sein als die der Karte(n) der äußeren Ebene Gesellschaft. Variante 3 dient der Arbeit des Beraters zum Beispiel zu Diagnose- und Dokumentationszwecken. Dafür wird ein entsprechend großes Papier in Anlehnung an das Grundmodell vorbereitet.

Die Habitogramm-Bausteine dienen ganz unterschiedlichen Zielen. Die »Matrix BIFF« (Schenk, 2023) kann – übertragen auf einen Flipchartbogen – Beratende beim Aufdecken und Vorbeugen von Stolperfallen im Prozess unterstützen (s. Abbildung 2). Der Baustein »Habitusblüte« (Schenk, 2023) dient dazu, Klienten innere Prozesse bei Veränderungen anhand runder und ovaler Moderationskarten zu visualisieren, wie es Abbildung 3 zeigt.

Die Habitogramm-Arbeit mit einer der drei Varianten geschieht in einem strukturierten Ablauf durch Sammeln biografischer Daten zu den Personen, die für die Lösungsfindung relevant sind, durch das Stellen notwendiger Fragen und das Einbringen von Hypothesen zu den einzelnen Systemebenen. Danach folgt eine Auswertung der bisherigen Ergebnisse und das Aufstellen weiterer Hypothesen, um Ressourcen und Lernfelder der Klienten sowie erste Schritte zur Lösungsfindung zu entdecken.

Nutzen Beratende zusammen mit ihren Klienten Variante 1 oder 2, kann ihr Schwerpunkt darauf liegen, mit den Karten zusätzlich im Sinne einer systemischen Aufstellung zu arbeiten. Das bedeutet bei Variante 1, dass für jede relevante Person in jeder Generationsebene je eine Karte für die Ebene der Gesellschaft, die Ebene des Milieus und die Ebene der Herkunft angelegt wird. Diese unterschiedlich großen und verschiedenfarbigen Karten – auf dem Tisch oder dem Systembrett entsprechend angeordnet – können anhand gezielter Fragen Zusammenhänge und Auswirkungen bestimmter Konstellationen zeigen. Typische Habitusanteile der Klientin, die sich daraus ergeben, werden auf wiederum kleineren Karten mit Stichpunkten notiert. In gleicher Größe und Farbe werden Moderationskarten für Ressourcen und in der Regel weiße Karten für Lernfelder verwendet. Weiße Kartons können auch in jeder Ebene für fehlende Erfahrungen genutzt werden, wie das Fallbeispiel später zeigen wird. Bei der Arbeit mit Variante 2, wenn nur wenige Informationen vorliegen, kann das Habitogramm auf je eine Karte je Ebene heruntergebrochen werden.

Am Ende der Habitogramm-Arbeit können die Karten mit ihren erarbeiteten Inhalten – je nach Größe des verwendeten Materials auf einem ganzen oder halben Flipchartbogen – so abgelegt und später fixiert werden, dass auf dem zuvor in vier gleich große Teile gefalteten Blatt jeweils in einem der entstandenen Felder eine Ebene ihren Platz findet, wie es Abbildung 6 für das Fallbeispiel zeigt. In den zwei Feldern mit den Kartons der Ebenen Milieu und Herkunftssystem können zusätzlich Ressourcen und Lernfelder angeordnet werden. An den entstandenen Faltlinien, die die vier Felder trennen, kann der Bogen zusammengeschlagen und so verkleinert abgelegt werden.

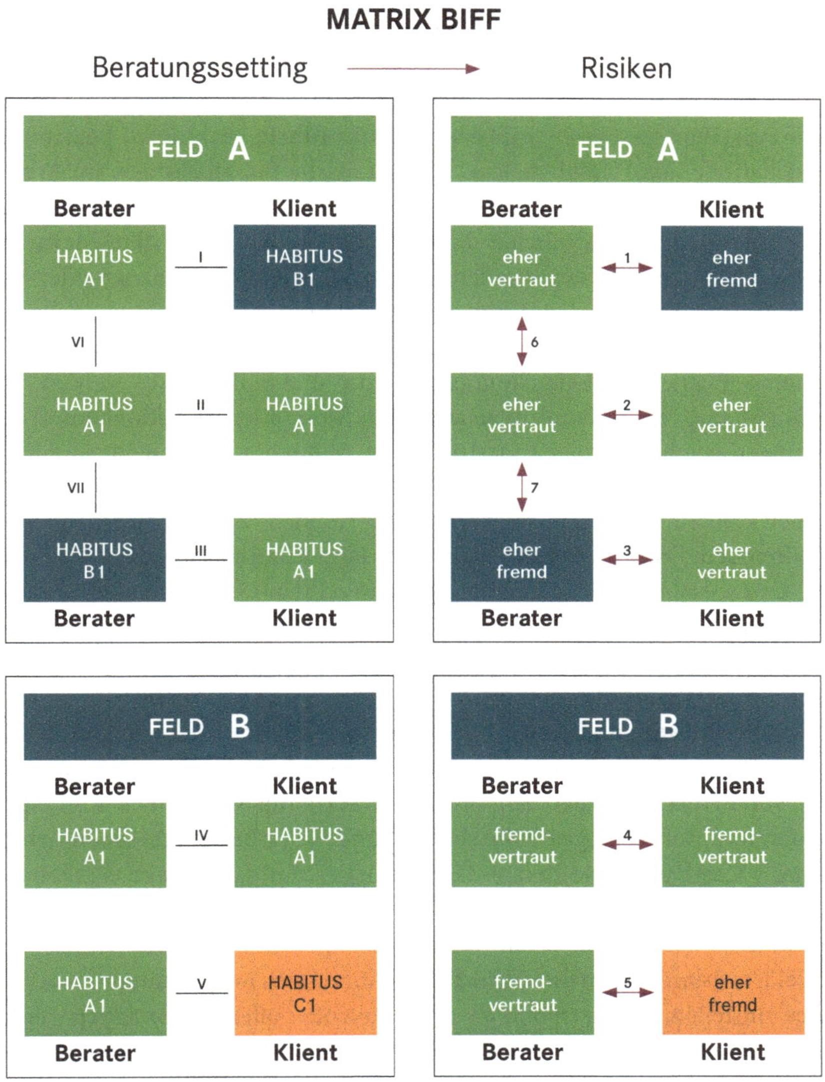

Abbildung 2: Habitogramm-Baustein Matrix BIFF

Mit Notizen zur Person, zum Datum der Erstellung und anderen relevanten Daten auf einer der Außenseiten des gefalteten Flipchartpapiers kann das Habitogramm in Variante 1, 2 oder 3 abgelegt, aber auch jederzeit wiedergefunden und wenn nötig weiterbearbeitet werden. Unterstützt werden die einzelnen Schritte in der Habitogramm-Arbeit mit einer der drei Varianten – orientierend am

Grundmodell und je nach Situation oder Vorliebe der Beraterin – entweder von außen (Gesellschaft) nach innen (Herkunft) oder von innen nach außen durch gezielte Fragen zu jeder Ebene (s. Schenk, 2023, Anlagen 1 bis 4).

Die erweiterte biografische Arbeit mit dem Genogramm und die theoretische Auseinandersetzung mit dem Habitus führte auch dazu, Beziehungskonstellationen und mögliche psychodynamische Entwicklungen im Arbeitskontext genauer zu betrachten. Es entstand der Habitogramm-Baustein Matrix BIFF. Habituelle Gewohnheiten können je nach Setting, in dem Menschen aufeinandertreffen, zu Stolperfallen werden, zu Missverständnissen oder Konflikten führen. Vor allem im Kontext von Beratung sollten mögliche Schwachstellen, wie sie in Arbeitsbeziehungen aufgrund habitueller Unterschiede oder Gemeinsamkeiten entstehen können, bekannt sein und beachtet werden.

Die Matrix veranschaulicht schematisch, welche Konstellationen und Auswirkungen sich beim Aufeinandertreffen von Menschen – Beratende und Klientinnen, aber auch Führungskräfte und Mitarbeitende in Gruppen und Teams – ergeben können, wenn sie in fremden oder vertrauten Feldern zusammentreffen. Mit »fremdem Feld« und »vertrautem Feld« sind Kontinente, Länder, Regionen, Orte und soziale Räume gemeint, die sich von den Gegebenheiten während der Sozialisierung – also durch bestimmte Bedingungen in der Gesellschaft, die maßgeblich die Bedingungen in den Milieus und für die Herkunftssysteme mitbestimm(t)en – entweder unterscheiden oder diesen ähneln.

Beispielsweise kann Berater A in Düsseldorf aufgewachsen sein und in Köln mit Klienten aus Essen, Stockholm und Dresden arbeiten. Berater B kann in der Nähe von Erfurt sozialisiert sein und in Schwerin mit Klientinnen aus Leipzig, Bremen und Bordeaux gearbeitet haben. Und wenn Berater A seinen Arbeitsort nach Magdeburg und Berater B seinen nach Stuttgart verlegt, ergeben sich weitere Arbeitsbeziehungen mit ganz unterschiedlichen habituellen Konstellationen, in denen Fremdheit und Vertrautheit eine Rolle spielen können.

Bei Unwissenheit um diese Umstände können sich im Beratungsprozess Probleme einstellen, zuspitzen und zu verdeckten oder offenen Konflikten werden, die zu zähen Prozessen oder Kontaktabbrüchen führen. Mögliche Stolperfallen können Äußerungen des einen sein, die beim anderen unbewusst zu Ablehnung führen. Jeder kann sich missverstanden fühlen und die Abneigung des anderen spüren. Der eine kann sich dem anderen gegenüber unsicher fühlen, da er eventuell unbewusst wahrnimmt, dass er im anderen Skepsis und Misstrauen auslöst. Die Kompetenz des Beraters kann infrage gestellt werden. Das wahrgenommene Machtgefälle kann wiederum zu Unterlegenheit und Unbehagen führen. Es kann zu Machtspielen kommen. Übertragungen und Gegenübertragungen können vermehrt auftreten. Unsicherheit kann verhindern, dass wichtige Wahrnehmungen angesprochen werden. Fehlende kulturelle Distanz kann dazu führen, dass vieles als selbstverständlich erscheint. So entsteht das Risiko, dass beide Gesprächspartner unbewusst davon ausgehen, der eine meint zu wissen, wovon der andere spricht. Vertrautheit kann dazu führen, dass bestimmte notwendige Fragen nicht gestellt werden. Außerdem kann es zu verdeckter Koalition kommen. In welcher konkreten Situation welche Stolperfalle droht, wird ausführlich in Schenk (2023) erläutert.

Der zweite Habitogramm-Baustein, der sich aus der Genogrammarbeit entwickelt hat, ist die sogenannte »Habitusblüte«. Sie dient der Visualisierung der Entwicklung des unbewussten Habitus als festem Grundgerüst aufgrund äußerer Bedingungen, die von Menschen bewusste Anpassungsleistungen erfordern. Durch die Visualisierung kann sichtbar gemacht werden, wie Veränderungsprozesse durch habituelle Grundmuster erschwert werden können, ob Anpassungsleistungen (noch nicht) gelungen oder gescheitert sind oder ob Veränderungen möglicherweise zu Habitus-Struktur-Konflikten (Schmitt, 2006) geführt haben.

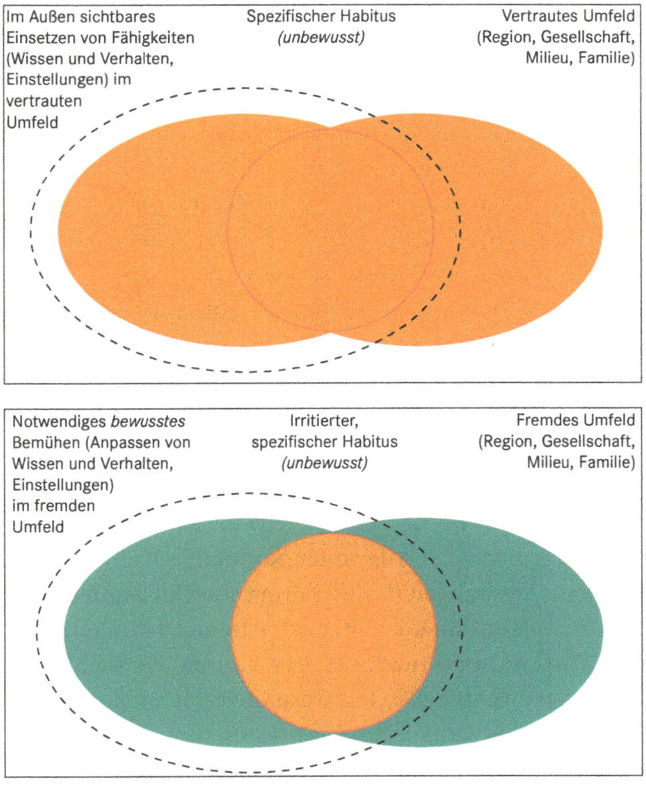

Abbildung 3: Habitogramm-Baustein »Habitusblüte«

Dabei bildet als rechtes Blütenblatt eine ovale Moderationskarte die äußeren Rahmenbedingungen ab – Gesellschaft, Milieu und Herkunftssystem. Die als linkes Blütenblatt dienende ovale Karte, die neben der ersten Karte in die Hand genommen oder auf den Tisch gelegt wird, steht für die Anpassungsleistungen des Menschen, die notwendig sind, um sich im entsprechenden Umfeld sicher bewegen zu können. Diese Fähigkeiten führen während der Sozialisierung und später zu typischen Mustern im Wahrnehmen, Denken, Fühlen und Handeln und werden zu unbewussten Eigenarten der Person. Sie bilden seinen Kern, den Habitus. Dafür kommt zwischen linkes und rechtes Blütenblatt eine runde Moderationskarte als Blütenmitte.

Ändern sich äußere Rahmenbedingungen, ist der Betroffene gezwungen, zu reflektieren, welche Anpassungsleistungen ihm möglich sind. Diese neue Situation wird visuell dargestellt durch das Ersetzen der rechten ovalen Karte durch eine ovale Karte in gleicher Größe, aber anderer Farbe. Das Außen hat sich verändert. Der Wunsch und das bewusste Bemühen, sich anzupassen, aber auch der Widerstand gegen Veränderung, werden dadurch verdeutlicht, dass nun auch auf die linke Moderationskarte eine weitere ovale Karte – in der Farbe der neuen rechten Karte – gelegt wird. Je nach Fortschreiten des Anpassungsprozesses kann die zweite ovale Karte die erste komplett verdecken. Die Anpassung ist gelungen, wenn die vorhandenen Fähigkeiten (untere Karte) durch neue (obere Karte) ergänzt werden konnten.

Bleibt die untere Karte teilweise sichtbar, zeigt dies, dass Fähigkeiten für die neue, noch fremde Situation fehlen. Was sich lange Zeit nicht beziehungsweise nur langsam verändern kann, ist der Habitus, der in der »alten« Farbe erhalten bleibt. Er steht zwischen neuen äußeren Bedingungen und Anpassungsbemühungen. Da dieser sich als Basis aller Denk- und Handlungsoptionen nur schwerfällig verändert aufgrund verinnerlichter unbewusster habitueller Muster, vor allem, wenn sie konträr zu dem stehen, was in der neuen Situation erwartet wird oder notwendig ist, kann es – vorübergehend oder dauerhaft – zu einem Habitus-Struktur-Konflikt kommen. Dieser innere Konflikt kann durch die Wahrnehmung des defizitären inneren Zustands durch Ängste, Zweifel und Selbstkritik, aber auch Widerstand und Aggression begleitet sein.

In der Arbeit mit Schülerinnen oder Migranten können je nach Ziel der Intervention auch andere Beschreibungen für die Karten gewählt werden. Das Wort »Habitus« kann durch »Identität«, der Begriff »äußere Bedingungen« durch »Heimat« und das Wort »Anpassungsleistungen« durch »Verhalten« ersetzt beziehungsweise übersetzt werden. Die Habitusblüte ist damit ein starkes visuelles Mittel, um bei Klienten in Veränderungsprozessen für sich selbst und andere Verständnis sowie Selbstannahme und Motivation zu fördern.

Habitogramm-Arbeit anhand eines Fallbeispiels

Der nachfolgende Praxisfall zur Darstellung der Arbeit mit dem Habitogramm – hier mit Variante 1 – zeigt Ausschnitte aus einer Paarberatung.[1]

Ein 28-jähriger Mann und seine 19-jährige Partnerin erschienen zum Ersttermin. Eingangs gaben sie kurz ihre Grunddaten wie Geburtsjahr, Geburtsort sowie Daten zu Ausbildung und Beruf an und teilten mit, dass sie seit zwei Jahren ein Paar seien. Danach schilderte jeder die aktuelle Problematik, die sich seit circa eineinhalb Jahren zeigte:

Julius: »Ich bin nicht arm, aber ich überlege genau, wofür ich Geld ausgebe. Nina aber meint, ich sei geizig, und so kommt es immer wieder zu heftigem Streit. Hier gehen unsere Meinungen – wie bei einigen anderen Themen – weit auseinander.«

Nina: »Mir ist Geld nicht wichtig, aber wenn ich mir etwas kaufen will, überlege ich nicht tausendmal, dann kann ich es gleich lassen. Das ständige Kreisen um das Thema, wie viel ich wofür ausgebe, macht mich wahnsinnig.«

Als weiteres relevantes Problem beschrieb Julius, das Nina »so laut« sei. Und Nina bezeichnete Julius als »extrem schreckhaft«. Sie müsse sich in seiner Nähe »wie ein Mäuschen« verhalten.

Nach diesen Problembeschreibungen und einer kleinen Übung, um aufzudecken, was in ihrer Beziehung gut läuft, schlug ich dem Paar, da beide bei ihren Schilderungen sehr emotional reagiert hatten, keine Kurzzeitintervention vor, da sie mir nicht ausreichend schien. Ich stellte ihnen stattdessen Genogramm und Habitogramm vor, mit denen gemeinsam nach möglichen Ursachen ihrer Konflikte, die die Balance ihrer Beziehung maßgeblich störten, gesucht werden sollte, um anschließend Lösungen zu finden, wie beide zukünftig anders mit ihren Streitthemen umgehen können.

Als ersten Schritt erstellten beide Partner nach kurzer Anleitung jeweils für sich selbst als Hausaufgabe ein Genogramm auf einem Flipchartbogen. Zur Veranschaulichung der Entwicklung des Modells vom vertikalen zum zusätzlich horizontalen Blick in jeder Generationsebene wurden im Genogramm von Nina im Nachhinein beispielhaft zusätzlich Notizen zu den gesellschaftlichen Bedingungen in Gelb und den Gegebenheiten in den jeweiligen Milieus in Blau festgehalten. In Abbildung 4 ist dieses erweiterte Genogramm zu sehen. In der Entwicklungsphase des Modells wurden anhand der Informationen die unbewussten Leitmotive der Klientinnen auf türkisfarbenen Streifen notiert und entsprechend der Weitergabe durch die mütterliche oder väterliche Seite links oder rechts neben dem Symbol des IP – Indexklientin – platziert.

1 Die Namen und andere sensible Details wurden aus Datenschutzgründen geändert.

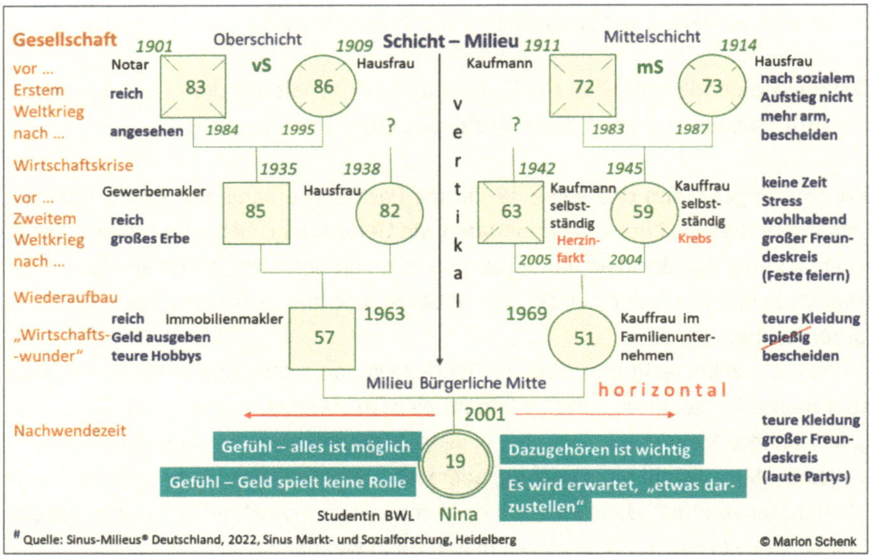

Abbildung 4: Erweitertes Genogramm von Nina im Fallbeispiel (vS: väterliche Seite, mS: mütterliche Seite)

In der Arbeit mit Nina und Julius wurden in der Folgestunde anhand ihrer Vorarbeit die Informationen durch Begleitfragen in Stichworten auf Moderationskarten übertragen: Die persönlichen Daten und wenn bekannt wichtige Informationen zu anwesenden oder fehlenden Personen und ihren Gewohnheiten – wie Überzeugungen, Vorlieben, Abneigungen, emotionale und andere Reaktionen beispielsweise bei Stress – im jeweiligen System wurden auf die Herkunftskarten geschrieben. Auf etwas größeren Karten wurde notiert, aus welchem Milieu die einbezogenen Personen jeweils stammten und unter welchen Milieubedingungen – wie soziale Kontakte, Stellung der Eltern – sie aufgewachsen waren, ob es zum Beispiel durch Heirat soziale Auf- oder Abstiege gab. Noch größere Karten dienten dazu, sich mit den jeweiligen gesellschaftlichen Bedingungen der Zeit auseinanderzusetzen, in der die betreffenden Personen sozialisiert wurden beziehungsweise welchen Gegebenheiten sie sich möglicherweise im Verlauf ihres bisherigen Lebens anpassen mussten.

Da Julius seinen Vater bisher nicht persönlich kennenlernen konnte und da alles, was im Zusammenhang mit seinem leiblichen Vater steht, fehlende Erfahrungen für ihn darstellt, wurden hierfür weiße Karten gewählt. Die sich aus den Hintergrundinformationen zu Gesellschaft und Milieu ableitenden Bedingungen für das Herkunftssystem und die sich daraus für jedes Systemmitglied – in diesem Fall Nina und Julius – ergebenden Habitusanteile, die die Betreffenden unbewusst leiten, wurden in der Folgesitzung nacheinander im Rahmen einer systemischen Aufstellung erarbeitet (die Aufstellung von Julius' Habitusanteilen mit Hintergründen für deren Erwerb sind in Abbildung 5 zu sehen).

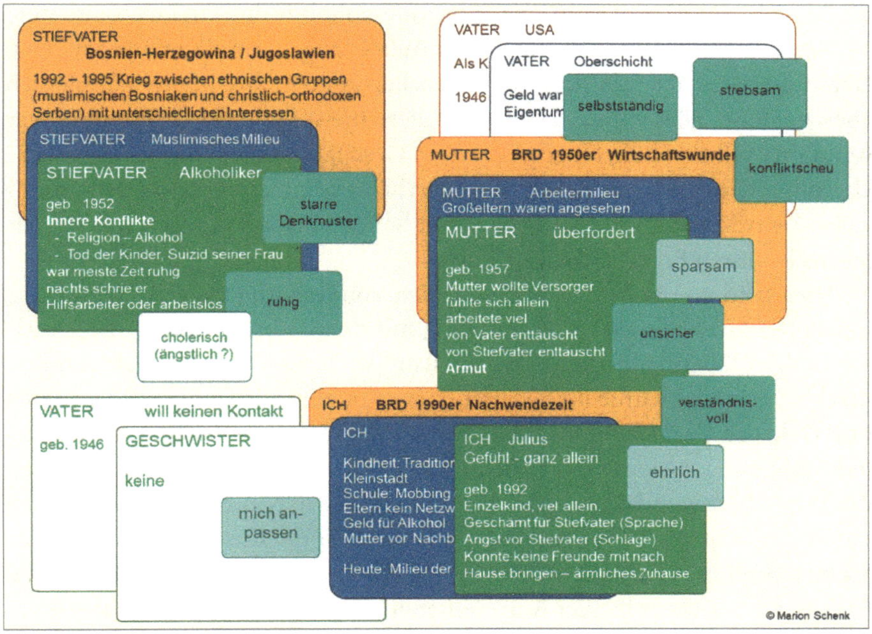

Abbildung 5: Aufstellung mit Habitogramm-Karten von Julius im Fallbeispiel

Anhand der beiden Aufstellungen kristallisierte sich heraus, wie und weshalb sich welche Muster herausbilden konnten. Die Auswertung dieser Arbeit durch Finden einschränkender Muster für die vorgetragenen Problematiken wurde für den nächsten Termin vereinbart. Die für die geschilderte Beziehungsstörung relevanten Erklärungen sollen hier vorgestellt werden.

Julius: Da Julius als Einzelkind aufwuchs, kam die fehlende Erfahrung mit Geschwistern zu spielen, zu diskutieren und zu streiten ebenfalls auf eine weiße Karte (ebenso wie ein Verhaltensmuster des Stiefvaters, das er – wie er sagte »Gott sei Dank« – nicht übernommen hatte), sodass er konkret folgende Habitusanteile fand: Julius fällt es schwer, in Konflikten mit Nina von starren Überzeugungen abzuweichen und Kompromisse zu finden. Die Nähe zur enttäuschten Mutter und das fehlende Vorbild eines starken Vaters führten zu Unsicherheit und dem Gefühl, allein zu sein. Die Scham vor Mitschülern aufgrund der Armut der Familie, der Herkunft des Stiefvaters, seiner Arbeitslosigkeit und Alkoholsucht stärkte in ihm die Motivation, einmal anders leben zu wollen. Schon mit Anfang 20 gehörte er deshalb zum Milieu der Performer (Sinus Markt- und Sozialforschung, o. J.), die es durch außergewöhnlich hohe Leistungen zu besonders hohem Einkommen brachten. So war Julius mittlerweile auf ein beträchtliches Vermögen, eine Eigentumswohnung und ein Luxusauto stolz.

Nina: Auch bei Nina gab es nach der Aufstellung eine weiße Karte für einen Habitusanteil, den sie an sich nicht feststellen konnte. Ihre Mutter nannte sich »bescheiden«. Dies rührte daher, dass diese meist bei ihrer Großmutter war, wenn ihre selbstständig tätigen Eltern im Geschäft arbeiteten. Diese Frau, die Urgroßmutter von Nina – aus ärmeren Verhältnissen stammend als der Urgroßvater – wurde von Wirtschaftskrisen mit hoher Inflation geprägt, was sie zeitlebens bei ihren Entscheidungen leitete.

Nina fand ihre Mutter nicht bescheiden, sondern »spießig«. Sie hatte diese Eigenschaft bisher nicht in Verbindung mit den Bedingungen in der Gesellschaft der 1920er Jahre und im Herkunftsmilieu ihrer Urgroßmutter verankert gesehen. Erst jetzt wurde ihr bewusst, dass es auch zwischen ihren Eltern Streit ums Geld gab, da auch ihr Vater kaufte, wenn ihm etwas gefiel. Ihre Mutter trug teure Kleidung – wie sie ihrer Tochter gegenüber betonte –, weil dies der Zeit des Wirtschaftswunders geschuldet war. Ihre Eltern, Ninas Großeltern, hatten ein Bekleidungsgeschäft aufgebaut, in dem sie für die Kundschaft die neueste Mode trugen, was sie auch von ihrer Tochter erwarteten. Dieses Geschäft betrieb Ninas Mutter mit einer Angestellten in eingeschränkter Form weiter.

Geld war also auf beiden Seiten bei Nina und Julius Thema. Allerdings gab es entscheidende Unterschiede. Nina stammte aus guten finanziellen Verhältnissen und hatte sich noch nie wirklich um Geld kümmern müssen. Beide Eltern waren selbstständig mit eigenem hohen bis mittleren Einkommen. Das, was sie bei ihrer Mutter als spießig angesehen hatte und was zwischen ihren Eltern mitunter zu Konflikten führte, schien ihre Mutter – in Anbetracht dessen, was diese an ihrer Großmutter erfahren hatte – unbewusst zu belasten. Viele kleine Szenen zwischen ihren Eltern fielen Nina ein, und sie sah ihre Mutter in einem anderen Licht.

Julius stammte aus sehr armen Verhältnissen, für die er sich als Kind sehr schämte und weshalb er Freunde nicht mit nach Hause nahm. Trotz Mutter und Stiefvater fühlte er sich oft sehr allein, was er nie wieder fühlen wollte und weswegen er nie wieder arm sein wollte. Dies lähmte ihn teilweise.

Legt man die theoretischen Betrachtungen zum sozialen Aufsteigen und Absteigen und zur Entwicklung des Habitus zugrunde, kann man bei Ninas Mutter – die möglicherweise zwischen Geldausgeben und Bescheidensein hin- und hergerissen ist – von einem Habitus-Struktur-Konflikt ausgehen. Auch bei

Julius, der wie gelähmt ist – geht es um die Ambivalenz zwischen sich arm fühlen und nicht arm sein –, kann ein solcher innerer Konflikt vorhanden sein. Innere Zerrissenheit tritt dann auf, wenn die äußeren Bedingungen mit verinnerlichten Mustern wie Einstellungen und Überzeugungen kollidieren. Kognitive Sichtweisen des Umfeldes wie »spießig« treffen bei Betroffenen auf entgegengesetzte emotionale Zustände, die meist unbewussten Ursprungs sind. Habitus-Struktur-Konflikte können sich aber auch durch zähe Muster wie bei Julius in Form »starrer Denkmuster« zeigen.

Auch der Stiefvater, dessen Befindlichkeit Julius während seiner Sozialisierung wahrgenommen hat, muss inneren Konflikten unterworfen gewesen sein: Seine Situation in Deutschland mit fehlender Anerkennung seiner bosnischen Ausbildung, fehlenden Sprachkenntnissen und der Sehnsucht nach seiner Heimat seit seiner Flucht 1994 können auf einen Habitus-Struktur-Konflikt hinweisen. Außerdem werden die Verlusterfahrungen in seiner Heimat, die seiner zwei Kinder im Krieg 1992 und der Suizid seiner ersten Frau 1993 für ihn so belastend und überfordernd gewesen sein, dass er als Moslem zum Alkohol fand und ihm verfiel. Dies stellte eine zusätzliche Belastung für die elterliche Beziehung und die zu Julius dar.

Bisher hatte Julius nur die verbalen und körperlichen Angriffe des Stiefvaters auf sich als Kind im Kopf gehabt. Der Blick in Richtung Jugoslawien beziehungsweise Bosnien-Herzegowina und die Betrachtung der gesellschaftlichen Zustände, unter denen der Stiefvater aufgewachsen war und später mit seiner ersten Frau und seinen beiden Kindern lebte, konnten helfen, auch die Ursachen für das zweite, von Nina geschilderte, Problem aufzudecken. Da der Stiefvater aktuell in einem Pflegeheim lebte und zu persönlichen Gesprächen weder bereit noch in der Lage war, hatte Julius seine Mutter befragt. In diesem Gespräch hörte er das erste Mal, dass sein Stiefvater die Schüsse auf seine zwei Kinder zeit seines weiteren Lebens »im Ohr hatte«, wie er sagte. Und jetzt fiel Julius auch auf, dass der Stiefvater oft im Schlaf aufgeschreckt war und Julius sich als Kind meist leise verhalten musste.

Nach diesen Betrachtungen mit dem Habitogramm wurde eine letzte Sitzung – die fünfte inklusive der Genogrammarbeit – mit Nina und Julius vereinbart. Sie hatten jeweils ihr Habitogramm auf einen DIN-A2-Bogen aufgeklebt. Gemeinsam schauten wir uns die strukturierten Ergebnisse noch einmal an. Sie suchten nach den Anteilen, die für sie jeweils Ressourcen in ihrer Beziehung darstellen, und nach fehlenden Erfahrungen, die in Zukunft vielleicht für beide Lernfelder sein können. Um diese Aspekte ergänzten sie ihre Vorlagen. Das Habitogramm von Julius mit der Art und Weise der in der Praxis bewährten Anordnung der einzelnen Karten auf einem Trägerpapier ist in Abbildung 6 zu finden.

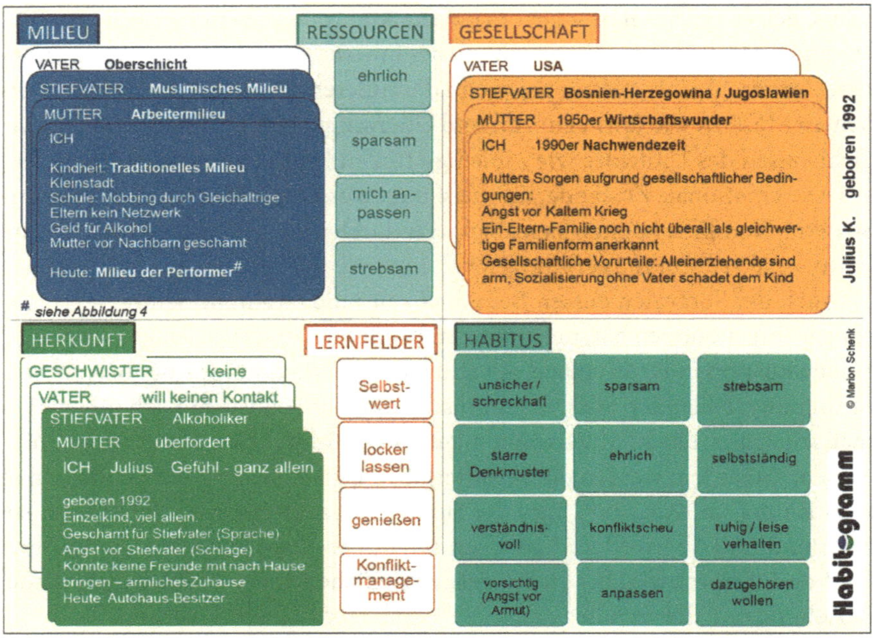

Abbildung 6: Abgelegtes Habitogramm (Variante 1) von Julius im Fallbeispiel

Abschließend reflektierten beide, dass sie bereits seit dem letzten Termin viel verständnisvoller mit dem jeweils anderen umgehen konnten, dass es Julius leichter falle, Kompromisse einzugehen, und Nina viel öfter auf etwas verzichte, das sie nicht unbedingt brauche. Beide waren mit den bisherigen Ergebnissen zufrieden, auch wenn weiterer Handlungsbedarf bestand, wie Julius im Hinblick auf seinen leiblichen Vater annahm. Beide wollten anhand der Erkenntnisse aus ihren Habitogrammen weiter an sich arbeiten.

Ausblick

Die seit Ende des 20. Jahrhunderts zugenommene Komplexität in Arbeitsprozessen und die breitere Diversität durch innerdeutsche und internationale Migrationsbewegungen stellen Menschen in ihrem privaten und beruflichen Alltag vor neue Problemlagen. Diese Veränderungen geben Anlass, in Beratung noch strukturierter und mit ausreichender Tiefe vorzugehen. Einflüsse durch Milieu und Gesellschaftsstrukturen sowie komplexe Zusammenhänge zu verstehen, ermöglicht Klientinnen, zeitgemäße Lösungen für sich zu finden.

Habitus-Struktur-Konflikte und andere relevante psychische Belastungen können Wahrnehmen, Denken, Fühlen und Handeln betreffen und sich aufgrund einschneidender äußerlicher Veränderungen im Habitus bilden, ohne dass sich psychische Störungen entwickeln oder zugrunde liegen. Mit dem Habitogramm können sie aufgedeckt und ihre Auswirkungen und Folgen für Betroffene verstanden werden. Die Methode ist eine Möglichkeit, rezidivierenden Konflikten und Krisen auf den Grund zu gehen, Verständnis zu fördern und gemeinsame Lösungen zu finden, ohne den Rahmen der Beratung zu sprengen. Es ist deshalb wünschenswert, dass die beiden sich ergänzenden systemischen Methoden Genogramm und Habitogramm in Zukunft bei vielen Anwendern in der Praxis häufiger zusammenfinden.

Fazit für die Praxis

Das Habitogramm erweitert den biografischen Blick im Genogramm von der vertikalen zur horizontalen Ebene. Dadurch schließt es die Betrachtung gesellschaftlicher Verhältnisse und milieubedingter Besonderheiten für die Entwicklung der jeweiligen Herkunftssysteme in den verschiedenen Generationsebenen ein. Diese zusätzliche Sichtachse kann Zusammenhänge aufdecken, die das Entstehen spezifischer unbewusster Muster Betroffener im Wahrnehmen, Denken, Fühlen und Verhalten erklärt. In der Sozialisierung entstandene Habitusanteile können mit dem Habitogramm entdeckt werden und zeigen, was Klienten im beruflichen oder privaten Alltag unterstützt, was sie behindert, was an Erfahrungen fehlt, was verändert werden kann, aber auch, was möglicherweise nicht verändert werden kann oder sollte.

Habituelle Unterschiede oder auch Gemeinsamkeiten zwischen Berater und Klientin können zu Stolperfallen werden. Durch einen zusätzlichen Methodenbaustein, die Matrix BIFF, können Beratende erkennen, weshalb sie Arbeitsbeziehungen als schwierig oder Beratungsprozesse als zäh erleben und bewusst gegensteuern.

Ein weiterer Methodenbestandteil ist die sogenannte »Habitusblüte« für die Arbeit mit Menschen aus anderen Kulturen. Mit ihr können Betroffene verstehen, weshalb sie ihre Bemühungen im fremden Umfeld als anstrengend empfinden, was sie behindert und was ihnen leichter fallen wird oder möglicherweise schwieriger sein wird, zu verändern.

Literatur

Bourdieu, P. (1987). Sozialer Sinn. Kritik der theoretischen Vernunft. Frankfurt a. M.: Suhrkamp.

Bourdieu, P. (2015). Die verborgenen Mechanismen der Macht. Hamburg: VSA.

Hickey, B. (2022). Wie die Familie unser Leben bestimmt – Genogramm und systemische Aufstellungen (Systemaufstellungen). Heidelberg: Carl-Auer.

Kühl, S. (2008). Die verflixte Sache mit der Kompetenzdarstellung. In U. Schimank, N. M. Schöneck (Hrsg.), Gesellschaft begreifen. Einladung zur Soziologie. Frankfurt a. M.: Campus.

Schenk, M. (2023). Das Habitogramm – systemisch, praktisch, gut. Soziokulturelle Prägungen verstehen, Professionalität stärken. Göttingen: Vandenhoeck & Ruprecht.

Schmitt, L. (2006). Symbolische Gewalt und Habitus-Struktur-Konflikte. Entwurf einer Heuristik zur Analyse und Bearbeitung von Konflikten. https://archiv.ub.uni-marburg.de/es/2019/0005/pdf/ccs-wp-2.pdf (Zugriff 21.07.2023).

Sinus Markt- und Sozialforschung GmbH (o. J.). Sinus-Milieus® Deutschland. https://www.sinus-institut.de/sinus-milieus/sinus-milieus-deutschland (Zugriff 24.11.2021).

Systemzeichnung und Ökogramm in der Pädiatrischen Palliativversorgung

Franziska Glauser

Hintergründe und Sachverhalte

Gern nehme ich Sie mit zu meiner täglichen Arbeit in der Pädiatrischen Palliative Care (fortan PPC genannt), und zwar aus Sicht der psychosozialen Beratung. Definiert wird die PPC als ein aktiver und ganzheitlicher Ansatz für die Begleitung und Pflege vom Zeitpunkt der Diagnosestellung oder der Akzeptanz einer lebenslimitierenden Erkrankung oder nach einem Unfall (Together for Short Lives, 2018). Die Carearbeit beinhaltet physische, emotionale, soziale und spirituelle Elemente bis zum Tod und danach, im Sinne der Trauerbegleitung. Sie konzentriert sich auf die Erweiterung und Verstärkung der Lebensqualität der Kinder und jungen Erwachsenen und die Unterstützung für deren Familie. Die PPC schließt das Management von begleitenden und quälenden Symptomen ein, sie ermöglicht kurze Pausen und begleitet durch den Tod und durch die Trauer (Together for Short Lives, 2018).

Eine Besonderheit in der Palliative Care für Kinder sind die geringen Fallzahlen. Mit weniger als einem Prozent aller Todesfälle ist der Tod im Kindesalter sehr selten. Die Prävalenz lebenslimitierender Erkrankungen mit 32/10000 Kindern ist jedoch beachtlich und tendenziell steigend. Hinzu kommt, dass gegenüber den Erwachsenen ein großes Spektrum an Krankheiten und Diagnosen und zudem ein großer Anteil von sehr seltenen Erkrankungen besteht. Dies kann zu einer langwierigen Diagnosefindung führen. Nicht immer wird eine Diagnose gestellt.

Die Eigenheiten des Kindseins unterscheiden sich zudem von der Palliative Care von Erwachsenen. Ein Kind durchläuft auch während des Krankseins verschiedene Entwicklungsphasen. Gleichzeitig führt die Krankheit oft zum Verlust oder zur Stagnation von bereits erlangten Fähigkeiten im Kindesalter. Das ist für die Eltern besonders schwer zu ertragen. Zudem besteht eine hohe Abhängigkeit der Kinder von ihren Eltern. Das Kind muss also immer im familiären Kontext gesehen werden.

Der hohe Betreuungsaufwand der Eltern wirkt sich auf das ganze Familiensystem aus, insbesondere auf die Geschwister, welche oft als »Schattenkinder« bezeichnet werden. Zudem hat es Einfluss auf die beruflichen, existenziellen und sozialen Aspekte. Syndrome und Erkrankungen treten familiär gehäuft auf, weshalb es wichtig ist, die oft vorhandene Verunsicherung der Eltern bei einem gewünschten weiteren Kind zu besprechen. Aufgrund der vorgenannten Besonderheiten in der PPC ergibt sich ein hoher Personalaufwand, um der sehr individuellen Betreuung des ganzen Familiensystems und oft über einen langen Zeitraum gerecht zu werden (Streuli, Bergsträsser, Flury u. Satir, 2018).

In der Palliative Care wird von vier Phasen der palliativen Betreuung gesprochen. Diese setzen sich aus der Diagnosestellung, dem Leben mit der Erkrankung, der End-of-life-Care und der Trauerbegleitung zusammen. In der Pädiatrie wurden vier Kategorisierungen der lebenslimitierenden und/oder lebensbedrohlichen Erkrankungen vorgenommen.

Tabelle 1: Kategorisierungen der Erkrankungen (in Anlehnung an Together for Short Lives, 2018)

Kategorie 1	Lebensbedrohliche Erkrankungen, bei denen eine kurative Therapie möglich ist, diese jedoch versagen kann. Beispiele: onkologische Erkrankungen, irreversible Organschädigungen, Frühgeburtlichkeit.
Kategorie 2	Erkrankungen, bei denen ein frühzeitiger Tod unumgänglich ist. Beispiel: zystische Fibrose, Morbus Duchenne.
Kategorie 3	Progrediente Erkrankungen ohne kurative Behandlungsmöglichkeiten. Beispiel: Stoffwechselerkrankungen.
Kategorie 4	Irreversible, aber nicht progrediente Erkrankungen, bei denen Komplikationen auftreten und zu einem verfrühten Tod führen können. Beispiele: Zerebralparese, Kinder mit Mehrfachbehinderungen

In der PPC stellt die ambulante, häusliche Betreuung der erkrankten Kinder die ganze Familie und insbesondere die Eltern vor beträchtliche Herausforderungen.[1] So werde das Familienleben in allen Bereichen »durch Erkrankung, Tod und Trauer beeinträchtigt, ganz besonders die Gesundheit und Partnerschaft der Eltern, das Familiengefüge als Ganzes und die finanzielle Situation« (Bergstraesser et al., 2015, S. 10). Je nach Diagnose, Krankheitsausprägung und -verlauf, Kategorisierungen (siehe Tabelle 1) und Bedarf der Eltern meistern Familien die Betreuung der Kinder oft über Jahre selbstständigzu Hause und teilweise ohne

1 Die häusliche Betreuung in der Schweiz weist im Gegensatz zu England oder Deutschland bisher keine stationären Hospize für Kinder/Jugendliche auf. Diese sind in der Planungs- und Entstehungsphase. In Bern wurde im August 2024 das erste Kinderhospiz der Schweiz eröffnet.

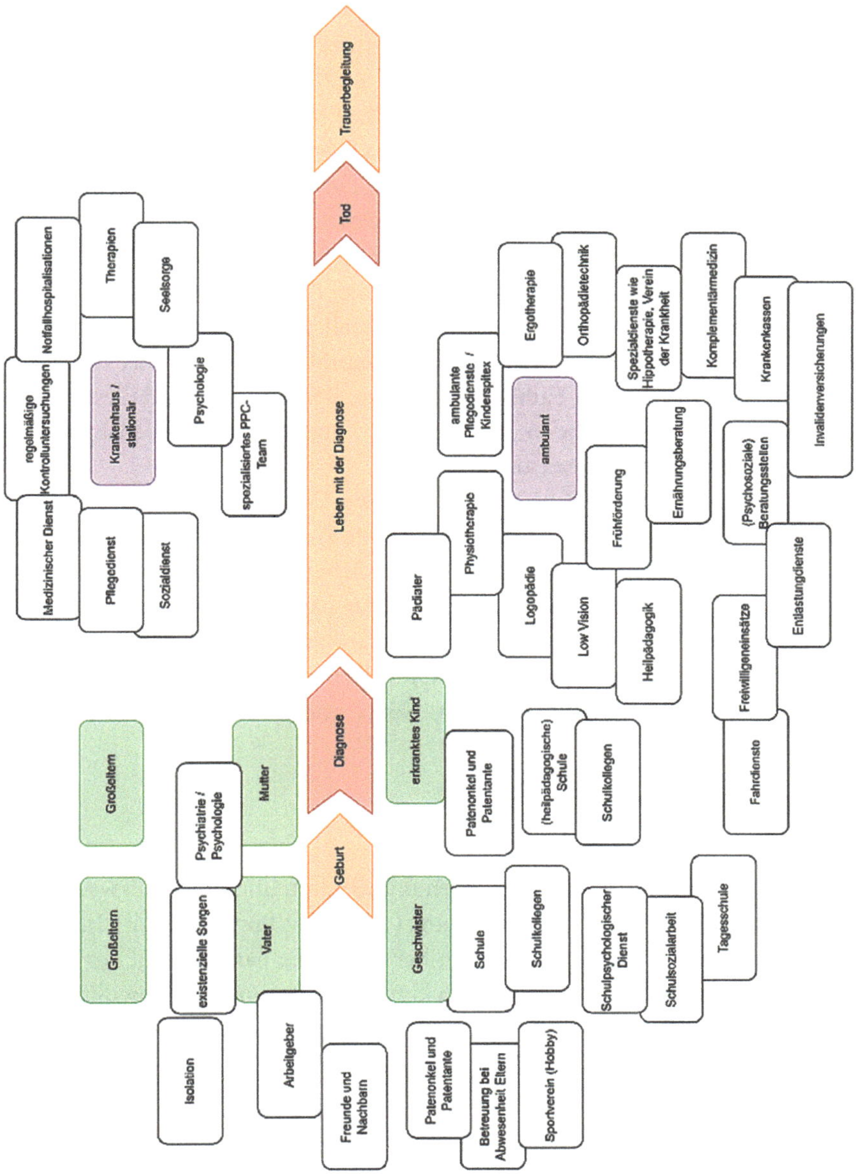

Abbildung 1: Familiensystem mit einem Kind mit einer lebenslimitierenden und/oder lebensbedrohenden Erkrankung sowie involviertem Ökosystem[2]

2 Die Grafik erhebt keinen Anspruch auf Vollständigkeit. Auf länderspezifische Unterschiede kann nicht eingegangen werden.

entsprechende Unterstützung von Kinderspitex (Pflegedienst, Anmerkung der Verfasserin) oder Entlastungsdiensten – bis zur emotionalen Erschöpfung und starker Überbeanspruchung (Bergstraesser et al., 2015). (Psycho-)Therapie- oder Sozialberatungsmöglichkeiten werden durch die Eltern nur teilweise in Anspruch genommen. Nach einer Meinungsumfrage unter verwaisten Eltern (Kuhlen, Schlote, Borkhardt u. Janssen, 2014) erachten diese die psychosoziale Beratung als wichtig – gerade auch diejenigen Eltern, welche die Beratung abgelehnt hatten.

Der Familienalltag ist verständlicherweise geprägt vom Gesundheitszustand des erkrankten Kindes, mit dem primärem Ziel der Eltern der Schmerz- und Symptomkontrolle, gefolgt von mehr Lebensqualität für das erkrankte Kind. Als drittes Ziel ist das Familiengleichgewicht benannt (Verberne et al., 2017). Die Bedürfnisse der restlichen Familienmitglieder, wie die Paar- und Geschwisterkinderebene, treten oft in den Hintergrund. Letzteres löst bei den Eltern ein Unwohlsein aus (Verberne et al., 2017).

Der psychosoziale Bereich ist in der Palliative Care als Teil der interprofessionellen Zusammenarbeit definiert. Gemäß Rentsch und Neuenschwander (2019) eignet sich die psychosoziale Beratung/Soziale Arbeit zum Case Management, zur Netz- und Synchronisationsarbeit und zum Ausbau des Ökosystems. Als eines der Assessment-Tools dient die Genogrammarbeit. Eine Besonderheit der Systemzeichnung stellt in der PPC das komplexe medizinisch-pflegerisch-therapeutische Ökosystem dar; exemplarisch das Geno- und Ökogramm (Abbildung 1).

Praktische Anwendung

Ich arbeite für eine Stiftung für Familien mit Kindern und jungen Erwachsenen mit einer lebenslimitierenden Erkrankung (folgend Stiftung genannt). In meiner Rolle und Aufgabe als Regionalleiterin berate ich die Familien auf der psychosozialen Ebene und koordiniere Entlastungseinsätze unserer freiwilligen Mitarbeitenden. Zur Erfassung der Familie mit einem erkrankten oder verunfallten Kind ein, der Unit of Care (Saunders, 2000), setze ich Genogramme im klassischen Sinn sowie Beziehungsdiagramme ein. Die Anwendungsbereiche sind vielseitig.

Bei einem Erstgespräch dient mir die Systemzeichnung insbesondere zur Bedarfsabklärung. Das in der Palliative Care bedeutende bio-, psycho-, sozial- und spirituelle Modell nach Cicely Saunders (2000) dient mir dabei zusätzlich, um diese vier Ebenen mitzuberücksichtigen.[3] In der PPC wird die Systemzeichnung

3 Bio: Was braucht der Klient medizinisch, pflegerisch? Psycho: Was beschäftigt die Klientin psychisch? Ängste? Sozial: Haben Klientin und Familie noch Freunde? Spirituell: Woran glaubt der Klient? Was ist ihm wichtig im Leben?

als palliatives Basisassessment-Tool verwendet. Sie dient zur Systemanalyse und zur Bedürfniserhebung, die soweit möglich mit der Familie oder einem Elternteil zusammen erhoben wird. Das Erfassen der Krankheitsgeschichte, allenfalls bekannte genetische Merkmale sowie Risiko- oder Belastungsfaktoren und insbesondere die Ressourcenerfassung stellen weitere Verwendungszwecke dar. In der interprofessionellen Zusammenarbeit kann die Systemzeichnung zur Fallbesprechung dienen.

Die Erfassung des Ökosystems zeigt mir dabei rasch eine allfällige soziale Isolation und einen eventuellen Bedarf zum Beispiel bei der Kinderbetreuung der Geschwisterkinder auf. In Bezug auf die pflegerische und medizinische Versorgung insbesondere auch bei Notfallhospitalisationen gibt es mir einen ersten Hinweis, ob ein örtlich naher Kinderarzt oder ein Pflegedienst involviert ist.

In Erweiterung der klassischen Anwendung ergänze ich die Systemzeichnung in einem zweiten Gespräch gern mit zusätzlichen kreativen Methoden wie Ressourcenkarten, Gefühlskarten oder Skulpturen. Eine spezifische Genogrammlegende dient mir zur Erfassung von krankheitsspezifischen Aspekten. So setze ich eine grüne Umrandung zum Erkennen des Krankheitsträgers ein (z. B. Eltern, Großeltern). Mit grüner Füllfarbe kennzeichne ich das erkrankte Kind (Indexklient). Das blaue Dreieck signalisiert eine depressive Verstimmung. Das Ökosystem setze ich in einen Lila- oder Rotfarbton und ergänze die involvierten Dienste mit allfälligen fixen Terminen und Zeiten (Nachmittag: Na Mi, ganzer Tag: g. T., Wochenende: WE), wie beispielsweise ein regelmäßiger Physiotherapietermin. Für einzelne Stellen verwende ich Kürzel wie bei der in der Schweiz vorhandenen Invalidenversicherung (IV), die Krankenkassen (KK) und meinen Arbeitgeber bezeichne ich als Stiftung/ambulanter Hospizdienst respektive unsere freiwilligen Mitarbeiter (FW). Zugunsten der besseren Lesbarkeit konzentriere ich mich auf die Beziehungsdiagramme innerhalb der Kernfamilie, es sei denn weitere Kontakte spielen eine zentrale Rolle im entsprechenden Fallbeispiel.

Meine psychosoziale Beratung übe ich im häuslichen Setting aus. Die (Langzeit-)Betreuung eines lebenslimitiert und/oder lebensbedrohend erkrankten oder verunfallten Kindes wird mehrheitlich durch die Eltern übernommen. Ambulante ärztliche Untersuchungen, Therapien (nichtkurativ) sowie stationäre Hospitalisationen bei regelmäßigen Kontrolluntersuchungen oder Notfallhospitalisationen bilden den Alltag der Familien.[4]

---

4 Aufgrund der geringen Population von lebenslimitiert erkrankten Kindern und Jugendlichen in der Schweiz verzichte ich auf die genaue medizinische Diagnose in meinen nachfolgenden Fallbeispielen. Sämtliche Personalien sind abgeändert.

Fallbeispiel Familie Banderas: erkrankter Teenager; Therapien in der heilpädagogischen Tagesschule

Familie Banderas besteht aus den Eltern, welche aus Spanien stammen, und ihren Kindern Marco, Isabel und Sophia. Beide Elternteile sind berufstätig; beide sprechen nur sehr wenig Deutsch und es liegt Analphabetismus vor. Marco ist zwölf Jahre alt und leidet unter einer autosomal-rezessiv (durch beide Eltern) vererbten, progredienten Fettstoffwechselstörung. Er hat einen Elektrorollstuhl, die Steuerung kann er nicht mehr selbst bedienen. Seine Sprachfähigkeit hat er verloren und die kognitive Degeneration ist weit fortgeschritten. In den meisten Lebensverrichtungen ist er auf Hilfe angewiesen und benötigt Sondennahrung. Die gesunde ältere Schwester Isabel (16 Jahre) absolviert eine Ausbildung. Die jüngere Schwester Sophia (fünf Jahre) besucht das zweite Kindergartenjahr.

Ausgangslage

Die Familie betreut Marco nebst der heilpädagogischen Tagesschule seit Ausbruch der Krankheit vor sieben Jahren (Marco war fünf Jahre alt) allein zu Hause. Die Eltern waren sich vor der Erkrankung ihres Sohnes ihres eigenen Gendefekts nicht bewusst. Isabel begleitet die Mutter meistens zu den Terminen, um zu übersetzen. Die Tagesschule empfahl der Familie die Stiftung, weil sie sich Sorgen um alle Beteiligten machte.

Die Gesprächsintention für mein Erstgespräch war die Auftrags- und Bedarfsabklärung. Braucht es allenfalls einen Aufbau eines ambulanten häuslichen Settings zwecks Entlastung der Kindsmutter und der parentifizierten älteren Schwester sowie zur Stabilisierung des Familiensystems? Während des Erstgesprächs (mit Übersetzungsperson) zeichnete ich das Geno- und Beziehungsdiagramm sowie das Ökosystem auf (s. Abbildung 2).

Die Systemzeichnung half mir, rasch zu erkennen, dass die Familie kaum Entlastung hatte. Deshalb zeigte ich ihr ein Musterexemplar eines anderen Familiensystems mit häuslichen pflegerischen Dienstleistungen und Entlastungsdiensten; eine reduzierte Form von Abbildung 1.

Die Kindsmutter, Maria, wirkte überrascht, teils interessiert, teils ablehnend. Aufgrund ihrer Reaktion plante ich als zweite Intervention für einen nächsten Besuch mit ihr als Caretakerin der Familie eine Figurenaufstellung.

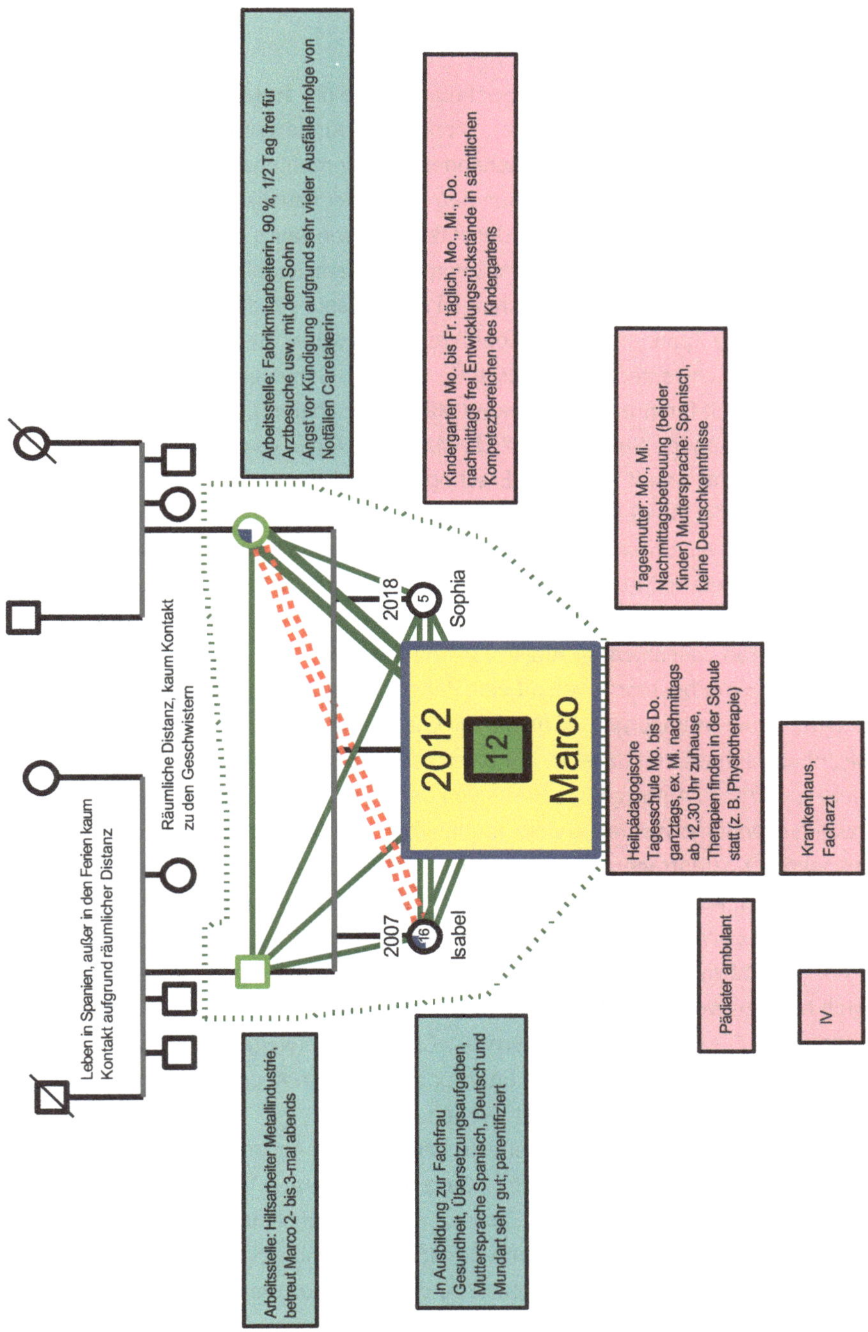

Abbildung 2: Systemzeichnung der Familie Banderas anlässlich der Auftragsklärung.

Ergebnisse

Das Erstgespräch mit der Systemzeichnung zeigte die soziale Isolation auf. Zudem waren keine häuslichen ambulanten Dienste wie Kinderspitex (Pflegedienst) involviert. Durch das Aufzeichnen und Benennen ihrer Kompetenzen gelang es, die selbstständige Bewältigung der häuslichen Betreuung der Familie mit den zunehmenden Notfallhospitalisationen während der letzten sieben Jahre zu würdigen. Über das Zeichnen des Beziehungsdiagramms konnten die Familienmitglieder ihre verschiedenen Aufgaben und Rollen, die Belastungen und Ressourcen darstellen und benennen. Emotionen wie Spannungen und Konflikte (Isabel wünschte sich beispielsweise für ihre jüngere Schwester eine bessere Förderung), Schuldgefühle (z. B. der Mutter, nicht genug Zeit für ihre zwei gesunden Mädchen zu haben), Sorgen (beispielsweise über den drohenden Stellenverlust, da Maria oft wegen den vielen Notfallhospitalisationen bei der Arbeit fehlt) und Erschöpfung und Trauer fanden Ausdruck.

Aufgrund der Begrenzung des Genogramms auf Papier (eindimensional, starr) vertiefe ich in einem zweiten Schritt gern die Arbeit mit einer Figurenaufstellung. Maria als Caretakerin der Familie konnte durch die Figurenaufstellung ihre Emotionen klar darstellen – auch mit ihrem sehr geringen deutschen Wortschatz. Ihre Ängste waren vielschichtig. Angst vor Kontrollverlust bei allfälliger Ökosystemerweiterung (»Wer bestimmt, wie oft eine Pflegefachfrau nach Hause zu uns kommt?«), Eingriff in die Intimsphäre (»Fühlen wir uns dann noch wohl zu Hause? Schauen die, ob ich aufgeräumt habe?«), Administrationsüberforderung (»Die Kinder bringen viele schriftliche Aufträge und Briefe von der Schule. Ich kann nicht lesen. Und die Invalidenversicherung hat so viele administrative Anforderungen!«), Existenzsorgen respektive Kostenfragen (»Wer bezahlt die Pflegedienste und die Entlastungsmöglichkeiten?«). Auch die Bedürfnisse und Sorgen um die gesunden Töchter (jüngere Tochter mit Entwicklungsrückständen in allen Kompetenzbereichen des Kindergartens, Parentifizierung und Überlastung der älteren Tochter) und ihre Schuldgefühle (»Ich habe zu wenig Zeit für beide«) konnte Maria dank der Figuren benennen und bearbeiten. Die Hierarchie der Eltern als »Chefs« des erweiterten Entlastungsteams stellte Maria durch Erhöhung der Elternpositionen dar. Auch die Ordnungsstruktur und Priorisierung konnten erfasst werden.

Gemäß ihren Prioritäten erweiterte ich in meiner Rolle das Netzwerk entsprechend den Bedürfnissen der Unit of Care und im Tempo der Familie. Die engmaschige Zusammenarbeit mit dem Facharzt des Zentrumsspitals und dem Kinderarzt im Wohnort wurde an einem Online-Rundtischgespräch mit den Eltern vereinbart. Hierfür ging ich mit meinem Computer zu den Eltern, da diese mit der Technik überfordert gewesen wären. Anstelle der Tagesmutter stimmten die Eltern der Kindertagesstätte zu, mit dem Ziel der größeren Entwicklungsmöglichkeiten für Sophia

(Sprachentwicklung, Sozialverhalten). Spezifische Fördermaßnahmen lehnten die Eltern ab. Die ältere Tochter Isabel nahm die Therapie bei der Psychologin wieder auf. Dies wurde im Reassessment nach acht Monaten sichtbar (s. Abbildung 3).

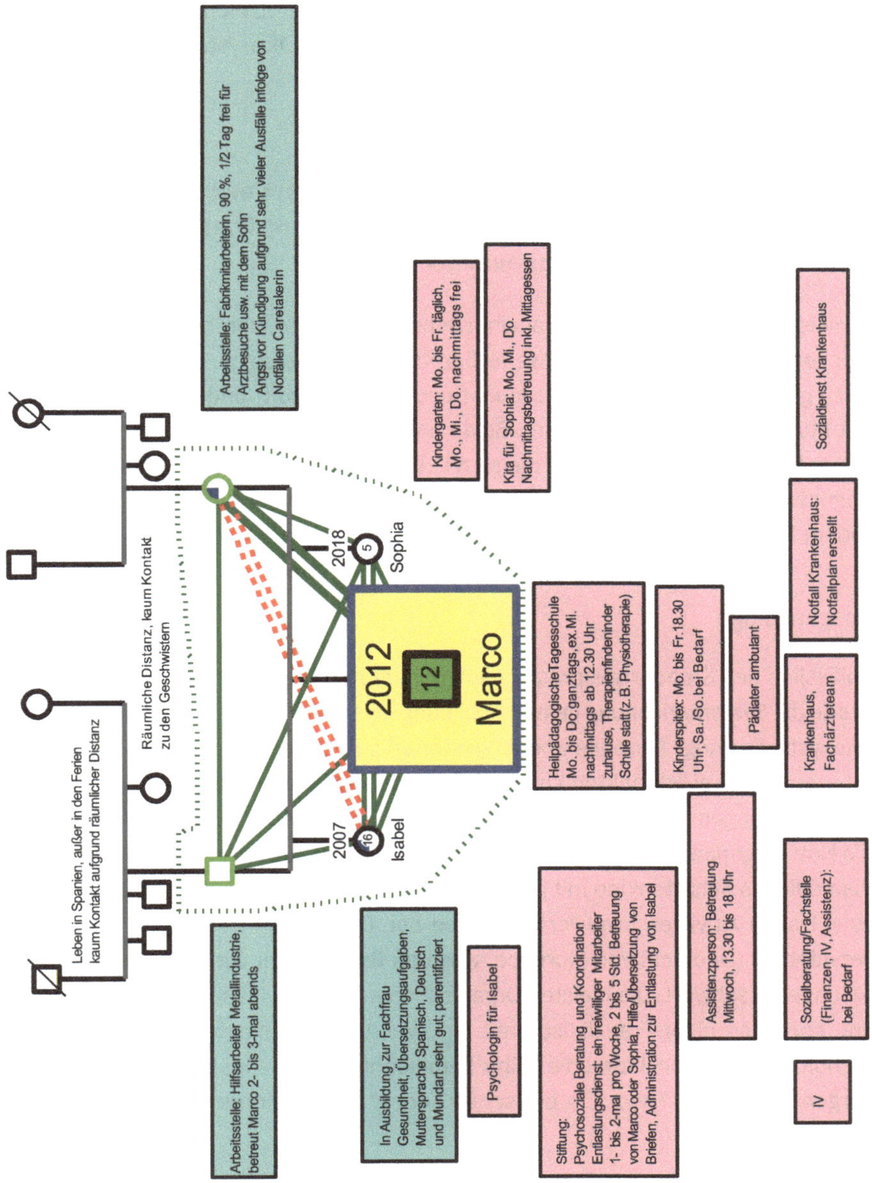

Abbildung 3: Reassessment-Systemzeichnung nach acht Monaten

Aufgrund der Bedarfsabklärung sehe ich eine Gefahr in einem zu raschen Ausbau des Ökosystems. Ein solcher könnte zu plötzlichem Rückzug der Familie und Absagen der neuen Entlastungsdienste führen. Das Aushalten des (langsamen) Veränderungstempos der Familie kann herausfordernd sein und ist jedoch notwendig mitzutragen. Als Chancen der Systemzeichnung sehe ich die Sensibilisierung und Würdigung des Familien- und Ökosystems für die vorhergehende wie auch die neue familiäre Struktur.

Fallbeispiel Familie Ndala: zwei lebenslimitiert erkrankte Kinder respektive Teenager; Gefährdungsmeldungen; Therapien in der heilpädagogischen Tagesschule

Familie Ndala besteht aus der alleinerziehenden Mutter Florence mit einer afrikanischen Muttersprache, ihre zweite Sprache ist Französisch, die dritte Deutsch. Dazu gehören Theo (18 Jahre, braucht nachts Sauerstoff) und Jacob (9 Jahre), je mit Muskeldystrophie Duchenne. Beide haben einen Elektrorollstuhl und können selbst fahren. Beide sind in den meisten Lebensverrichtungen auf Hilfe angewiesen. Kognitiv und kommunikativ sind sie altersadäquat entwickelt. Zur Familie gehört zudem Plamédie (15 Jahre), die gesund ist.

Ausgangslage

Anlässlich des Standortgesprächs nach dem ersten Begleitjahr durch die Stiftung wurde die Systemzeichnung gemäß Abbildung 4 vervollständigt. Die Komplexität des Ökosystems bringt Florence immer wieder an ihre Organisations- und Belastungsgrenzen. Mit zwei erkrankten Kindern mit wiederkehrenden häufigen medizinischen Untersuchungen im Krankenhaus, welche in doppelter Ausführung notwendig sind, die Notfallhospitalisationen aufgrund der Degeneration und die Parentifizierung von Plamédie als Schattenkind mit gleichzeitigen Schulproblemen wie Unpünktlichkeit usw. tragen zu vielen involvierten Stellen bei. Dazu kommt das fehlende Sprachverständnis (Deutsch) von Florence, was den Briefverkehr wie auch Terminvereinbarungen erschwert. Die meisten Organisationen setzen Deutschkenntnisse voraus und sprechen nicht Französisch mit ihr. Zwei Gefährdungsmeldungen erfolgten (Schulprobleme von Plamédie: Eine Familienhilfe wurde installiert; Ernährungssorgen betreffend Theo: Ein ethisches Konzil[5] wurde einberufen), was zu noch

5 Fachpersonen diskutieren Dilemmata, welche sich in der Betreuung eines lebenslimitiert erkrankten Kindes ergeben. Der Begriff »Ethisches Konzil« wird zunehmend durch »Shared

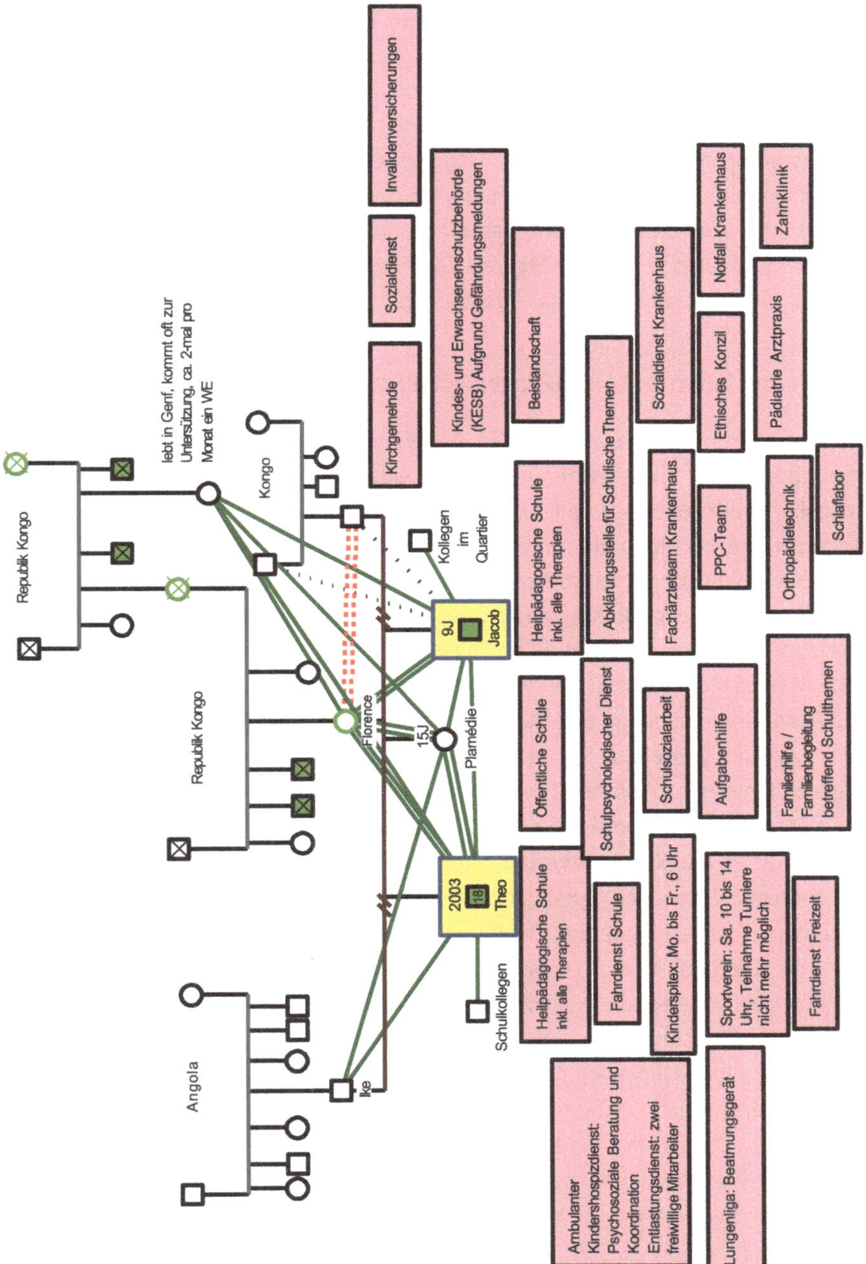

Abbildung 4: Geno-, Beziehungs- und Ökogrammerfassung anlässlich eines Standortgesprächs

mehr Terminen für Florence führte. In diesem komplexen System den Überblick zu behalten, ist eine große Herausforderung respektive Überforderung. Die involvierten Stellen mit je ihren Unterstützungs- oder Therapieangeboten stellten sowohl eine Notwendigkeit und Hilfe dar, gleichzeitig jedoch auch eine organisatorische Herausforderung. Es bestand viel Druck von allen Seiten für Florence. Gern wollte ich gemeinsam mit ihr herauszufinden, wo sie aktuell ihre Blockaden und Prioritäten hatte. Dies benötigte eine Reduktion des Systems (s. Abbildung 4) und die nonverbale Methode mit der Figurenaufstellung und den Gefühlskarten (Botved, Gräßer u. Hovermann, 2016) (s. Abbildung 5).

Subsystem Jacob und Heilpädagogische Schule

Florence war mit der Beschulung des jüngeren Sohnes nicht einverstanden. Er war vom öffentlichen Kindergarten in den heilpädagogischen umplatziert worden mit anschließender Weiterbeschulung in einer heilpädagogischen Tagesschule. Florence hatte Zweifel, ob Jacob die richtige schulische Förderung erhielt. Sie befürchtete eine kognitive Unterforderung und dass er sich an seinen Mitschülern mit stärkeren kognitiven Einschränkungen und geringeren Leistungen orientierte. Sie nahm ihren Jungen zunehmend traurig und passiv wahr. Diese Beschreibung des sozialen Rückzugs und der depressiven Verstimmung statt des vormaligen impulsiven Verhaltens stimmte auch mit den Rückmeldungen der freiwilligen Helfer in der Familie mir gegenüber überein. Jacob wollte morgens nicht mehr zur Schule gehen. Ebenso zog sich Florence zunehmend zurück und lachte viel weniger.

Während eines Gesprächs mit ihr zu Hause konnte sie mithilfe von Figuren und Gefühlskarten das Subsystem »Jacob und die heilpädagogische Schule« darstellen. Anhand einer Schnur als Symbol der Nabelschnur stellte ich mit ihr die allfälligen negativen Übertragungen und Zweifel an der heilpädagogischen Schule von ihr auf Jacob dar. Dies war für sie in dieser sichtbaren und greifbaren Intervention verständlich und nachvollziehbar. Gleichzeitig nahm ich ihre klaren Beobachtungen seines Rückzugsverhaltens und ihrer Überlegung der Unterforderung ernst.

Im Auftrag von Florence meldete ich eine schulische, entwicklungspsychologische Abklärung beim entsprechenden psychologischen Dienst an. Die Testresultate zeigten, dass er in allen Bereichen in der Norm lag und er grundsätzlich eine öffentliche Regelschule besuchen könnte. Florence lag mit ihrer Einschätzung der kognitiven Fähigkeiten ihres Sohnes richtig. Im Bereich des Lernverhaltens zeigte

Decision Making« ersetzt und bezeichnet »den Prozess zwischen Eltern, Patient und Behandlungsteam, in dem eine Entscheidung auf der Grundlage geteilter Informationen zustande kommt« (Streuli et al., 2018).

sich ein leicht erhöhter Bedarf. Dieser könnte in einer öffentlichen Schule in reduzierterem Umfang als in der heilpädagogischen Einrichtung mit Jacob trainiert werden. Die Bestätigung der Einschätzung von Florence und das Ernstnehmen ihrer Anliegen taten ihr sehr gut und führten bereits zu einer Entspannung sowohl im Subsystem wie auch im ganzen Familien- und Ökosystem.

Gesprächsintention

Nach erfolgter Abklärung sollte anlässlich des Auswertungsgesprächs eine Klärung der Anliegen der Kindsmutter und des Bedarfs des Jungen erfolgen. Florence sollte danach eine differenzierte Entscheidungsgrundlage und effektive Wahlmöglichkeit haben, um sich zugunsten der Beschulung in einer öffentlichen Regelklasse oder der Weiterbeschulung in der heilpädagogischen Schule auszusprechen. Die frühere Drucksituation der Umplatzierung von Jacob sollte damit aufgehoben und Florence als Mutter in ihrer Rolle als Entscheidungsträgerin ermächtigt werden. Jacob sollte sich dadurch von seiner Mutter an seinem Schulort emotional unterstützt fühlen (statt im Loyalitätskonflikt zu sein).

Ergebnis

Die Kindsmutter stellte während des Auswertungsgesprächs auf dem Abklärungsdienst die Ergebnisse und ihre Erkenntnisse mit den Gefühlskarten dar (s. Abbildung 5). Sie entschied sich »echt« und kongruent für das Verbleiben ihres Sohnes an der heilpädagogischen Tagesschule. Die »Pro-Punkte« der heilpädagogischen Tagesschule mit der Zusicherung der individuellen kognitiven Förderung und die neuen Freundschaften von Jacob überwogen für sie. Die Interaktionen zwischen allen Beteiligten des Subsystems (Familienmitglieder und Ökosystem der Schule) entspannten sich gemäß Rückmeldungen der heilpädagogischen Tagesschule und der Kindsmutter seither. Jacob wirkt zufrieden und geht wieder täglich zur Schule.

Bei diesem sehr komplexen Beispiel eines Ökosystems sehe ich als Gefahr, dass die Komplexität zur Unübersichtlichkeit führen kann und sich sowohl die Mutter wie auch das ganze Ökosystem »erschlagen fühlt«. Von der blockierenden Frage (Problemtrance) »Kann man hier überhaupt etwas verändern?« hin zu »Wo beginnt man?« kann meiner Meinung nach eine externalisierende Methode sehr hilfreich sein.

Als große Chance der Systemzeichnung sehe ich die Möglichkeit der Sensibilisierung des Umfelds und Wertschätzung gegenüber der ganzen Familie zu ihren hohen Sozialkompetenzen (Interaktionen mit so vielen Personen)

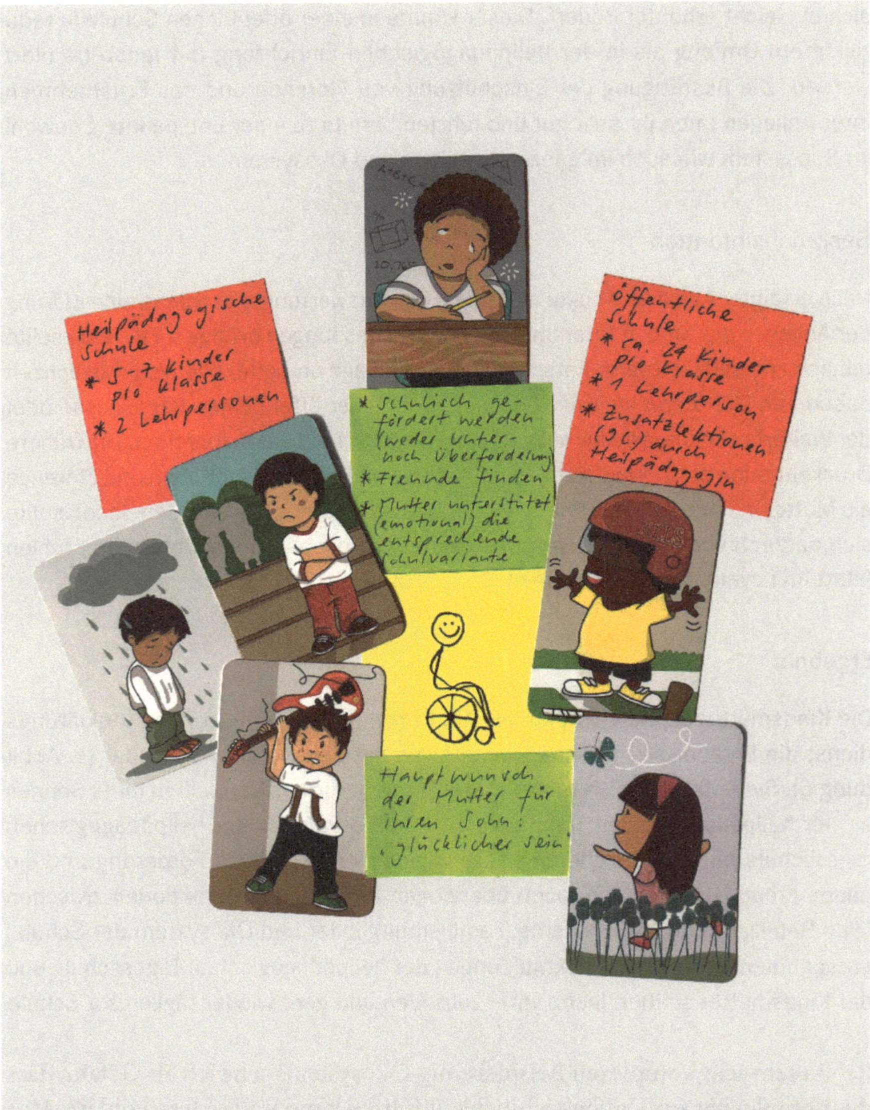
Heilpädagogische Schule
* 5-7 Kinder pro Klasse
* 2 Lehrpersonen
* schulisch gefördert werden (weder Unter- noch Überforderung)
* Freunde finden
* Mutter unterstützt (emotional) die entsprechende Schulvariante
öffentliche Schule
* ca. 24 Kinder pro Klasse
* 1 Lehrperson
* Zusatzlektionen (9 L.) durch Heilpädagogin
Hauptwunsch der Mutter für ihren Sohn: „glücklicher sein"

Abbildung 5: Auswertungsgespräch auf dem psychologischen Abklärungsdienst mit Pro und Contra vereinfacht durch die Kindsmutter mit Gefühlskarten dargestellt

sowie der Organisations- und Kommunikationsfähigkeiten. Es kann im interprofessionellen Austausch Verständnis schaffen, dass mit den vielen täglichen Terminen etwas untergehen gehen kann wie die Post der Schulen zu lesen, die Sportkleidung einzupacken oder zu spät zum Orthopäden zu kommen. Gerade im Hinblick auf Abklärungen zum Kindeswohl kann die Systemzeichnung ein wichtiges Instrument darstellen. Fragen wie »Hilft ein weiterer Entlastungsdienst tatsächlich oder stellt dies nur einen weiteren belastenden Termin dar?« können von der Systemzeichnung abgeleitet werden.

Fallbeispiel Familie Stamm: Kleinkind; Therapien zu Hause und in Privatpraxen; Kindsmutter ebenfalls erkrankt

Familie Stamm besteht aus dem Ehepaar und seiner drei Jahre alten lebenslimitiert erkrankter Tochter Celina, welche an peri- und postnataler Asphyxie (unter und nach der Geburt aufgetretener Sauerstoffmangel) leidet mit einer kongenitalen myotonen Muskelerkrankung mit Muskeldystrophie (angeborene Muskelerkrankung, die unter anderem mit Muskelsteifheit und -schwäche einhergeht). Celina fährt Rollstuhl und braucht in mehreren Lebensverrichtungen Hilfe. Eine gestützte Kommunikation ist möglich und sie übt sie in Therapiestunden mit der Frühförderung zu Hause. Die restlichen Therapien von ihr und der Mutter finden in Praxen oder im Krankenhaus statt.

Ausgangslage

Nach der Geburt von Celina wurde bei ihr die genannte Krankheit festgestellt. Im Anschluss an die Diagnosestellung wurde bei der Mutter Sandra die adulte Form derselben Krankheit diagnostiziert. Der Großvater mütterlicherseits wurde als Krankheitsträger eruiert. Darüber hatte vor Celinas Geburt niemand Kenntnis, da sich die Krankheit erst im »Enkelkind« ausgeprägt zeigte.

Das Erstgespräch diente zur Bedarfs- und Auftragsklärung sowie zum Kennenlernen der freiwilligen Helferin zu Hause bei der Familie. Dazu erstellte ich zusammen mit den Eltern die Systemzeichnung. Im zweiten Gespräch fokussierte ich auf Emotionen, Ressourcen und Copingstrategien und ließ die Eltern dabei aktiv mit Bildkarten die Systemzeichnung (s. Abbildung 6) erweitern. Die freiwillige Helferin betreute während dieser Zeit Celina.

Ergebnisse der zwei Besuche

Die Systemzeichnung zeigte den Eltern rasch ihr unterschiedliches Umfeld auf. Sandra war zu ihrem Mann Heinz gezogen. Ihre soziale Isolation konnte sie nur beschränkt durch ihren Arbeitsplatz (vor Celinas Geburt) ausgleichen. Nach Diagnosestellung erfolgte eine Beziehungsunterbrechung von Sandra zu ihrem Vater.

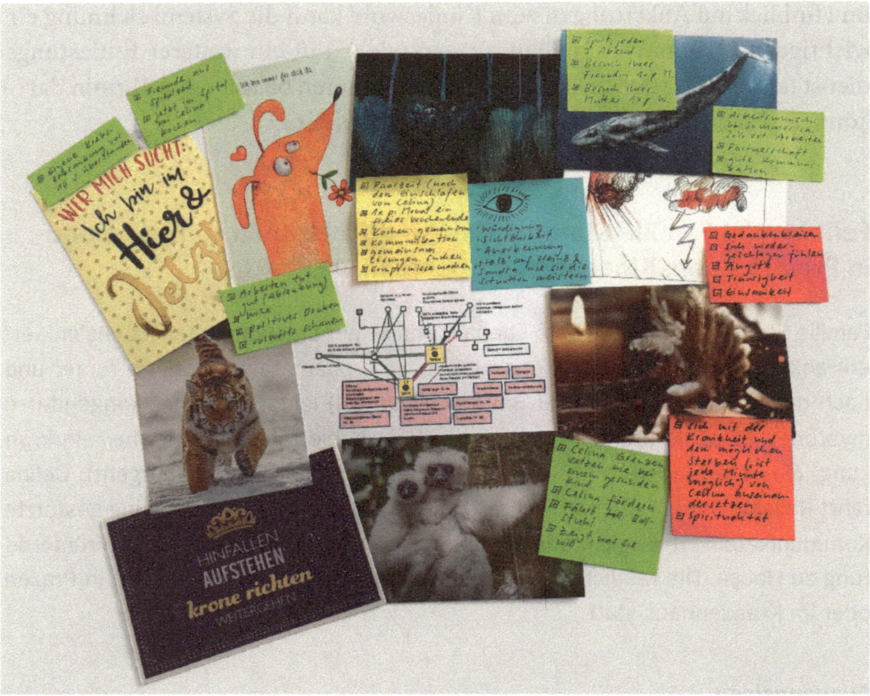
WER MICH SUCHT:
Ich bin im
Hier &
Jetzt
HINFALLEN
AUFSTEHEN
krone richten
WEITERGEHEN

Abbildung 6: Systemzeichnung mit Bildkarten »Ängste und Ressourcen«

Inzwischen besteht wieder ein guter Kontakt. Sandra benannte ihre Schuldgefühle wegen der unbewussten Krankheitsübertragung auf Celina. Indem beide Ehepartner ihre Ängste und Ressourcen sowie Copingstrategien mit den Bildkarten darstellten, drückten sie ihre gegenseitige Wertschätzung, Respekt und gute Kommunikation aus. Dies stellten sie mit den Herzen dar.

Heinz erzählte von seiner eigenen Krebserkrankung mit 17 Jahren und die daraus gefestigten Freundschaften: »Meine Freunde bringen uns Essen ins Krankenhaus.« Ebenso beschrieb er seinen Willen und sein positives Denken.

Sandra sprach ihre konstante Angst um das jederzeit mögliche Sterben ihres Kindes aus und konnte diese darstellen. Zu ihrem Gedankenkreisen vermittelte ich ihr psychoedukativ die (neurologischen) Abläufe bei Angstreaktionen, Schock, traumaschematischem Denken und Handeln. Sie entwickelte Copingstrategien wie Ablenkung durch Sport, externe Arbeit und weitere Ressourcen.

Eine Würdigung ihrer großen Anpassungsleistung während der drei vergangenen Jahre wurde dank dem Geno-, Öko- und Beziehungsgramm mit Ressourcenkarten festgehalten. Das gezeichnete »Auge« symbolisiert diese Würdigung und Sichtbarkeit ihrer Leistungen. Insbesondere auch die erfahrene Wertschätzung ihres

Umfeldes mit ihrem Umgang mit den Krankheitsdiagnosen und der veränderten Familienlebenssituation.

Als Gefahr der Systemzeichnung mit Bildkarten sehe ich, dass Emotionen freigesetzt und therapeutisch/beraterisch begleitet werden müssen. Gemäß den Rückmeldungen der Eltern wurden diese darstellenden, visualisierenden Interventionen von beiden sehr geschätzt und stellten somit einen Gewinn dar. Es erlaubte ihnen einen neuen Blick auf das bisher Geleistete. Die gegenseitige Würdigung und Anerkennung wie auch von Drittpersonen führten bei beiden zu einer sichtbaren Entspannung.

Fallbeispiel Familie Berger: Baby; End-of-life- und Sterbephasezu Hause

Familie Berger besteht aus den Eltern und der einen Monat alten Anna. Bis zur Geburt ihres Kindes waren beide Elternteile zu 100 Prozent erwerbstätig. Die Schwangerschaft verlief unauffällig. Es bestand keine pränatale Diagnose. Während und nach der Geburt wurden eine peri- und postnatale Asphyxie (vgl. S. 137), eine cerebrale Bewegungsstörung (infolge Gehirnschädigung), Epilepsie sowie Hypotonie (niedriger Blutdruck) diagnostiziert. Anna besaß keinen eigenen Schluckreflex und konnte keine Emotionen zeigen, das heißt, sie konnte auch nicht weinen. Seit ihrer Geburt waren eine Monitorüberwachung sowie Sauerstoffzufuhr und Sondennahrung notwendig.

Ausgangslage

Anna ist seit ihrer Geburt hospitalisiert. Die Eltern erlebten mit der postnatalen Diagnosestellung respektive unklaren Diagnose einen Schock. Rasch entwickelten sie im Krankenhaus den Wunsch, Anna Leiden zu ersparen und ihr das Sterben zu Hause zu ermöglichen. Zur Entscheidungsfindung erfolgte ein ethisches Konzil. Parallel dazu wurde ein ambulantes Setting eingerichtet, um Anna mit nach Hause nehmen zu können. Die Großeltern mütterlicherseits standen in Kontakt mit den jungen Eltern, mit der kleinen Anna jedoch selten. Die Großeltern väterlicherseits waren nach der Diagnosestellung überfordert und zogen sich zurück. Die Eltern waren von einem tragenden Freundeskreis umgeben und sehr naturverbunden, wo sie Kraft tanken konnten.

Das Erstgespräch führte ich mit der Familie zusammen mit der freiwilligen Helferin im Zentrumspital. Die Systemzeichnung hatte ich bereits im Vorfeld bei der Anfrage des Krankenhauses erstellt (s. Abbildung 7). Meine Gesprächsintention war in dieser anspruchsvollen Zeit der Kindseltern, diese nur noch punktuell zu ergänzen und vor allem mögliche Entlastungszeitfenster zu eruieren. Das Kennenlernen der freiwilligen Helferin und deren zeitlichen Möglichkeiten zur Entlastung stand im Vordergrund. Zudem wollte ich den allfälligen psychosozialen Beratungsbedarf abklären.

Ergebnisse der Gespräche

Die Eltern konnten klar benennen, dass sie durch das involvierte PPC-Team des Zentrumspitals sowohl medizinisch als auch in Bezug auf die psychosoziale Beratung gut bedient waren und kein weiterer Bedarf bestand. Die möglichen Zeitfenster zur Betreuung von Anna durch die freiwillige Helferin erkannten sie dank der Systemzeichnung rasch. Die Familie verließ das Krankenhaus tags darauf nach Installation aller ambulanter Dienste. Die Entlastung der freiwilligen Helferin begann zwei Tage später mit einem Rhythmus von zwei bis drei Besuchen pro Woche.

Ein paar Wochen später und der folgenden Sterbephase wollten die Eltern mit Anna möglichst allein sein und nur die notwendigsten Besuche des Pflegedienstes beibehalten und die Ärztinnen des PPC-Teams bei Bedarf kontaktieren können. Die zweite Systemzeichnung zeigt auf der Beziehungsebene auf (s. Abbildung 8), dass sich die Kontakte zwischen der Kernfamilie und den Großeltern dem Enkelkind und auch der Patentante leicht positiv verändert hatten.

Abschluss

Gerade in sehr belastenden Situationen, die eine rasche und kurze Abklärungen benötigen, stellt für mich die Systemzeichnung eine Chance dar. Sie gibt die Möglichkeit, sich rasch einen Überblick zu verschaffen und die Diskussion auf der Sachebene (externalisierend) zu führen. Sie trägt der Copingstrategie der Verdrängung (healthy denial) Rechnung (Verberne et al., 2019). Diese bietet sich meiner Meinung nach auch bestens an als Strukturierungshilfe und zum raschen Eruieren von möglichen Zeitfenstern, beispielsweise für eine Entlastungsperson.

Die Systemzeichnung kann als Ausgangspunkt dienen, um für das erkrankte Kind und jedes Familienmitglied, insbesondere auch der Geschwisterkinder, die eigenen Bedürfnisse, Vorstellungen, Sorgen und Ressourcen der vier Ebenen nach Saunders zu erschließen und so die bestmögliche Lebensqualität zu ermöglichen.

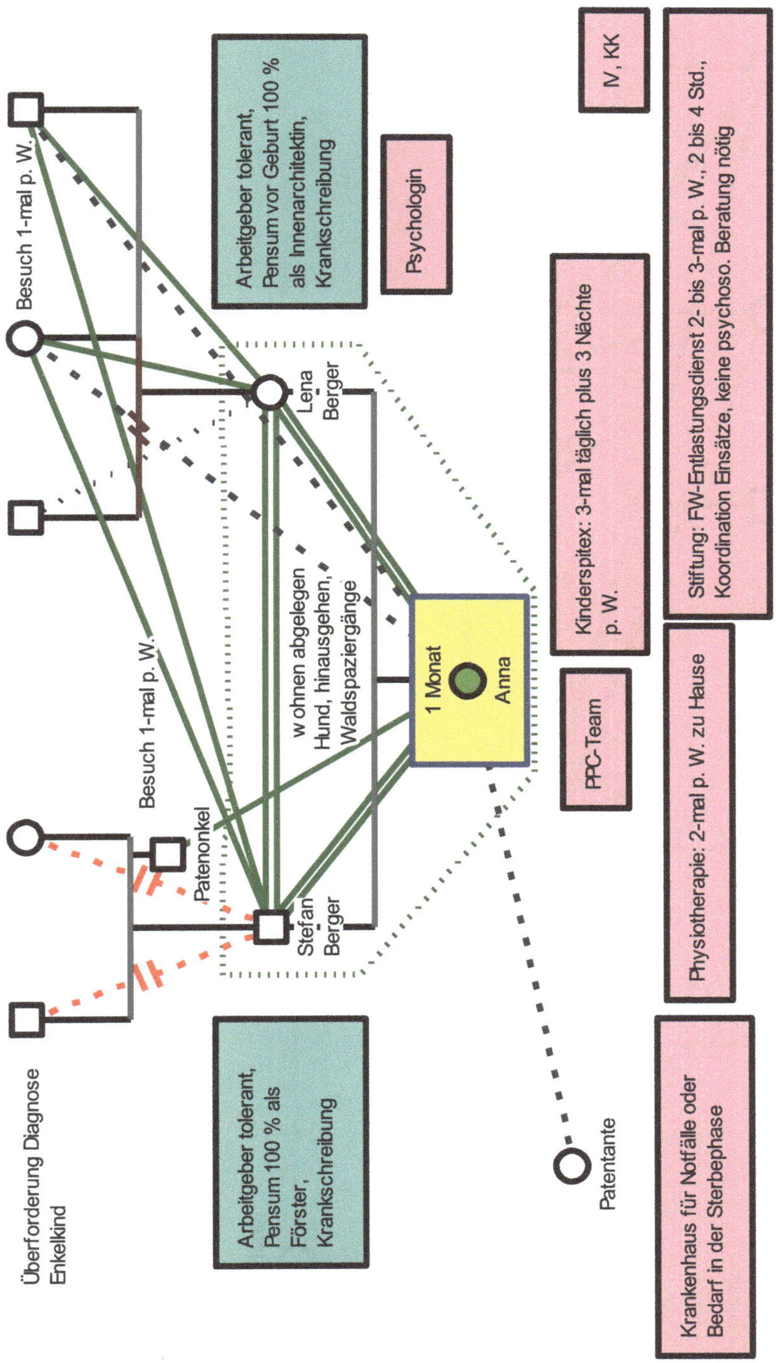

Abbildung 7: Systemzeichnung Familie Berger anlässlich der Auftragsklärung im Krankenhaus

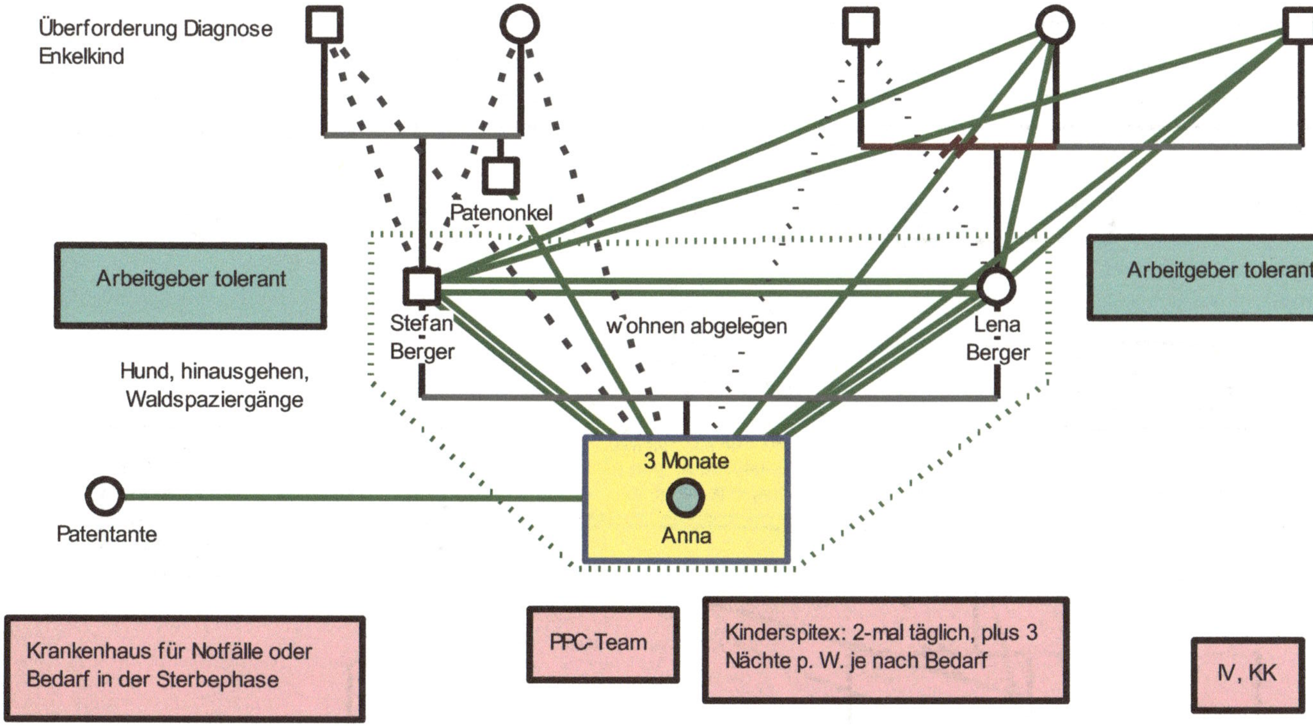

Abbildung 8: Telefonisches Assessment »Systemzeichnung« im Übergang von der End-of-Life-Phase zur Sterbephase zwei Monate später

Fazit für die Praxis

Die Systemzeichnung dient insbesondere der Erfassung der Unit of Care und kann vielseitig verwendet werden: Was braucht das erkrankte Kind? Was brauchen die Eltern? Was brauchen sie auf der Paarebene? Was brauchen Geschwisterkinder? Was brauchen Großeltern? Großeltern leiden doppelt: Sie machen sich Sorgen um ihr eigenes erwachsenes Kind sowie um ihr Enkelkind.

Das zusätzliche Ökosystem der medizinischen, pflegerischen und therapeutischen Fachpersonen, der Sozialen Arbeit und Seelsorge ist außerordentlich komplex. Der Informationsfluss muss geklärt werden, zum Beispiel in Form eines Rundtischgesprächs. Dies alles zeigt, dass jede Familie in der PPC einen individuellen Betreuungsplan benötig. Dabei kann das aufgezeichnete Ökogramm zu Sensibilisierungs- und Klärungszwecken verwendet werden.

Literatur

Bergstraesser, E., Zimmermann, K., Eskola, K., Luck, P., Ramelet, A. S., Cignacco, E. (2015). Paediatric end-of-life care needs in Switzerland: Current practices, and perspectives from parents and professionals. A study protocol. Journal of advanced nursing, 71 (8), 1940–1947.

Botved, A., Gräßer, M., Hovermann, E. (2016). Gefühle benennen mit Kindern und Jugendlichen. Weinheim/Basel: Beltz.

Kuhlen, M., Schlote, A., Borkhardt, A., Janßen, G. (2014). Häusliche Palliativversorgung von Kindern: Eine Meinungsumfrage bei verwaisten Eltern nach unheilbarer onkologischer Erkrankung. Klinische Pädiatrie, 226 (03), 182–187.

Rentsch, M., Neuenschwander, M. (2019). Angehörigenbegleitung in der Palliative Care – Chancen und Möglichkeiten der Sozialen Arbeit. Bern: Edition Soziothek.

Saunders, C. (2000). The evolution of palliative care. Patient education and counseling, 41 (1), 7–13.

Streuli, J., Bergsträsser, E., Flury, M., Satir, A. (2018). Kinder-Palliativmedizin Essentials: Das Wichtigste für die Palliative Care bei Kindern, Jugendlichen und ihren Familien. Göttingen: Hogrefe.

Together for Short Lives (2018). Categories of life-limiting conditions. Introduction to children's palliative care. https://www.togetherforshortlives.org.uk/changing-lives/supporting-care-professionals/introduction-childrens-palliative-care/categories-of-life-limiting-conditions/ (Zugriff am 11.12.2023).

Verberne, L. M., Kars, M. C., Schouten-van Meeteren, A. Y., Bergh, E. M. van den, Bosman, D. K., Colenbrander, D. A., Grootenhuis, M. A., Delden, J. J. van (2019). Parental experiences and coping strategies when caring for a child receiving paediatric palliative care: a qualitative study. European Journal of Pediatrics, 178 (7), 1075–1085.

Verberne, L. M., Kars, M. C., Schouten-van Meeteren, A. Y., Bosman, D. K., Colenbrander, D. A., Grootenhuis, M. A., Delden, J. J. van (2017). Aims and tasks in parental caregiving for children receiving palliative care at home: a qualitative study. European Journal of Pediatrics, 176 (3), 343–354.

Der Einsatz von Genogrammen in der stationären Suchtbehandlung: Vom Wort zum Bild und zurück

Maurizio Frisina[1]

Die stationäre suchttherapeutische Behandlung konfrontiert uns mit Patienten, die in einem Kreislauf von Wiederholungen gefangen sind, den sie nicht zu verlassen vermögen. Dieser Freiheitsverlust zeigt sich auf verschiedenen Ebenen: Die Sprache verarmt und die Narration wird zu einer geschlossenen, unausweichlichen Geschichte; das Repertoire an Beziehungen und sozialer Vernetzung schrumpft; das Verhältnis zu Zeit konzentriert sich ausschließlich auf die Unmittelbarkeit der Wirkung des Produkts. Die Therapeutin kann sich wiederum durch Isomorphismus[2] in der gleichen Blockade wiederfinden, die der Abhängige angesichts des Produkts empfindet, dessen Konsum er nicht kontrollieren kann.

Das Genogramm, oder besser gesagt die verschiedenen Arten von Genogrammen, bieten uns dann ein Raster und ein klinisches Werkzeug, um mit diesen Schwierigkeiten umzugehen: Sie erweitern den Blickwinkel auf die Sucht vom bloßen Konsumenten auf seinen gesamten Beziehungskontext; sie bringen den Betroffenen wieder in Verbindung mit seiner Geschichte und ermöglichen es ihm so, sich diese wieder anzueignen. Als klassisches und klares, aber auch vielgestaltiges Instrument, das sich an verschiedene klinische Situationen und Arbeitsarten anpassen kann, eröffnet das Genogramm einen Zwischenraum, um über mögliche Veränderungen nachzudenken, neue Verständniswege zu co-konstruieren und Ressourcen zu mobilisieren. In diesem Kapitel schlagen wir

1 Dieser Text ist eine Übersetzung eines Beitrags aus dem Sammelband Daure und Borcsa (2020) mit freundlicher Genehmigung von ESF, Paris. Die Übersetzung erfolgte durch Christina Winkler und Maria Borcsa.

2 Isomorphismus (aus dem Altgriechischen: »gleiche Form«) bedeutet das Vorhandensein ähnlicher Strukturen in zwei Systemen, die miteinander interagieren. In der Therapie: Wenn zwei Systeme in einer Interaktion aufeinandertreffen, kann ihre Tendenz, sich anzupassen, das Vorhandensein ähnlicher oder identischer Strukturen wie in einem Spiegel offenlegen: dieselben Regeln, dieselben Rituale, dieselben Beziehungsmuster.

eine Version des Genogramms vor – die Beziehungskarte –, die die Fotografie als Mittel der Unterstützung nutzt, um die Rolle des Produkts im Beziehungskontext der abhängigen Person zu überdenken.

Eine entleerte Sprache

Durch Sprache erfassen wir die Realität und verleihen unserer Erfahrung Bedeutung (White, 2007). Das Erzählen von Geschichten ermöglicht es uns, in Beziehung zu treten, uns auszutauschen, zu vermitteln, Ereignisse zu verstehen und einzuordnen. Unsere Erzählungen sind fließend, vielschichtig und passen sich ständig unserem Werdegang und den Ereignissen an, die wir erleben. Die Schwierigkeiten, die wir durchmachen, können jedoch unsere Art und Weise verändern, der Realität durch das Sprechen Bedeutung zu verleihen. Ebenso können unsere Geschichten dazu beitragen, uns in Beziehungsdynamiken gefangen zu halten, die wir nicht verlassen können.

Seit über 15 Jahren werde ich in meiner klinischen Arbeit mit Suchtkranken immer wieder mit diesen Aspekten konfrontiert: »Ohne Alkohol kann ich nicht leben«, »Kokain bedeutet mir alles«, »Nur beim Spielen fühle ich mich wirklich lebendig«, »Medikamente waren schon immer meine einzige Zuflucht«. Die Erzählungen von Suchtpatientinnen sind geschlossene, von Bindungen entleerte Erzählungen, die sich durch Unausweichlichkeit, Notwendigkeit und Ohnmacht auszeichnen. Es sind absolute, fast zeitlose Geschichten, die nur wenig Spielraum für Veränderungen zulassen. Die starre und unermüdliche Wiederholung des Produktkonsums wird von einer desillusionierten, ernüchterten und leeren Sprache begleitet. Bei Abhängigen spiegelt sich der Verlust der Freiheit in der Verarmung der Sprache wider – oder beginnt sogar damit (Frisina, 2020a). Die Pluralität der Erzählungen wird auf eine einzige Geschichte reduziert, in der das Produkt der einzige Protagonist ist.

Von Familienritualen zu Konsumritualen

Die abhängige Person strukturiert ihren Tagesablauf rund um ihre Abhängigkeit: Sie muss sich das Produkt beschaffen, es konsumieren, den Missbrauch verbergen und vermeiden, in eine Entzugssituation zu geraten, deren bloße Antizipation unerträglich ist. Die Wiederholung dieser Handlungen wird im Laufe der Zeit mehr und mehr kodifiziert, bis regelrechte Konsumrituale entstehen (Frisina, 2021).

Die Rituale der Sucht ersetzen nach und nach vorhandene Familienrituale (zur gleichen Zeit aufstehen, die Mahlzeiten teilen, gemeinsam ausgehen) und trennen so die abhängige Person vom Rest der Familie. Die gemeinsamen Gewohnheiten, die stille und alltägliche Architektur der Zugehörigkeit, werden auf dem Altar des Konsums des Suchtmittels geopfert.

Das Umfeld – Familienmitglieder, Partner oder Freunde – greift früher oder später ein und übernimmt kontrollierende Positionen, um den Konsum zu verhindern oder abzuschwächen. Sie überprüfen den Atem des Partners, um zu sehen, ob er getrunken hat; sie nehmen ihm die Bankkarte weg, damit er kein Kokain kaufen kann, oder die Autoschlüssel, damit er nicht fahren kann. Es wird zu regelmäßigen Zeiten telefoniert, um durch die Stimme herauszuhören, ob die Abstinenzversprechen eingehalten werden. Auch die Familie entwickelt Rituale, die mit dem Suchtmittel verbunden sind, selbst wenn dies in dem vergeblichen Versuch geschieht, es von der betroffenen Person fernzuhalten (Anastassiou, 2003; Frisina, 2020a). Eine ursprünglich reiche Beziehungswelt reduziert sich mehr und mehr auf den einfachen Wechsel von Konsum und vergeblichen Versuchen, ihn zu verhindern, von Grenzüberschreitung und Kontrolle in einem interaktionellen Tanz, der die Beteiligten gefangen hält. Der Verlust der Freiheit, der die süchtige Person in ihrer Beziehung zum Produkt kennzeichnet, weitet sich auf den Rest des Systems aus. Wie in einem Spiegel zwischen Sprache und Verhalten werden die Erzählungen immer ärmer und die Beziehungsrealitäten kleiner.

Wiederholungen und Unmittelbarkeit: Die schwebende Zeit der Sucht

Neben der Sprache und den Beziehungsmustern verändert die Sucht auch das Verhältnis zu Zeit tiefgreifend. Die Zeitlichkeit der Sucht ist die Unmittelbarkeit: Das Produkt wirkt sofort und immer auf die gleiche Art und Weise. Das ist einer der Gründe, warum die süchtige Person die Beziehung zum anderen durch die Beziehung zum Produkt ersetzt, denn diese ist immer gleich und vorhersehbar: »Der Alkohol enttäuscht mich nie«, »Das Kokain wird immer für mich da sein und auf mich warten«, »Wenn ich spiele, existiert in diesem unendlichen Augenblick nichts anderes«. Eine Zukunft wird nicht antizipiert, außer in dem Bestreben, sich das Produkt zu beschaffen, und ihr Horizont ist der der täglichen – immer gleichen – Konsumrituale. Die Vergangenheit ist für die Sprache unzugänglich: Die Erzählungen kehren immer wieder zur Gegenwart zurück, also zum Verhältnis zu dem Produkt, zu seinem unerträglichen Mangel und seiner Notwendigkeit.

Die Konsumrituale zeichnen eine Geometrie von Gesten nach, die Tag für Tag unverändert bleibt. Die Tage folgen einander auf gleiche Weise, im Rhythmus der Fristen des Produkts: es beschaffen, es heimlich konsumieren, den Entzug vermeiden. Im Zuge dieser Wiederholungen hinterlässt der Zeitablauf keine Spuren. Die unaufhörliche Rückkehr in die Gegenwart erschwert den Zugang zur Vergangenheit des Patienten, und auch die Zukunft kann nicht über den Horizont einiger Tage hinaus betrachtet werden.

Die Beziehungskarte: Ein Genogramm zur Orientierung in der Suchtklinik

Der Freiheitsverlust und das Gefühl der Ohnmacht der süchtigen Person können sich, wie angedeutet, durch Isomorphismus (Frisina, 2020b; Loriedo et al., 2020; Dessoy, 2000) wie in einem Spiegel auch innerhalb des therapeutischen Prozesses zeigen. Die sich wiederholenden Konsumrituale zeichnen schwer zu entschlüsselnde Muster, die sich den Hypothesen der Therapeutin entziehen. Die entleerte und desillusionierte Sprache des Patienten entfernt sich kaum vom Produkt und bietet daher wenig Raum für die Co-Konstruktion eines anderen Verständnisses. Der reduzierte Zeithorizont, der auf die Gegenwart abgeflacht ist, bietet keinen Zugang zur Geschichte und zum vergangenen Lebensweg. Die Therapeutin hat, wie das System, ebenfalls wenig Spielraum, um über Veränderungen nachzudenken.

In diesem Zusammenhang sind Genogramme ein hervorragendes Mittel, um die Sprachmöglichkeiten zu befreien, sie zu begleiten und zu bereichern. Sie bieten uns sowohl einen Interpretationsschlüssel als auch ein Mittel, um die Interventionsmöglichkeiten zu erweitern. Seit seiner Entstehung (Bowen, 1978) war das Genogramm ein »lebendiges« Instrument, das die Entwicklung der systemischen Klinik begleitet hat (Daure, 2010; Daure u. Borcsa, 2020; McGoldrick u. Gerson, 1990; McGoldrick, Gerson u. Petry, 2020). Wir haben uns entschieden, von Genogrammen im Plural zu sprechen, um ihre Vielfalt zu betonen, den Reichtum ihrer Varianten und ihre Fähigkeit, sich an verschiedene Kontexte anzupassen.

Obwohl sie einen gemeinsamen Ursprung teilen, zeugen die verschiedenen Formen des Genogramms von der Vitalität eines systemischen Denkens in ständiger Bewegung: Man denke nur an das imaginäre Genogramm (Ollié-Dressayre u. Mérigot, 2017;), das Landschaftsgenogramm (Pluymaekers u. Nève-Hanquet, 2008), das Genogramm der Emotionen (Citterio u. Iori, 2020) oder die Verwendung des Genogramms in der systemischen Einzeltherapie (Daure, 2017; siehe auch den Beitrag Daure dazu in diesem Band). Als strenges und zugleich flexibles Instrument passt sich das Genogramm den Besonderheiten verschiedener klinischer Kontexte an. Auf den folgenden Seiten stellen wir eine Version vor, die als Beziehungskarte bezeichnet wird und für den Einsatz in der Suchtklinik gedacht ist.

Anweisungen: ein Gerüst, kein Protokoll

Die Anweisungen für die Präsentation der Beziehungskarte sehen drei Punkte vor. Wir werden sie gemeinsam vorstellen, in der Realität der Therapie aber ist für jede Etappe ein Moment des Austauschs mit den Patienten vorgesehen. Die ersten beiden Punkte werden normalerweise in einer Sitzung besprochen, während der dritte Punkt zwischen einem Treffen und dem nächsten stattfindet, um mehr Zeit zum Nachdenken zu lassen und um eine Verbindung zwischen den verschiedenen Terminen herzustellen.

1. »Heute möchten wir Ihnen die Möglichkeit anbieten, die aktuellen oder früheren Beziehungen bildlich darzustellen. Dies kann uns besser etwas über die Schwierigkeiten sagen, die Sie gerade durchmachen. Es geht um die Beziehungen, von denen Sie glauben, dass sie auf die eine oder andere Weise mit dem Grund zusammenhängen, warum Sie sich entschieden haben, hierherzukommen. Wir bitten Sie, dieses große Blatt zu nehmen und Ihren Namen und die Namen dieser Personen zu platzieren. Sie können wählen, wo sie platziert werden, in welcher Größe und wie Sie die Verbindungen zu Ihnen und untereinander grafisch darstellen.«
2. »Nun bitten wir Sie, das Produkt hinzuzufügen, um zu veranschaulichen, in welcher Beziehung Sie zueinander stehen und wo Sie sie im Vergleich zu anderen Beziehungen einordnen.«
3. »Und nun können sie eine Fotografie auswählen, die Ihre Beziehung zum Produkt symbolisieren kann und die Rolle, die es in Ihrem Leben spielt. Wählen Sie anschließend weitere Fotografien und Bilder aus, um etwas über die anderen Beziehungen auf der Karte zu erzählen.«

Das implizite Ziel der Beziehungskarte besteht in den folgenden Aspekten: *Externalisierung des Symptoms, Beziehungsfunktionen der Sucht, Erweiterung des Zeithorizonts.* Der erste Aspekt markiert einen wesentlichen Unterschied zur Verwendung des Genogramms in seiner klassischen Form. Das dargestellte System ist nicht unbedingt das Familiensystem, sondern das durch das Problem »gezeichnete« System. Wer reagiert – und wie – auf den Konsum des Produkts? Welche Beziehungen werden durch dieses Verhalten am stärksten verändert? All diese Aspekte tauchen durch die Möglichkeiten einer Beschreibung auf, deren Grenzen nicht unbedingt mit denen der Abstammung übereinstimmen müssen. Natürlich handelt es sich dabei nicht um eine alternative Version des Genogramms im Vergleich zur klassischen Version, sondern um eine ergänzende, da sie andere Aspekte des Beziehungssystems beleuchtet.

Durch den zweiten Aspekt wird die Beziehung zum Produkt in das Genogramm aufgenommen und somit unter dem Gesichtspunkt der Externalisierung betrachtet (White, 2007). Nach dem narrativen Ansatz kommen die Menschen mit der festen Überzeugung in die Therapie, dass ihre Probleme tiefe Wahrheiten über sie selbst widerspiegeln. Anders ausgedrückt, mit der Vorstellung, selbst das Problem zu sein und darüber definiert zu werden: »Ich bin eine Kokainabhängige.« Es ist schwierig, sich selbst jenseits des Symptoms zu beschreiben, das zur einzigen Perspektive wird, um über sich selbst zu sprechen und damit auch über sich selbst nachzudenken.

Die Externalisierung ist ein Prozess, der eine Unterscheidung zwischen Identitätsdiskurs und Problembeschreibung ermöglicht. Dieser Unterschied schafft Raum für eine neue subjektive Positionierung sowie einen Spielraum, um über eine Veränderung nachzudenken. Die Möglichkeit, auch die Beziehung zum Produkt in die Beziehungskarte aufzunehmen, trennt diese von der Identität des Patienten und erzählt gleichzeitig etwas darüber.

Außerdem kann durch die Einbindung der Beziehung zum Produkt auch über die Rolle des Konsums und dessen Einfluss auf das gesamte Beziehungsgefüge nachgedacht werden. Die Sucht wird in einen größeren Kontext als nur die konsumierende Person gestellt. Dies bietet wesentliche Interpretationsmöglichkeiten und Raum, Vermutungen aufzustellen, welche Beziehungsfunktionen das Produkt erfüllt. Tatsächlich gelingt es den Patienten relativ leicht, die individuelle Funktion des Produkts zu formulieren: »Ich trinke, um zu vergessen«, »Kokain gibt mir Selbstvertrauen«, »Wenn ich spiele, fühle ich mich lebendig, ich habe das Gefühl, zu existieren«.

Schwieriger ist es jedoch, über die Rolle nachzudenken, die das Produkt in Bezug auf andere Beziehungen spielt. Genogramme bieten eine Sicht auf die Person in seinem Kontext und erleichtern es, zu verstehen, wie das Produkt zum organisierenden Prinzip des Systems wurde. Denn schließlich ist das Produkt das »dritte Element«, das die Beziehungen der süchtigen Person reguliert, und als dysfunktionaler Lösungsversuch betrachtet werden kann.

Sowohl die Gespräche mit dem Patienten als auch die Erstellung des Genogramms helfen uns, das Verständnis all dieser Muster mitzukonstruieren. So wird zum Beispiel der Alkoholkonsum für einen Patienten zur einzigen Möglichkeit, sich den familiären Erwartungen zu entziehen. In einem anderen Fall scheint der Medikamentenmissbrauch die einzige Möglichkeit zu sein, einen Partner zurückzuholen, der sich entfremdet hat – wenn auch durch Sorge. Das Kokain eines jungen Erwachsenen wird zum Mechanismus, der verhindert, dass er eine Familie verlässt, die die Differenzierung als Bedrohung der Zugehörigkeit erlebt. Innerhalb seines Beziehungskontextes angesiedelt – dank des Genogramms – findet das Symptom seinen Sinn wieder und befreit die Sprache, dessen Platz es eingenommen hatte.

In den Anweisungen werden die Patienten aufgefordert, gegenwärtige und vergangene bedeutsame Beziehungen zu beschreiben. Dies bietet ein Verständnis der interaktionellen Dynamiken sowohl horizontal, in der Gegenwart als auch vertikal, im diachronen Fluss der Zeit (Daure, 2010; Daure u. Borcsa, 2020).

Dieser Aspekt ist besonders wichtig bei Suchtkrankheiten, bei denen der Zeithorizont auf die Unmittelbarkeit des Produktkonsums reduziert ist. Das Denken über die Krise hinaus, in einer umfassenderen Zeitlichkeit, erweitert die Möglichkeiten der Veränderung. Genogramme bringen intra- und intergenerationelle Dynamiken zum Vorschein. In vielen Fällen ist die Sucht, auch wenn sie »still« ist, also verschwiegen und verheimlicht oder nicht anerkannt wird, bereits in früheren Generationen vorhanden. Wenn die Familienrituale durch die Rituale der Sucht ersetzt werden, erleichtert dies in der Tat die Weitergabe des Symptoms. Dieses Phänomen verstärkt den geschlossenen und unausweichlichen Charakter der Suchterzählungen, bis sie zu einem »Familienschicksal« werden.

In solchen Fällen ist es wichtig, das Genogramm zu verwenden, um Unterschiede an die Oberfläche zu bringen: Wenn ein Produkt in den verschiedenen Generationen auftritt, erfüllte es dann die gleiche Rolle? Die gleichen Funktionen? Was wurde ebenfalls weitergegeben?

Das Vorhandensein generationsübergreifender Dynamiken darf nicht zu einer linearen Sichtweise von Ursache und Wirkung werden. Die Weitergabe kann sich dank der Sprache und des therapeutischen Raums aus der Umklammerung des Symptoms befreien und wieder zu einem partizipativen Prozess werden. Eine Dynamik, in der sich die Person neu positionieren und sich seine Geschichte wieder aneignen kann.

Der Nutzen von Genogrammen in Bezug auf die Zeitlichkeit beschränkt sich nicht nur auf die Vergangenheit, sondern auch auf mögliche Öffnungen in die Zukunft. Wie Salaün (2020) betont, kann das Genogramm einen antizipatorischen Charakter haben und das Nachdenken über die Zukunft und über Veränderungen begleiten. In diesem Sinne werden Beziehungen als Prozess und nicht als Zustand gesehen. Beispielsweise kann der Patient gefragt werden, wie er seinen Platz innerhalb der Beziehungskarte verändern würde, wenn er die Möglichkeit dazu hätte.

Vom Wort zum Bild und zurück

Lassen Sie uns kurz auf den dritten Punkt und seine Besonderheit eingehen: die Verwendung von Fotografien. Für die Therapeutin ist die Sprache ein bevorzugtes Mittel, um mit dem Patienten in Beziehung zu treten. Dennoch gibt es immer noch Aspekte unserer Erfahrung, die nicht durch das gesprochene Wort »eingekleidet« werden können. Der Vorschlag, eine Beziehung durch die Wahl einer Fotografie zu symbolisieren, zielt darauf ab, die Sprache zu stützen, die bei Suchterkrankungen desillusioniert, entleert und verarmt ist. Das Bild – und die Überlegungen zu seiner Auswahl – erleichtern den Zugang zu einer metaphorischen Sprache. Metaphern sind wahre »Bedeutungskondensatoren« und bieten artikuliertere Darstellungen, um über die eigene Positionierung und die Beziehung zum Produkt nachzudenken.

Ein Patient hatte beispielsweise ein Foto von zwei Personen in einem freundschaftlichen Kontext ausgewählt, auf dem die eine die andere zu sich heranzieht. Als er über das Bild sprach, sagte er: »Alkohol ist für mich wie ein sehr aufdringlicher Freund.« Das Foto hatte zwei wichtige Aspekte angedeutet, die dann im Laufe der Sitzung sprachlich erläutert wurden: die Rolle des Produkts als Kompensation für die Einsamkeit (»Freund«) und die Schwierigkeit, in der Beziehung Grenzen zu setzen (»aufdringlich«). Dynamiken, die wir später auch in anderen Zusammenhängen wiederfinden werden (in seiner Kindheit fühlte sich der Patient als »Gegengift für die Einsamkeit meiner Mutter, da mein Vater fast nie da war«, und er hatte bereits die Schwierigkeit empfunden, den elterlichen Erwartungen Grenzen zu setzen).

Ein anderer Patient hatte die Fotografie einer schönen Frau in einem Halbschattenporträt ausgewählt und gesagt: »Kokain ist meine Geliebte.« Eine Metapher, die es ihm ermöglicht hatte, über Zugehörigkeit, Verrat, Grenzen, Schwierigkeiten in seiner Paarbeziehung zu sprechen, vor denen er bei seiner »Geliebten« Zuflucht suchte.

Die Anweisung, ein Bild zu verwenden, um die Beziehung zu jemandem (dem Produkt, aber auch zu anderen Personen) zu beschreiben, ist unserer Meinung nach ebenfalls wichtig, um die Merkmale der Interaktion und nicht die der Person zu betonen. Wir halten es nämlich für wichtig, dass die Analyseeinheit die Beziehung ist und nicht das Individuum. »Es ist das Muster, das zählt, die Architektur der Beziehung, und nicht die einzelnen Entitäten selbst« (Strogatz, 2003, S. 231).

Die Wahl der Fotografien ermöglicht es uns, etwas »jenseits« der Sprache zu erfassen, ohne jedoch ihren Platz einzunehmen. Ganz im Gegenteil wird dadurch die Fähigkeit erweitert, Verbindungen herzustellen: vom Wort zum Bild und zurück.

Ein klinischer Fall: Stefano und Diane

Stefano trinkt heimlich. Mit präzisen und stillen Gesten organisiert er seinen Tag, um Lücken zu schaffen, in denen er sich weit entfernt von Dianes Blicken dem Alkohol hingeben kann. Diane beobachtet ihn. Sie achtet auf seine Art zu gehen und wägt die Betonungen seiner Antworten ab. Sie sucht in jedem Winkel seines Verhaltens nach Spuren des Konsums – so lange, bis die Befürchtung zur Gewissheit wird. Oft ist diese Choreografie ihres Austauschs stumm und bedarf keiner Worte. Manchmal jedoch hat sie die Form einer Explosion. Stefano ballt die Fäuste und schreit, wie unerträglich es ist, sich kontrolliert zu fühlen. Diane schreit, wirft die Küchengegenstände auf den Boden und sieht zu, wie sie mit der gleichen Zerbrechlichkeit wie Stefanos Versprechen in Stücke fallen.

Stefano sagt: »Ich trinke, weil Diane mich kontrolliert, ich fühle mich infantilisiert.« Diane antwortet: »Ich kontrolliere ihn, weil er heimlich trinkt.« In diesem sich wiederholenden Tanz, der sie gefangen hält, sieht jeder nur die Schritte des anderen und ist blind für die Art und Weise, wie er selbst ihn nährt. Dieses Wechselspiel aus schwerem Schweigen und plötzlichem Streit wiederholt sich auf identische Weise Tag für Tag wie in einer schwebenden Zeit. Die Geometrie ihrer Gesten wiederholt sich und formt ein atemloses Ritual, das den Platz der Sprache einnimmt.

In den ersten Sitzungen kehren die Erzählungen immer wieder zum Produkt zurück, wie von einer Gravitationskraft angezogen. Für Stefano und Diane ist es schwierig, jenseits dieser immerwährenden Krise über sich selbst zu sprechen. Fragen zu ihrer Geschichte werden schnell fallen gelassen, wie ein Pfad, den man nur ungern betritt. In einem nur scheinbaren Paradoxon steht der Alkohol im Mittelpunkt jedes Satzes, und doch sind es leere Worte, die kaum etwas über die Herausforderungen der Sucht aussagen.

Wir beschließen daraufhin, die Arbeit mit der Beziehungskarte anzubieten. Stefano und Diane hören den Anweisungen schweigend zu. Zum ersten Mal treffen sich ihre Blicke. Sie halten das Blatt zusammen, dann beginnt Stefano mit zögernder Hand, ihre Vornamen in die Mitte zu schreiben. Dianes Name steht oben, viel größer, seiner direkt darunter, kleiner, als würde er von ihrem Namen erdrückt werden. Dann, etwas weiter hinten, fast am Rand des Blattes, zeichnet er die Vornamen seines Vaters und seines Großvaters. Ein schwarzer Strich deutet eine Verbindung zwischen ihnen und ihm an, ohne jedoch bis zu seinem Vornamen zu gelangen: »Mein Vater und mein Großvater; auch sie tranken. Als Arbeiter schüttelten sie, bevor sie nach Hause gingen, den Staub und die Müdigkeit ab, indem sie in der Bar gegenüber der Fabrik tranken. Meine Mutter wartete schweigend auf sie und verbarg ihre Sorge in den überflüssigen Handgriffen, mit denen sie die ohnehin schon makellose Küche aufräumte. Ich habe nie gehört, dass sie sich gestritten haben, aber meine Mutter hat darunter gelitten. Mein Vater und mein Großvater sind beide jung gestorben, beide um die 55 Jahre alt. Ich denke wegen der Folgen des Alkohols, ohne dass meine Mutter mir das offen oder auch nur ein einziges Mal gesagt hat.«

Diane hört schweigend zu und beginnt dann zu zeichnen. Sie setzt nur den Vornamen ihrer Mutter, den sie mit zwei markierten, sich wiederholenden Linien mit ihrem eigenen verbindet. »Meine Mutter hat mich allein großgezogen. Mein Vater hat uns verlassen, als ich noch sehr klein war. Er hat sich in Deutschland ein neues Leben aufgebaut. Ich hatte keinen Kontakt mehr zu ihm.«

In dieser ersten Version der Beziehungskarte (s. Abbildung 1) gibt es nur wenige Personen und wenige Verbindungen. Abhängige Systeme sind zwar durch einen Rückzug in sich selbst gekennzeichnet, der sie von anderen isoliert, doch darf man nicht vergessen, dass das Gefühl des Mangels oft schon vor dem Auftreten des Symptoms existiert (Anastassiou, 2003; Frisina, 2020a), ein Mangel, der bereits in früheren Generationen aufgebaut wurde, noch bevor er durch die unerträgliche, tatsächliche oder antizipierte Abwesenheit des Alkohols verkörpert wurde. Und doch ist die Beziehungskarte, auch wenn sie ziemlich leer ist, sehr suggestiv. Ein Genogramm muss in der Tat nicht vollständig sein, um seine Geschichte zu erzählen. Oft können wir gerade in seinen Mängeln, seinen Lücken und seinem Schweigen die Verläufe und Wiederholungen ablesen. Außerdem kann das Genogramm im Laufe der Gespräche mit den Patienten vervollständigt werden (Daure u. Borcsa, 2020), unter anderem dank des gesprochenen Wortes. Zu dem vom Symptom »gezeichneten« System kommen dann die Ressourcen hinzu.

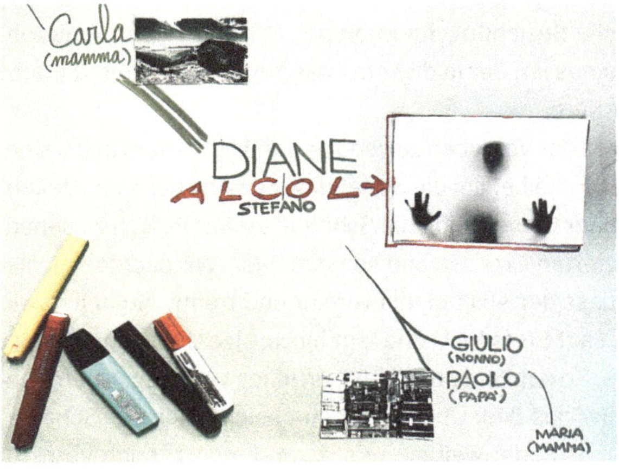

Abbildung 1: Foto von Dianes und Stefanos Beziehungskarte

Stefano spricht über seinen Vater und seinen Großvater, wobei er sie ausschließlich in Bezug auf ihren Alkoholkonsum definiert. Wenn in Suchtsystemen die Konsumrituale an die Stelle der Familienrituale treten, wird oft nur das Produkt weitergegeben, wie ein unausweichlicher Mechanismus. Dennoch kann man in dem Muster dieser Wiederholungen einen Versuch der Wiedergutmachung erkennen. Stefano beschränkt sich nicht darauf, einfach weiterzutrinken, ohne sich Fragen zu stellen. Heute nimmt er an einer Therapie teil. Er kämpft gegen diesen Mechanismus, den er trotzdem selbst um sich herum webt. Er versucht zu verstehen.

Auch Diane reagiert anders als Stefanos Mutter. Zwar beobachtet sie manchmal still. Aber sie reagiert auch, sie schreit ihre Wut heraus, sie versucht erfolglos, den Konsum zu verhindern. Beide geben sich im Gegensatz zu Stefanos Herkunftsfamilie die Zeit für eine Krise, eine Herausforderung.

Ich frage Diane nach ihrer Entscheidung, ihre Mutter darzustellen. Sie antwortet mir: »Manchmal frage ich mich, ob ich nicht genauso enden werde wie sie. Allein. Denn Stefano entfernt sich mit jedem Schluck von mir. Aber ich halte ihn fest, ich versuche, ihn nicht loszulassen. Er ist gleichzeitig abwesend und gegenwärtig.« Auch Diane versucht, sich demselben Problem zu stellen, das ihr vorausgegangen ist: dem der Abwesenheit und dem Gefühl des Verlassenwerdens.

Ich bitte Stefano und Diane, auch den Alkohol auf der Beziehungskarte darzustellen. Ihre Gedanken scheinen sich zu treffen: Sie zeigen auf denselben Punkt auf dem Blatt und schreiben in diesem engen Raum, der ihre beiden Vornamen trennt, in roter Schrift »Alkohol«. »Er ist immer zwischen uns, hier in der Mitte«, sagt Stefano.

Ich betrachte das Blatt und frage sie, ob das Wort »Alkohol« ihre beiden Vornamen trennt oder eher vereint. »Beides«, antwortet Diane, »er vereint uns, weil wir immer noch im selben Kampf stehen. Aber er trennt uns auch, denn wenn Stefano trinkt, spricht er nicht mehr mit mir, er sieht aus wie ein Geist. Ich versuche, ihn zu schütteln, aber dann gebe ich auf. Ich gehe auf Distanz.« Die Beziehungskarte beginnt, uns über eine mögliche Beziehungsfunktion des Produkts zu informieren, nämlich dass es ein Mechanismus ist, der in diesem Paar die Nähe und die Distanz reguliert. Bindemittel und Barriere.

Als wir uns dem dritten Punkt der Vorgaben zuwenden, wählen Stefano und Diane das Bild einer undurchsichtigen Scheibe, um die Beziehung zum Alkohol darzustellen. Eine Fotografie, in der hinter einer Glasscheibe die Silhouette einer Person zu sehen ist. Man erahnt die kaum skizzierten Umrisse und sonst nichts. »Wir dachten an die letzte Sitzung zurück, daran, dass der Alkohol uns vereint und trennt. So haben wir diese Fotografie ausgewählt«, sagt Stefano. Diane fügt hinzu: »Jeder von uns kämpft hinter seiner Seite der Scheibe. So nah und doch unwiderruflich weit weg. Unerreichbar.« Wir diskutieren weiter über das Bild. Über die Undurchsichtigkeit der Scheibe. »Wahrscheinlich ist sie undurchsichtig, weil sie uns daran hindert, nach vorn zu schauen, daran, zu verstehen, in welche Richtung wir gehen müssen. Seit Stefano trinkt, habe ich das Gefühl, immer wieder denselben Tag zu erleben.« Dieser Satz von Diane lässt uns eine weitere mögliche Beziehungsfunktion des Produkts erahnen. Es hält das Paar in einer Schwebe, »schützt« die beiden vor etwas, das auf sie wartet.

Ich frage sie, was passieren würde, wenn der Alkohol nicht mehr da wäre, um ihre Zukunft »abzuschirmen«, wenn sie nur die andere Seite erreichen könnten. »Wenn ich mit dem Trinken aufhören würde, würden wir wahrscheinlich ein Kind haben. Wir haben darüber gesprochen. Aber in der jetzigen Situation ist das nicht möglich.« »Ich würde so gern ein Kind mit Stefano haben. Aber ich habe Angst, dass ich mich dann allein darum kümmern muss, so wie meine Mutter es getan hat.« »Und ich möchte nicht so ein abwesender Vater sein wie meiner. Und wie mein Großvater.«

Verlangen, aber auch Angst, denselben Weg der vorherigen Generationen zu wiederholen. Das Genogramm stellt die Sucht in einen größeren Beziehungskontext als nur das konsumierende Individuum in eine komplexere Zeitlichkeit als die unterbrochene Zeit der Wiederholung. Ich frage sie, was sie brauchen würden, um über den Schutzschirm hinauszukommen. Beide antworten mir: »Vertrauen«. Dasselbe Vertrauen, das sie schon so lange verloren haben, nach und nach, im Rhythmus ihrer gebrochenen Versprechen, ihrer verratenen Absichten. Beide glauben nicht mehr an das Wort des anderen. Und doch sind sie noch da, zusammen.

Schlusswort

In der japanischen Sprache gibt es zwei Wörter für »Vertrauen«: 信用 (shinyou) und 信頼 (shinrai). Shinyou bedeutet Vertrauen im Sinne von Glauben an das, was jemand sagt. Es ist ein vergangenheitsorientiertes Vertrauen in dem Sinne, dass man glaubt, dass das Gesagte mit dem übereinstimmt, was tatsächlich geschehen ist. Shinrai hingegen bedeutet, Vertrauen in die Beziehung zu jemandem zu haben. Es handelt sich um ein auf die Zukunft gerichtetes Vertrauen in dem Sinne, dass man sich auf den anderen verlassen kann. Häufig fallen die beiden Arten von Vertrauen zusammen, aber das ist nicht immer der Fall. Es kann Shinyou ohne Shinrai geben, zum Beispiel zu glauben, dass das, was eine Person zu einem bestimmten Zeitpunkt sagt, wahr ist, ohne dass man ihr vertraut.

In Bezug auf Stefano und Diane glauben wir, dass das Gegenteil der Fall ist. Sie haben kein Shinyou mehr, in dem Sinne, dass die Sprache, die so desillusioniert ist, an Konsistenz verloren hat. Sie haben jedoch noch Shinrai: Sie glauben immer noch an ihre Beziehung, an die Hoffnung, dass sie von Sitzung zu Sitzung wieder

Vertrauen in die Sprache finden und in ihre Fähigkeit, nicht dieselben Fehler zu wiederholen, die frühere Generationen schon so sehr verletzt haben.

Nach und nach wird die Beziehungskarte von Stefano und Diana mit Bildern und Metaphern angereichert, die das gesprochene Wort begleiten. Der Zeithorizont erweitert sich, um das aufzunehmen, was vor ihnen war, aber auch das, was nach ihnen kommen wird; die Bedeutung des vergangenen Weges und die Wahl eines zukünftigen Weges.

Die Sucht zeichnet eine sich wiederholende, jenseits der Zeit schwebende Funktionsweise, in der die Tage – immer gleich – im Rhythmus des Konsums des Produkts aufeinanderfolgen. Wie in einem Spiegel werden auch die Erzählungen zu leeren, starren Geschichten, und die Sprache verliert ihre Fähigkeit, Verbindungen herzustellen. Angesichts dieser Schwierigkeiten bietet das Genogramm der Therapeutin und den Patienten einen Raum, um neue Perspektiven zu konstruieren: Es spiegelt ein kontextuelles Verständnis des Symptoms wider, zeigt die Beziehungsfragen auf und ermöglicht es dem Betroffenen, sich wieder mit seiner Geschichte zu verbinden und sie sich anzueignen. Die Familiengeschichte beinhaltet nicht mehr ein bereits geschriebenes Schicksal, sondern wird zu einem Rahmen, um neue Wege zu denken. Die Beziehungskarte erweitert dank des Einsatzes von Fotografien und visuellen Metaphern die Möglichkeit einer ansonsten verarmten Sprache. Das Bild öffnet einen Raum zwischen Patient und Produkt: In diesem Zwischenraum kann die Person dank der grafischen Erfahrung und des entstehenden Überblicks wieder zum Subjekt ihrer eigenen Geschichte werden (Jacques, 2020).

Fazit für die Praxis

Die Beziehungskarte dient der schwierigen therapeutischen Arbeit mit Suchtkranken. Die Besonderheit dieser Art des Genogramms beruht darauf, die Beziehung zum Suchtmittel innerhalb der bedeutsamen Beziehungen des Patienten darzustellen. Dies unterstützt die Externalisierung (das Selbst des Patienten vom Symptom zu differenzieren) und die Formulierung systemischer Hypothesen (da die Sucht in einen größeren Beziehungskontext als nur den des Patienten gestellt wird).

Darüber hinaus ermöglicht die Verwendung von Fotografien zur Beschreibung jeder Beziehung nicht nur den Zugang zu einer metaphorischen Sprache, sondern begleitet und befreit auch das Verbalisieren der bis dahin nicht aussprechbaren Emotionen, die hinter der Symptomatik stehen.

Die Beziehungskarte ist ein Instrument, das bereits zu Beginn der Behandlung von Suchterkrankungen eingesetzt werden kann sowie zur Begleitung einer systemischen Einzel-, Paar- oder Familienarbeit (die Wahl der Fotografien wird dann geteilt). Es kann auch verwendet werden, um dem Patienten zu helfen, sich seine Vergangenheit neu anzueignen, um die aktuelle Situation zu analysieren, aber auch, um – mithilfe einer Auswahl neuer Fotografien – zukünftige Veränderungen einzuleiten.

Literatur

Anastassiou, V. (2003). Les distorsions des fonctions parentales dans le système alcoolique. Alcoologie et Addictologie, 25 (3), 191–199.

Bowen, M. (1978). Family therapy in clinical practice. New York: Jason Aronson.

Citterio, N., Iori, V. (2020). FA.G.E. Family Genogram of Emotions. Un nuovo strumento per lavorare con le emozioni in terapia. Milano: Mimesis Edizioni.

Daure, I. (2010). Le génogramme avec les familles. Le Journal des Psychologues, 8 (281), 27–30.

Daure, I. (2017). La thérapie systémique individuelle. Une clinique actuelle. Paris: ESF.

Daure, I., Borcsa, M. (dir.) (2020). Les génogrammes d'aujourd'hui. La clinique systémique en mouvement. Paris: ESF.

Dessoy, E. (2000). Isomorphisme et changement. Commentaires à l'étude de cas du petit Jean, dans: L'homme et son milieu. Etudes systémiques. Louvain-la-Neuve: UCL.

Frisina, M. (2020a). Sul bordo del caos. Complessità, terapia narrativa e dipendenze. Milano: Mimesis Edizioni.

Frisina, M. (2020b). Une lecture systémique du rapport entre transgression et cadre thérapeutique. Thérapie familiale, 2020 (4), 267–286.

Frisina, M. (2021). Perturbando l'opacità di un sistema dipendente. Quaderni SIRTS, 2, 43–44.

Jacques, A. (2020). Traversée de l'enfer et réhumanisation. L'outil photographique comme médium de résilience chez des survivants Burundais. Quaderni SIRTS, 1, 37–47.

Loriedo, C. et al. (2020). Il genogramma multigenerazionale: il ruolo dei processi isomorfici. In I. Daure, M. Borcsa, Il genogramma nella pratica sistemica contemporanea (pp. 155–167). Milano: FrancoAngeli.

McGoldrick, M, Gerson, R., Petry, S. (2020). Genograms: Assessment and intervention. New York: W. W. Norton.

McGoldrick, M., Gerson, R. (1990). Genogrammes et entretien familial. Paris: ESF Éditeur.

Ollié-Dressayre, J., Mérigot, D. (2017). Le génogramme imaginaire. Entre liens du sang et liens du cœur. Paris: ESF Éditeur.

Pluymaekers, J., Nève-Hanquet, C. (2008). La formation des thérapeutes familiaux et le génogramme paysager: un outil de développement personnel et de supervision. Cahiers critiques de thérapie familiale et de pratiques de réseaux, 2 (41), 97–106.

Salaün, F. (2020). Handicap et métamorphoses familiales. In I. Daure, Borcsa, M. (dir.), Les génogrammes d'aujourd'hui. La clinique systémique en mouvement (S. 63–74). Paris: ESF.

Strogatz, S. (2003). Sync: The emerging science of spontaneous order. New York: Penguin Books.

White, M. (2007). Maps of narrative practice. New York: W. W. Norton.

Genogrammarbeit bei Inzest: Therapeutisches Tempo und juristisches Tempo

Martine Nisse[1]

Seit der Gründung des Centre des Buttes-Chaumont[2] haben wir eine beträchtliche Anzahl von Genogrammen – nach McGoldrick und Gerson (1990) – erstellt. Im Allgemeinen werden diese zunächst beim ersten Telefonanruf kurz skizziert und dann in den Sitzungen akribisch ausgearbeitet. Wir analysierten sie in Frankreich, Europa und der ganzen Welt in Supervisionen und im Ausbildungskontext und entwickelten so den sogenannten »systemischen Ansatz zum Inzest« (Nisse u. Sabourin, 2004). Dieser Ansatz integriert theoretische Elemente aus der Palo-Alto-Schule (Watzlawick, Helmick-Beavin u. Jackson, 1979), der Psychoanalyse von Freud (1916–17/1966) und hauptsächlich der von Ferenczi (1939/2007), der die Rechte des Kindes in den Mittelpunkt von Strafverfahren stellt (Gruyer, Nisse u. Sabourin, 1991/2004).

1985 begannen wir unsere Forschungsarbeiten zum Thema Inzest mit Eva Thomas (1986), dem ersten Inzestopfer, das in den Medien in Frankreich bekannt wurde (Ambroise-Rendu, 2016), und luden Fachleute aus dem Justizbereich – Richterinnen, Rechtsanwälte, Polizisten und Sachverständige bei den Gerichten – zur Mitarbeit ein. Die Systemtheorie (Kannas, Benoit, Malarewicz, Beaujean u. Colas, 1988) lieferte uns eine gemeinsame Basis und wir beteiligten uns an der Weiterentwicklung der Gesetze, indem wir ein Protokoll für soziale, gerichtliche und therapeutische Interventionen zum Schutz von misshandelten und sexuell missbrauchten Kindern ausarbeiteten (Barthe, Bouquet, Fadier-Nisse, Gruyer, Hamon u. Sabourin, 1990).

---

1 Dieser Text ist eine angepasste Übersetzung eines Beitrags aus dem Sammelband Daure und Borcsa (dir.) (2020) mit freundlicher Genehmigung von ESF, Paris. Die Übersetzung erfolgte durch Christina Winkler und Maria Borcsa.

2 Erstes spezialisiertes Familientherapie- und Schulungszentrum für Familien, Paare und Patienten, die mit Misshandlung, insbesondere sexueller Misshandlung, zu kämpfen haben. Es wurde 1987 in Paris von drei Familientherapeuten gegründet: Martine Nisse, Sonderpädagogin, Frédérique Gruyer, Psychoanalytikerin, Pierre Sabourin, Psychiater und Psychoanalytiker (www.centre-des-buttes-chaumont.org).

Zu dieser Zeit hatte Frankreich gerade die Internationale Konvention für die Rechte des Kindes (1989) ratifiziert; das Ausmaß der Misshandlungen war unbekannt, dieses Wort ungebräuchlich, ebenso wie das des Inzests, das als »l'Innommé du Code« (Das Unbenannte im Kodex) gilt (Ambroise-Rendu, 2016, S. 60). Wir waren noch sehr weit von der Bewusstwerdung sexueller Gewalt entfernt, die durch die internationale #MeToo-Bewegung beschleunigt wurde.

Spezifische Terminologie des Centre des Buttes-Chaumont

Um gegen die Sprechverbote anzukämpfen, den blinden Fleck der therapeutischen Arbeit zu beleuchten und um die Struktur der inzestuösen Verwandtschaft zu charakterisieren, entwickelten wir im Centre des Buttes-Chaumont drei Neologismen (Gruyer et al., 1991/2004):

- »Inzestkind«, um den passiven Aspekt des Kindes als Inzestopfer zu betonen;
- »inzestigatorische« Mutter oder Vater, um deren traumatische Geschichte und die Komplexität ihrer Bindungsbeziehung zu dem inzestierten Kind zu charakterisieren;
- »InzestuorIn«, um die psychisch extrem zerstörerische Dimension zu schildern, wobei der zu erwartende Schutz des inzestigatorischen Elternteils seines Kindes gegenüber nicht existiert.

»Inzestigation« ist ein vierter Neologismus (Nisse u. Sabourin, 2004), der die Dynamik der inzestuösen Tragödie an sich beschreibt, insbesondere ihren Widerstand gegen Veränderungen. Als Regulierungsdynamik erhält oder fördert die Inzestigation die inner- oder außerfamiliären sexuellen Handlungen. Betäubung und Denkverbote sind Aspekte inzestuöser Transaktionen, die eine unbewusste psychische Kontaminationswirkung auf den Intervenierenden haben können (Nisse u. Sabourin, 2004). Im therapeutischen Prozess kann sich Inzest durch Übertragunsphänomene, professionelle Empathie oder stellvertretendes Trauma offenbaren. Dies kann »[...] bei einer Person auftreten, die durch die traumatischen Erfahrungen einer anderen Person, mit der sie in Kontakt steht, ›kontaminiert‹ wird. [...] Das System der Spiegelneurone könnte bei dieser Übertragung eine Rolle spielen, insbesondere durch physiologische und sensorische Kontamination« (Bouvier u. Dellucci, 2017, S. 269).

Systemanalytisches Genogramm

Beziehungspiktogramme

Lepage (2016, S. 38) betont: »Ein Symbol ist mit einer impliziten Bedeutung ausgestattet, die von allen verstanden wird und ein Vektor für Ideenassoziationen ist. Es gibt kein Symbol an sich, sondern ein Symbol für etwas.« Inzestuöse oder pädophile sexuelle Gewalt ist eine Tatsache im Leben des Opfers und des Täters, die durch nichts ausgelöscht werden kann. Nichts in der Methodik des Genogramms charakterisierte sie bisher spezifisch. Wir haben uns daher für das Symbol der Unendlichkeit entschieden. Die Beziehungsinteraktion wird mithilfe dieser in sich geschlossenen Schleife und der Lesebewegung eingetragen, die sie dem Auge aufzwingt. Die Schleife erinnert an die Wiederholbarkeit und das Eingeschlossensein der Protagonisten dieser Dramen.

Wir haben das Genogramm – eine Momentaufnahme der Familienkonstellation über mehrere Generationen – immer vor und mit den Familien erstellt.[3] Vor seiner Erstellung auf dem Flipchart muss ein Mindestmaß an therapeutischer Allianz hergestellt werden. In dem Moment, in dem die Therapeutin den Täter und sein Opfer auf dem Genogramm mit einem Strich in Form einer Acht verbindet, zwingt er – in Abweichung von den Familienregeln – zu einer fortlaufenden Veränderung. Diese ist bereits wirksam, denn sonst wäre die Familie nicht bis zur Therapeutin gelangt. Die Lesebewegung, die sich dem Blick aufdrängt, ist eine Art der Metakommunikation, die die Wahrnehmung der inzestuösen Bindung klar offenbart und eine komplexere Darstellung der Interaktion bedeutet. Dieses Symbol zielt auf die Aufhebung des Sprechverbots ab, einer wichtigen Regel des misshandelnden Systems.

Inzestfamilien machen uns fassungslos. In der griechischen Mythologie war Medusa ein junges Mädchen mit schönen Haaren. Sie und ihre beiden Schwestern wurden mit einem bösen Fluch belegt und in Monster, die Gorgonen, verwandelt. Medusa war die einzige Sterbliche der drei Gorgonen und versteinerte mit ihrem Blick Menschen und Tiere. Medusa bedeutet also, jemanden mit Betäubung zu treffen, wobei Betäubung ein »Zustand […] der Trägheit mit körperlicher und moralischer Gefühllosigkeit«[4] ist. Um Perseus beim Kampf gegen

3 Die erste filmische Darstellung eines Genogramms findet sich in dem Film »Im Schatten des Zweifels« (Originaltitel: »L'ombre du doute«) von Aline Isserman, einem Inzestthriller, der 1993 bei den Filmfestspielen von Venedig ausgewählt und ausgezeichnet wurde.

4 Definition des Centre National de Ressources Textuelles et Lexicales (CNRTL) (https://www.cnrtl.fr/), nationales Zentrum für Text- und Lexikalquellen. https://www.cnrtl.fr/definition/stupeur.

Medusa zu helfen, schenkte ihm Athene ihren spiegelblanken Schild. Perseus schwang ihn vor den Augen der Gorgone, deren hypnotische Kraft sich gegen sie selbst wandte, »und während ein schwerer Schlaf das Ungeheuer betäubte« (Ovide, 1850, S. 323), schlug er ihr den Kopf ab.

Das Symbol der inzestigierenden Mutter besteht aus Strichen, die einen beweglichen Heiligenschein bilden, der um den sie darstellenden Kreis gezeichnet wird. Von diesem Halo gehen wellenförmige Pfeile aus, ähnlich wie das Schlangenhaar der Medusa. Wir betonen damit ihre emotionale Unerreichbarkeit, die Aggressivität und/oder Ablehnung ihres Kindes oder ihrer Kinder als Opfer und ihre hypnotische Wirkung: »Das Schlimmste ist wirklich die Verleugnung, die Behauptung, dass nichts passiert ist, dass nichts geschehen ist oder sogar dass man geschlagen oder ausgeschimpft wurde, sobald sich die Lähmung des Denkens und der Bewegungen zeigt; vor allem dies macht das Trauma pathogen« (Ferenczi, 1939/2007, S. 109). Dieses Piktogramm ist also die Metakommunikation der inzestuösen oder pädophilen Interaktion im Kontinuum der sexuellen Gewalt, die durch mütterliche Inzestigation aufrechterhalten wird.

Beim mütterlichen Inzest – einem selteneren Phänomen (Poiret, 2005) – ist die väterliche Position identisch. Er ist der Inzestigator, der nie die Tür zum Kinderzimmer öffnet, während die Mutter ihre Zeit den Ritualen des Zubettgehens widmet, die zu inzestuösen Aggressionsritualen umgewandelt werden. Um »ihre inneren Hemmungen« zu umgehen, das Kind zu missbrauchen, »verwenden die Täter kognitive Verzerrungen«, das heißt Gedanken, um sich selbst zu überzeugen und bestimmte Gegebenheiten als »Erlaubnis der Realitäten« zu interpretieren, um ein Kind sexuell zu missbrauchen (Joulain, 2018, S. 111). Somit können sich jederzeit Gelegenheiten bieten.

Gerichtliche Piktogramme

Wir stellen die Einleitung der strafrechtlichen Ermittlungen durch eine Waage dar, deren zwei Waagschalen im Ungleichgewicht sind. Wenn das Gerichtsverfahren abgeschlossen ist, befindet sich die Gerichtswaage im Gleichgewicht mit ihren beiden stabilisierten Waagschalen.

Die Beziehungs- und Gerichtssymbole werden vom Therapeuten während der Sitzungen mit Sexualstraftätern auf das Flipchart geschrieben. Unabhängig vom Gemütszustand dieser Patienten sind diese Symbole notwendig, damit der Rahmen des Gesprächs klar definiert werden kann. Diese Patienten, die häufig von den Diensten für Gerichts-, Integrations- und Bewährungshilfe[5] oder von

5 In Frankreich SPIP (Services de probation et d'insertion professionnelle).

der Zentralen Jugendhilfe im Strafverfahren[6] (für Minderjährige) betreut werden, befinden sich in einer vor- oder nachgerichtlichen Maßnahme.

Dieser obligatorische therapeutische Weg ist für sie sehr schwierig: Einerseits haben sie keine Lust, hier zu sein, und andererseits ist die psychische Repräsentation ihrer Opfer kaum vorhanden. Selbst wenn sie die Vorwürfe nicht leugnen, sind sie Lichtjahre von einem tiefen Verständnis dessen entfernt, was sie begangen haben und was von ihnen erwartet wird. Die Komplexität des laufenden Strafprozesses wird mithilfe dieser Darstellung mit den Opfern besprochen und stützt sich auf die Metapher einer Waage der Gerechtigkeit, die nach Gleichgewicht sucht.

Verwendung

Das systemanalytische Genogramm (s. Abbildung 1 als Beispiel) ist eine Momentaufnahme, die regelmäßig durchgeführt werden sollte. Das ermöglicht, die Entwicklung des Systems auszuloten, die gesammelten Informationen zu überprüfen, und sie gibt die Geschwindigkeit des therapeutischen Fortschritts an. Die Zeichen der Unendlichkeit und der Waage der Gerechtigkeit begleiten die Erforschung der Beziehungen in der heutigen Familie und in früheren Generationen. Baril und Tourigny (2015) sprechen vom »intergenerationellen Zyklus der sexuellen Viktimisierung in der Kindheit [...,] [wenn] es sowohl in der Kindheit des Elternteils als auch seines Kindes zu sexuellen Übergriffen gekommen ist, ohne dass dieser Elternteil der Täter seines Kindes ist [...] die Vergangenheit der Mutter mit sexuellen Übergriffen [tritt] als Risikofaktor für die sexuelle Viktimisierung eines Kindes auf« (S. 29).

Die Suche nach möglichen Strafverfahren in beiden Linien – der des Täters und der des Opfers – ist ein therapeutischer Ansatz. In früheren Epochen war es nicht üblich, Vergewaltigungen innerhalb der Familie öffentlich anzuprangern. »Der Begriff Inzest taucht erst um 1910 in den Zeitungen auf. Es dauert bis zum Ende des 20. Jahrhunderts, bis Inzest zu einem Thema der öffentlichen Diskussion wird« (Ambroise-Rendu, 2016, S. 61). Es gibt immer eine psychische Abwehrbewegung, eine Art »Abneigung zu sehen« (Krugman u. Leventhal, 2005, S. 307) bezüglich der Realität von Misshandlungen, insbesondere sexueller Art, und deren Gewicht und Ausmaß, den der Europarat (2012) zu berücksichtigen versucht: »Sexuelle Gewalt betrifft etwa eines von fünf Kindern in Europa [...]. Die Täter sind in 70 bis 85 Prozent der Fälle Personen, die zum Vertrauenskreis des Kindes gehören.«

6 In Frankreich PJJ (Protection judiciare de la jeunesse).

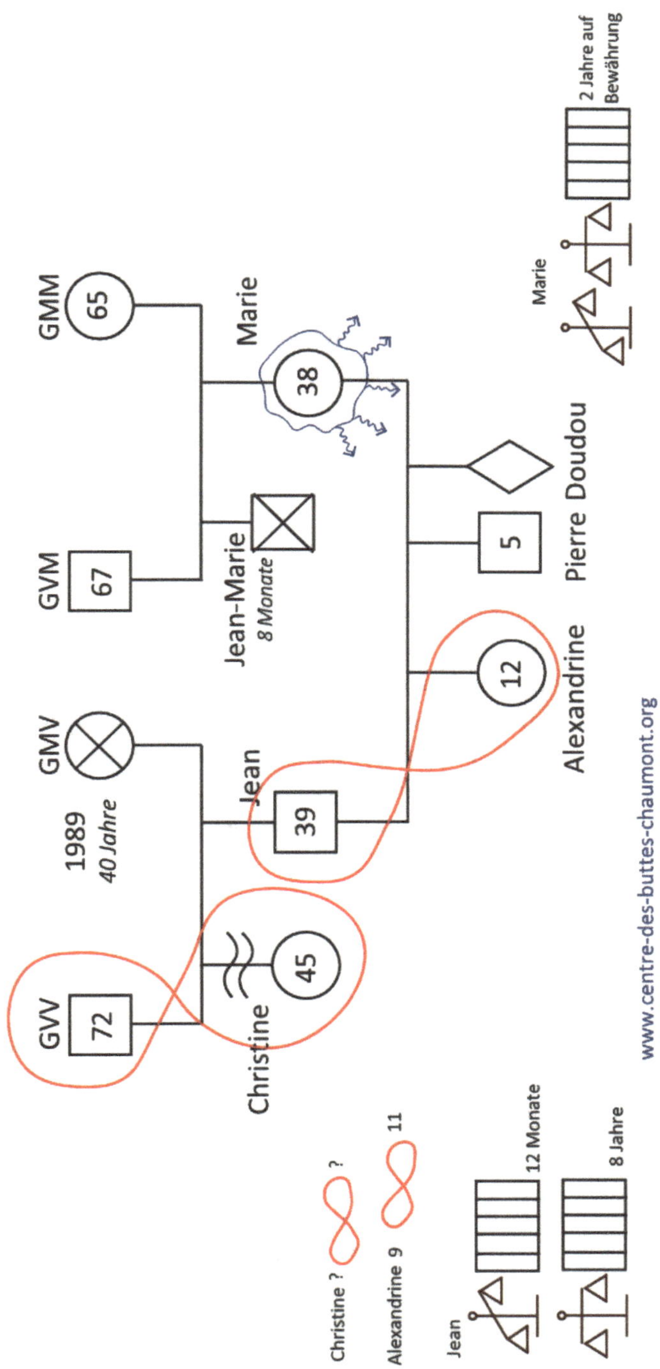

Abbildung 1: Systemanalytisches Genogramm der Familie Leblanc aus dem Film »L'ombre du doute« (deutscher Titel »Im Schatten des Zweifels«) von Aline Isserman (Mostra de Venise 1993)

Tempi

Historisches Tempo

Im französischen Strafgesetzbuch von 1795 (»Code Napoléon«) kommt das Wort »Inzest« nicht vor. Es erscheint erst 2010[7], aber zwei Jahre später revidiert der Verfassungsrat das Gesetz und das Tabuwort verschwindet wieder. Im Jahr 2016 taucht es mit dem Gesetz zur Reform des Kinderschutzes[8] wieder auf. »Es geht darum, eine bestimmte Realität explizit zu benennen [...], den Inzestopfern zu zeigen, dass die Gesellschaft die Besonderheit ihres Leidens wahrnimmt, und die inzestuösen Sexualstraftäter mit Schande zu brandmarken« (Lepage, 2016, S. 38). Im Verlauf der vergangenen und zukünftigen Generationen schlägt Ciavaldini »die Sanktion als Begrenzung der Transgenerationalität« vor (Ciavaldini, 2004, S. 24).

Gerichtstempo und therapeutisches Tempo

Das Gerichtstempo ist langsam, aber synchron mit dem Tempo der psychischen Entwicklung der Opfer und ihrer Familien. Das therapeutische Tempo muss also das gerichtliche Tempo integrieren. Therapeuten müssen versuchen, mit der Entwicklung der Verfahren Schritt zu halten, sie zu berücksichtigen, sich an sie anzupassen und/oder sich in sie einzufügen, und den neuen Akteuren, dem benannten Ad-hoc-Verwalter[9] beziehungsweise Vormund und dem Anwalt des Kindes, einen Platz im therapeutischen Prozess anbieten.

---

7 Am 8. Februar 2010 wurde das Gesetz Nr. 2010–121 zu Inzest an Minderjährigen in das französische Strafgesetzbuch und zur Verbesserung der Aufdeckung und Betreuung von Opfern inzestuöser Handlungen aufgenommen. In Deutschland wird Inzest seit 1976 gesetzlich als Straftat angesehen, aber auch schon seit dem 19. Jahrhundert gilt es als »Blutschande«, die strafbar sein konnte.

8 Gesetz Nr. 2016–297 vom 16. März 2016 zum Schutz des Kindes, ABl. vom 15. März 2016. In Deutschland wurde das Gesetz zum Schutze des Kindes im Juni 2021 erneut geändert (Anmerkung der Übersetzerin).

9 Der in Frankreich von einem Richter ernannte Ad-hoc-Verwalter übt im Fall einer Straftat und eines Interessenkonflikts das elterliche Sorgerecht aus. Dieser wählt den Anwalt aus und tritt im Namen des Kindes als Nebenkläger auf.

Antidot-Atmosphäre

Wir fördern die Klärung der Beziehungsregister, um »die spektakulärste der Reaktionen [...], die Ferenczi 1932 beschrieben hat [...], die Identifizierung mit dem Aggressor« (Sabourin, 2015, S. 96) zu lösen, unter der Opfer- und Täterkinder in unterschiedlichem Maße leiden, wobei diese vor allem von der Qualität der mütterlichen Bindungsbeziehung abhängen.

Im therapeutischen Raum muss dem Kind der erste Platz eingeräumt werden; es muss aus den Beziehungsparadoxien herausgeholt werden, in denen es gefangen war. Man muss ihm das Gefühl vermitteln, dass es sich in einem Kontext befindet, in dem es sich selbst und seine aggressiven Gefühle ausdrücken darf. Dadurch kann ihm geholfen werden, zwischen Hass und Liebe zu unterscheiden. Wir haben diesen Ansatz »eine Antidot-Atmosphäre schaffen« genannt.

Um diese Anti-Angst-Atmosphäre zu verstärken, berücksichtigen wir die nichtmenschlichen Verbündeten der Kinder, insbesondere die Haustiere. Wir benutzen die Raute als Symbol und sie wird mit der Bindung an die Eltern oder an die Pflegefamilie verknüpft. In misshandelnden Familien sind Tiere zuverlässige Zeugen: Sie wurden einer manchmal mörderischen Gewalt ausgesetzt und sind zu Vertrauten des Kummers und der Not der Kinder geworden. Die Piktogramme, die sie symbolisieren, helfen den Opfern, sich an die Taten, aber auch an die gemeinsam erlebten Momente der Beruhigung und Sicherheit zu erinnern. Das Symbol der Unendlichkeit, das die therapeutische Begegnung einleitet, bringt die Dinge auf den Punkt: Es wird möglich, ohne Angst über die Taten zu sprechen.

Für jedes missbrauchte Geschwisterkind zeichnen wir die Unendlichkeitsschleife ein zweites Mal, diesmal horizontal und etwas kleiner, am unteren Rand des Genogramms. Links von der Schleife schreiben wir das Alter zu Beginn der sexuellen Übergriffe und rechts das Alter, in dem diese entmenschlichende Bindung beendet wurde.

Im weiteren Sinne verwenden wir dieses Symbol der Unendlichkeit auch für Fälle von Pädokriminalität. Diese sexuellen Missbräuche, diese »sokratischen« Inzestverbindungen[10], würden ohne die schwierige Bindungsbeziehung

10 Das digitale Wörterbuch der französischen Sprache CNRTL (https://www.cnrtl.fr) gibt für das Adjektiv folgende Erläuterungen: Sokratische Liebe [bezieht sich auf die angeblichen Sitten des Sokrates] »Liebe eines erwachsenen Mannes zu jungen Knaben« (GDEL; Große Enzyklopädie). Synonym für Päderast. Es handelt sich um eine besondere Formulierung, die das Mittel und den Einfluss beschreibt, das von bestimmten religiösen Pädokriminellen (nichtinzestuös im Sinne der Abstammung) ausgeübt wird. Sie nutzen ihren Status, um Kinder sexuell zu missbrauchen; diese nennen sie »mein Vater« oder »mein Bruder«, was eine

zur Mutter nicht existieren. Die Familien weisen eine Funktionsweise auf, die man als parainzestuös bezeichnen kann.

Wir haben uns dafür entschieden, die zärtlichen Vokabeln »Papa« und »Mama« nicht zu verwenden, wenn einer von ihnen der Täter oder Komplize des sexuellen Missbrauchs ist. Das Kind verwendet die Vokabel, die es will, aber wir fordern die Betreuenden der Kinder auf, diese Begriffe aus der Sitzung zu verbannen (Nisse u. Sabourin, 2004). Im therapeutischen Raum, in dem diese innerfamiliären Traumata behandelt werden, wäre dies ein Paradoxon, das die ursprüngliche Zweideutigkeit aufrechterhalten würde. Wir geben dem Kind das Recht auf legitimen Hass gegen den Angreifenden und schlagen ihm vor, einen Spitznamen zu wählen, der aus Beleidigungen besteht, die ihn karikieren (Nisse, 2007). Aufgrund der Auswirkungen der posttraumatischen psychischen Fragmentierung[11] (Ferenczi, 1939/2007) wenden wir die gleiche therapeutische Technik auch bei erwachsenen Opfern an.

Fallbeispiel: Medusa, aber nicht mehr allzu sehr ...

Ein 17-jähriges, leicht geistig behindertes Mädchen, wurde nach schwerer elterlicher Vernachlässigung und Verdacht auf mütterlichen Inzest, der in ihrem ersten Lebensjahr begann, in einer Pflegefamilie untergebracht und dann vom Pflegevater vergewaltigt. Die Tat wurde durch ältere Kinder aufgedeckt und die verdächtige Person angeklagt. Das Mädchen wurde daraufhin von der Psychologin der Kinderfürsorge in einer netzwerkbasierten Familientherapie begleitet.

Therapeutin (Frage): Wie nennst du ihn in deinem Kopf, wenn du wütend bist?
Patientin (Antwort): Ich bin nicht wütend.
Therapeutin (Vorschlag): Wir werden aufhören, ihn auf respektvolle Weise »Herrn X« zu nennen, er hat sich dir gegenüber nicht respektvoll verhalten.
Patientin (errötet).
Therapeutin (Unterstützung): Weißt du, wir haben heute Morgen im Auto darüber gesprochen ... Patientin (Atmen, Seitenblick, leise): ... nicht schön ...

---

inzestuöse Beziehung induziert. Anmerkung: Das Strafrecht betrachtet dies nicht als »Inzest«, sondern als »Person mit Autorität« über das Kind. Auf psychischer Ebene hat dies eine andere Bedeutung (vgl. Nisse, 2021, S. 124).

11 Bereits in den 1930er Jahren beschäftigte sich Ferenczi mit den Auswirkungen von Traumata bei Kindern und verwendete eine Vielzahl von Begriffen, um das Auseinanderbrechen des Ichs nach einem Trauma zu beschreiben: »Atomisierung«, »Zersplitterung« oder »Selbstriss«.

Therapeutin (ermutigend, nachdem sie »nicht schön« an die Tafel geschrieben hat): Noch einen?

Patientin: ... Arsch! ...

Therapeutin (Vorschlag): Also ist es der nicht schöne Arsch?

Patientin (Entspannung und Schadenfreude erscheinen dann auf ihrem Gesicht): Le con pas beau! Der nicht schöne Arsch!

In den Netzwerkberatungen wird der vom Kind oder seinen Geschwistern gewählte Spitzname von den Therapeuten zu geeigneten Zeitpunkten eingestreut. Das Streuen gehört ebenso wie das Ändern der Tonlage des Therapeuten oder das Anpassen der Atmung an die des Patienten zu den Techniken, die in der therapeutischen Hypnose verwendet werden. Die Verwendung von zärtlichen und gedankenlosen Vokabeln, zum Beispiel durch die Sozialarbeitenden, nimmt allmählich ab oder verschwindet sogar ganz, und die Kinder nehmen den Unterschied wahr.

Wir veranschaulichen die Gewalt unter Partnern, die sich auf deren Kinder auswirken, durch die schematische Darstellung von Blitzen von einem zum anderen oder wechselseitig. Bei Mord oder versuchtem Mord zeichnen wir die Waffe neben dem Mörder, bei Suchtproblemen einen Joint, eine Spritze oder Pillen neben dem Drogensüchtigen, ein Glas neben dem Alkoholkranken.

Leicht verständliche, gemeinsam durchdachte Formulierungen und symbolische Darstellungen wirken der sonst so gewohnten Atmosphäre der Angst entgegen. Dies hat sichtbare Auswirkungen: Das Lernen in der Schule wird erleichtert, denn jedes Wort hat wieder (s)eine Bedeutung. Der langfristige Effekt ist eine größere Klarheit in der mündlichen Ausdrucksweise der Kinder. Wenn die Zeit der Gerichtsverhandlung gekommen ist, erhalten die Kinder häufig Komplimente von den Richtern für die Würde, die sie im Zeugenstand an den Tag legen.

Es waren die kindlichen Opfer, manchmal auch ihre Geschwister, die als Erste Gefängnisgitter auf das Rund oder Quadrat des sexualstraftätigen Elternteils gezeichnet haben. Diese spontane Geste entstand durch die Überwindung des Gefühls der Hilflosigkeit und der sich daraus entwickelnden Resilienz. Die neuen Rechte, die ihnen gewährt wurden, unterstützen diese. Wir griffen diese spontane Geste auf, die gleichzeitig wütend, beruhigend und schützend ist, zeichneten sie an der Seite der betreffenden Person(en) und notierten die Schlüsseldaten der Inhaftierung, ob vor oder nach der Verurteilung. Weitere spontane Zeichnungen der Kinder untermalen eine besonders wichtige Sitzung: das Debriefing des Prozesses.

Fallbeispiel: Vom Schweigen der Vorfahren zum Ausspruch durch das Gesetz

Ein 14-jähriges Mädchen aus Sri Lanka war von ihrem Vater vergewaltigt worden, was zu einer Inzestschwangerschaft und einem anschließenden freiwilligen Schwangerschaftsabbruch führte. Die Mutter war selbst Opfer häuslicher Gewalt, die bis zu einem Koma geführt hatte, aber weigerte sich, ihren Mann anzuzeigen. Ihren sieben und acht Jahre alten Söhnen verschwieg sie den Grund der Abwesenheit des Vaters: Er war inhaftiert, ihre Söhne aber glaubten, dass er im Krankenhaus sei.

Das geduldige Tempo der therapeutischen Arbeit zieht sich durch Einzelgespräche mit dem Mädchen oder in Netzwerksitzungen mit Fachleuten, den Brüdern und der Mutter und/oder mit Mutter und Tochter und zeigt langsam seine Wirkung: Kurz vor der Gerichtsverhandlung gelangte die Mutter von der vorherigen Ablehnung zu einer späten Verständigkeit. »Man hat sogar den Eindruck, dass diese schweren Schocks ohne Amnesie oder neurotische Folgen überwunden werden, wenn die Mutter mit all ihrem Verständnis, ihrer Zärtlichkeit und, was seltener ist, einer völligen Aufrichtigkeit anwesend ist« (Ferenczi, 1939/2007, S. 38).

Das Urteil setzte die Sprache frei: Die Brüder erfuhren von der inzestuösen Natur der Gewalt. Das Symbol des Gefängnisses wurde mit seinen Daten in das Genogramm eingetragen. Die Nachbesprechung des Prozesses fiel unerwartet auf einen religiösen Feiertag. Die Mutter und ihre lächelnden Kinder erschienen in ihren schillernden Festkleidern. Ganz oben auf dem Genogramm zeichneten die Jungen nebeneinander die sri-lankische und die französische Flagge.

Die Therapie von minderjährigen Inzestopfern muss sowohl individuell als auch familienorientiert und transdiziplinär ausgerichtet sein (Nisse, 2018). Die Beteiligung der Eltern ist notwendig, auch wenn diese nicht verpflichtet sind, sich behandeln zu lassen. Es ist illusorisch zu glauben, dass die Antworten der Eltern bei der Erstellung des Genogramms aufrichtig und direkt sein werden, denn Verheimlichung ist die Grundlage missbräuchlicher Interaktionen. Die Therapeutin muss sich Zeit nehmen und das Tempo der Familie akzeptieren. Die Unterdrückung traumatischer Erinnerungen beeinträchtigt die empathischen Fähigkeiten der Opfer in Bezug auf sich selbst und andere tiefgreifend. Die empathischen Defizite der Täter bremsen ihre Entwicklung. Aber die Justiz gibt das Tempo vor.

Fallbeispiel: Von leisen Kreisen und lauten Anführungszeichen

Ein 23-jähriger Mann aus bürgerlichen Verhältnissen, der studierte und sich kürzlich verlobt hatte, wurde von seinem jüngeren Cousin wegen Vergewaltigung angeklagt. Die Vergewaltigung lag ein paar Jahre zurück und fand während des Anschauens pornografischer Filme statt. Da er zum Zeitpunkt der Tat minderjährig war, leitete der für Jugendsachen zuständige Staatsanwalt die Anklage ein.

Die ersten Gespräche mit dem Studenten sind mühsam. Er antwortet kaum auf Fragen oder nur in lakonischen Sätzen:

Therapeutin: Sie sagen, Sie schauen sich heterosexuelle Pornografie an; warum Ihr Cousin?
Patient (lächelt eisig).
Therapeutin: Warum Ihr Cousin?
Patient (aggressiver, abfälliger Tonfall): Ich verstehe nicht, was Sie sagen ...
Therapeutin: Warum Ihr Cousin?
Patient (krümmt sich im Sessel und streckt die Beine aus): ... weil es ein Plus war.

Seine Antwort ist mit tonloser Stimme geäußert und von einer Bewegung der Zeige- und Mittelfinger begleitet, die die Anführungszeichen um das Wort »plus« bilden. Dies unterstreicht sein empathisches Defizit und seine kognitive Verzerrung, die es ihm ermöglicht hatte, zur Tat zu schreiten.

In einer Sitzung mit den Eltern des verdächtigten Minderjährigen lässt dessen Vater seinen Groll über die Klage seiner Schwester gegen seinen Sohn aus. Er leidet zutiefst darunter, sie nicht mehr zu sehen, und ist wütend auf sie, weil sie die Klage unterstützt hat. Er drängt seinen Neffen per Telefon, E-Mail oder Post, seine Aussagen zurückzunehmen, die mit den Traditionen und dem englischen Familienmythos kollidieren: »Never explain, never complain«. Er und seine Frau sind gesetzlich für ihren zum Tatzeitpunkt minderjährigen Sohn verantwortlich und müssen dem Opfer daher im Fall einer Verurteilung Schadenersatz zahlen. Die Ehefrau zeigt sich unterwürfig, scheint keine eigene Meinung zu haben und ihren Mann zu fürchten.

Angesichts ihres völligen Unverständnisses der Situation versuchen wir, ihre Vergangenheit zu untersuchen: Wurden sie selbst in ihrer Kindheit sexuell missbraucht oder Zeuge von sexueller Gewalt? Ihre lakonische, in neutralem Tonfall vorgetragene, verneinende Antwort kommt zu schnell.

Die Langsamkeit des Gerichtstempos und die damit verbundenen Wartezeiten bestimmen das therapeutische Tempo in jeder Phase: polizeiliche Vernehmungen, Polizeigewahrsam, Gutachten und Gegengutachten, Vernehmungen und Konfrontationen im Ermittlungsverfahren.

Schließlich wird der Termin für den Prozess festgelegt. Während der Sohn immer noch sehr weit von einem Verständnis seiner Tat entfernt zu sein scheint, beginnt der Vater, sich schlecht zu fühlen. Er empfindet eine ganz neue Art von Wut auf seinen Sohn - anstelle der Wut, die er bisher auf seinen Neffen empfunden hatte. Die gerichtliche Realität zwingt ihm Fragen auf: Wie konnten er und seine Frau nichts sehen, nichts verstehen, obwohl sich die Tat in ihrem Haus abspielten? Die Mutter weint.

Voller Emotion wagt der Vater zu gestehen, dass er mit fünf Jahren von einer bewunderten Person vergewaltigt wurde. Heute übt er denselben Beruf aus wie sie, was für ihn unerträglich wird. Die Mutter gesteht schluchzend, dass sie mit sieben Jahren von ihrem kürzlich verstorbenen Vater vergewaltigt wurde. Zwei späte Enthüllungen im Tempo der Familientherapie und kurz vor der juristischen Frist.

Beiden Elternteilen gelingt es, ihre Geheimnisse und Gefühle mit ihrem Sohn zu teilen. Die Offenbarung der Familientragödien lässt in dem angeklagten jungen Mann das Gefühl der Scham für seine Taten aufkommen und führt zu einer psychischen Erleichterung im Hinblick auf den Gerichtsprozess. Der Vater wird arbeitsunfähig erklärt und in Behandlung genommen, die Mutter beginnt eine Einzeltherapie.

Wir organisieren eine - schwierige - Sitzung mit dem Vater und seiner eigenen Mutter, der Großmutter väterlicherseits des Angeklagten. Die 88-jährige Frau, die früher eine Kinderschutzbehörde geleitet hatte, erfährt von den Vergewaltigungen, die ihr Enkel ihrem anderen Enkel zugefügt hat, und hört das Bekenntnis ihres Sohnes über den sexuellen Angriff, den er im Alter von fünf Jahren erlitten hat. Als er weint, sagt sie nur scharf: »Früher haben wir nicht so viel Aufhebens um solche Dinge gemacht! Wir haben einfach weitergemacht.« Eine mütterliche Ablehnung in Form eines Befehls und einer Zurückweisung durch Verleugnung des sexuellen Traumas.

Nach der straf- und zivilrechtlichen Verurteilung ihres Angeklagten, über die seine zukünftige Ehefrau informiert wurde, fand die Hochzeit statt.

Schlusswort

Das Genogramm ist ein unersetzliches Basisinstrument der Familientherapie. Es ist ein unverzichtbarer Schlüssel für den systemanalytischen Ansatz bei Misshandlungen, insbesondere sexueller Art, innerhalb oder außerhalb der Familie. Wir haben ihm spezifische Symbole für die Inzestproblematik hinzugefügt und ein Vokabular definiert, das auf jeden der Protagonisten dieser Familiendramen zugeschnitten ist. Die Kinder machen sich die systemischen Genogramme zu eigen und fügen weitere Symbole hinzu, was ihr Verständnis für die Problematik und ihre tiefen Bedürfnisse zeigt. Tatsächlich sind die inzestuösen Familien, die bis zum Centre des Buttes-Chaumont gelangen, Familien, in denen der Evolutionsprozess, das heißt der Prozess der Integration des Inzestverbots, im Keimen begriffen ist.

Die inzestuöse Homöostase kämpft gegen diese begonnene Abweichung, während die Strenge und der Schutz des Gesetzes ein neues Tempo einleiten. Das Tempo der Justiz interagiert mit dem Tempo der Therapie und verändert sie. Die Suche nach einer Harmonisierung dieser beiden Tempi ist ein strategisches Mittel, das in unserem systemischen Ansatz zur Inzestproblematik (Nisse u. Sabourin, 2004) eingesetzt wird.

Fazit für die Praxis

Der Inzest, das Universum der Verwirrung von Rollen, Plätzen, Generationen und der Dominanz durch das Sexuelle, kann Spiegeleffekte auf die Therapeutin haben. Um die inzestuöse, oft generationsübergreifende Homöostase zu destabilisieren, sind geeignete Mittel notwendig. Das systemanalytische Genogramm entstand aus der Notwendigkeit, symbolische Darstellungen anzubieten, die den kindlichen Opfern, den Erwachsenen und Fachleuten, die an der therapeutischen Arbeit beteiligt sind, beim Verständnis des Systems und der inzestuösen Transaktionen sowie der strafrechtlichen Reaktionen zu helfen.

Hierbei zieht der Therapeut die Dimension des gerichtlichen Ablaufs mit ein. Die Verstärkung der laufenden familiären Veränderung kann aufrechterhalten und die Strafjustiz als therapeutisches Mittel mitbenutzt werden. Somit wird der Blick vom Opfer auf den (vermeintlichen) Täter und auf frühere Generationen gerichtet. Das heutige Opfer kann sich von seinem Gefühl der Ohnmacht und Isolation freimachen und seinen Platz als Rechtssubjekt einnehmen.

Die Arbeit mit systemtheoretischen Symbolen ermöglicht eine fortlaufende therapeutische Suche, erhält die Vitalität der therapeutischen Begleitung und das individuelle und familiäre Entwicklungspotenzial. Das inzestuöse Familiensystem wird wieder in Gang gesetzt und ein Inzestverbot wieder möglich. Das systemanalytische Genogramm erweitert die Grenzen der klinischen Praxis; wirksam wird es dank der Kenntnis des Inzests und der Strafverfahren. Es öffnet den Weg zur Bürgerschaft.

Literatur

Ambroise-Rendu, A. (2016). Briser le tabou. Du secret à la parole médiatique, le tournant des années 1970–1990. Sociétés & Représentations, 42 (2), 59–72. doi: 10.3917/sr.042.0059.

Baril, K., Tourigny, M. (2015). Le cycle intergénérationnel de la victimisation sexuelle dans l'enfance: Modèle explicatif base sur la théorie du trauma. Carnet de notes sur les maltraitances infantiles, 1 (4), 28–63.

Barthe, D., Brouquet, M., Fadier-Nisse, M., Gruyer, F., Hamon, H., Sabourin, P. (1990). Protocole d'intervention sociale judiciaire et thérapeutique pour la protection des enfants maltraités et victimes d'abus sexuels. Paris: Fondation pour l'Enfance.

Bouvier, G., Dellucci, H. (2017). Les traumatismes vicariants. In C. Tarquinio C. (dir.). Pratique de la psychothérapie EMDR (p. 269–278). Paris: Dunod.

Ciavaldini, A. (2004). Sanctionner et soigner: Du soin pénalement obligé au processus civilisateur. Lettre de l'enfance et de l'adolescence, 3 (57), 23–30. doi: 10.3917/lett.057.0023.

CNRS. Les violences sexuelles à caractère incestueux sur mineur.e.s. 2017 En ligne: www.cnrs.fr.

Conseil de l'Europe (2012). La législation et l'action des régions pour combattre l'exploitation et les abus sexuels concernant des enfants [Internet]. https://www.congress-1in5.eu/uploads/bloc589/FRENCH-Resolution-350-2012.pdf

Elkaïm, M. (1995). Description d'une évolution. In M. Elkaïm (dir.). Panorama des thérapies familiales (p. 587–612). Paris: Éditions du Seuil.

Ferenczi, S. (1939/2007). Psychanalyse, tome IV. Œuvres complètes 1927–1933. Paris: Payot.

Freud, S. (1916–17/1966). Introduction à la psychanalyse. Paris: Payot.

Gruyer, F., Nisse, M., Sabourin, P. (1991/2004). La violence impensable, inceste et maltraitance. Paris: Nathan.

Joulain, S. (2018). Combattre l'abus sexuel des enfants Qui abuse? Pourquoi? Comment soigner? Paris: Desclée de Brouwer.

Kannas, S., Benoit, J. C., Malarewicz, J. A., Beaujean, J., Colas, Y. (1988). Dictionnaire clinique des thérapies familiales systémiques. Montrouge: ESF Éditeur.

Krugman, R. D., Leventhal, J. M., (2005). Confronting child abuse and neglect and overcoming gaze aversion: the unmet challenge of centuries of medical practice. Child Abuse & Neglect, 29, 307–309.

Lepage, A. (2016). Le retour de la qualification d'incestueux dans le code pénal: Une cote toujours mal taillée. Droit pénal, étude II, n°4.

L'ombre du doute (»Im Schatten des Zweifels«) (1993). Regie: Aline Isserman; Drehbuch: Martine Fadier-Nisse, Frédérique Gruyer. TF1 international.

McGoldrick, M., Gerson, R. (1990). Génogramme et entretien familial. Paris: ESF Editeur.

Nisse, M. (2007). Humour, haine symbolique et résilience. Du bon usage thérapeutique des mots obscènes chez les victimes de violences sexuelles. Cahiers critiques de thérapie familiale et de pratiques de réseau, 39, 182.

Nisse, M. (2018). Quelle approche de la famille de l'auteur de violences sexuelles? Paris: Audition Publique, 14–15 juin 2018, Auteurs de Violences Sexuelles: Prévention, évaluation, prise en charge. 262–296 & 370. Consulté sur le site des FFCRIAVS, https://www.ffcriavs.org.

Nisse, M., Sabourin, P. (2004). Quand la famille marche sur la tête: Inceste pédophilie, maltraitance. Paris: Le Seuil.

Nisse, M. (2021). Soigner la victime et sa famille, quand la justice pénale est en marche. In S. Joulain, K. DemasureJ. G. Nadeau (dir.), L'Église déchirée. Comprendre et traverser la crise des agressions sexuelles sur mineurs. Paris: Bayard.

Ovide (1850). Les Métamorphoses. Œuvres complètes. Paris: Editions Nisard.

Poiret, A. (2005). L'ultime tabou: Femmes pédophiles, Femmes incestueuses. Paris: Patrick Robin Éditions.
Sabourin, P. (2015). Ferenczi et les systèmes maltraitants. Bifurcation épistémologique des années 1930 (p. 91–100). In Présence de Ferenczi. Paris: Le Coq-Héron.
Thomas, E. (1986). Le viol du silence. Paris: Aubier.
Watzlawick, P., Helmick-Beavin, J., Jackson, D. D. (1972). Une logique de la communication. Paris: Éditions du Seuil.

Das Futuregram oder das Erickson'sche Zukunftsgramm

Krzysztof Klajs[1]

»Die besten Tage sind diejenigen, die vor uns liegen.«
(M. H. Erickson)

Die Berücksichtigung des bedeutenden Einflusses der Familie auf das Individuum und die Arbeit mit Familien ist ein wesentlicher Bestandteil der Erickson'schen Therapie. Das Erickson'sche Genogramm, auch als Futuregram (FG) oder Zukunftsgramm (ZG) bezeichnet, ist eine therapeutische Technik, die die Hauptprinzipien der strategischen Familientherapie nach Milton H. Erickson (1901–1980) widerspiegelt und sich auf Ressourcen und die Zukunft konzentriert. Diese Technik kann sowohl in der Familien- als auch in der Einzeltherapie eingesetzt werden.

Ich werde die Grundlagen, Arbeitsprinzipien und klinischen Anwendungen der Methode vorstellen. Dabei werde ich die Begriffe »Erickson'sches Genogramm«, »Futuregram« (FG) und »Zukunftsgramm« (ZG) synonym verwenden und für eine klare Unterscheidung die seit Jahren verwendete Form des Genogramms als »klassisches Genogramm« bezeichnen.

Funktionen des klassischen Genogramms

Der Begriff »Genogramm« wurde erstmals 1972 von Philip Guerin verwendet (Guerin, 1972). Zuvor verwendete Murray Bowen (1966) den Begriff »Familiendiagramm«. Es wurde genutzt, um wichtige Daten über das Familiensystem zu sammeln und zu organisieren (Nichols u. Schwartz, 1998). Anfangs diente es hauptsächlich Therapeutinnen als vereinfachte grafische Form der Notizführung. Mit der Zeit wurde es jedoch als nützliches Werkzeug in die Psychotherapie eingeführt, vor allem in die Familientherapie. Die auf dem Genogramm basierenden Methoden spiegelten die vorherrschenden Annahmen in den dama-

1 Übersetzung aus dem Polnischen von Urszula Karaś und Anna Maciejewaska unter Mitarbeit von Lars Anken.

ligen Zeiten über den Einfluss der Vergangenheit auf die Aktivität der Familie und des Individuums wider. Die Vorteile der Verwendung eines Genogramms können in Vorteile für Patienten und Therapeutinnen unterteilt werden.

Die Vorteile für Patienten: Das Genogramm verdeutlicht die Existenz der Familie und deren Einfluss auf das Leben der Patienten. Es liefert Informationen über Personen, Ereignisse, Strukturen (Muster der Subsystembildung und Triangulation) und über Prozesse wie beispielsweise das Muster emotionaler Reaktivität. Es ermöglicht ein besseres Erkennen und Verstehen des Funktionierens und der Verstrickungen im System. In den Erzählungen vieler Familien, die sich für eine Therapie entschieden, werden oft wichtige Personen ausgelassen. Eine solche Situation lässt sich gut durch die Geschichte einer Familie illustrieren, die sich wegen des Verhaltens ihres Kindes zur Therapie meldet.

Ein Beispiel: Die Familie bestand aus einer 35-jährigen Mutter, ihrem 13-jährigen Sohn und dem 32-jährigen Partner der Mutter. In den ersten drei Sitzungen klagten sowohl die Mutter als auch ihr Partner über ihre Hilflosigkeit im Umgang mit dem »gestörten« Verhalten des Kindes. Insbesondere der Mann betonte mehrmals, dass er überfordert sei.

Die drei lebten seit neun Jahren zusammen. Der Junge nannte den Partner der Mutter »Papa«, weil sie es so (laut Aussage des Mannes) vor Jahren vereinbart hatten. Auch während der Therapiesitzungen sprach der Junge den Mann als »Papa« an. Der Mann jedoch verwendete ausschließlich den Namen des Jungen und sprach ihn weder als »Sohn« an noch über ihn als seinen »Sohn«. Er hatte ihn noch nie auf diese Weise angesprochen oder auf diese Weise über ihn gesprochen.

Der leibliche Vater des Jungen war kein Bestandteil in dessen Leben. Bei einer der ersten Sitzungen sagte die Mutter wörtlich: »Ich habe dem leiblichen Vater das Sorgerecht entzogen, weil er kein Interesse am Kind zeigte.« Dies illustrierte gut das emotionale Klima zwischen den leiblichen Eltern, entsprach jedoch nicht dem rechtlichen Stand, denn der leibliche Vater hatte noch immer das juristische Sorgerecht.

Die Tatsache, dass der leibliche Vater existierte, wurde in der Familie negativ halluziniert. Niemand erwähnte ihn, und die Fragen des Therapeuten zur Person des Vaters des Kindes blieben unbeantwortet: Es konnte der Eindruck entstehen, dass sie ungehört blieben, ignoriert wurden oder Ärger auslösten.

Erst die Herausforderung, ein Genogramm zu zeichnen, führte dazu, dass die Person des leiblichen Vaters in die Therapie eingeführt wurde. Dies ermöglichte es allmählich, seine Anwesenheit in der Perzeption der Familie wiederherzustellen. Aus der Erickson'schen Perspektive war das Genogramm einer der möglichen Wege, um die negative Halluzination über das Nichtexistieren einer Person zu ändern, die für das Funktionieren dieses Systems wichtig ist.

Die Vergegenwärtigung ist auch in Familien hilfreich, in denen Personen, Fakten und Ereignisse vergessen sind. Amnesie bezieht sich auf Ereignisse, deren Erinnerung die Stabilität und Kohärenz der Familie bedroht. Wenn sie zu schwierig oder schmerzhaft sind, erleichtert der unbewusste Mechanismus des Vergessens der Familie die Aufrechterhaltung der Kohärenz. Vorsichtshalber ist es besser, sowohl die Ereignisse als auch Personen zu vergessen, die an solchen Ereignissen beteiligt waren. Dies ist eines der grundlegenden Mechanismen, der das Phänomen des familiären Geheimnisses konstruiert und verstärkt. Ein Therapeut sollte erkennen, ob das, was früher die Stabilität der Familie bedrohte, vergessen bleiben sollte, und ob es derzeit eher Schmerzen verursacht als lindert.

Da sich die Arbeit mit dem klassischen Genogramm auf die Vergangenheit bezieht, zeigt sie, wie Geschehnisse aus vorherigen Generationen das gegenwärtige Familienleben beeinflussen. Das gemeinsame Erstellen von Hypothesen mit der Familie, die in den Ereignissen vergangener Generationen nach Erklärungen suchen, die helfen, das zu verstehen, was in der aktuellen Familie vor sich geht, führt zu einem Gefühl der Ordnung im System. Es stabilisiert Patienten, insbesondere jene mit einem erhöhten Angstniveau. Dies ist besonders wichtig in Momenten, in denen eine größere Stabilität im System erforderlich ist, zum Beispiel, wenn eine erhebliche Menge an Veränderungen (die aus der Überlagerung von Entwicklungs- und zufälligen Krisen resultieren) die Kohärenz der Familie bedroht.[2]

Die Genogrammarbeit stärkt die natürliche Hierarchie des Systems, weil Eltern mehr Informationen haben als Kinder und Großeltern mehr als Eltern. Sie ermöglicht es den Patientinnen, ihre eigene Familie mit Distanz zu betrachten, was eine Veränderung erleichtern kann. Der Abstand hilft dabei, Schuldgefühle abzulegen – wenn sich Verhaltensweisen zeigen, die sich über mehrere Generationen wiederholen, wird der Mechanismus leichter erkennbar und das quälende Schuldgefühl tritt in den Hintergrund. Es ist eine Technik, die die Assoziation, das Zusammenführen zweier Familiensysteme über Generationen hinweg – der Mutter und des Vaters einer Patientin – in ein neues System fördert, das von der nachfolgenden Generation geschaffen wird. In der Therapie haben wir oft mit Erzählungen zu tun, aus denen man den Eindruck gewinnen kann, dass der Patient nur ein Elternteil hat, während die Anwesenheit des anderen und seines gesamten Systems außerhalb des Blickfelds liegt oder negativ halluziniert wird.

2 Eine andere Situation, in der Stabilität erforderlich ist, ist die Arbeit mit Personen mit instabiler Struktur wie beispielsweise Personen mit einer Borderline-Diagnose.

Die Verwendung des klassischen Genogramms bringt auch wesentliche Vorteile für die Therapeuten mit sich. Es liefert den Fachleuten, ähnlich wie den Patientinnen, Informationen über Personen, Ereignisse, Strukturen und Beziehungen. Wenn die Halluzination eines der dominanten Trancephänomene ist und die Grenzen verschwommen und unklar sind, hat die Therapeutin Schwierigkeiten, zu ordnen, wer in der Familie wer ist, und die Wirklichkeit zu erkennen. Ein Genogramm veranschaulicht die Realität sowohl für Patienten als auch für Therapeutinnen. Es ermöglicht Letzteren, effizient Notizen zu führen, sich komplexe Systemstrukturen zu merken und zu verstehen.

Bei der Arbeit mit Systemen können Begriffe, die familiäre Beziehungen wie Mutter, Vater, Bruder oder Schwester, je nach der Perspektive des erzählenden Familienmitglieds unterschiedliche Personen repräsentieren. Der Gebrauch grafischer Symbole gestaltet sich einfacher, als detaillierte Notizen darüber zu machen, wessen Vater, Mutter, Bruder, Schwester, Kind, Großmutter oder Großvater jeweils gemeint ist. Grafische Symbole erleichtern das Merken der Informationen und die Zuordnung zu den entsprechenden Familienmitgliedern.

Das Genogramm stärkt das systemische Denken über die Familie und kehrt die Nominalisierung des identifizierten Patienten um. Oft erzählen Familien die Geschichte, als wäre die identifizierte Patientin am wichtigsten. Wenn zum Beispiel der ältere Sohn der identifizierte Patient ist und beide Eltern und zwei Geschwister an der Sitzung teilnehmen und die Mutter das Wort »Großmutter« benutzt, meint sie wahrscheinlich ihre Mutter und nicht ihre Großmutter. Und wenn der Vater des Kindes das Wort »Mutter« verwendet, meint er möglicherweise seine Frau – die Mutter des Sohnes – und nicht seine eigene Mutter. Das Genogramm spiegelt das Bild der Familie wider, das der Patient in sich trägt. Im Therapieprozess wird dieses Bild schrittweise in Richtungen erweitert, die die Therapeutin für wichtig hält.

Jedes System hat Ressourcen, die ihm helfen, zu überleben und Krisen zu bewältigen. Es kommt vor, dass die Familie diese Kraft nicht spürt, oft sucht sie dann Hilfe bei Fachleuten, und der Therapeut spürt sie. Eine Manifestation dieser Kraft können die Empfindungen der Therapeutin sein, insbesondere diejenigen, die sie als hinderlich empfindet. Nach einigen Minuten der Sitzung beginnt sie, emotional Mitglied dieser Familie zu werden, mit der sie arbeitet. Sie tritt in den Raum zweier mächtiger Kräfte ein und bleibt darin die gesamte Arbeit über.

Eine dieser Kräfte sind dominierende Trancephänomene in der Familie. Auch eine Fachkraft wird ihnen unterliegen. Diese Phänomene können als unbeabsichtigte und unbewusste Prozesse verstanden werden, die sich durch die Generationen hindurchweben und die Prozesse und Sequenzen familiärer Ereignisse formen.

Die andere Kraft ist das Bestreben der Therapeutin, ihre eigene Einzigartigkeit, Autonomie und Unabhängigkeit von der Familie, mit der sie arbeitet, zu bewahren. Diese zweite Kraft wird als Bestreben nach Neutralität bezeichnet. Während des gesamten Therapieprozesses kämpfen diese Kräfte miteinander, und die Therapeutin erlebt durch ihre eigenen Emotionen, Körperempfindungen, Gedanken oder Assoziationssequenzen diese Kämpfe in sich.

Absolute Neutralität der Therapeutin existiert nicht – ein neutraler Therapeut ist ein toter Therapeut. Eine lebendige Therapeutin erlebt die Familie, mit der sie arbeitet. Man könnte sagen, dass sich die Therapeutin, um mit der Familie arbeiten zu können, als Mitglied der Familie fühlen muss. Wird sie jedoch ein Mitglied der Familie, verliert sie die Neutralität und kann nicht mehr arbeiten. Das ist im Grunde ein unlösbares Dilemma.

Eine mögliche Hilfe kann darin bestehen, einen guten Ort im Dasein der Familie zu finden, von dem aus man mit der Familie arbeitet. Eine Grenzstelle, an der der Therapeut die Besonderheiten dessen erlebt, was in der Familie geschieht, und gleichzeitig seine Eigenständigkeit bewahrt. Das Genogramm erleichtert es Therapeuten, Neutralität in der Arbeit mit Familien anzustreben.

In Supervisionen kann man die Schwierigkeiten des Therapeuten bei der Aufrechterhaltung dieser Grenzstelle hören. Sie äußern sich in Aussagen wie »Eigentlich erinnere ich mich kaum an das, was in der Sitzung passiert ist« oder »Ich kann mich nicht erinnern, ob wir darüber gesprochen haben oder nicht«. Dies kann ein Signal dafür sein, dass in dieser Familie die Amnesie – als Erfahrung des Familiensystems – von der Therapeutin wahrgenommen und auf sie übertragen wurde. Bei der Arbeit mit solchen Familien ermöglicht das Genogramm der Therapeutin, sich zu erinnern.

In anderen Familien wird die Therapeutin möglicherweise von einem überwältigenden Gefühl des Chaos erfasst, was auf ihre Auseinandersetzung mit der dissoziativen Struktur der Familie hinweist. Oder sie kann, ähnlich wie Personen aus der Familie, die in der Therapie sind, Begriffe verwenden, die nicht der Wirklichkeit entsprechen, statt solcher, die die Realität beschreiben. Dies wäre ein Zeichen dafür, dass sie sich im Feld der Halluzinationen als dominierendem Trancephänomen in der Familie befindet. Bei der Suche und Aufrechterhaltung dieser Grenzstelle hilft die Arbeit in Co-Therapie, die Bezugnahme auf ein reflektierendes Team, das Verständnis der Prozesse in der (eigenen) Familie der Therapeuten, Supervision und schließlich die Arbeit mit dem Genogramm.

Reflexionen über das klassische Genogramm aus der Erickson'schen Perspektive

Das traditionelle Genogramm weist trotz zahlreicher Vorteile, die durch langjährige Anwendung in der Arbeit mit Familien bestätigt wurden, aus Erickson'scher Sicht signifikante Einschränkungen auf. Das klassische Genogramm bleibt auf halbem Weg stehen. Es ist eine unvollendete Geschichte, die im spannendsten Moment unterbrochen wird, denn sie bezieht sich nur auf die Vergangenheit, auf das, was früher geschehen ist, und ignoriert die Zukunft. Wenn man darüber nachdenken kann, wie die Erinnerungsspuren dessen, was sich vor zwei oder drei Generationen ereignet hat, den aktuellen Zustand beeinflussen, scheint es ebenso angebracht zu sein, darüber nachzudenken, wie das, was sich derzeit im Leben des Patienten (beziehungsweise in der Familie) abspielt, sich in den kommenden Jahren und Generationen auswirken kann. Das traditionelle Genogramm suggeriert, dass die Vergangenheit, insbesondere die Familiengeschichte, einen entscheidenden Einfluss auf den aktuellen Gesundheitszustand und das Funktionieren des Individuums (beziehungsweise der Familie) hat. Diese verborgene Suggestion ist in den Prozess der Datensammlung eingebettet, denn jede – auch scheinbar neutrale – Frage des Therapeuten enthält suggestive Elemente, da sie die Aufmerksamkeit der Zuhörerin lenkt. Der Therapeut fragt nach vergangenen Generationen, widmet diesem Thema viel Zeit, was mehrere Sitzungen dauern kann, und suggeriert auf diese Weise, dass das, was früher geschah, so wichtig ist, dass es sich im gegenwärtigen Leben des Patienten (der Familie) widerspiegelt. Es dauert an. Vielleicht hilft es der Therapeutin und sogar dem Patienten, die Ursachen des gegenwärtigen Zustands besser zu verstehen, aber es ist ein langer und kostspieliger Weg zur Verbesserung.

Es beinhaltet auch die allgemeine Suggestion, dass Veränderung durch das Verständnis von Bedingungen von Störungen erfolgt, was eine mögliche, aber nicht die einzige Veränderungsroute ist. In der Erickson'schen Therapie wird Veränderung eher durch Erfahrung als durch Verständnis geschaffen. Die Therapeutin schafft gemeinsam mit den Patientinnen Erfahrungen, die Veränderungen anregen. Das Zukunftsgramm ist ein nützliches Ritual zur Schaffung neuer Perspektiven. Diese Bemühungen können auch als Suche nach einem optimalen Ort für die Aufmerksamkeit des Therapeuten im Raum zwischen Vergangenheit und Zukunft beschrieben werden. Was dient der Veränderung besser, die Konzentration auf die Vergangenheit, auf das Jetzt oder auf die Zukunft? Dies führt zu Fragen, inwieweit die Person (Familie) der Patientin als Ergebnis vergangener Ereignisse (z. B. die Verkettung familiärer Ereignisse in früheren Generationen) betrachtet wird oder sie ihr Schicksal und Leben selbst gestaltet.

In der Erickson'schen Betrachtungsweise konzentriert sich der Therapeut eher auf die Erwartungen und Motivation des Patienten (der Familie) hinsichtlich der Therapie und auf Hoffnung. Ein übermäßiger, langanhaltender Fokus auf die Vergangenheit birgt das Risiko, Patienten auf die Rolle des Opfers von Trauma, Krankheiten, Defiziten und Unglücken zu reduzieren, die in früheren Generationen stattgefunden haben. Das traditionelle Genogramm lenkt die Aufmerksamkeit aller Beteiligten im Behandlungsprozess eher auf Defizite.

Im Laufe der Jahre wurde eine Reihe von grafischen Symbolen entwickelt, die Dramen, Verluste, Krankheiten, belastende Beziehungen mit pathologischem Charakter und alle möglichen Unglücke illustrieren, die in der Familie passieren können. Grafische Symbole beziehen sich auf Fehlgeburten, Abtreibungen, Todesfälle, Sucht und andere Ereignisse von belastendem, dramatischem Charakter. Andere zeigen konfliktreiche, gewalttätige, kontrollierende oder zu distanzierte Beziehungen. Dies kann Patientinnen helfen, zu verstehen, dass ihr gegenwärtiges Leiden weniger ein individuelles, persönliches Erlebnis, eigene Schuld oder Buße ist, sondern dass sie eher eine Begründung finden im Sinne einer Folge vergangener Ereignisse, die sicherlich nicht von ihnen selbst verursacht wurde. Dies erleichtert viele Patientinnen, andere sind jedoch überwältigt von der Unermesslichkeit des sich wiederholenden Leidens. Es existieren Symbole für Unglücke, aber es fehlen Zeichen für Ressourcen.

Die Fokussierung auf Ressourcen, Resilienz, Vitalität, Kraft und die Möglichkeit, in der Zukunft auf Lösungen zurückzugreifen, die bereits zuvor im System angewendet wurden, bietet Patientinnen eine neue Perspektive. Sie werden nicht nur zu Erben von Leiden, sondern auch von Lebenskraft und Kreativität ihrer Familien.

Das Erickson'sche Genogramm: Ablauf des therapeutischen Prozesses

Kurz gesagt, besteht das Futuregram aus drei Schritten. Beginnen wir mit der modifizierten Version des klassischen Genogramms: Sie dient der Realisierung und Extraktion von Ressourcen aus Geschichten über die Vergangenheit. Als Zweites sind Zukunftsszenarien zu nennen, die den Aufbau eines Gefühls der Handlungsfähigkeit bei der Person und in der Familie fördern. Und drittens familiäre Bindungen und Reisen durch Generationen, die der Unterstützung und Stärkung des Flusses familiärer Ressourcen zwischen den Generationen dienen.

Das Ziel dieser erweiterten Strategie ist es, ein ressourcenreiches Treffen der familiären Zukunft mit der Vergangenheit herbeizuführen, wobei im Zentrum des Verfahrens der Patient steht. Die hier beschriebene Struktur sollte als Leitfaden für die Fachkraft betrachtet werden, welchen sie unter Berücksichtigung der Individualität jeder Person und Familie, des Behandlungsziels und des Stadiums des therapeutischen Prozesses modifiziert und anpasst.

In *Schritt eins* zeichnet die Patientin eine erste, vorläufige Version des Genogramms. Sie markiert nur sich selbst, Geschwister, Eltern und Großeltern. Sie lässt Geschwister der Eltern und Großeltern aus. Sie zeichnet keine Kinder und Enkel, auch wenn sie vorhanden sind. In Familien mit viel Chaos und einer Fülle von Informationen können auch Geschwister der Patientin ausgelassen werden. Es werden grafisch nur die grundlegenden Daten dargestellt, wir zeichnen keine weiteren Symbole, die im klassischen Genogramm verwendet werden; wir charakterisieren grafisch keine Beziehungsarten und setzen keine Symbole für Pathologien ein (wie ein Glas für Alkoholismus). Wir vereinfachen es maximal.

Dieser Reduktionismus basiert auf dem strategischen Ziel, die Aufmerksamkeit auf Ressourcen und die Zukunft zu lenken, weshalb diese einleitende, auf die Vergangenheit bezogene Darstellung der Familiengeschichte radikal sparsam ist. Die Therapeutin ermutigt dann die Patientin, über die positiven Eigenschaften, Errungenschaften und Stärken ihrer Vorfahren zu erzählen und darüber, wie diese Ressourcen in der Vergangenheit genutzt wurden. Fragen können sich darauf konzentrieren, mit welchen Schwierigkeiten die Vorfahren konfrontiert waren und wie sie damit umgegangen sind, um damit positive Aspekte und Überlebensstrategien zu suchen. Dies kann Patienten helfen, zu erkennen, dass sie genetische und kulturelle Ressourcen besitzen, die bei aktuellen Herausforderungen hilfreich sein können.

In dem gezeichneten Genogramm markiert zum Beispiel der Patient (Mann) die Beziehung zu dem Großvater, zu dem er einen besseren Kontakt hat. Die Patientin (Frau) markiert die Beziehung zur Großmutter, zu der sie sich näher fühlt. Dieser Schritt trägt bereits deutliche Merkmale einer therapeutischen Intervention. Es ist eine Suggestion von familiären Ressourcen enthalten.[3]

An diesem Punkt angekommen, ist es an der Zeit, mit dem Patienten über den Großvater (mit der Patientin über die Großmutter) zu sprechen – über die Vorfahren, zu denen eine größere Nähe besteht. Wie viele Kinder hatten sie? Welche Berufe übten sie aus? Wo lebten sie? Wie oft haben sie die Enkelin (das heißt die Patientin) gesehen? Wie haben sie sich angesprochen? In diesem Schritt bekommen wir Geschichten über den Großvater (die Großmutter) er-

3 Vor dem Markieren einer ressourcenreichen Beziehung kann man sich tranceanalytischer Arbeit (Psychodrama oder anderen Techniken, bei denen sich der Therapeut kompetent fühlt) hinsichtlich des inneren Bindungsgefühls mit den Großeltern bedienen.

zählt. Wir sprechen über Nähe und Bindung. Warum fühlt sich der Patient dieser Person näher? Was zeugt von dieser Nähe? Wie erlebt er sie? Welches Bild hat er von der Person?[4] Worüber freuen sich die Großeltern (basierend auf dem, was heute ist)? Was mögen sie? Worüber sind sie stolz? Wofür können sie sich danken, sich gratulieren? Dieser Schritt dauert so lange, bis der Therapeut feststellt, dass sich die Wahrnehmungs- und Erlebniselemente des Patienten über seine Herkunftsfamilie geändert haben.

Schritt zwei dient der Entwicklung familiärer Szenarien in der Zukunft. Nachdem im vorherigen Schritt vergangene Generationen und der aktuelle Zustand dargestellt wurden und dieser mit der Erzählung des aktuellen Entwicklungsstands der Familie endete, erweitert der zweite Schritt den Blick auf zukünftige Generationen. Die Patientin (die Familie) zeichnet zunächst nur die Personen, die existieren: sich selbst, den (Ehe-)Partner und, wenn vorhanden, auch Kinder und Enkel. Dann fügt sie mindestens eine Person aus der nächsten Generation hinzu, die noch nicht existiert. Wenn die Patientin Elternteil ist und noch keine Enkel hat, sollten in diesem Schritt die Enkel auf dem Schema platziert werden. Wenn sie bereits Enkel hat, sollte ein Urenkel oder eine Urenkelin im Genogramm erscheinen.

In der vorgestellten Zukunft wählt sie eine Person aus, zu der sie die stärkste positive Beziehung hat. Dies ist ein imaginärer, tranceartiger Arbeitsschritt. Auf dem Genogramm markiert sie grafisch die Beziehung zu dem (noch ungeborenen) Nachkommen. Sie fragt die Eltern (ihr Kind) nach dem Namen des Nachkommens und spricht ihr Enkelkind mit diesem Namen an. Die Patientin benennt die Enkelkinder nicht (auch nicht imaginär) selbst, sondern fragt ihre Kinder nach Namen. Wenn die Patientin noch keine Enkelkinder hat, gibt sie auch nicht die Namen des (aktuellen) Partners des Kindes an, denn es ist nicht die Sache des Elternteils, mit wem das eigene Kind Vater oder Mutter wird.

Da wir eine Zeitprogression hervorrufen, arbeiten wir an der Beziehung zu dieser Generation, die noch nicht existiert. Wir fragen nach Geschichten und Erzählungen über die ausgewählte (nur in der Vorstellung existierenden) Enkelin. Wir machen die imaginierte Generation konkreter, greifbarer. Was magst du an diesem Kind? Welchen Namen haben ihm die Eltern gegeben? Wie sieht es aus? Welche Eigenschaften hat es? Was macht es gern? Auf diese Weise schaffen wir eine Erzählung über ressourcenreiche Bindungen zu zukünftigen Generationen.

---

4 An dieser Stelle kann man Tranceerfahrungen, Imaginationsreisen oder Psychodrama vorschlagen, in der die Großeltern die Zukunft der Enkelin (also die Zukunft der Patientin) gestalten. Sie sprechen darüber und über Wünsche in der Familie.

Der Patient zeichnet auf einem neuen Blatt ein vollständiges Genogramm, das Erickson'sche Genogramm. Diese Zeichnung umfasst Vergangenheit und Zukunft. Die in diesem Schritt erstellte Genogrammfigur ähnelt in ihrer Form einer stabilen Sanduhr. So viele Generationen in der Vergangenheit markiert wurden, so viele sollten es auch in der Zukunft sein. Patientinnen sollten auf der Zeichnung genauso viele Generationen hinter sich wie vor sich markieren.

In der ersten, vorläufigen Version des Genogramms sollte also eine Generation aus der Vergangenheit mehr berücksichtigt werden als die jüngeren Generationen, die tatsächlich zum Zeitpunkt der Therapie existieren. Auf dem Zukunftsgramm befindet sich die Patientin grafisch in der Mitte, in der Verengung der Sanduhr. Im vollständigen Bild des Zukunftsgramms, das in dieser Arbeitsphase entsteht, sind in den vorherigen und in den nachfolgenden Generationen dieselbe Anzahl von Generationen markiert. Dies veranschaulicht den Kern der Therapie – die Patientin ist die zentrale Figur, auf die sich die Aufmerksamkeit der Therapeuten konzentriert. Die Bezugnahme auf die Form der Sanduhr erleichtert das Hervorrufen von Bewegung, des Flusses und der Verbindung zwischen den Generationen.

Die grafischen Umrisse einer klassischen Genogrammfigur bilden die Form einer umgekehrten Pyramide. Die Patientin befindet sich unten, am instabilsten Punkt. Viele Menschen können dies symbolisch als Druck und Last der früheren Generationen empfinden. Anfangs bringt das Verständnis des eigenen Schicksals Erleichterung, aber später kann ein Gefühl der Überforderung durch familiäre Geschichten entstehen. Deshalb werden Linien markiert, die die ressourcenreichen Bindungen zwischen einem Großvater (einer Großmutter) und dem Patienten sowie zwischen der Patientin und dem Enkel darstellen.

Schritt drei bezieht sich auf familiäre Bindungen und Reisen durch die Generationen und die Verstärkung des Flusses familiärer Ressourcen zwischen ihnen. In diesem Schritt kommt es zu Treffen der Generationen in der inneren Welt der Patientin. Ressourcenreiche Bindungen werden aufgebaut oder wiederhergestellt. Es kommt zu Begegnungen über mehrere (fünf oder mehr) Generationen hinweg. Personen treffen sich, die sich in der Realität nie gesehen haben, vielleicht weil die jüngste, vorgestellte Generation noch nicht geboren ist. Die Patientin stellt ihrer eigenen Großmutter ihren eigenen Enkel vor. Sie erzählt ihr von ihrem eigenen Enkel. Sie lenkt die Ressourcen der Großmutter auf das, was sie sich in ihrer Vorstellungskraft im vorherigen Schritt ausgedacht hat. Es kommt zu Gesprächen über die Generationen hinweg. Die Enkelin der Patientin spricht mit der Großmutter der Patientin (der Enkel mit dem Großvater). Der Enkel erzählt, wie es ihm geht, was in seinem Leben passiert, was er mag, worüber er sich freut. Es ist einfacher, in männlichen und weiblichen

Linien zu arbeiten, wobei hinter dem Patienten der Großvater oder hinter der Patientin die Großmutter steht, aber alle Varianten sind möglich.

Sensibilität, Flexibilität und Kreativität der Therapeutin sind hier unerlässlich. In diesem Schritt beziehen wir uns auf Ressourcen und ermutigen den Patienten, seinem Großvater für das zu danken, was er für seinen eigenen Enkel getan hat, also für seinen nie getroffenen Ururenkel. Er drückt ihm seine Dankbarkeit dafür aus, dass es seinem Enkel jetzt gut geht.

Wir ermutigen die Patientinnen, der ressourcenreichen Großmutter zu erzählen, was sie jetzt machen, was sie in den nächsten Wochen, Monaten und Jahren tun können, damit es ihren Enkeln in Zukunft gut geht. Dies ist der Hauptmoment, die Hauptintervention, und die früheren Schritte bereiten darauf vor. Dieser Schritt kann mehrere Sitzungen dauern. Das therapeutische Ziel ist es, den Patientinnen zu ermöglichen, Einfluss und ein Gefühl der Wirksamkeit auf das Schicksal ihrer jeweiligen Familie zu erleben.

Zum Abschluss ist es wichtig, die passende Distanz zu finden, damit der Patient im System den Fortschritt und die Ressourcen sieht. Der Therapeut baut eine Ergänzung zur Definition des Problems oder Symptoms auf, das den Patienten oder die Familie zur Therapie gebracht hat. Er greift auf den Teil des Kontakts zurück, in dem das Ziel formuliert wurde. In einem Erickson'schen Genogramm können hier Linien von Ressourcen, Zufriedenheit und Überwindung von Schwierigkeiten markiert werden.

Eine Therapeutin, die das Zukunftsgramm verwendet, sollte auf einige Punkte besonders achten. Die Anwendung dieser Technik löst emotionale Reaktionen aus; Gefühle können sich zu verschiedenen Zeitpunkten der Arbeit unerwartet und mit erheblicher Kraft zeigen. Ihnen sollte Zeit und Raum gegeben werden. Die Erfahrung und Annahme von Emotionen im Zusammenhang mit der Familie und ihren Ressourcen ist ein wesentlicher Bestandteil dieser Arbeit. Die Therapeutin sollte sich um eine neutrale Position im System bemühen. Obwohl vollständige Neutralität unerreichbar ist, sollte sie dennoch danach streben.

Die Art und Weise, wie Daten gesammelt und grafisch dargestellt werden, ist wichtig. Ähnlich wie bei psychotherapeutischen Prozessen, bei denen der Patient seine eigene gute Zukunft kreiert und die Aufgabe der Therapeutin darin besteht, den Zugang zu Ressourcen zu öffnen, erstellt der Patient beim Zukunftsgramm selbst die grafische Darstellungen der familiären Räume. Die Therapeutin unterstützt lediglich diesen Prozess. Dies ist auch eine symbolische Botschaft, dass der Patient mehr Einfluss auf Veränderungen hat als die Therapeutin. Der Patient kennt seine Familie und deren Ressourcen besser.

Wenn das Zukunftsgramm während einer Familiensitzung entsteht, bleibt die Therapeutin während der Erstellung physisch etwas außerhalb des Systems.

Wenn die Familie das Genogramm an einer Tafel, auf dem Boden, an einer Wand oder auf Kartons zeichnet, nimmt die Therapeutin einen Platz leicht hinter dem Familienkreis ein, außerhalb des kreierten Bereichs zwischen dem Patienten (der Familie) und dem gerade entstehenden genogrammischen Bild. Sie ist kein Mitglied der Familie und sollte daher jede Symbolik vermeiden, die darauf hindeuten könnte; in dieser Arbeit bleiben wir sowohl buchstäblich als auch metaphorisch außerhalb.

Das Genogramm kann von einer oder mehreren Personen in der Familie erstellt werden. Wenn es während einer Familiensitzung entsteht, ist es besser, wenn es von einem oder beiden Elternteilen erstellt wird und nicht von den Kindern. Dies dient der Stärkung und Wiederherstellung einer funktionalen Hierarchie in der Familie. Es signalisiert, dass die Eltern (und nicht die Kinder) die Verantwortung für die Familie übernehmen.

Das Genogramm kann sowohl während einer Sitzung als auch zwischen den Sitzungen erstellt werden – in diesem Fall zeigt der Therapeut die Symbole (Quadrate, Kreise, Verbindungen) und erklärt die grundlegenden Prinzipien, ermutigt die Patienten jedoch, selbst zu zeichnen.

Die therapeutische Arbeit konzentriert sich auf Veränderungen im Bereich der Trancephänomene und nicht auf die Inhalte der Patientenerzählungen. Das Zukunftsgramm bezieht sich nicht auf die Zukunft an sich, sondern auf innere Repräsentationen und Bedeutungen, die der Patient (die Familie) der Zukunft zuschreibt. Wir wissen jedoch, dass die Vorstellungen des Patienten von seiner Zukunft ihn auf gewisse Weise beeinflussen und seine Aufmerksamkeit lenken. Die Präsentation nur der grundlegenden Informationen über die Vergangenheit nimmt weniger Zeit in Anspruch und ermöglicht es, die Aufmerksamkeit schneller und einfacher auf eine bessere Zukunft zu lenken, denn das ist schließlich das Ziel der Therapie. Aus diesem Grund werden alle grafischen Symbole übersprungen, die in einem traditionellen Genogramm entwickelt wurden (die Pathologien, dramatische Ereignisse oder gestörte Beziehungen aus der Vergangenheit illustrieren).

Das Zukunftsgramm kann von Fachleuten in verschiedenen Kontexten verwendet werden. In jedem Arbeitsabschnitt kann die Therapeutin verschiedene Techniken einsetzen, in deren Anwendung sie sich kompetent fühlt, wie Psychodrama, Gestalttechnik des leeren Stuhls, Hausaufgaben zwischen den Sitzungen, therapeutische Rituale oder Trancearbeit. Die Verwendung des Erickson'schen Genogramms erfordert nicht unbedingt die Fähigkeit zur klinischen Hypnose, obwohl diese Kompetenz hier nützlich ist.

Das Futuregram bezieht sich auf zeitlich ausgedehnte Phänomene über Generationen hinweg. Aus diesem Grund sollte es die komplexe Frage der Zeitwahrnehmung berücksichtigen. In der grafischen Darstellung verbindet das

Zukunftsgramm zirkuläre und lineare Zeitwahrnehmung, was es der Patientin erleichtert, sie therapeutisch zu nutzen. Die Anwendung dieser Technik ermöglicht es ihr, wenn die Last schwieriger, schmerzhafter oder tragischer Erfahrungen überwältigend ist, ihre Familie auf andere Weise zu sehen. Es hilft, die Möglichkeiten und Potenziale, die sowohl in den Einzelpersonen als auch im System liegen, sowie eine positive Zukunft der Familie zu erkennen. Dies erleichtert die Arbeit und macht ihre Ergebnisse vollständiger.

Theoretische Aspekte des Erickson'schen Genogramms

Unter den allgemeinen Annahmen der Therapie nach Milton H. Erickson (2010) ist besonders auf die Konzeption der Trancephänomene, die Zukunftsorientierung und die Lenkung der Aufmerksamkeit des Patienten auf Ressourcen hinzuweisen. Trancephänomene werden hier als beobachtbare äußere Manifestationen des Unbewussten im täglichen Familienleben verstanden.

Zu den spezifischen Annahmen der strategischen Familientherapie, der Betrachtung des Familiensystems und der Zukunftsorientierung kann gesagt werden, dass Erickson ein Pionier in der Arbeit mit Familien war und systemisches Denken ein wesentlicher Bestandteil dieses Ansatzes ist. Einer seiner langjährigen Schüler und Fortführer seines Werkes, Jay Haley (1923–2007), entwickelte die Schule der strategischen Familientherapie. Die Therapeutinnen, die den strategischen Ansatz in ihrer täglichen Arbeit berücksichtigten, verwendeten das Werkzeug des Genogramms aber nicht. Dies sollte nicht überraschen, da das klassische Genogramm, wie bereits dargestellt, auf mindestens zwei Annahmen basiert, die dem Erickson'schen Ansatz entgegenstehen.

Im strategischen Ansatz ist die Aufmerksamkeit auf die Zukunft gerichtet. Gemeinsam mit dem Patienten (bzw. der Familie) wird das Therapieziel festgelegt, und die Motivation gilt als entscheidender Faktor für Veränderungen. Der Ressourcenraum wird diagnostiziert, und die Aufmerksamkeit aller am Therapieprozess beteiligten Personen richtet sich darauf.

Das Genogramm kann auch als das Bild einer Familie verstanden werden, wie es in einer Person lebt oder in ihr geweckt wird. Bestimmte Elemente dieses Bildes werden zurückgerufen und verstärkt, während andere ausgeblendet und vergessen werden. Dieses Bild als Teil des Gedächtnismaterials unterliegt ständigen Modifikationen.

Die Erstellung eines klassischen Genogramms ist ein Prozess sowohl der Rekonstruktion als auch der Konstruktion der Vergangenheit der Familie. Während Daten über Personen und Ereignisse noch leichter objektiv überprüft werden können, sind Informationen über Beziehungen ein subjektives Empfinden der Patienten. Dieser Teil des klassischen Genogramms unterliegt ebenfalls einer bedeutenden Modifikation durch therapeutische Interventionen.

Wenn die Fachkraft nach Konflikten in der Familie fragt, erhält sie Antworten aus diesem Bereich. Werden diese grafisch festgehalten, werden genau diese Informationen über Konflikte im Familienbild stärker verankert. Fragt die Therapeutin nach Ressourcen und hält diese Antworten in einem grafischen Bild fest, werden völlig andere Informationen als die über Konflikte herausgearbeitet und verankert. Auf diese Weise beeinflusst sie das Bild der Familiengeschichte, das sie gemeinsam mit dem Patienten kreiert. Ein offensichtlicher, bewusster Vorteil eines auf diese Weise konstruierten Genogramms ist ein besseres Verständnis der eigenen Familie.

Ein unausgesprochener, unbewusster Vorteil besteht darin, vertikale und horizontale Beziehungen in der Familie aufzubauen (oder zu rekonstruieren), bei denen das Gefühl der Entfremdung des Einzelnen in der Familie abgeschwächt wird. Der Schmerz der innerfamiliären Isolation ist eine häufige Erfahrung identifizierter Patienten.

Da also der Prozess der teilweisen Konstruktion oder Rekonstruktion des Gedächtnismaterials der Familie dauerhaft als nützlich in der Psychotherapie anerkannt wurde, kann man sich auch darauf einlassen, ein ähnliches Werkzeug für die Zukunft zu schaffen. Dieser Raum scheint zumindest genauso plastisch zu sein wie das Gedächtnismaterial.

Die Kreation einer erwarteten Zukunft hat eine lange Tradition. Gespräche über das Ziel der Psychotherapie, über die Erwartungen im Zusammenhang mit der Aufnahme einer Behandlung oder ein Vertragsabschluss sind Aktivitäten, die mit der Mitgestaltung der Zukunft verbunden sind. Das Zukunftsgramm ist in diesem Zusammenhang also keine besondere Ausnahme. Es ist jedoch eine Verbindung zwischen prospektiver Einstellung in der Psychotherapie, die für den Erickson'schen Ansatz charakteristisch ist, und dem Werkzeug der Genogrammtechnik.

Therapeutinnen (nach Erickson) verwenden oft Metaphern. Eine der häufig zitierten ist die Aussage, dass Menschen sich nicht so sehr von direkten, sinnlichen Erfahrungen leiten lassen, sondern eher von der Landkarte der Welt, auf die sie schauen. Das Erickson'sche Genogramm ist eine Ressourcenkarte, die es ermöglicht, familiäre Ressourcen zu nutzen. Die Methode des Zukunftsgramms basiert auf dem strategischen Ansatz der Familientherapie, bei dem das Ziel der Arbeit darin besteht, in dem System die Fähigkeit wiederherzustellen und (unvermeidliche) Krisen mithilfe der vorhandenen Ressourcen zu bewältigen. Dies gilt sowohl für Entwicklungs- als auch für zufällige Krisen.

Abgesehen von den bereits erwähnten Funktionen, die ein traditionelles Genogramm erfüllen kann, wie das Sammeln und Ordnen von Informationen über die Familie, erweitert die Erickson'sche Form seinen Anwendungsbereich um zusätzliche Funktionen:

- Es stärkt das Gefühl der Handlungsfähigkeit der Patientin in der Familie, insbesondere in Bezug auf die Zukunft.
- Es stärkt das Gefühl der Handlungsfähigkeit der Eltern gegenüber den Kindern.
- Es zeigt, wie sich das, was sich derzeit im System abspielt, auf dessen Zukunft auswirkt. Es ändert die Perspektive hin zum Aufbau einer guten Zukunft. Eine Patientin drückte es so aus: »Ich habe jetzt das Gefühl, dass ich Einfluss auf die Schicksale zukünftiger Generationen nehmen kann. Vielleicht ist das Unsterblichkeit?«
- Es hilft dabei, ein Gefühl der Kontinuität in der Familie und der Zugehörigkeit zur Familie zu erleben, was besonders wichtig ist, wenn diese Gefühle gestört wurden. Dies trifft insbesondere auf Adoptivfamilien zu, in denen die Herkunft der Kinder ein Geheimnis ist, sowie bei Familien, in denen Eltern, Großeltern oder Urgroßeltern für den Patienten unbekannt sind.
- Es zeigt auf, welche Möglichkeiten im System vorhanden sind und für die Zukunft entwickelt werden können.

In der klinischen Anwendung wird die Arbeit mit dem Futuregram in der Regel in ein Gespräch eingewoben, das über mehrere Sitzungen dauert. Im Folgenden werde ich anonymisierte Auszüge aus Geschichten aus Supervisionsgruppen vorstellen, in denen die hier diskutierte Art der therapeutischen Strategie reflektiert wurde.

Beispiel 1: Frau M. ist knapp 40 Jahre alt. Sie begann eine Einzeltherapie aufgrund von Angststörungen. Sie ist verheiratet und Mutter einer 17-jährigen Tochter, die seit einem Jahr wegen Zwangsstörungen medikamentös behandelt wird. Sie ist sehr auf sich selbst konzentriert, was sich in äußerster Sorge um das Schicksal ihres einzigen Kindes und übermäßiger Fürsorge zeigt. Sie fürchtet den Verlust ihrer geliebten Tochter, was den Prozess der individuellen Entwicklung des Kindes verzögert. Die Familie steckt in einer Entwicklungskrise, die von den Eltern Veränderungen fordert, da die Zeit naht, in der die Tochter ihren eigenen Weg geht und sie ihr Leben ohne ihre Anwesenheit zu Hause gestalten müssen.

Frau M. hat eine düstere Lebensgeschichte und empfindet einen enormen Mangel an Liebe und Akzeptanz. Ihre Erzählungen über den jahrelangen Konflikt mit der eigenen Mutter beanspruchen in den Sitzungen nur etwas weniger Zeit als die

Ängste um das eigene Kind. Als das schmerzhafte Gefühl über das Verlassensein durch die Mutter immer mehr Raum einnimmt, entscheidet sich die Therapeutin dafür, die Erickson'sche Genogrammarbeit einzuführen.

Zwei Sitzungen waren dem Treffen mit der Großmutter gewidmet. Aus den Schilderungen von Frau M. ergibt sich das Bild, dass sie von der Großmutter am meisten geliebt und unter vielen Enkelinnen hervorgehoben wurde. In deren Augen hatte sie viele Vorzüge und gute Eigenschaften. Die Patientin scheint von ihrer eigenen Geschichte überrascht zu sein. Sie ist deutlich bewegt von den Schlussfolgerungen über die zärtliche Liebe und Zuneigung ihrer Großmutter, die sich nur schwer durchsetzen können. Sie passen nicht zu ihren früheren Überzeugungen, nie akzeptiert und geliebt worden zu sein. Das tranceartige Treffen mit der Enkelin spiegelt das frühere Treffen mit der Großmutter wider, was sich im Inhalt und in der Atmosphäre des Gesprächs zeigt. Sie identifiziert sich mit der Großmutter, deren Liebe sie durch die Genogrammarbeit entdeckt hatte.

Für die Patientin ist es wichtig, dass ihre Enkelin ihre eigene Weisheit erkennt und ihr vertraut. Vor dem Eintritt in die dritte Phase der Arbeit beschreibt sie kurz eine weitere Invasion ihrer Mutter und ihre eigene Reaktion darauf, indem sie sagt: »Ich habe die Spielchen meiner Mutter hinter mir gelassen, habe aufgehört, mich umzudrehen. Ich ziehe es vor, mich mit der Zukunft zu beschäftigen.«

In der dritten Phase der Arbeit mit dem Futuregram beschäftigt sich die Patientin mit der Frage: »Was kann ich jetzt tun, damit meine Enkelin einmal so offen, fröhlich, mutig, vertrauensvoll wird?« Sie antwortet sich selbst, dass sie ihre Beziehung zu ihrer Tochter ändern müsse; sie sollte für ihr Kind so sein, wie ihre Großmutter es für sie war. Die nächsten beiden Sitzungen sind der Suche nach einem Weg zur Verständigung mit ihrer Tochter gewidmet.

Beispiel 2: Eine 58-jährige verheiratete Frau, Mutter erwachsener Kinder beginnt aufgrund von depressiv-ängstlichen Symptomen eine Therapie. Sie kämpft mit Stimmungstiefs, Energiemangel, Todesangst, die sich in angstbesetzten Szenarien von Verlassenheit, Einsamkeit, Krankheiten, Armut und Obdachlosigkeit zeigen. Vor einigen Jahren begannen ihre Ängste belastend zu werden, und nachdem ihr jüngster Sohn ausgezogen war, verstärkten sie sich erheblich. Die Patientin wacht nachts auf und hat Schwierigkeiten, wieder einzuschlafen, was sie als Folge von Albträumen über den Tod und das Sterben beschreibt. Sie beklagt sich über die unbefriedigende Beziehung zu ihrem Ehemann und ist stark auf die von ihr nicht akzeptierten Verhaltensweisen ihres Mannes konzentriert.

Die Therapeutin zitiert die Berichte der Patientin nach der Anwendung der Arbeit mit dem Zukunftsgramm wie folgt: »Ich bin gerührt und bewegt von den Treffen mit meinen Lieben. Ich habe entdeckt, worüber ich seit Langem Bescheid weiß. Ich fühle mich ruhig, an meinem Platz. Mein Leben hat einen Sinn bekommen. Ich bin im Zentrum, viel hinter mir und noch mehr vor mir. Ich möchte leben. Ich nehme zu Hause den Platz ein (Sessel, Sofa), den ich möchte, nicht den, der frei bleibt. Ich habe meinem Mann klare Grenzen gesetzt. Früher habe ich mich zurückgehalten, aus Angst vor Ablehnung. Heute habe ich Distanz zu seinen Verhaltensweisen gewonnen. Wir haben drei Kinder. Wir sind so viele Jahre zusammen, er wird sich nicht ändern. Ich habe aufgehört, mich zu beklagen, vielleicht bin ich etwas gleichgültig geworden, aber vielleicht habe ich einfach meine Reaktionen auf sein Verhalten geändert. Ich sehe, dass das Problem mit meinem Mann nicht das Ende der Welt ist. Es ist nur ein schwieriger Bereich meines Lebens, das weitergeht. Es ist kein Wunder geschehen, aber ich komme damit zurecht. Mein Zukunftsgramm inspirierte mich, über mich selbst nachzudenken. Vielleicht erfinde ich eine Ideologie, vielleicht überschätze ich den Einfluss dieser Arbeit, aber es ist wichtig, dass es mir guttut.«

Diskussion von Indikationen und Kontraindikationen

Die Methode kann, wie gesagt, sowohl in der Einzel- als auch in der Familientherapie angewendet werden. Das Gefühl der Blockierung, des Stillstands und das Gefühl der Unfähigkeit sind Bestandteil vieler Krankheitsbilder, einschließlich Depressionen, Zwangsstörungen und Suchterkrankungen. Die Arbeit mit dem Futuregram fördert das Erleben von Bewegung und Austausch zwischen Generationen, was zu einem Gefühl von Energiefluss und zu neuen Ideen führt.

Ein Indikator für den Einsatz dieser Methode kann das bedrückende Gefühl der eigenen Hilflosigkeit des Therapeuten sein, ein Gefühl des Stillstands im Behandlungsprozess. Solche Empfindungen spiegeln oft die Hilflosigkeit der Patienten wider, wie sie ihre eigenen Kämpfe in der Psychotherapie erleben.[5]

Manchmal sucht eine Familie Hilfe, wenn Ereignisse in ihrem Lebenszyklus zu einem Übermaß an Bewegung führen, das schwer zu bewältigen ist und die Kohärenz des Systems bedroht. Dies geschieht, wenn sich Entwicklungsphasen überlagern, wenn beispielsweise Kinder das Haus verlassen und eine wichtige Person aus der vorherigen Generation stirbt. Dann ist eine größere Stabilität erforderlich. Stabilität kann in diesem Verfahren durch Verlängerung der ersten Phase dieser Arbeit und sorgfältige Lenkung der Aufmerksamkeit auf die ressourcenreichen Verbindungen mit den Vorfahren erhöht werden.

---

5 Das Feststecken wird in den Ericksons'chen Kategorien der Trancephänomene als »Katalepsie« bezeichnet.

Indikationen sind auch Beschwerden mit depressivem Charakter, was bedeutet, dass die Aufmerksamkeit des Patienten in der Vergangenheit versinkt. Auch in Verhaltensweisen, die als unreif bezeichnet werden, beobachten wir eine Überrepräsentation vergangener Zeiten. Die Platzierung der Zukunft im Mittelpunkt der Arbeit kann in solchen Fällen eine wirksame Gegenbewegung zur ständigen Rückwärtsbetrachtung darstellen.[6]

Die Arbeit mit dem Zukunftsgramm ist besonders in Situationen nützlich, in denen Eltern ihr Kind zur Therapie bringen. Sie klagen über Schwierigkeiten im Umgang mit seinem Verhalten, darüber, dass es schlecht, ungezogen, ungehorsam oder aggressiv ist. Eine systemische Reflexion, basierend auf den emotionalen Aspekten der Arbeit mit dem Zukunftsgramm ermöglicht es, über das fruchtlose Muster der Beschuldigung des Kindes und die erfolglosen Versuche seiner »Reparatur« hinauszugehen. Sie gibt den Eltern das Gefühl der elterlichen Wirksamkeit zurück.

Indikationen sind Situationen, in denen Eltern sich hilflos fühlen angesichts äußerer Ereignisse, die die Familie betreffen, oder dessen, was im System geschieht. Es erleichtert das Auffinden systemischer Ressourcen und deren Einbezug im Familienleben.

Eine Indikation ist auch die übermäßige Konzentration der Patientin (der Familie) auf die eigenen Defizite, Schwächen, Fehler und Begrenzungen, nicht behebbare Fehler und Irrtümer, wobei diese Konzentration auf Unzulänglichkeiten sich sowohl auf die Einzelperson als auch auf die Familie beziehen kann.

Kontraindikationen sind vor allem dann gegeben, wenn der Verlust einer nahestehenden Person (insbesondere eines Kindes oder Enkelkindes) erst kürzlich stattgefunden hat. Dann ist die Anwendung der Arbeit mit dem Futuregram fraglich und mit dem Risiko einer Retraumatisierung verbunden. Nach dem Durchlaufen der verschiedenen Phasen der Trauer kann sie jedoch empfohlen werden. Die Therapeutin sollte sorgfältig abwägen, zu welchem Zeitpunkt die Methode eingesetzt werden kann.

Es ist zudem fragwürdig, diese Methode anzuwenden, wenn eine Person kinderlos ist und keine Kinder haben kann und das damit verbundene Leid noch nicht verarbeitet hat. Dies sollte auch berücksichtigt werden, wenn die Frage des Kinderwunsches nicht im Therapieprozess angesprochen und reflektiert worden ist. Die Kontraindikation bezieht sich nicht so sehr auf die Kinderlosigkeit an sich, sondern auf die Erfahrung dieses Erlebnisses und wie es individuell verarbeitet wird.

---

6 Eine Vertiefung in die Vergangenheit wird in den Erickson'schen Kategorien der Trancephänomene als »Zeitregression« bezeichnet.

Personen mit der Diagnose einer narzisstischen Persönlichkeitsstörung können eine Herausforderung bei der Anwendung dieser Methode darstellen. Insbesondere in der Anfangsphase der Arbeit ist jedes Angebot des Therapeuten, das über die persönliche Perspektive dieser Personen hinausgeht, mit Risiken verbunden.

Keine der genannten Kontradiktionen ist absolut, erfordert jedoch eine besondere Achtsamkeit des Therapeuten und eine individuelle Anpassung dieser Methode an die jeweilige Patientin, ihre besondere Situation. Die Arbeit mit dem Zukunftsgramm ist so vielschichtig, dass das Risiko einer Kontraindikation durch ein etwas längeres Verweilen in einer der jeweiligen Arbeitsphasen verringert werden kann. Ein Beispiel hierfür ist die Arbeit mit einer kinderlosen Person, die im ersten Schritt dieser Strategie eine Bindung zu kinderlosen Vorfahren aufbauen und eine Beziehung zu gemeinsamen Werten entdecken kann.

Fazit für die Praxis

Die Arbeit mit dem Erickson'schen Zukunftsgramm ermöglicht es Therapeuten über viele Sitzungen hinweg, mit Patientinnen gemeinsam einen Zugang zu deren Motivation als Energie für Veränderung (vgl. Erickson, 2010) zu finden. Dadurch wird den Patienten ermöglicht, einen sinnstiftenden Platz im eigenen Familiengefüge einzunehmen und Kraft für die gewünschten Veränderungen zu entwickeln. Dank der flexiblen Anpassungsmöglichkeiten an den therapeutischen Prozess und die einfache Möglichkeit der Kombination mit anderen therapeutischen Techniken bietet das Futuregram Therapeutinnen sowohl eine grundsätzliche Orientierung im therapeutischen Prozess und in der Kooperation mit Patienten und deren Familien als auch die notwendige Offenheit für eine patientinnenorientierte Arbeitsweise. Abschließend ist wichtig darauf hinzuweisen, dass das Erickson'sche Genogramm den Therapeutinnen viel berufliche Zufriedenheit bringen kann, da es ihnen hilft, den Zugang zu den familiären Ressourcen der Patientinnen freizulegen und deren Reise durch die Generationen entlang der Wege familiärer Stärken zu begleiten.

Literatur

Bowen, M. (1966). The use of family theory in clinical practice. Comprehensive Psychiatry, 7 (5), 345–374.

Davies, N., (2017). Na krańce świata. Podróż historyka przez historię. Kraków: Znak Horyzont.

Erickson, M. H. (2010). The collected works. Ed. by E. L. Rossi, R. Erickson-Klein & K. L. Rossi. Phoenix, AZ: The Milton H. Erickson Foundation Press.

Erickson, M. H. (2010). The collected works. Ed. by E. L. Rossi, R. Erickson-Klein & K. L. Rossi. Vol. 5: Hypnotherapy: An Exploratory casebook. Phoenix, AZ: The Milton H. Erickson Foundation Press.

Erickson, M. H. (2010). The collected works. Ed. by E. L. Rossi, R. Erickson-Klein & K. L. Rossi. Vol. 6: The nature of hypnosis and suggestion. Phoenix, AZ: The Milton H. Erickson Foundation Press.

Guerin, P. J. (1972). We became family therapists. Voices: The Art and Science of Psychotherapy, 8 (1), 27–31.

Haley, J. (1996). Typisch Erickson. Muster seiner Arbeit. Paderborn: Junfermann.

Klajs, K. (2020). Klienten kennenlernen – Diagnosen dynamisch utilisieren. Heidelberg: Carl-Auer.

Nichols, M. P., Schwartz R. C. (1998). Family therapy: Concepts and methods. Boston: Allyn & Bacon.

SUPERVISION, AUSBILDUNG UND TRAINING

Supervision von multidisziplinären Teams in der psychiatrischen Versorgung: Der Einsatz von Genogrammen als Grundlage der Interventionsplanung

Maria Borcsa und Kerstin Heyde

Teamsupervision ist aus der stationären psychiatrischen Versorgung nicht mehr wegzudenken. Qualitäts-, Motivationssicherung und Burn-out-Prophylaxe der Mitarbeitenden einerseits, die Koordination kooperativer Interventionsplanung in multidisziplinären Teams andererseits sind bedeutsame Ziele dieser Supervisionen. Dieser Beitrag widmet sich der Frage, wie Genogramme als systemische Methode in der Supervision von Teams genutzt werden können, um ein gemeinsames Grundverständnis für die disziplinübergreifende Zusammenarbeit auf einer Station der Erwachsenenpsychiatrie zu erarbeiten. Das Vorgehen wird an einem Fallbeispiel illustriert.

Die Zusammenarbeit in multidisziplinären Teams und ihre Supervision

> »Kennzeichnend für die Zusammenarbeit in der Psychiatrie ist das – in der Theorie – klare Bekenntnis zur Interdisziplinarität auf der Grundlage einer biopsychosozialen Grundorientierung«
> (Zwack, Haidacher, Thomann u. Schweitzer, 2010, S. 30).

Um eine möglichst ganzheitliche stationäre Behandlung zu ermöglichen, finden sich in psychiatrischen Kliniken Fachärztinnen, Psychologen, Sozialarbeitende, Pflegende und häufig Spezialtherapeuten wie Kunst-, Ergo- oder Musiktherapeuten zusammen. Dabei kann je nach Konzept der Klinik (und auch aktueller Arbeitsmarktsituation) die Grenze zwischen den Disziplinen mehr oder weniger durchlässig werden und die Mitarbeitenden können vielfältigen, möglicherweise sogar widersprüchlichen Rollenerwartungen ausgesetzt sein. Fachspezifische Fortbildungen ermöglichen, vertiefte Kenntnisse für das psychiatrische Setting zu erarbeiten und sie im stationären Alltag umzusetzen; als Beispiel sind die sogenannten Bezugspflegenden zu nennen, bei denen sich pflegerische und psychiatrisch-therapeutische Tätigkeiten zeitweise nicht mehr unterscheiden lassen. Die Notwendigkeit der wechselseitigen Annäherung an ein gemeinsames Verständnis der Ziele und Tätigkeiten auf einer Station ergibt sich dabei aus der unterschiedlichen beruflichen Sozialisation mit den je eigenen Vokabularen und Interventionsformen, die sich bestmöglich ergänzen sollen. Die im Laufe der jeweiligen Ausbildungsjahre erworbenen professionellen Identitäten brauchen dabei eine Öffnung hin zu einer kooperativen Identität, ohne dass die jeweiligen beruflichen Schwerpunkte auflösbar wären. Eine Sowohl-als-auch-Haltung ist dabei zu erlernen, nämlich Vertretende des eigenen Berufsstandes mit jeweiligem Fachwissen zu sein sowie ein Mitglied innerhalb eines professionellen Stationssystems, das die eigene Disziplin transzendiert.

»Psychiatrische Arbeit ist kommunikations- und kooperationsintensiv. Das Ge- oder Misslingen der multiprofessionellen Kooperation entscheidet wesentlich über die Behandlungsqualität. Angesichts schwieriger Rahmenbedingungen (knapper Personalschlüssel, Zeitdruck etc.) und herausfordernden Patienten (sehr akut oder sehr chronifiziert) wird die Zusammenarbeit im Team aber auch für die Mitarbeiter selbst – im günstigen Fall – zu einer wesentlichen Quelle von Sinnerleben, Selbstwirksamkeit und Arbeitszufriedenheit bzw. – im Konfliktfall – zum Hauptstressor« (Zwack et al., 2010, S. 31). Diese Grundkonstellation erscheint nicht von ungefähr als eine Herausforderung für jedes Team, das sich zudem auch immer wieder auf Wandel einstellen muss: Manche Kolleginnen verlassen das Team, andere kommen hinzu; zuweilen gibt es strukturelle, verordnete Veränderungen, die sich dem Einfluss jedes Einzelnen und möglicherweise des Gesamtteams zu großen Teilen entziehen. Hierbei arbeitsfähig zu bleiben und die beste Versorgung für jeden einzelnen Patienten zu gewährleisten, bedarf einer Vielzahl an professionellen Strategien.

Supervision sollte dazu beitragen, diese Komplexität besser zu bewältigen, insbesondere da die Teamdynamik noch durch die jeweiligen Persönlichkeiten der Mitarbeitenden beeinflusst wird. So können aufgrund unterschiedlicher Sichtweisen Konflikte in Teams entstehen, die sowohl durch die beruflichen, aber auch durch die personalen Identitäten der Mitglieder gespeist werden (Rober, 2005) inklusive der eigenen Werte, der Bedeutungen, die Hierarchien zugesprochen werden, bis hin zu Menschenbildern. Systemische Teamsupervision bietet hier wichtige Ansatzpunkte nicht nur zur Qualitätssicherung, sondern auch zur Burn-out-Prophylaxe (Hyrkäs u. Appelqvist-Schmidlechner, 2003).

Der Begriff »Teamsupervision« verweist dabei auf zwei Ebenen. Es kann auf das Setting bezogen verwendet werden: Die Teilnehmenden der Supervision sind Teammitglieder einer Station, die ihren Arbeitsalltag gemeinsam bewältigen. Neben dem Setting kann sich die Teamsupervision inhaltlich auf die Teaminteraktion beziehen (Teamsupervision im engeren Sinne) oder aber es können Patienten besprochen werden, also Fälle der gemeinsamen Praxis. Auch wenn zu Zeiten die Übergänge der beiden Supervisionsformen fließend sein können, widmet sich dieses Kapitel letzterem Aspekt.

Das Genogramm als Methode in der multidisziplinären Fallsupervision

Wie bei der Nutzung anderer Methoden ist zu Beginn der Supervisionssitzung die Auftragsklärung bedeutsam. Manche Teams besprechen im Vorfeld, welchen Patienten sie vorstellen möchten, andere entscheiden ad hoc in der Eingangsrunde. Zu jedem Fall sollte es eine Fragestellung geben, die als Fokus und Ziel der Supervision zu betrachten ist, zum Beispiel: »Wie kann es mir/uns als Team besser gelingen, Zugang zu der Patientin zu bekommen, da sie bisher jedes Gesprächsangebot abgeblockt hat?« In Folge ist es nützlich zu erfragen: Wer aus dem Team kennt die Patientin persönlich? Wer hat Familienmitglieder kennengelernt oder mit ihnen am Telefon gesprochen? Die Unterscheidung von Mitarbeitenden, die mit der Patientin und/oder deren Familienmitgliedern vertraut sind, und denen, die sie nicht kennen, kann beispielsweise im Rahmen der Hypothesenbildung systematisch genutzt werden.

Wie kommen wir zu einem Genogramm?

Handelt es sich um eine Station mit einer systemisch (aus-)gebildeten Psychotherapeutin, hat diese mit der Patientin womöglich Teile oder ein gesamtes Genogramm bereits erstellt. Sie kann demzufolge zu Beginn der Fallsupervision das Genogramm auf einen Flipchart aufzeichnen, mit allen von ihr als relevant betrachteten, bereits erhobenen Aspekten (Alter, Berufe, Wohnorte usw.). Alternativ wird das Genogramm anhand der in der Supervision zusammengetragenen, einzelnen oder mehreren Teammitgliedern bekannten Informationen durch die Supervisorin angefertigt.

Hierbei fallen bereits wichtige Lücken auf: Informationen, die beim Aufnahmegespräch oder im Laufe der Therapie noch nicht erhoben wurden. Oder aber einzelne Mitarbeitende haben über bestimmte familiäre Subsysteme Kenntnis, andere Teammitglieder besitzen andere spezifische Informationen und das Genogramm wird wie ein Puzzle zusammenfügt – durchaus mit noch fehlenden Teilen, die wiederum darauf verweisen, welche Nachfragen bei der Patientin noch wichtig wären.

Hypothesenbildung erster und zweiter Ordnung

Das Team kann in Folge zur Phase der Hypothesenbildung übergehen: Was fällt den einzelnen Mitarbeitenden am Genogramm besonders auf? Gibt es Wiederholungen, die sichtbar werden, wie zum Beispiel wiederkehrende Krankheiten? Erscheinen familiäre Muster, wie beispielsweise Ein-Kind- oder Patchworkfamilien über die Generationenfolge? Gibt es ähnliche biografische Entscheidungen hinsichtlich Berufswahl auf den unterschiedlichen Generationenebenen? Weiß das Team etwas über Interaktionsmuster der Familienmitglieder wie Beziehungsabbrüche, psychische oder physische Gewalt innerhalb der Familienbeziehungen? Gibt es Besonderheiten in der Familie, die soziohistorisch und milieutypisch nicht der Norm entsprechen und somit eine Besonderheit aufweisen?[1] Durch die jeweilige fachliche Perspektive und den unterschiedlichen Wissensstand der Teammitglieder entsteht eine Vielfalt an Überlegungen, die alle als gleich bedeutsam erachtet werden und Anschluss bieten für weitere Überlegungen.

Das Genogramm hilft dabei, die Fallsupervision zu zentrieren: Einerseits kann auf den familiären Kontext immer wieder Bezug genommen werden, wenn das Gespräch abzuschweifen droht. Andererseits kann die Supervisorin bei festgefahrenen Perspektiven oder stagnierenden Ideen eigene Annahmen einbringen und zur Diskussion stellen. Wesentlich ist, letztlich alle als relevant erscheinenden Überlegungen in Zusammenhang zur Fragestellung der Supervision zu bringen.

Man kann die Hypothesenbildung zunächst mit der Untergruppe derjenigen beginnen, die den Patienten bereits persönlich kennen (Gruppe A). Die andere Untergruppe (Gruppe B) hört zunächst ausschließlich zu. Wenn es sich um ein sehr großes Team handelt[2], kann dieser Ablauf zusätzlich durch die Sitzordnung markiert werden: Es werden zwei voneinander unabhängige Stuhlkreise gebildet und die jeweiligen Subgruppen sprechen nur zu- und miteinander. Wählt man dieses Vorgehen, so kann Gruppe A Hypothesen zum Fall generieren, während Gruppe B in Folge zusätzlich die Beziehung der einzelnen Teammitglieder zum Patienten oder den Familienmitgliedern in den Blick nimmt und Hypothesen über diese Systeme formuliert. Dieses Vorgehen, das sich an der Kybernetik zweiter Ordnung orientiert, benötigt Erfahrung im systemischen und zirkulä-

---

1 Dieses Vorgehen ähnelt in Teilen der sequenzanalytischen Arbeit nach Hildenbrand (siehe auch seinen Beitrag in diesem Band), wenn auch die vorgegebene Supervisionszeit von 1,5 Stunden dabei eine Restriktion darstellt.

2 Maria Borcsa arbeitet unter anderem mit Teams, die 18 und mehr Mitarbeitende zählen.

ren Denken, das sich nach einer Zeit der Zusammenarbeit zwischen systemisch Supervidierenden und Teams explizit oder implizit einstellt. Die Supervision gewinnt auch einen fortbildenden Charakter und es entsteht ein Selbstverständnis als Team, das zunehmend die Disziplingrenzen transzendiert.

Paul Meier, des Großonkels Erbschaft und das Haus

Der 22-jährige Mann[3] beschrieb bei der stationären Aufnahme in die Erwachsenenpsychiatrie Antriebslosigkeit, Erschöpfung, gedrückte Stimmung mit vermehrter Reizbarkeit, Schlaf- und Konzentrationsstörungen. Außerdem leide er unter verschiedenen körperlichen Beschwerden und habe in letzter Zeit des Öfteren Suizidgedanken.

Seine leiblichen Eltern trennten sich kurz nach seiner Geburt und er wuchs bei seiner Mutter auf. Wenige Jahre später lernte sie ihren neuen Partner kennen und ist seit 2022 mit ihm verheiratet. Aus dieser Verbindung ging sein Halbbruder Finn hervor. 2012 erbte Paul Meier eine stattliche Summe Geld aus der entfernteren Verwandtschaft. Davon wurde ein Haus gekauft, in welchem seine Mutter, der Stiefvater, sein kleiner Bruder und er wohnen.

Der Patient habe zwar aufgrund seiner Ausbildung zwischenzeitlich in einer Wohngemeinschaft gelebt, sei aber mit der selbst zu setzenden Tagesstruktur nicht zurechtgekommen. Seit wenigen Monaten wohne er wieder mit »den Eltern« in diesem Haus. Besonders mit seiner Mutter und Großmutter gebe es nun viele Auseinandersetzungen über die unterschiedlichen Vorstellungen von Ordnung und der Arbeitsaufteilung.

Herr Meier hat den Realschulabschluss erworben, ein freiwilliges soziales Jahr absolviert und anschließend an verschiedenen Maßnahmen zur Berufseingliederung teilgenommen. Aktuell befinde er sich in der Ausbildung zum Kfz-Mechatroniker, erwäge allerdings deren Abbruch. Die Arbeitstätigkeit gefalle ihm nicht, er habe viele Fehltage und sei oft zu spät erschienen, da er Schwierigkeiten habe, morgens aufzustehen, und unter Schmerzen leide. In diesem Zusammenhang habe es in den letzten zwei Jahren auch zwei stationäre psychiatrische Behandlungen gegeben.

Das Team verständigte sich im Vorfeld darauf, den Fall von Paul Meier in die multiprofessionelle Supervision einzubringen, um Ansatzpunkte für den weiteren Behandlungsprozess zu entwickeln. Bis zu diesem Zeitpunkt war die Sichtung der vorherigen Behandlungsbriefe erfolgt und der Fokus hatte eher auf

3 Die Daten sind anonymisiert.

aktivierenden und tagesstrukturierenden Maßnahmen, einer medikamentösen Einstellung sowie der Erarbeitung von Therapiezielen gelegen. Zudem war der Sozialdienst speziell bei der Frage nach der beruflichen Perspektive und Unterstützungsmöglichkeiten tätig geworden. Allerdings schien es stets eine Art unsichtbaren Rahmen zu geben, innerhalb dessen sich das Team bewegte und der es bei der Generierung von Lösungsideen einschränkte. Die Frage an die Supervision lautete: Wie können wir als Team (anders) therapeutisch handeln, da die bisherigen Strategien wenig wirksam zu sein scheinen?

Bei dem gemeinsam am Flipchart entwickelten Genogramm bemerkten die Kolleginnen frühzeitig, an welchen Stellen noch Informationen aus der Vor- und Familiengeschichte fehlten oder nur vage vorlagen; die Mitarbeitenden aus dem multiprofessionellen Team brachten jeweils unterschiedliche Kenntnisse über die Familie mit. Aus diesem Grund entschied sich die behandelnde Psychologin, in nächster Zeit einen tiefergehenden Blick auf die familiäre Vorgeschichte zu werfen, indem sie gemeinsam mit dem Patienten ein Genogramm erarbeitete (s. Abbildung 1).[4]

Herr Meier war eine Frühgeburt und verbrachte im Laufe seines Baby- und Kleinkindalters entwicklungsbedingt mehrere Monate im Krankenhaus. Nach der Trennung seiner Eltern blieb er bei seiner Mutter, verbrachte aber viel Zeit mit der Großmutter mütterlicherseits und lebte teilweise bei ihr. Seine Mutter arbeitete in Schichten und wohnte übergangsweise bei ihrem räumlich entfernt lebenden Partner. Sie hatte ihren Sohn wegen der neuen Partnerschaft nicht aus der Schule nehmen, sondern nach eigenen Angaben zunächst feststellen wollen, ob die Beziehung hält, bevor sie ihrem Sohn den neuen Partner vorstellte.

Neben der psychischen Erkrankung von Herrn Meier scheinen seine (früheren) körperlichen Erkrankungen sowie weitere Krankheiten in der Familie eine Bedeutung zu haben. Sein Halbbruder Finn leidet unter Asthma und verschiedenen anderen Erkrankungen, weswegen die Eltern mit ihm regelmäßig Ärzte aufsuchen müssen. Auch seine Mutter habe inzwischen mehrere körperliche Erkrankungen entwickelt, die medizinischer Behandlung bedürfen.

Erst durch den tieferen Einblick in die Vorgeschichte Paul Meiers wurden Hinweise auf eine unklare Rollenabgrenzung zwischen Mutter und Großmutter ersichtlich, insbesondere da er einige Zeit bei seiner Großmutter gelebt und diese seine Erziehung übernommen hatte – was sie in gewissen Momenten auch heute noch

4 Auf diese Weise kamen im Laufe des Prozesses weitere Aspekte zum Vorschein, die das Team vorher nicht bedacht hatte, was wiederum zur Entstehung neuer Hypothesen beitrug. Diese Punkte umfassten familiäre Werte, körperliche Leiden mehrerer Personen und vergangene Ereignisse, auf die hier nicht näher eingegangen werden kann.

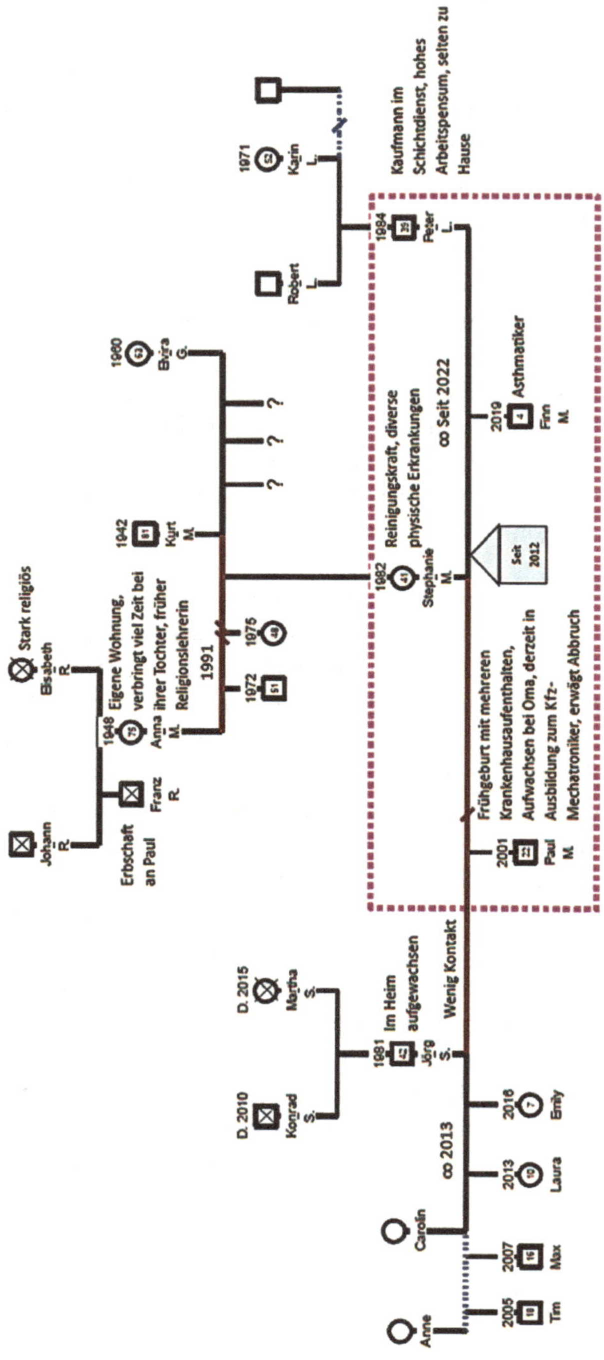

Abbildung 1: Das Genogramm von Paul Meier

versuche. Obwohl die Großmutter eine eigene Wohnung wenige Kilometer entfernt habe, verbringe sie häufig Zeit im Haus der Familie Meier.

Neben dieser Vermischung der Generationengrenzen zeigte sich die Wichtigkeit der Religiosität, allerdings nahm die Bedeutung über die Generationen hinweg ab. Als mehrfach wiederkehrendes Muster waren Trennungen und neue Partnerschaften in den verschiedenen Generationenebenen erkennbar. Insgesamt eröffneten die zeitlichen und räumlichen Dimensionen zusätzliche Aspekte bei der Generierung von Hypothesen und Ansatzpunkte bei der Fragestellung.

Vor allem das Haus schien in den Erzählungen des Patienten einen großen Stellenwert einzunehmen. Wie erwähnt erbte Paul als Kind eine große Summe Geld und die Mutter und sein Stiefvater hatten davon in seinem Namen ein Haus gekauft. Nun sei er jedoch unzufrieden mit der Situation, denn durch das Wohneigentum würden ihm verschiedene finanzielle und berufliche Unterstützungsleistungen von Ämtern verwehrt werden. Er fühle sich von seiner Mutter und dem Stiefvater ausgenutzt und ungerecht behandelt und würde das Haus am liebsten verkaufen. Dies würden seine »Eltern« allerdings nicht gutheißen, da sie selbst darin wohnen, viel ausgebaut hätten und es nicht verlieren wollen. Diese frustrierende, bisher nicht lösbare Situation führe zu vielen Konflikten innerhalb der Familie und lähme den Patienten in seiner Zukunftsplanung.

Da das Haus eine die aktuelle, neu zusammengesetzte Familie verbindende Funktion einnimmt, wurde es in der Supervision in das Genogramm eingezeichnet (s. Abbildung 1), und es wurden entsprechende Hypothesen entwickelt: Einerseits verknüpft das Haus die biologisch-leibliche transgenerationale Linie der mütterlichen Seite mit dem Patienten und verweist andererseits auf eine Erbschaft und einen Besitz, bei dem der angeheiratete neue Partner der Mutter wie ein »Kuckuck« wirkt, der sich ins gemachte Nest setzte. Auch die Großmutter – die Schwester des Erbgroßonkels – sieht es offenbar als Selbstverständlichkeit an, in dem Haus ein und aus zu gehen. Die individuelle Erbschaft von Herrn Meier ist durch diesen Hauskauf zum quasifamiliären Besitz geworden, sie wurde familiär kollektiviert.

Dabei wurde die Tatsache nur teilweise respektiert (Kauf »in seinem Namen«), dass die Erbschaft nicht an die nächste Generation (die Nichte des Verstorbenen, Frau Stephanie Meier, die Mutter des Patienten), sondern an die übernächste ging, den Großneffen (den Patienten), auch wenn dieser noch minderjährig war. Durch die Realität des Faktischen, in diesem Fall des Umbaus und des gemeinsamen, auch finanziellen Engagements der »Eltern« im Haus, ist nun eine Situation eingetreten, die den Patienten quasi ans Haus fesselt, will er nicht dem alltäglichen Gewinn aus seiner Erbschaft de facto verlustig gehen. Unklar blieb an dieser Stelle, welche weitere symbolische Bedeutung diese »Erbschaft« hat, die die mütterliche Linie im Leben Paul Meiers vertieft.

Zugleich muss aber auch die Tatkraft der Mutter gewürdigt werden: Ihr war offensichtlich klar gewesen, dass eine solche Summe auf dem Konto zu halten, keine gute Strategie dargestellt hätte, die Erbschaft für die Zukunft zu erhalten oder gar zu vermehren. Aus dieser Sicht ist die Investition in eine Immobilie als vernünftig zu bezeichnen, wobei dem Team zum Zeitpunkt der Supervision unklar war, wie die juristischen Besitzverhältnisse geregelt wurden. Auch den Ausbau des Hauses und weitergehende finanzielle Investitionen durch den Stiefvater gilt es anzuerkennen, der sich als sozialer Vater und als leiblicher Vater eines Kindes mit Frau Meier in der Familie verankert und Verantwortung übernimmt.

Die Erbschaft und der Hauskauf erscheinen wie Segen und Fluch zugleich und riefen im Team Fantasien über transgenerationale Vermächtnisse auf den Plan. Die Kristallisation der aktuellen Familiendynamik in diesem Objekt brachte geradezu als logische Notwendigkeit den Einfall für die Weiterbehandlung: einen Hausbesuch. Dieser wurde in Folge durch die behandelnde Psychologin und die Bezugspflegeschwester mit dem Patienten gemeinsam durchgeführt. Der Besuch und das gemeinsame Gespräch lieferten einen enormen Zugewinn an Informationen durch die Aussagen und Perspektiven der Mutter und des Stiefvaters. Die Interaktion der im Haushalt Lebenden konnte direkt beobachtet werden; die Kommunikation brachte unterschiedliche Wirklichkeitskonstruktionen der Personen zutage. Der Zustand und die Lage des gekauften Hauses konnten in Augenschein genommen werden: So fielen das persönliche Engagement der Mutter und der körperliche Einsatz des Stiefvaters beim Ausbau des Hauses deutlich mehr ins Auge, als es aus den Schilderungen des Patienten ersichtlich war. Es konnte speziell nach den Eigentumsverhältnissen aktuell sowie der Planung für die Zukunft gefragt und Bedenken im Kontext der aktuellen Familie diskutiert werden.

Reflexion und Transfer

Wie im Fallbeispiel bringt die Erarbeitung des Genogramms eine Visualisierung hervor, die sich insbesondere zur Perspektivenerweiterung weg vom stationär aufgenommenen Individuum hin zum Familiensystem eignet: Familiäre Beziehungen halten hierdurch Einzug in einen individuumszentrierten Kontext. Zudem können aber auch andere Symbole eingezeichnet werden, die eine ausdrückliche Interaktionsform (siehe hierzu den Beitrag von Nisse in diesem Band) oder ein Objekt repräsentieren, das eine wichtige Bedeutung für das Familiensystem oder bestimmte Subsysteme hat.

Diese Form der Externalisierung (White u. Epston, 1990) versinnbildlicht die Beziehung der einzelnen Personen zu diesem relevanten Objekt – ähnlich einer Symptomatik, deren Dasein die Interaktionen der Systemmitglieder verändert. So wird der Blick von der Genealogie ausgehend (wie ist die Familiengeschichte?) zum aktuellen Interaktionsgeschehen (wie gehen die einzelnen Systemmitglieder mit dieser Situation konkret um?) einerseits erweitert, andererseits auch fokussiert. Durch die Arbeit mit dem Genogramm wird sichtbar gemacht, dass sich familienbiografische Aspekte und aktuelle Problemlagen verzahnen und transgenerationale Vermächtnisse nicht nur symbolisch zu verstehen sind, sondern sich zuweilen objektiv im Alltag manifestieren.[5] Die Perspektive auf die Genealogie erhöht das Verständnis für die Situation im System, der Fokus auf das aktuelle Interaktionsgeschehen macht eine professionelle Arbeitsweise möglich, die im »Hier und Jetzt« ansetzt. Insgesamt lässt sich sagen, dass sich Genogramme sehr gut mit anderen Methoden verknüpfen lassen und die Supervisionssitzung auch Modellcharakter entwickeln kann, um diese Methoden mit Patienten einzusetzen.

Auch können Genogramme als Vorbereitung für Angehörigengespräche hilfreich sein, etwa um mögliche Hypothesen zu impliziten Aufträgen anderer Familienangehöriger an die Stationsarbeit zu formulieren. Die Erfahrung, dass jede mitarbeitende Person auf Station ein Teilstück zum Genogramm beitragen kann (z. B. Pflegende, da sie direkt nach den Wochenenden mit Patientenausgang als Erste und dadurch oft sehr viel über familiäre Bezüge erfahren), verstärkt die Kohäsion des Teams. Dieses Wissen kann nicht nur für die Supervision genutzt werden, sondern auch in Fallbesprechungen ohne Supervisor und erhöht das Fallverständnis für Bezugspflegende, -therapeuten und letztlich des gesamten Teams.

Zu beachten ist, dass die eigenen Hypothesen stets als Konstruktionen anzusehen sind, von denen man sich auch leicht verabschieden können sollte, wenn sie nicht passen. Das Genogramm als Visualisierung könnte mit der Ansicht einhergehen, eine objektive Realität vor Augen zu haben und sie gerade im medizinisch-psychiatrischen Kontext als Fakten zu sehen, die kausale Schlüsse zulassen. Dass sich trotz einer bestimmten Familienstruktur nahezu unzählige individuelle Handlungsoptionen ergeben können (sei es durch außerfamiliäre »relevante Andere« oder soziohistorische Einflussfaktoren), sollte betont und stets beachtet werden. Vorsicht ist auch bei Familiensystemen mit einer hohen Komplexität geboten: Das stationäre Setting kann nicht viele oder gar alle familiären »Baustellen« bearbeiten; beim Empfinden eines information overflow sollte wieder Komplexität reduziert und sich auf die Ziele der Machbarkeit im stationären Setting und der Behandlungszeit konzentriert werden.

5 Diese manifeste Ebene wird unter anderem auch im Finanzgenogramm berücksichtigt (siehe den Beitrag von Ross und Gale in diesem Band).

Fazit für die Praxis

Das Genogramm ist ein Werkzeug, das durch seine Anschaulichkeit psychotherapieschulenübergreifend und transdisziplinär anschlussfähig ist. Für Fallsupervisionen ist die Verdichtung der Informationen bei gleichzeitigem Sichtbarmachen fehlender familiärer Daten besonders wertvoll. Wie das Erstellen des Genogramms mit Einzelnen, Paaren oder Familien ist das Zeichnen – insbesondere beim gemeinsamen, disziplinübergreifenden Zusammentragen der Patientendaten – bereits eine Intervention. Der Blick weitet sich auf den größeren familiären Kontext, über Generationen hinweg, Wiederkehrendes wird deutlich und regt zur Hypothesenbildung an. Diese können wiederum in konkrete, im Team abgestimmte, therapeutische Handlungen münden.

Der Einsatz des Genogramms sollte einem klaren Auftrag folgen, das heißt einer Fragestellung im Team. So lässt sich vermeiden, dass die Visualisierung zu defizitorientierten kausal-logischen Schlussfolgerungen einlädt. Vielmehr sollte die Genogrammarbeit in der Supervision, wie in der Therapie selbst, einen Schwerpunkt auf die Erhebung von Ressourcen setzen, um den Einbezug weiterer Systemmitglieder in die stationäre Therapie zu diskutieren oder andere potenziell hilfreiche Behandlungsideen hypothesengeleitet zu generieren.

Literatur

Hyrkäs, K., Appelqvist-Schmidlechner, H. (2003). Team supervision in multiprofessional teams: team members' descriptions of the effects as highlighted by group interviews. Journal of Clinical Nursing, 12, 188–197.

Rober, P. (2005). The therapist's self in dialogical family therapy: some ideas about not-knowing and the therapist's inner conversation. Family Process, 44 (4), 477–95.

White, M., Epston, D. (1990). Die Zähmung der Monster. Literarische Mittel zu therapeutischen Zwecken. Heidelberg: Carl-Auer.

Zwack, J., Haidacher, C., Thomann, P. A., Schweitzer, J. (2010). Systemische Teamsupervision in der Psychiatrie. PPH – Die Zeitschrift für Psychiatrische Pflege heute, 16, 30–35.

Das Genogramm in der Supervision: Eine wertvolle Unterstützung in der Begleitung von Asylsuchenden

Ivy Daure[1]

Unsere Erfahrung in der Supervision mit Teams der Aufnahmezentren für Asylsuchende (Centre d'Accueil pour Demandeurs d'Asile, CADA)[2] bestätigt immer wieder, dass die Verwendung des Genogramms bei der Interpretation der Situation und der Geschichte von Asylsuchenden von großem Nutzen ist. Es eröffnet sowohl den Fachleuten als auch den Betroffenen eine viel humanere Perspektive in Bezug auf die erlebte Geschichte, die zumeist von Brüchen und entmenschlichenden Erfahrungen durchzogen ist. Die Darstellung im Genogramm bietet die Möglichkeit, auf die Ursprünge einer Existenz, auf die Grundlagen einer persönlichen Geschichte zurückzublicken. Dies bindet das Subjekt wieder in ein umfassenderes, komplexeres und weitaus reicheres Leben ein als die bloße Reduzierung auf den Status und die Identität eines Asylsuchenden.

Das Genogramm stellt Verbindungen her, es verknüpft das Subjekt mit Orten, Zeiten und Beziehungen (Daure u. Borcsa, 2020). Diese bildliche Darstellung ist für die Teams wichtig, da sie die Kartografie eines Familienterritoriums verständlich und dynamisch macht. Wie die Karten der Migrationswege gibt das Genogramm Anlass, über den Verlauf der Migration, deren Kontext und die Ressourcen nachzudenken. Es erlaubt, sich den Weg vorzustellen, zu versuchen, ihn zu verstehen, und schließlich über die obligatorische Narration im Zusammenhang mit dem Asylantrag hinauszugehen.

Im Rahmen der Supervision von CADAs setzen wir das Genogramm als Instrument regelmäßig ein. Die aktuelle Situation und die Familienstruktur der geflüchteten Personen können so am besten illustriert werden. Unsere Ausführungen werden durch zwei klinische Beispiele veranschaulicht, und wir zei-

1 Dieser Text ist eine erweiterte Übersetzung eines Beitrags aus dem Sammelband von Daure und Borcsa (dir.) (2020) mit freundlicher Genehmigung von ESF, Paris. Die Übersetzung erfolgte durch Christina Winkler und Maria Borcsa.

2 Anmerkung zur Übersetzung: In diesem Text ist die Rede von CADAs, was den deutschen AnkER-Einrichtungen entspricht.

gen dabei Überschneidungen zwischen den verschiedenen Systemen und Orten auf, nämlich: Familie und Betreuungsteam, Herkunftsland und Aufnahmeland.

Supervision in CADAs

Die CADAs, die häufig von Vereinen betrieben werden, sind Teil des nationalen Aufnahmesystems in Frankreich. Die Antragstellenden werden von der Erstellung ihres Asylantrags bis zum Ende des Verfahrens unterstützt. Dieser Antrag ist ein Menschenrecht, das sich auf die Genfer Flüchtlingskonvention von 1951 stützt, die auch heute noch maßgeblich ist. Die Konvention beschreibt den Flüchtling als Person, die »aus der begründeten Furcht vor Verfolgung wegen ihrer Rasse, Religion, Nationalität, Zugehörigkeit zu einer bestimmten sozialen Gruppe oder wegen ihrer politischen Überzeugung sich außerhalb des Landes befindet, dessen Staatsangehörigkeit sie besitzt, und den Schutz dieses Landes nicht in Anspruch nehmen kann oder wegen dieser Befürchtungen nicht in Anspruch nehmen will; oder, wenn sie keine Staatsangehörigkeit besitzt und sich infolge solcher Ereignisse außerhalb des Landes befindet, in dem sie ihren gewöhnlichen Aufenthalt hatte, nicht dorthin zurückkehren kann oder wegen der genannten Befürchtungen nicht dorthin zurückkehren will« (UNHCR, 1951, S. 16).

Die Aufgaben des CADA reichen von der sozialen und rechtlichen Begleitung der Asylsuchenden bei der Erstellung ihrer Anträge auf Asylschutz bis hin zur Begleitung der Personen zu medizinischer Versorgung und zur Unterstützung von Erziehungsmaßnahmen und Elternschaft. Mit anderen Worten: Das CADA gewährt dem Asylsuchenden während der gesamten Dauer der Bearbeitung seines Antrags eine umfassende Betreuung. Eine Unterbringung ist immer vorgesehen, wobei es sich dabei um Gruppenunterkünfte oder individuelle Unterbringungen handeln kann (Daure, Alla u. Bichaud, 2021). Die Gebäude mit den Gemeinschaftsunterkünften umfassen Einzel- und Familienzimmer, die Büros der Sozialarbeitenden und die Verwaltung des CADA, aber auch Gemeinschaftsräume wie Küchen, Toiletten und andere Bereiche.

Die in der Stadt verstreuten Einzelunterkünfte können für einige Familien individuell oder in Wohngemeinschaften, insbesondere für alleinstehende Erwachsene, vorgesehen sein. Im Rahmen der Betreuung besuchen die Sozialarbeiter die Asylsuchenden regelmäßig in diesen Wohnungen.

Zu den von uns betreuten Supervisionsgruppen gehören Sozialarbeiterinnen, Juristen und Krankenpfleger, die die Teams der CADAs bilden. In den Einrichtungen ist kein Psychologe vorgesehen, darum fungiert der Supervisor außerhalb des Teams als Psychologe, um mit den Teammitgliedern deren Arbeit zu reflektieren.

Diese Art der Arbeit könnte anstelle von »Super-Vision« auch »Co-Vision« genannt werden, in dem Sinne, dass in diesen Arbeitssitzungen ein gemeinsames, geteiltes und co-konstruiertes Erkunden der Situationen erarbeitet wird. Die Supervision oder Co-Vision, wie Alfredo Camera[3] sie nennt, ist eine Arbeit, in der sich verschiedene Wege kreuzen: die der Fachkräfte einer Institution, des eingeladenen Supervisors und der Situationen, die über die begleiteten Familien dargestellt werden.

Die Supervision der Teammitglieder, die in CADAs arbeiten, ist von mehrfachem Interesse: Zunächst geht es darum, die Narration der Fachkräfte aufzunehmen. Jedes einzelne Teammitglied ist den Erzählungen der Asylsuchenden ausgesetzt und kann sich dadurch über das gewünschte Maß hinaus emotional involviert und mit physischen Empfindungen und psychischen Manifestationen konfrontiert fühlen. Oft sind diese durch eine gemeinsame Vorstellungswelt verbunden, in die die Traumaerzählung des Migranten die Fachkräfte versetzt. Das Zuhören hat immer Auswirkungen auf den Zuhörer, treibt ihn in eine gemeinsame Vorstellungswelt und bekundet die Sinnlosigkeit der Gewalt. Die wiederholten Erzählungen, das heißt die regelmäßige Konfrontierung mit diesen Erzählungen, aber auch die Empathie der Fachkraft kann zu einem Gefühl von Hilflosigkeit und Unsicherheit führen und sogar die Sichtweise auf die Welt und die Menschen verändern. Schließlich können sogar posttraumatische Belastungsstörungen wie Albträume, Müdigkeit, Hypervigilanz auftreten. Die Erzählungen der Migranten, in denen sie ihre oft hochgradig traumatischen Geschichten schildern, setzt die begleitende Person einem sekundären Trauma aus (Lemke, 2006). In diesem Sinne soll der Narration der Teammitglieder in der Supervision Raum gegeben und eine gewisse präventive oder therapeutische Wirkung bezüglich einer sekundären Traumatisierung erzielt werden.

Auch sollen die Schwierigkeiten, was die kulturellen Unterschiede betrifft, bei der Begleitung beleuchtet und erläutert werden, und zwar so, wie sie sich in der beraterischen Praxis offenbaren: Sie zeigen die Bedeutungsgebungen der Person hinsichtlich der Migrationsmotivation, ihres Migrationsweges und auch des Erlebens im Aufnahmeland.

Diese Art von Supervision bietet der Fachkraft die Möglichkeit, die Perspektive von der Problematik des Hier und Jetzt hin zum Gesamtkontext zu erweitern. Dieser betrifft sowohl die Geschichte der Person, mit Verlusten und

3 Der italienische Psychiater hat noch nicht über Co-Vision geschrieben, aber er verwendet diesen Begriff oft und wir verdanken ihm diese treffende Formulierung.

Vertreibung, Ängsten und Neuanfängen, als auch deren Auswirkungen auf die Persönlichkeit und das Verhalten dieser Person. Die Supervision spielt dadurch eine wichtige Rolle für das Verständnis der Asylsuchenden selbst und ihrer komplexen Situation. Diese Betrachtungsweise hilft den Fachleuten oft, ihre Art der Begleitung zu überdenken und mehr Raum für die Veränderungen, Ambivalenzen und Dynamiken zu geben, die dem Prozess der Interkulturation[4] eigen sind. Das Genogramm erweist sich in diesem Zusammenhang als ein hervorragendes Instrument zur Rekonstruktion der Geschichte des Betroffenen, einer Geschichte, die nicht erst mit dem Grenzübertritt in das sogenannte Aufnahmeland beginnt, sondern bereits im Herkunftsland, bei der Herkunftsfamilie.

Moussa[5]: Brüderlichkeit als Halt

Als Moussa im CADA ankommt, ist er nicht allein: Es sind drei Reisebrüder, die alle aus Kamerun stammen. Die drei Männer kannten sich anfangs nicht, machten sich aber gemeinsam auf den Weg und überlebten – wahrscheinlich dank ihrer Solidarität – die schweren Gewalttaten auf der Strecke sowie einen Schiffbruch, bei dem viele Menschen ums Leben kamen. In den vielen Monaten, die die Reise von Kamerun nach Frankreich dauerte, unterstützten sie sich gegenseitig und wachten übereinander.

Moussa ist mit seinen 25 Jahren der Älteste in der Gruppe und verkörpert die Rolle des großen Bruders. Das Team des CADA schätzt ihn als sehr intelligent ein. In seinem Heimatland war Moussa Krankenpfleger und liebte seine Arbeit. Er erklärt, dass er wegen eines Problems in seinem Krankenhaus fortgegangen ist, da er Menschen behandelt hat, die er nach Ansicht einiger politischer Anhänger nicht hätte behandeln dürfen. Das bereitete ihm und seiner Familie sehr große Schwierigkeiten. Seine Mutter wurde auf der Straße belästigt, dann einer seiner Brüder und schließlich sein Vater.

Mit dem Team erstellten wir gemäß den Beschreibungen der Sozialarbeiterin, der Juristin und der Krankenschwester, die ihn betreuen, ein doppeltes Genogramm: das der Reisegeschwister und das von Moussas Familie. Das Team fragt nach der

4 Interkulturation ist das Mischen, das Verweben der Kulturen, das im Kontakt zwischen Personen aus unterschiedlichen Kulturen entsteht. Dieser Prozess begleitet den Migranten kontinuierlich, sein Leben lang (Daure u. Reveyrand-Coulon, 2019).

5 Aus ethischen Gründen haben wir die beiden klinischen Situationen, die hier vorgestellt werden, anonymisiert. Alle Vornamen wurden erfunden und einige Informationen leicht verändert, damit die Personen nicht erkannt werden können.

Familienkonstellation, um zu erfahren, welche Familienmitglieder im Land geblieben sind und welche eventuell andere Migrationswege zurückgelegt haben. Das zeigt dann die Bedeutung dieser Migration und ob es die einzige in der Familie ist.

Wir stellen fest, dass Moussa in beiden dieser Geschwisterschaften der Älteste ist, sowohl in der filiativen als auch in der affiliativen. Er zeigt sich loyal und nutzt beziehungsweise potenziert die geschwisterlichen Ressourcen während der Migration, aber auch im Alltag in Frankreich. In der Heimat spielte und spielt seine Familie eine wichtige Rolle für ihn. Moussa war in seiner Herkunftsfamilie mehrere Jahre lang der Anführer eines Brüdertrios.

Wie Ruffo (2002) sagt, bedeutet eine Geschwisterschaft »das Teilen von erlebten Momenten, den Aufbau von gemeinsamen Erinnerungen«. Im Fall von Moussa und seinen Freunden schafft das Teilen der schwierigen Momente, die sie während des Migrationswegs erlebt haben, eine Bruderschaft im Exil. Diese Zusammengehörigkeit kann helfen, Sinn zu stiften, um »seine Geschichte, die auch ihre gemeinsame Geschichte ist«, zu verstehen (Daure, Forzan u. Giroire, 2006, S. 309).

Für uns ist diese Beobachtung nicht unbedeutend: Es handelt sich vielleicht um eine Beziehungsorganisation (s. Abbildung 1), mit der sich Moussa wohler fühlt, nämlich einen Platz als Ältester in einer Geschwistergruppe zu haben, den er wiederzufinden sucht, um die Sicherheit und Vertrautheit einer solchen Dreierkonstellation zu spüren. Dennoch wird vom Supervisor die Frage aufgeworfen, wie Moussa die Gruppe zusammenhält. Wenn diese Beziehungsstruktur für ihn wichtig und einfach ist, wie ist es dann für die anderen Mitglieder des Trios?

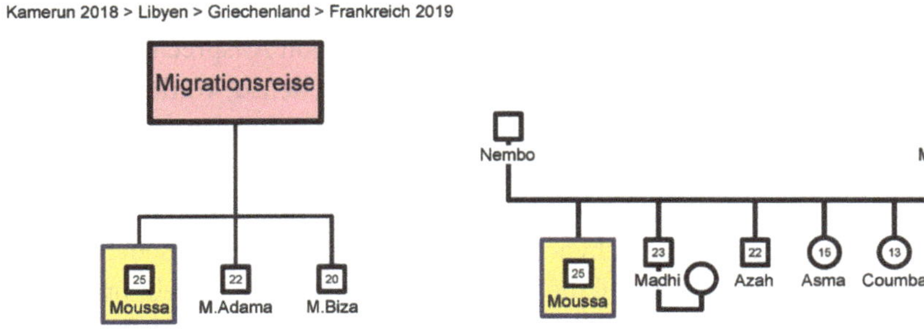

Abbildung 1: Brüderlichkeit als Halt: Moussas Trio

»Warum wollten Sie über die Situation von Moussa sprechen?«

Dies ist eine sehr häufige Frage des Supervisors an das Team oder die Person, die die Situation präsentiert. Manchmal nennen die Kollegen schnell den Grund für ihre Entscheidung, in der Supervision über eine Situation zu sprechen; in anderen sind es die Supervisorin oder sogar die anderen Teilnehmenden, die diese Entscheidung hinterfragen.

Als diese Frage den Kolleginnen gestellt wurde, erklärten sie, dass es interessant sei, zu sehen, wie Moussa sich in die beiden Genogramme einfüge. Die Isomorphie zwischen den beiden Genogrammen fällt auf und beantwortet bereits ein wenig die Frage, die sie sich gestellt hatten: Warum spielt Moussa weiterhin eine so wichtige unterstützende Rolle für die beiden anderen Gefährten? Er begleitet sie zu Sprachkursen und Gesprächen, die von den Mitarbeitern des CADA angeboten werden, obwohl er nicht betroffen ist. Er möchte auch die Gewalt während der Reise in dem Bericht seiner Kameraden bei der OFPRA[6] mitbezeugen. Das ist nicht möglich, da jeder Asylantrag individuell ist und somit natürlich auch die Erzählung und das Gespräch bei der Behörde.

Das Team versteht sein Verhalten als eine Schutzhaltung, die ihm schaden kann: »Wenn er sich so sehr um die anderen kümmert, läuft er Gefahr, sich selbst zu vergessen«, »Er tut so, als wäre er selbst der Sozialarbeiter; es ist eine doppelte Betreuung, die von Moussa und die von uns« (Lachen im Team). Wir arbeiten gemeinsam daran, herauszufinden, wie die Rolle des Beschützers eine Form der Wertschätzung mit sich bringt, die dem Älteren oder demjenigen, der die Rolle des Älteren einnimmt, Sicherheit verleiht. Eine Rolle zu spielen, in der man anderen hilft, gibt dem Helfer das Gefühl, wichtig zu sein, denn er wird von anderen gebraucht. Dies verleiht ihm einen zusätzlichen Existenzgrund.

Über die Rolle der Älteren im Migrationskontext haben Odile Reveyrand-Coulon und ich bereits Folgendes erarbeitet: »[D]ie Erstgeborenen der Geschwister werden von diesen oder/und sich selbst in die Rolle von Ansprechpartnern in der Schule für ihre jüngeren Geschwister versetzt – ebenso werden sie oft zu erzwungenen Vermittlern bei Treffen ihrer Eltern mit Behörden oder sogar zu Übersetzern bei Arztbesuchen ihrer Mutter oder ihres Vaters. Als Stellvertreter der Eltern nehmen sie diese Position mit dem impliziten Einverständnis der Eltern ein, die selbst große Schwierigkeiten haben, sich in der neuen Kultur zurechtzufinden. Vielleicht weil die Älteren schwierige Zeiten erlebt und unter der mangelnden Unterstützung der Eltern während ihrer eigenen Schulzeit gelitten haben, zeigen sie eine Form von Empathie gegenüber den Jüngeren, als eine Art Schutz« (Daure u. Reveyrand-Coulon, 2012, S. 29).

Eine gewisse Analogie drängt sich auf zwischen dem, was wir bei einigen affiliativen Geschwistern im Migrationskontext beschreiben, und der Rolle,

6 Das deutsche Bundesamt für Migration und Flüchtlinge (BAMF) entspricht in Frankreich der OFPRA (Office Français de Protection des Réfugiés et Apatrides).

die Moussa bei den Teams und Verwaltungen für diese »Brüder aus dem Exil« spielt. Es ist ein Platz, den er sich selbst zugewiesen hat oder der ihm implizit oder explizit zugewiesen wurde und der es ihm ermöglicht, für den anderen das zu tun, was er sich gewünscht hätte, das man für ihn tut. Es ist bemerkenswert, dass Moussa sehr dankbar für die Arbeit des CADA-Teams ist und dies auch ausdrückt. Ist das vielleicht auch Ausdruck seines eigenen Wunsches nach Anerkennung?

Die Diskussion über diese Situation in der Supervision war unerlässlich geworden, weil Moussa Asyl erhalten hat und das CADA verlassen muss, während seine Freunde noch auf eine Antwort auf ihren Antrag warten. Ihr gemeinsamer Weg wird unterbrochen und die Teammitglieder glauben, dass dies für Moussa, Adam und Beza schwierig zu verkraften sein wird. Sie beobachteten sogar, dass es Moussa seit der Nachricht nicht gut zu gehen scheint.

Wir schlagen vor, dies mit Moussa zu besprechen, denn wir gehen davon aus, dass er diese erneute Trennung als ein Verlassen seiner Geschwister erleben wird, wie er es gegenüber seinen in Kamerun verbliebenen Filialgeschwistern erlebt hat. Wir argumentieren, dass die erneute Trennung eine Gelegenheit bietet, mit ihm über die durch die Migration erzwungene Trennung zu sprechen.

Eine neue Entdeckung: Information, die den feinen Unterschied macht

Aufgrund der Beobachtungen bezüglich der Solidarität des jungen Mannes zu seinen Kameraden schlagen wir der Sozialarbeiterin, die Moussa begleitet, vor, die Situation wie mit einem filialen Geschwisterpaar zu behandeln. Sie ist überrascht von der Wirkung, die die Sitzung zu dem Thema Solidarität und zu Moussas Rolle in der Bruderschaft hervorgerufen hat: Nur selten vertraut sich der junge Mann an. Doch bei dieser Gelegenheit erzählt er ihr leicht und frei von einem Problem, das ihn seit Beginn seines Asylantrags beschäftigt und das seinen traurigen und verschlossenen Gesichtsausdruck erklärt, den das Team oft beobachtete. Der 25-Jährige sagt, er sei erschöpft und unglücklich über folgende Situation:

Er hatte seiner Familie die gute Nachricht, dass ihm Asyl gewährt wurde, per Telefon mitgeteilt. Moussas Familie habe sich sehr darüber gefreut, aber gleichzeitig gesagt, dass es für ihn an der Zeit sei, in die Heimat zurückzukommen und zu heiraten. Eine Frau sei bereits für ihn bestimmt worden und warte auf ihn. Sein Vater fühle sich der Familie dieser Frau verpflichtet und außerdem müsse Moussa den Platz bei seinen Verwandten und seinen Rang als Ältester ehren. Sein jüngerer Bruder Mahid sei bereits verheiratet, was in der Familientradition nicht gern gesehen ist und Mahid die Rolle des Ältesten zuteilt; nur die Heirat von Moussa könne die Verhältnisse wieder ins Gleichgewicht bringen und ihm seinen Platz in der Geschwisterreihe zurückgeben.

Moussa wolle jedoch nicht heiraten, wisse aber nicht, wie er diese Ablehnung seinem Vater gegenüber vertreten soll, ohne einen Bruch herbeizuführen. Seine Entscheidung, das Land zu verlassen, habe bereits einen Riss verursacht, da sein Vater strikt dagegen gewesen sei und sich dem widersetzt habe. Mit der Zeit und durch das Eingreifen seiner Brüder sei es Moussa gelungen, Frieden mit seinem Vater zu schließen, und dieser sei nun erneut gefährdet.

Moussa schickt regelmäßig Geld, um seine Eltern und Geschwister in der Heimat zu unterstützen. Auch wenn seine Familie nicht in finanziellen Schwierigkeiten steckt, ist diese Hilfe ein nicht zu unterschätzendes Plus. Möglicherweise hat diese finanzielle Beteiligung am Familienalltag für Moussa die Funktion, seinen Platz als Ältester zu bewahren. Er gilt dann als derjenige, der beschützt und Dienste leistet, der für die Bedürfnisse der Herkunftsgruppe sorgt. Seine finanzielle Beteiligung ist ein Beweis dafür, dass er seine Familie nicht vergessen oder verlassen hat.

Moussa kann sich der Sozialarbeiterin anvertrauen, ohne von ihr zu erwarten, dass sie ihm bei einer Entscheidung hilft. Sie hört ihm lediglich zu und kann ihm vielleicht eine andere Perspektive aufzeigen - ihn zum Beispiel daran erinnern, dass die Asylberechtigung eine Rückkehr in sein Herkunftsland verbietet. Ganz wichtig ist es, bei dieser Problematik zu bedenken, dass Moussa sich sehr leicht in einem Loyalitätskonflikt befinden kann: eine Beratung, die auf einer entschieden individualistischen Sichtweise und der Wahl einer Liebesheirat beruht, unabhängig von den Zwängen der Familie und der Gruppe, wie es in Europa der Fall ist, ist nicht zu verbinden mit dem, was seine Familie und seine kulturellen Referenzen fordern; er steht dann zwischen Familie und Betreuern, zwischen Herkunftskultur und der Kultur des Aufnahmelandes. Es würde vor allem kulturelle Unterschiede und Werte sichtbar machen, die die Rolle des Teams als eine für ihn nicht wertende Ressource in Gefahr bringen könnte. Darüber hinaus könnte eine direktive Anleitung durch das Team den Prozess der Interkulturation untergraben: Der Migrant selbst muss durch die Begegnung mit einer anderen Kultur neue Sichtweisen, Haltungen und ein neues Verständnis seiner Person, seiner Kultur und seiner Geschichte entwickeln. Das Genogramm ermöglicht es, eine Entwicklung zwischen der zu Hause gebliebenen Familie, den »Geschwistern« auf der Reise und Moussas Platz in diesen verschiedenen Kontexten sichtbar zu machen.

Maryam: Fast alle Kinder sind da

Die Sozialarbeiterin, die Maryam betreut, erzählt in der Supervision von ihrer ersten Begegnung mit Maryam und ihren Kindern. Sie beobachtete, wie eine Frau mit sechs Kindern und ebenso vielen Koffern aus dem Zug stieg und alles völlig tadellos koordiniert war, das heißt, niemand tanzte aus der Reihe, die sechs Kinder standen brav neben der Mutter. Die älteren Kinder wussten, was zu tun war, und nahmen die Koffer mit. Auch die Jüngeren schienen sich problemlos zu organisieren; sie gaben sich die Hand und hielten sich an den Koffern fest, die die Mutter und die Älteren trugen. Orchestral wurden alle in Bewegung gesetzt, ohne dass Maryam ein Wort sagen musste, und die Kinder folgten dem Rhythmus des Marsches ohne jede Bemerkung.

Dieser erstaunliche Anblick ließ bei der Sozialarbeiterin viele Fragen aufkommen bezüglich der Familie, der Frau, den Kindern und ihren Erfahrungen. Neugier entstand, ein Interesse, das uns sehr nützlich erscheint und ein Ansatzpunkt in der Supervision ist: die Neugier, wissen zu wollen, wie das System funktioniert, welche Grundlagen es für die Aufstellung von Regeln gibt, wie die Kommunikation fließt.

Die Begleitung der Familie verlief optimal, die Frau erwies sich als aufmerksame Mutter, die auf die Bedürfnisse ihrer Kinder eingeht. Sehr bald erklärte Maryam die wiederholte häusliche Gewalt gegen sich und die Kinder als Hauptgrund für ihre Abreise von der Elfenbeinküste, dann die Gewalt, die sie in Marokko und in Spanien erlitt, und spielte auf das an, was sie durchmachen musste, damit sie gemeinsam lebendig nach Frankreich gelangen konnten. Maryam sprach davon, dass eines der Kinder bei der Geburt starb (s. Abbildung 2). Die Bedingungen dieser Geburt waren sehr schwierig, sie selbst hätte sie fast nicht überlebt. Ihrer Meinung nach waren die Wehen durch einen Gewaltausbruch ihres Mannes ausgelöst worden. Einige Monate nach diesem Trauerfall begann sie die fast zweijährige Reise, die sie Anfang 2020 vor der Covid-19-Pandemie startete und erst im Oktober 2021 in Frankreich beendete.

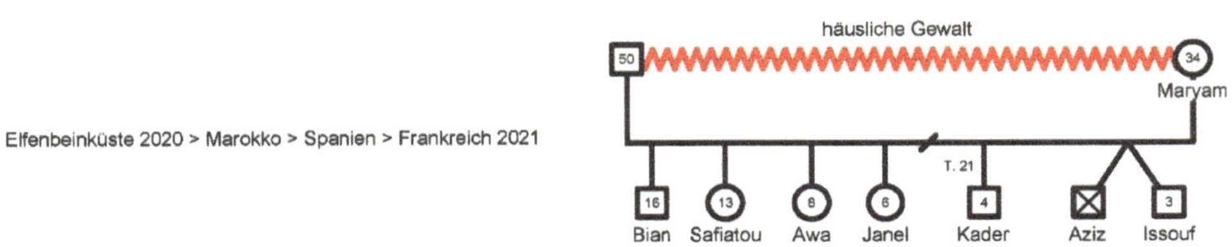

Abbildung 2: Maryams Kinder

Eine komplexe Geschichte, das Bedürfnis nach Negentropie

Selvini Palazzoli und ihre Mitarbeiter erklärten in einem emblematischen Text über den systemischen Ansatz den Übergang von Entropie zu Negentropie: »Die Unordnung, Ungeordnetheit, mangelnde Musterung oder auch Zufallsorganisation eines Systems ist als Entropie bekannt. Die Abnahme der Entropie kann als Maß für die Informationsmenge betrachtet werden [...]. Wir möchten aber festhalten, daß die Bedeutung des Wortes Information nicht in beiden Richtungen dieselbe ist: im direkten Übergang Negentropie→Information bedeutet ›Information‹ Erwerb von Kenntnissen [,] im umgekehrten Übergang Information→Negentropie bedeutet ›Information‹ Organisationsvermögen« (Selvini Palazzoli, Boscolo, Cecchin u. Prata, 1981, S. 128).

Negentropie bedeutet also sowohl die Entdeckung von neuem Wissen als auch der Ordnungsaufbau einer Erzählung, der Informationen, einer Geschichte. Eine Erzählung, die für einen selbst und für den anderen verständlich wird, ist ein wichtiger Teil der Begleitarbeit im CADA, sowohl für den Aufbau der Narration für die OFPRA als auch für die gesamte Erzählung, um sich im Leben zu orientieren.

Während die Sozialarbeiterin die Geschichte wiedergibt, die Maryam ihr anvertraut hat, erstellen wir das Genogramm: ein älteres Kind, Bian, das vom Vater sehr misshandelt wurde, die jüngere Tochter Safiatou, ebenfalls ein Opfer, und die letzten beiden Schwangerschaften, die sehr schwierig waren; Kader mit einer Behinderung und die Zwillingsschwangerschaft mit einem toten Kind. Maryam erklärte, dass sie eine der Reisen ihres Mannes genutzt hatte, um wegzugehen, ohne jemanden davon in Kenntnis zu setzen.

Wir fragen uns, wie sich die beiden letzten Schwangerschaften als Anreiz zum Verlassen des Landes auswirkten. Da wir nicht wissen, wie Behinderung, Zwillinge und der Tod eines Zwillingskindes in ihrem Land erlebt werden, schlagen wir der Sozialarbeiterin vor, Maryam zu befragen.

Kultur ist nie freischwebend, sie wird immer von der Person verkörpert, sie wird interpretiert und umgeschrieben, je nach Verständnis der Person, die sie in sich trägt (Daure u. Reveyrand-Coulon, 2019). Daher ist es wichtig, Maryam nach der Bedeutung für sie, innerhalb ihrer Kulturgruppe, zu befragen. Es erscheint uns weniger relevant, in der Literatur nach Informationen über die Kultur der jungen Frau und die Traditionen in ihrem Land zu suchen und darüber Maryams Realität zu interpretieren. Maryam als Expertin für ihre Geschichte und ihre kulturellen Vorstellungen zu betrachten, bedeutet, ihr das Wort zu erteilen und ihr in einer Erzählung, die ihre eigene ist, Vorrang zu lassen. Es bedeutet auch, eine Brücke zum Land der dort verbliebenen Familie zu schlagen, und das Genogramm zu erweitern.

In dieser beginnenden Betreuung kann die Nutzung des Genogramms mit der Familie eine gute Möglichkeit sein, sie in eine Zeitlichkeit einzubinden, in eine Narration, die Sinn hat und sich an einen Gesprächspartner wendet; diese Erzählung kann ausgesprochen, behandelt und psychisch verarbeitet werden. »Die Erzählung stellt ein Mittel der Verbindung zwischen den Generationen dar [...]. Die Verantwortung, über die Migration, das Herkunftsland und die Familienmitglieder zu berichten, liegt bei den Eltern und ermöglicht es dem Kind, sich selbst als Teil der Familiengruppe zu erkennen und anerkannt zu werden. Diese Aufgabe geht nicht ohne Schwierigkeiten vonstatten, denn Migration ist eine Entscheidung, die durch Bruch und Entfernung gekennzeichnet ist. Es bedarf einer gewissen Gelassenheit, um seine Geschichte zu erzählen, auch wenn das Erzählen sicherlich eine wohltuende Wirkung ausübt, indem es dazu zwingt, die Vergangenheit zu betrachten, und diese neue Perspektive Veränderungen einleitet« (Daure, 2010, S. 60).

Und die Kinder bei all dem

Besondere Aufmerksamkeit muss den Kindern gewidmet werden, und die Kollegin ist sich dessen sehr bewusst. Ihre anfängliche Beobachtung und Intuition verstärken nun ihre Aufmerksamkeit. Es ist eine komplexe Betreuung, bei der auch die Kinder zu Wort kommen müssen: Sie wirken wie betäubt, von der Überfahrt schockiert und müde.

Die Sozialarbeiterin würde ihnen gern erlauben, sich erst im Haus und in der Stadt zurechtzufinden, aber sie müssen schnell in die Schule integriert werden. Das ist ein erneuter Schock, denn obwohl sie Französisch sprechen, sprechen sie nicht das gleiche Französisch wie ihre neuen Schulkameraden. Außerdem sind sie seit fast zwei Jahren nicht mehr zur Schule gegangen und haben in der Zeit weder ein Buch noch einen Stift oder ein Heft in die Hand genommen.

Als sie mit der Sozialarbeiterin und ihrer Mutter Schulmaterial kaufen, verhalten sich die Kinder sehr brav, zeigen aber immer auch ihre Freude über die neuen, schönen Dinge, die sie für sich bekommen. Die Kollegin beobachtet, dass die Kinder, vor allem die drei Mädchen, verängstigt wirken, wenn sie Männer auf der Straße, in Geschäften und sogar in der Schule sehen, insbesondere wenn diese sich ihnen nähern oder sie ansprechen. Sie nimmt eine körperliche Rückzugsbewegung wahr, ein Abwenden des Blickes und Senken des Kopfes.

Einige Wochen nach Schulbeginn nehmen die Kinder Zeichnungen, Papiere, Blätter und Bücher im Büro der Sozialarbeiterin in Beschlag. Für Bian ist das nicht einfach, aber Safiatou und die anderen scheinen begeistert zu sein.

»Migration beinhaltet eine Reihe von Lernprozessen, u.a. in Bezug auf Erfahrungen, Sprachen, Codes und körperliches Verhalten. Im Migrationskontext ist alles neu und muss gelernt oder völlig neu erlernt werden; dafür braucht man emotionale Bereitschaft, Gelassenheit und Raum für Denkprozesse. Die dramatischen Lebensbedingungen, die Unsicherheit, die Unmöglichkeit, sich niederzulassen, sich zu etablieren, verbunden mit der Situation vieler Migranten und Migrantenkinder, verwandeln das schulische Lernen in eine Heldentat. Denn emotionale und affektive Sicherheit sind Faktoren, die das Lernen fördern. Um Neues lernen zu können, muss das Kind von den Erwachsenen in der Schule und auch von den Eltern unterstützt werden, und sich dann im Persönlichen wie im Kollektiven bewegen und im Wissen aufhalten zu können« (Daure u. Reveyrand-Coulon, 2021, S. 47).

Für Kader beginnt eine neue Phase in der Schule mit Sonderbetreuung zur Integration. Kader spricht nicht, scheint aber zu verstehen, was seine Mutter und seine Geschwister sagen. Es handelt sich um den Beginn einer Arbeit rund um die Sicherheit und die Einbindung der Kinder in das schulische Lernen. Die Großen sind immer noch eine wichtige Unterstützung für die Kleinen und die Sozialarbeiterin spürt, dass sie nach und nach entspannter werden und sich in ihrer Anwesenheit wohler fühlen – das ist sehr positiv, selbst wenn der Weg bis dorthin sehr schmerzhaft war.

Zum Abschluss

»Der Asylantrag ist nicht nur ein Antrag auf Bodenrecht, auf das Recht auf ein Land, sondern geht darüber hinaus; es ist ein Antrag auf Wiedereingliederung in die Welt der gewöhnlichen Menschen, die ihre Menschlichkeit nicht durch unsägliche, undenkbare Gewalt bedroht sahen [...]. Der Asylantrag ist auch die Suche nach Anerkennung der im Herkunftsland erlebten Leiden und Traumata; ein notwendiger Schritt für einen Wiederaufbau. Er verleiht den zusätzlichen Psychotraumata aufgrund der gefahrvollen Migrationsroute einen Sinn, insbesondere für Frauen« (Daure et al., 2021, S. 65).

Die Fachkräfte, die in einem CADA arbeiten, sind für den Empfang und die Einbindung in die öffentlichen Gegebenheiten im Ankunftsland verantwortlich. Sie beteiligen sich am Projekt der Asylsuchenden, eine neue Existenz aufzubauen, ein besseres Leben zu führen und ihren Kindern mehr Chancen zu bieten. Bei dieser Arbeit müssen die Kolleginnen neben Einfühlungsvermögen, Toleranz und Respekt für die fremde Person auch ihren eigenen Vorstellungen, Überzeugungen und Wahrheiten offen gegenüberstehen und zu Flexibilität, Anpassungsfähigkeit und Kreativität fähig sein. Die Supervision und die Verwendung des Genogramms tragen zu dieser notwendigen Arbeit der Dezentrierung von den Werten, Vorstellungen und Überzeugungen der eigenen Kultur bei. Es wird ein Prozess in Gang gesetzt, der die Gesamterfahrung des Asylsuchenden lange vor dem tatsächlichen Asylantrag beschreibt. Das Genogramm spielt eine aktivierende, dynamisierende Rolle bei dieser Arbeit der Konstruktion, des Vernetzens und Neuzusammensetzens, in der sich Asylfachkräfte und Asylsuchende befinden. Als eine zusätzliche Interventionsform, die von den Fachleuten mit großem Interesse aufgenommen und von ihnen häufig in die Betreuung übernommen wird, erweist sich das Genogramm einmal mehr als ein hervorragendes Instrument, um die Begleitung von Asylsuchenden zu verbessern.

Fazit für die Praxis

Die Verwendung des Genogramms bei der Interpretation der Situation und der Geschichte von Menschen, die aus anderen Ländern kommen, bereichert sowohl die Fachkraft als auch den Migranten durch eine humanere und komplexere Perspektive. Die Migration stellt Verluste dar. Das Genogramm hilft in diesem Kontext, über die Grenzen von Orten, Räumen, Zeitabschnitten und Beziehungen hinweg eine Verbindung herzustellen, um die Person in ihrer Erzählung als Subjekt und nicht nur als »Migrant« zu begleiten. Das Genogramm ist wie eine Spur, eine bildliche Darstellung der Geschichte der Person, die außerhalb des Geburtslandes zu verschwinden droht. Diese Spur ist für die Teams äußerst wichtig, da sie die Kartografie eines Familienterritoriums verständlich und dynamisch macht. Wie die Karten der Migrationswege gibt das Genogramm Anlass, über den Weg, den Kontext und die Ressourcen nachzudenken, die es ermöglichen, sich einen neuen Weg vorzustellen und zu versuchen, ihn zu verstehen, und über die obligatorische Erzählung im Zusammenhang mit dem Asylantrag hinauszugehen.

Durch die Nutzung des Genogramms wird die Person wieder in ihre Geschichte eingebunden und der Kontext des Asylantrags wird in einer intimeren, beziehungsreicheren, familiäreren Art hergestellt. Dies ermöglicht es der Fachkraft, sich von der Dringlichkeit des Hier und Jetzt, das den Asylantrag darstellt, zu lösen und sich in einer Logik der Begegnung mit dem Anderen, seiner Geschichte und seiner kulturellen Realität zu positionieren.

Literatur

Daure, I. (2010). Familles entre deux cultures. Dynamiques relationnelles et prise en charge systémique. Paris: Fabert.

Daure, I., Alla, M. Bichaud, M. (2021). »Vous devez dire, mais personne ne vous donne la parole«: Le paradoxe de la demande d'asile. Le Journal des Psychologues, 385, 64–67.

Daure, I., Borcsa, M. (dir.) (2020). Les génogrammes d'aujourd'hui. La clinique systémique en mouvement. Paris: ESF Sciences Humaines.

Daure, I., Forzan, S., Giroire, J.-M. (2006). Ma sœur la clé le frein pour aller mieux. Thérapie familiale, 27 (3), 309–316.

Daure, I., Reveyrand-Coulon, O. (2012). Fratrietrie et exil: plasticité relationnelle et perspectives de soin. Dialogue. 2 (196), 25–35.

Daure, I., Reveyrand-Coulon, O. (2019). Le migrant et sa famille. Défis interculturels en psychologie clinique. Paris: ESF Sciences Humaines.

Daure, I., Reveyrand-Coulon, O. (2021). La migration en héritage. Questions d'orientation, 4, 43–51.

Lemke, J. (2006). Sekundäre Traumatisierung. Klärung von Begriffen und Konzepten der Mittraumatisierung. Kröning: Asanger Verlag.

Ruffo, M. (2002). Frères et sœurs, une maladie d'amour. Paris: Fayard.

Selvini Palazzoli, M., Boscolo, L., Cecchin, G., Prata, G. (1981). Hypothetisieren – Zirkularität – Neutralität: Drei Richtlinien für den Leiter der Sitzung. Familiendynamik, 6 (2), 123–139.

UNHCR (1951). Das Flüchtlingshilfswerk der Vereinten Nationen. Genfer Konvention. https://www.unhcr.org/fr-fr/ (Zugriff am 22.07.2024).

Das Familiengenogramm in der Therapeutenausbildung

Maurizio Andolfi[1]

Die grafische Darstellung der Familienentwicklung

Das Genogramm ist die grafische und visuelle Darstellung der historischen Entwicklung einer Familie über mindestens drei Generationen, eine Art »Röntgenbild« ihrer wichtigsten Beziehungen. Auf dem Gebiet der systemisch-relationalen Beziehungen war Murray Bowen (1978) ein Pionier in der Anwendung des Genogramms; als er über hundert Jahre in der eigenen Familienentwicklung zurückging, entdeckte er Familienmerkmale, die von einer Generation zur nächsten weitergegeben wurden, und zeigte, wie es möglich war, eine Reihe von Phänomenen hervorzuheben, die später die Eckpfeiler seiner Theorie werden sollten, zum Beispiel die Übertragung von Unreifeprozessen zwischen den Generationen, der Abgrenzung des Selbst von der Herkunftsfamilie etc. In seinem berühmten Aufsatz (Bowen, 1978) stellte er sein eigenes Familiengenogramm sehr detailliert vor und betonte die Wichtigkeit, die Familie im Längsschnitt zu studieren, sowohl die, die in die Therapie kommt, als auch die des Therapeuten selbst, der auf diese Weise an seiner eigenen Familiengeschichte arbeiten und lernen kann, um in der Therapie eine sinnvolle Bindung zu den Familien aufzubauen und zu vermeiden, seine eigenen Erfahrungen und Familienereignisse auf die Klienten zu projizieren.

Die Verwendung des Familiengenogramms wurde von vielen Autoren beschrieben (McGoldrick u. Gerson, 1985; Guerin u. Pendagast, 1876; Montagano u. Pazzagli, 1989; Walsh, 1982;Byng-Hall, 1995; Onnis, 2010; Andolfi, 1977; 2015; Viaro, 2006;Sorrentino, 2008, Cirillo, Selvini u. Sorrentino, 2011); es wurde zu einem weitverbreiten Werkzeug zur Bewertung des Funktionierens der Familie, sowohl in der privaten klinischen Praxis als auch im institutionellen Rahmen.

1 Dieser Text ist eine erweiterte Übersetzung eines Beitrags aus dem Sammelband von Daure und Borcsa (dir.) (2020) mit freundlicher Genehmigung von ESF, Paris. Die Übersetzung erfolgte durch Ferruccio Andolfi und Maria Borcsa.

Grafisch erscheint das Genogramm als eine Reihe von Quadraten und Kreisen, welche die Personen symbolisieren, während durchgezogene oder gestrichelte Linien Beziehungen anzeigen. Daten, spezifische Symbole und Zeichen stellen die wichtigsten Ereignisse dar und mit unterschiedlichen Farben und Zeichen können Konflikte, Koalitionen und Weiteres dargestellt werden (Andolfi, 2015). Es ist zweifellos ein vollständigeres und eindeutigeres grafisches Instrument als der »Stammbaum«, um uns über die Mitglieder einer Familie, über die wichtigsten Ereignisse wie Geburten, Todesfälle, Eheschließungen, Trennungen, Abtreibungen und über die Verbindungen oder Trennungen zwischen den verschiedenen Generationen zu informieren. Die Konstruktion des Genogramms ermöglicht es, detaillierte Informationen zur Arbeits- oder Schultätigkeit, zum kulturellen Hintergrund, zur geografischen Herkunft und zu den wichtigsten Ereignissen sowohl auf individueller Ebene als auch in der Dynamik familiärer und sozialer Beziehungen zu erhalten, und stellt so die Entwicklungsgeschichte einer bestimmten Familie dar.

Natürlich ist es die subjektive Geschichte dessen, der sie beschreibt, und ihre Nützlichkeit hängt von der beabsichtigten Verwendung ab. Es kann als einfache Sammlung von Familiendaten bei der ersten diagnostischen Beurteilung eines bestimmten Patienten beispielsweise auf einer Station verwendet werden, um in die Krankenakte aufgenommen und möglicherweise während des Therapieverlaufs konsultiert zu werden. Oder es kann ein außergewöhnliches therapeutisches Instrument sein, wenn es in ein *lebendiges Genogramm* umgewandelt wird oder wenn durch die Erzählung, neben den fast automatisch gelieferten Informationen, auch weggelassene, entfernte oder im Schatten gebliebene Elemente ans Licht kommen. Es kommt zum Beispiel häufig vor, dass ein Teil des Genogramms, der dem väterlichen oder mütterlichen Zweig der Familie entspricht, sehr detailliert und mit großer Sorgfalt gezeichnet und beschrieben wird, während die andere Seite ziemlich nebulös oder unvollständig bleibt; dies korrespondiert oft damit, welche Bedeutung im Laufe der Zeit ein Zweig der Familie im Vergleich zur anderen hatte, beschrieben über lokale und affektive Distanz.

Die Arbeit am Genogramm ermöglicht es, intensive Emotionen in der Sitzung zu aktivieren und tiefe Reflexionen über vergangene Erfahrungen, wichtige Verluste und noch offene Familienkonflikte auszulösen. Dadurch entstehen neue emotionale Verknüpfungen und differenziertere Bedeutungen, die familiären Tatsachen und Ereignissen zugeschrieben werden können.

Wenn man dem Genogramm mit eindrucksvollen Bildern Substanz verleihen möchte, kann man Familienmitglieder bitten, aussagekräftige Fotos aus der Kindheit der Kinder, von der Hochzeit der Eltern oder Großeltern oder von besonderen Umständen wie einer Abschlussfeier, eines Geburtstages oder einer wichtigen Reise mitzubringen. Durch das *fotografische Genogramm* lassen sich Zeitsprünge machen, Erinnerungen und emotionale Zustände aktivieren, die helfen, die Entwicklung der Familie im Laufe der Zeit und die Stärke emotionaler Bindungen besser zu verstehen (Andolfi, 2015; De Bernart, 2019).

In den letzten Jahren haben wir an der Akademie für Familienpsychotherapie mit verschiedenen und kreativen Formen der therapeutischen Verwendung des Genogramms experimentiert. Anstatt die Geschichte für uns Therapeutinnen als Datensammlung aufzubereiten, haben wir die Vorbereitung den Familien übergeben. Diese Modalität entspricht der Idee, keine Hypothesen anzustellen oder Strategien vorzubereiten, bevor man sich mit der Familie trifft, was dem medizinisch-psychiatrischen Modell ziemlich widerspricht, das dazu neigt, zu denken, dass die Kompetenz in den Händen derjenigen liegt, die für die Behandlung verantwortlich sind.

Besonders nützlich fanden wir, es während der Sitzung direkt von Kindern oder Jugendlichen zeichnen zu lassen, insbesondere wenn ihre Probleme/Symptome Auslöser für die Behandlung waren. Indem man ihnen bei der Erstellung des Genogramms und der Erforschung ihrer Komponenten die Expertenrolle überträgt, gibt man dem »Problemkind« Kompetenz zurück. Vielleicht wird ein Bild entstehen, das die formalen und standardmäßigen Aspekte des Genogramms nicht respektiert, jedoch das Verständnis von Familienbeziehungen mit Farbe, Fantasie und Kreativität ergänzt. Und Eltern werden beschäftigt sein, uns wichtige Informationen in dieser Erkundung bereitzustellen, die wie eine Reise durch ihre Geschichte und nicht wie eine therapeutische Sitzung erscheint. So werden die Distanz und die Hierarchien zwischen den Therapeuten und denen, die um Hilfe bitten, verringert.

Auch Paare, die wegen ihrer Konflikte zur Therapie kommen, bitten wir, ihr Genogramm auf ein Blatt Papier oder an die Tafel zu zeichnen. Die grafische Konstruktion ihrer Entwicklungsgeschichte visualisiert dem Paar seine Schwierigkeiten im Kontext der Herkunftsfamilien. Geleitet von den Fragen der Therapeutin werden sie so in der Lage versetzt, ihre Konflikte aus einer gewissen Distanz zu beobachten, »das Problem zu externalisieren«, wie White und Epston (1989) sagen würden, und auch nach den Kraftlinien zu suchen, das heißt nach Ressourcen, die in der jeweiligen Herkunftsfamilie vorhanden sind. Wie Virgina Satir (1967) feststellt, wird es den Beteiligten möglich, »alte Situationen mit neuen Augen zu betrachten«. Und wir Therapeuten sind da, um ihnen eine neue Brille zu bieten, durch die sie Konflikte und Familiengeschichten lesen können.

Das Genogramm ist ein Werkzeug, das sowohl im Therapie- als auch im Trainingsbereich von verschiedenen Denkrichtungen aus und zu unterschiedlichen Zwecken eingesetzt werden kann. Einige Autoren, darunter Sorrentino (2008), verwenden das Genogramm als grafisches Werkzeug, um Hypothesen über die mentale Funktion des Patienten aufzustellen. Sie bitten die Kunden, ihre Genogramme zu zeichnen, um dabei eine Reihe von Details zu beobachten: wie sie den grafischen Raum nutzen, ihn vollständig einnehmen oder nur den vertikalen oder horizontalen Raum des Blattes ausfüllen; das Vorhandensein von originellen oder chaotischen grafischen Hinweisen; die unterschiedliche Größe der Symbole oder das Fehlen von Zeichen, die die Bindungen darstellen; ebenso wie die akribische Zeichnung oder der mehr oder weniger ausgeprägte grafische Strich. Durch die Analyse all dieser strukturellen Aspekte ist es möglich, Hypothesen zu verschiedenen diagnostischen Konfigurationen aufzustellen.

Wer eine grafische und visuelle Darstellung der Familie in Bezug auf ihre Verbindungen zur Außenwelt haben möchte, kann eine *Ökokarte* erstellen, die es ermöglicht, familiäre und individuelle Beziehungen in Bezug auf das soziale Netzwerk zu untersuchen. In diesem Fall werden die Verbindungen zur Außenwelt durch einige Kreise angezeigt, in denen die wichtigsten Systeme, mit denen die Familie interagiert, geschrieben stehen. Sie können näher sein, zum Beispiel eine Gruppe von Freunden oder eine erweiterte Familie, oder externer, wie die Kirche, Schule, ein Sportverein, Unterhaltungsstätten, Sozialdienste oder das Gesundheitssystem. Auf diese Weise können die Stärken der Familie und die Ressourcen bewertet werden, auf die sie zurückgreifen kann, um ihre dringendsten Bedürfnisse zu erfüllen, aber auch Mängel an externen Ressourcen für eine gesunde Entwicklung identifiziert werden (Hartman u. Boerger, 1989).

Eine weitere Möglichkeit, mit Herkunftsfamilien und Geschichte zu arbeiten, ist die sogenannte *Genogrammlandschaft* (Pluymaeckers u. Neve Hanquet, 2011; Elat u. Speziale, 2020; 2022). Dank ihrer formalen Flexibilität, das heißt der Verwendung von Farben, Zeichnungen, Skizzen, Pfeilen, ermöglicht es Spontaneität und emotionalen Ausdruck. Das Ganze, das entsteht, ist eine Art von persönlicher Erzählung durchdrungene Landschaft, die in der familiären Geschichte enthalten ist und umgekehrt. In diesen Fällen beginnt man mit der Konstruktion des Genogramms und schließt mit einer Psychodramaintervention ab.

Das Genogramm des Therapeuten ist ein Schlüsselinstrument im Trainingsprozess

Wenn, wie bereits gesagt, zwei Familien in der Sitzung zusammentreffen – die *reale,* die Träger eines Problems ist, und die *interne* des Therapeuten – ist es wichtig, dass der Therapeut weiß, wie beide Familien funktionieren. Je mehr er sich seiner eigenen Entwicklungsprozesse bewusst und mit seinen Wechselfällen und seiner Geschichte im Einklang ist, desto fähiger ist er, zuzuhören und sich auf die Probleme der Familie einzustimmen, die er in der Therapie vor sich hat. All dies führt uns zu Überlegungen, wie sehr es in der Ausbildung zum systemischen Therapeuten notwendig ist, seine familiären Entwicklungsstufen, seine Identitätsdimension und noch ungelösten Fragen und Blockaden mit der eigenen Familie zu erhellen und zu bearbeiten.

Bevor wir auf das Thema weiter eingehen, möchten wir etwas anmerken: In den letzten 25 Jahren erleben wir in Italien das Phänomen von Spezialisten für Psychotherapie, die unter dreißig Jahre alt sind und oft keine klinische Erfahrung haben. Wenn wir in diesem Beitrag über Psychotherapiestudenten oder -ausbildungskandidatinnen sprechen, beziehen wir uns einerseits auf diese »frühreife« Gruppe, aber andererseits auch auf diejenigen, die sich, nach jahrelanger klinischer Tätigkeit als Psychiater, Psychologin oder Sozialarbeiterin, im öffentlichen wie im privaten Sektor, für eine Spezialisierung in systemischer (Familien-)Therapie entscheiden. Wir denken, dass das chronologische Alter eine wichtige Variable ist, die es zu berücksichtigen gilt, aber gleichzeitig riskiert die Betrachtung des Schülers als »zu jung und unerfahren«, Prozesse der Abhängigkeit und Idealisierung des Lehrers zu begünstigen, auf Kosten des Erwerbs eines kritischen Denkens und einer angemessenen fachlichen Vorbereitung.

Was das Ausbildungsprogramm der Akademie betrifft, betonen wir in Folge lediglich das Schlüsselkonzept des gesamten Kurses, das heißt die Integration zwischen dem Erwerb von beruflichen Fähigkeiten und einem persönlichen Entwicklungsprozess. Dieser erstreckt sich über den gesamten Zeitraum von vier Jahren durch eine transformative Arbeit am Selbst des Therapeuten und durch die direkte Supervision von in Therapie oder Co-Therapie begleiteten Familien.

Das kognitive Genogramm

Die erste Modalität, die wir »kognitiv« nennen könnten, zielt darauf ab, die einzelnen Teile des Genogramms detailliert und analytisch über Generationen hinweg darzustellen. Mithilfe von zirkulären Fragen des Trainers erweitert sich das Wissensfeld und die anderen Auszubildenden, die als »kollektiver Geist« agieren, werden in diesen Dialog einbezogen. Diejenigen, die das Genogramm vorlegen, »dokumentieren« sich im Allgemeinen zuerst, laden Familie und Verwandte ein, weitere Details bereitzustellen, um die fehlenden Teile des Genogramms zu vervollständigen, und präsentieren sich im Training mit großen aufgerollten Karten oder großen »Blättern«, wenn der Platz auf einem kleinen Blatt nicht genug war. Diese Suche nach möglichst vollständigen Informationen weckt zweifellos die Neugier des Trainees, der auch interessante Entdeckungen machen und Familiengeheimnisse oder Tabubereiche der Familie aufspüren kann.

In anderen Fällen werden die Teilnehmenden eingeladen, das Genogramm im Seminar zu zeichnen, und bei der mündlichen Präsentation hat jede Person große Freiheiten, den ihr zur Verfügung stehenden Raum für die Erzählung zu nutzen; auf die Präsentation folgt ein Feedback der Dozenten und Mitglieder der Gruppe: Alles zielt darauf ab, die Therapeutinnen in Ausbildung durch die Hintergründe ihrer persönlichen Geschichte zu verstehen. Diese Präsentation kann während des gesamten Trainings wiederholt werden, um das Selbstbewusstsein und die Selbstreflexivität der Teilnehmenden entsprechend den Eckpfeilern des narrativen Vorgehens zu verfeinern. Es ist eine Trainingsmethode, die mit den Grundideen und den Zielen einer Therapie übereinstimmt, bei der das Verstehen, Zuhören und Neudefinieren der Bedeutungen die Eckpfeiler des therapeutischen Prozesses sind.

Interessant am Erzählprozess ist, was von Van Cutsem et al. (2011) zum »Familienroman« im Bildungskontext beschrieben wird. Dies ist die Geschichte, die der Trainee auf der Grundlage bekannter Fakten in persönlichen Worten schreiben kann (»Ich wurde geboren …«), aber bereichert durch seine Fantasien und inneren Szenarien und Tagträume, die sich jeder selbst über die Erfahrungen erzählt, die er mit der Familie erlebt hat.

Das Erlebnisgenogramm

Eine zweite Arbeitsform basiert auf den Erfahrungen, die in der Gruppe beim Darstellen der entscheidenden Passagen der eigenen Familiengeschichte auf einer symbolischen Ebene gemacht werden, wobei das Genogramm als eine Landkarte der eigenen Beziehungswelt verwendet wird. Unter der Anleitung des Trainers werden die emotionalen und affektiven Reaktionen des Trainees und der Gruppe einem eher akademischen verbalen Austausch vorgezogen. Auf diese Weise wird es möglich, Bereiche des Leidens oder der Beziehungsblockaden des jungen Therapeuten sowie die Linien der familiären Resilienz zu erforschen und neue kognitive Szenarien zu eröffnen. Sobald die generations- oder geschlechtsspezifischen Stereotypen, die in der Beschreibung von Genogrammen gängig sind, überwunden sind, werden die Präsentierenden in der Lage sein, einige Aspekte ihrer Entwicklungsgeschichte wie Traumata, emotionale Distanzierungen, Zerbrechlichkeit, Verluste mit einem neuen Bewusstsein von sich selbst und ihren wichtigsten Beziehungen zu überdenken.

Das Ziel ist also immer noch, die selbstreflexiven Fähigkeiten und die Selbsterkenntnis der Therapeutin zu steigern, aber all dies innerhalb einer transformativen Erfahrung, die sich sowohl in den Verstand als auch in die Gefühle derer einprägt, die sie erleben. Um dies zu erreichen, haben wir »den Trichter auf den Kopf gestellt« (Andolfi, 2003) oder wir schlagen den Präsentatoren des Genogramms vor, die wichtigsten Ereignisse auszuwählen, die ihrer Meinung nach die emotionale Struktur der Familie und ihr persönliches Wachstum geprägt haben, anstatt alles im Detail zu beschreiben. Wir beziehen uns auf jene Ereignisse, die eine emotionale Schockwelle in der Familie erzeugten, über mehrere Generationen hinweg wichtige Auswirkungen auf das emotionale Gleichgewicht der Familie hatten und die jetzt Teil der Erfahrung der jüngeren Generationen sind, mit Lasten und Verantwortlichkeiten belastet, die aus der Vergangenheit stammen.

Die Präsentation des Genogramms: von der Tafel zum Tisch

Nach langjähriger Erfahrung in der Ausbildung begriffen wir, wie entscheidend die Raumnutzung ist, um einen reflexiven Kontext herzustellen beziehungsweise ein Gruppenerlebnis zu begünstigen. Die Präsentation des Genogramms auf eine Tafel geschrieben oder an die Wand gehängt, stellt einen schulähnlichen Kontext her, in dem jemand im Stehen spricht und die anderen, ringsum sitzend, zuhören oder Notizen machen. Tatsächlich entsteht eine emotionale Distanz zwischen der Moderatorin und der Gruppe. Es stimmt, dass der Trainee beim Sprechen Emotionen empfinden kann, vor allem Traurigkeit oder Schmerz, wenn er entscheidende Passagen seiner Geschichte erzählt, aber das Risiko besteht darin, dass er dennoch leicht auf der »Kopfebene« bleibt, anstatt im gegenwärtigen Moment eine tiefgreifendere Erfahrung zu machen.

Dasselbe gilt für die Trainerin, die wählen muss, welcher Kontext ihr am angenehmsten und welches das pädagogische Ziel bei der Arbeit an den Genogrammen der Trainees ist. Das Genogramm ist ein spezielles Werkzeug zum Teilen einer sehr intensiven und tiefgreifenden menschlichen und beruflichen Erfahrung, bei der beide akzeptieren, sich zu zeigen, ohne Barrieren zu setzen. Wer die Erkundung leitet, geht genauso viele Risiken ein, wie jene, die ihm und der Gruppe seiner Kollegen die Tür zu seiner affektiven Welt öffnen, und all dies erfordert ein hohes Maß an gegenseitigem Vertrauen und eine Klarheit des Kontextes.

Also entschieden wir uns, den Raum umzugestalten und das Genogramm auf einem niedrigen Tisch in der Mitte des Raums zu platzieren, und wir beschlossen, die Person, die die Arbeit an den Genogrammen leitet, »Supervisor« zu nennen; dessen Vision ist auf der Metaebene des Themas angesetzt, das mit dem Trainee erforscht werden soll. Die beiden sitzen nahe beieinander, in einem Abstand, der physischen Kontakt erlaubt, wenn es angebracht ist, besonders, wenn man eine Botschaft der emotionalen Unterstützung in einem schwierigen oder schmerzhaften Abschnitt der laufenden Erfahrung senden möchte. Die Mitglieder der Gruppe sitzen um den Tisch herum, um selbst in den visuellen Raum des Genogramms einzutreten und sich in einem Kontext von Intimität und Respekt wirklich in die Geschichte und Emotionen ihres Kollegen eingebunden zu fühlen.

Obwohl diese Art des Erzählens auch tiefe Emotionen wecken kann, ist es immer noch ein verbaler Kanal, in dem die Worte des Erzählers, die Fragen des Supervisors und der Mitglieder der Gruppe die Substanz beziehungsweise die Sprache sind, mit der das Genogramm erarbeitet wird. Es geht also darum, die fortschreitende Erfahrung zu vervollständigen, indem man von der Ebene der Worte auf die Ebene der Handlung übergeht, indem man den Raum, den Körper und die Bewegung nutzt und teilt, was Stern (2004) zu der Aussage bewegt hat, dass »die Handlung der hohe Weg der Erkenntnis ist«.

Fahren wir nun fort, die Verwendung von Skulpturen und die Dramatisierung einiger bekannter Familienereignisse als Ergänzung zu dem darzustellen, was zuvor in der Erzählung untersucht wurde. Ziel ist es, dass sowohl die Moderatorin als auch die Mitglieder der Gruppe eine intensive und transformative Erfahrung erleben, die es ihnen ermöglicht, ihre Selbsterkenntnis zu bereichern. In diesem Übergang vom verbalen zum analogen Kanal könnte die Wahrnehmung von sich selbst in Bezug auf die eigene vertraute Welt tiefgreifend verändert werden, weil das Formen der eigenen innerfamiliären Beziehungen etwas ganz anderes ist, als laut darüber zu sprechen; etwa wie der Unterschied zwischen dem Schwimmen an der Oberfläche und die Erkundung der Unterwasserwelt: Es geht um dasselbe Meer, aber aus zwei sehr unterschiedlichen Perspektiven gesehen.[2]

2 In diesem Beitrag haben wir uns besonders auf die Verwendung des Genogramms konzentriert; zu einer vertieften Kenntnis der Familienskulptur siehe den Band »Terapia familiare multigenerazionale« (Andolfi, 2015), in dem sowohl der Ursprung der Skulptur als Instrument des nichtverbalen Wissens als auch ihre Anwendungen im therapeutischen Bereich sowie in der Ausbildung von systemischen Therapeuten ausführlich dargestellt werden.

John und seine gespaltenen Identitäten

John nimmt an einem intensiven Familientherapiekurs teil, der für eine internationale Gruppe von Psychotherapeuten offen ist. Er bereitet sein Genogramm sorgfältig vor, bevor er mit seiner Erzählung beginnt. Als Kursleiter frage ich mich immer wieder, welche Gedanken jemandem durch den Kopf gehen, der mit ein paar anschaulichen Zeichen seine Entwicklungsgeschichte nachzeichnet. Wenn ich Johns aufmerksamen Blick beim Zeichnen beobachte, nehme ich an, dass es ein Moment großer emotionaler Intensität ist, während er mit wenigen Strichen die Bewegungen und Veränderungen seiner Familie auf einem Blatt Papier zeichnet: Oben auf dem Blatt stehen die Namen zweier unterschiedlicher Welten, Kanada und Irland, die, wie ich mir vorstellen kann, mit seiner doppelten Identität zu tun haben.

John ist 32 Jahre alt, klinischer Psychologe und praktiziert seit einigen Jahren Psychotherapie in einem öffentlichen Zentrum für Familien in Toronto und möchte sein Wissen auf diesem Gebiet vertiefen. Er nimmt an diesem Kurs teil, der sich auf das Selbst des Therapeuten konzentriert, und erwartet eine persönliche und berufliche Bereicherung. Er lebt mit seiner Partnerin in der Stadt, in der auch seine Eltern und seine jüngere Schwester Nina leben, die 26 Jahre alt ist und das Elternhaus noch nicht verlassen hat.

John beginnt mit Begeisterung seine Geschichte zu erzählen, ausgehend von der väterlichen Seite, und beschreibt all die positiven Aspekte seines Aufwachsens in Kanada, umgeben von der Zuneigung seines Vaters und seiner gesamten Großfamilie, mit der er den größten Teil seiner Kindheit verbrachte. Wenn er über seinen Vater spricht, beschreibt er selbstgefällig seinen Charakter, seine berufliche Wahl und sein Verantwortungsbewusstsein für die Familie, seine Werte und Entscheidungen, mit denen er sich identifiziert, und bekräftigt dann, indem er seinen Tonfall ändert: »Ohne ihn wäre ich wie meine Schwester Nina geendet!« Auf diese Weise führt er den Coach und die Gruppe in den schmerzhaften Teil der Geschichte hinein.

Auf die Anregung, das bedeutendste Ereignis im irischen Teil des Genogramms zu beschreiben, weist John auf seinen Großvater mütterlicherseits, Daniel, als die stärkste aller Familienkatastrophen hin: Er war ein gewalttätiger, jähzorniger und alkoholkranker Mann, und seine Frau Mary machte sich stets große Sorgen um ihre Töchter, insbesondere um die älteste Tochter Christina, die offenbar am meisten unter dem Klima der Gewalt zu Hause litt. John befürchtet, jene Wutausbrüche von seinem Großvater »geerbt« zu haben, die manchmal seinen gutmütigen und immer optimistischen Charakter überkommen. Er erinnert sich an sehr wenig Kontakt zu seinen Großeltern und Tanten mütterlicherseits, vor allem wegen all der negativen Geschichten rund um diesen Großvater, der nach seinem frühen und plötzlichen

Tod vor mehr als 15 Jahren dennoch eine Lücke hinterließ, die nicht gefüllt werden konnte. Die Gründe für diese Leere aber versteht er nicht.

Ausgehend von gerade dieser Leerstelle kann John angeleitet werden, einen anderen bisher vernachlässigten Aspekt der Geschichte zu erzählen, nämlich den Migrationsprozess. Obwohl er die Auswanderung nicht persönlich erlebt hat - er wurde in Kanada geboren -, scheint John unter dem Familienleben in Irland und unter den negativen Erzählungen über die Familie zu leiden.

Das ist der Hintergrund seiner »gespaltenen Identität«. Er möchte die irische Familie am liebsten auslöschen, da die negativen Folgen im Gesicht und am Körper der Großmutter Mary zu sehen waren. Vor allem hat er seine Mutter Christine nie lächelnd und gelassen gesehen. Seine Schwester Nina ist das letzte Ende in einer Kette von Frauen, die sich unglücklich und allein gefühlt haben und fühlen, und John möchte sich nicht von diesen Gefühlen anstecken lassen und identifiziert sich zu 100 Prozent mit Kanada, ein Land das ihn seit seiner Geburt mit Freude und Zuneigung aufgenommen hat.

Ich schlage vor, John zu helfen, diese Orte des Schmerzes durch eine symbolische Reise in die Herkunftsländer seiner mütterlichen Familie zu betreten, und bei dieser Erkundung ist eine Landkarte sehr nützlich, um Orte und Herkunftsdörfer zu erforschen. Diese symbolische Reise ermöglicht es John, der Neugier Raum zu geben und eine vorübergehende Distanzierung von negativen Gefühlen zu fördern, die mit echten Menschen, seiner Familie verbunden sind. Also bitte ich John, mir auf der Karte die Region Irlands zu zeigen, aus der seine Familie ausgewandert ist. Er weist mich auf Connemara hin, eine ländliche Gegend im Westen Irlands mit frühzeitlichen Ursprüngen, die aus einer Halbinsel und einer Reihe von kleinen Inseln besteht und von Bergen umgeben ist, die sich im Atlantischen Ozean spiegeln.

Seine genaue und lebhafte Beschreibung dieser Landschaften scheint im Gegensatz zu seinem bis dahin zur Schau gestellten Gefühl der Entfremdung zu stehen, und ich freue mich, mit ihm einige Eindrücke von meiner eigenen Reise nach Connemara vor vielen Jahren, vor seiner Geburt, zu teilen, an die ich noch immer eine wertvolle Erinnerung bewahre, vor allem an die Gastfreundschaft, die ich von einem sehr einladenden Volk empfangen habe. Diese Selbstoffenbarung ermöglicht es, eine starke Empathie mit John aufzubauen, der durchaus begierig scheint, ein Stück seiner irischen Identität wiederzuerlangen, und seinen Wunsch weckt, eines Tages das Dorf zu besuchen, aus dem seine Großeltern mütterlicherseits stammen. Anschließend kehren wir mit einem anderen Geist und einigen wichtigen Bereicherungen zur Erzählung zurück.

Hinter der Geschichte der Gewalt seines Großvaters, die leider wahr ist, steckt auch ein entschlossener Mensch, von allen als Fels beschrieben, der es geschafft hatte, mit seiner Frau und drei kleinen Töchtern aus seinem sehr armen Dorf auszuwandern, in ein Boot zu steigen und bis nach Kanada zu reisen, und das nicht ohne Zwischenfälle. Für John ist Kanada das gelobte Land, das Land, in dem er geboren und aufgewachsen ist. Für seine Mutter Christina ist es hingegen ein fremder Ort, wo sie sich isolierte und deprimiert wurde. Dies umso mehr noch nach dem frühen Tod ihres Vaters an einer Leberzirrhose, der eine große Leere bei ihr hinterließ, nachdem er die Familie »auf seinen Schultern in eine neue Welt getragen« hatte. Johns Schwester Nina schien das Gefühl der Entwurzelung und Einsamkeit von der Mutter übernommen zu haben, das ihr immer noch nicht erlaubt, ein eigenes Leben außerhalb der Herkunftsfamilie zu führen.

Etwas mehr als eine Stunde ist vergangen und John scheint durch die Erforschung einiger Schlüsselereignisse seines Genogramms in die Lage gelangt zu sein, sehr unterschiedliche Geisteszustände zu durchlaufen und daran zu wachsen: Aus der Idealisierung seines väterlichen Zweigs und aus der Identifikation mit einem zweifellos besonderen Vater, aus der totalen Ablehnung seines irischen Hintergrunds gelang es ihm, sich zur Neugier für die Herkunftsländer seiner Großeltern mütterlicherseits zu öffnen. Tiefer in die Gewalt und das Leid der Familie aus Connemara einzutauchen, ermöglichte ihm, die Distanziertheit seiner Großmutter besser zu verstehen und ihre Verzweiflung nachzuempfinden, weil sie alles verloren hatte, was ihr gehörte. Er scheint das Leiden seiner Mutter und das Gefühl der Einsamkeit seiner Schwester Nina nun besser zu verstehen und sich besser darauf einstellen zu können, ohne Gefahr zu laufen, sich von ihrem Unwohlsein anzustecken.

Während seiner Erzählung hatte er zweifellos ein Vertrauensverhältnis zu dem Coach aufgebaut, der ihm erlaubte, ihn durch die Bereiche der Leere und des Unwohlseins seiner Familie zu führen, um einen Teil von sich selbst zu entdecken. Die emotionale Teilnahme des Letzteren und der Gruppe von Kolleginnen, die mit Aufmerksamkeit seine Geschichte vertieften, trug dazu bei, eine Erzählung in eine Gelegenheit für persönliches und berufliches Wachstum zu verwandeln. Die verbalen und analogen Reaktionen der Gruppe begünstigten zusätzlich ein Klima der Intimität und gegenseitigen Unterstützung am Ende einer Erfahrung, an der alle aktiv teilnahmen.

Als die Arbeit mit dem Genogramm abgeschlossen ist, schlage ich John vor, eine Skulptur über seine doppelte Identität zu bauen. Ich bitte ihn, zwei Mitglieder der Gruppe auszuwählen, die Kanada beziehungsweise Irland repräsentieren, und sie im Raum miteinander in Beziehung zu setzen. John fordert die beiden ausgewählten Teilnehmer auf, sich in einem bestimmten Abstand zueinander zu positionieren, die Körperhaltungen und Blicke einzunehmen, die er für geeignet hält, um die Beziehung zwischen diesen beiden Teilen am besten darzustellen. Nachdem er die Skulptur einige Augenblicke lang fixiert hat, nimmt John schweigend zuerst die Position der einen und dann der anderen Seite ein, um besser zu fühlen, wie er sich in jeder dieser beiden Positionen empfindet. Dann beschreibt er, wie er die Beziehung zwischen diesen beiden Identitäten, der kanadischen und der irischen, wahrgenommen hat. Ich frage mich, ob John in der Lage ist, die Integration zwischen zwei gleichermaßen wichtigen Teilen von sich selbst für sein persönliches und berufliches Wachstum zu suchen, indem er die Distanz formt und sein tiefes Unbehagen spürt.

Wenn es stimmt, dass die Erzählung des Genogramms zu einer symbolischen Reise durch die Geschichte der eigenen Familienwelt wird und starke Emotionen wecken kann, besteht kein Zweifel, dass die Skulptur, indem sie den verbalen Kanal ausklammert, es ermöglicht, die Beziehungen zu visualisieren und zu fühlen: Sie hat die außergewöhnliche Kraft, Familiendramen, Identitätsspaltungen, Verlustgefühle in kürzester Zeit und mit einer mit Worten unvorstellbaren Intensität und Transparenz zu inszenieren. Worte werden jedoch am Ende der Dramatisierung wichtig sein, in dem Feedback, das sowohl vom »Bildhauer« als auch von denen, die ihre Familienmitglieder oder, wie im Fall von John, ihre Identitäten verkörpert haben, geliefert wird und schließlich durch das Sammeln der Eindrücke der Beobachtergruppe.

Giorgia und das Geschwindigkeitsproblem

Giorgia ist gerade 40 Jahre alt geworden und schließt ihre Spezialisierung an der Akademie für Familienpsychotherapie in Rom ab. Sie ist klinische Psychologin und arbeitet in einem Behindertendienst.

Sie präsentiert ihr Genogramm in der Gruppe mit sichtbarer Unruhe, sie hatte es sorgfältig vorbereitet und auch ihre Mutter über die Zeit befragt, als diese ein Kind war. Giorgia hat mehrere Fotos mitgebracht, die sie neben die Symbole der verschiedenen Familienmitglieder stellt. Da die Gruppe zu groß ist, um den Tisch zu benutzen, entscheiden wir uns dafür, das Genogramm mit allen auf dem Boden zu betrachten, was einen Kontext der Nähe und emotionaler Beteiligung schafft.

In Wirklichkeit, erklärt Giorgia, noch bevor sie über das Genogramm spricht, ist ihr größtes Problem sowohl im Familien- als auch im Berufsleben die »Geschwindigkeit«. Ihr ganzes Leben sei ein »Rausch«, selbst die Geburt ihrer Tochter sei eine »übereilte Entbindung« gewesen. Daher entscheide ich mich, auf das von ihr vorgeschlagene Thema einzugehen und gemeinsam die Geschwindigkeitslinien ihrer Familie nachzuzeichnen, ohne mit einer formellen Darstellung ihrer Geschichte zu beginnen.

Ich bitte sie, indem ich auf ihr Genogramm zeige, mir zu sagen: »Wer hatte es in der Familie immer eilig? Ist Geschwindigkeit ein Thema, das eher von der väterlichen oder mütterlichen Seite der Familie kommt?« Laura, schon erschüttert von den ersten Fragen, gibt die Mutter und den mütterlichen Zweig als Hauptquelle der Geschwindigkeitsübertragung an. Eile und Sorge um alles sind die vorherrschenden Einstellungen der Mutter, an die sich Giorgia noch von klein auf erinnert. »Sie war in ständiger Bewegung, es schien, als könnte sie nie aufhören, und mein Bruder Dario und ich, drei Jahre jünger, waren auch immer in Bewegung. Jeden Morgen liefen wir mit ihr zur Straßenbahn und zur Schule, nachmittags liefen wir zum Sport, dann mussten wir abends in Eile essen, ohne jemals auf Papa zu warten, um zur richtigen Zeit schlafen zu gehen, und so weiter.«

Ihre Mutter habe ihr bei verschiedenen Gelegenheiten erzählt, dass der Suizid ihres Vaters, das heißt, Giorgias Großvaters, Giorgias Großmutter in einen Zustand ängstlicher Depression versetzt hatte. Seither habe diese nicht eine Minute lang still sitzen können, und dieser Angstzustand sei von einer Generation zur nächsten weitergegeben worden und ziehe sich insbesondere durch den weiblichen Zweig der Familie.

Für die Mutter Laura war der Verlust ihrer ersten Tochter Roberta, die wenige Tage alt im Krankenhaus an schwerer Erstickung starb, ein harter Schlag und sie kam nie darüber hinweg. Roberta hat noch heute eine sehr große Präsenz in ihrer Herkunftsfamilie und Giorgia beschreibt die jahrelangen hektischen Besuche des Friedhofs mit ihrer Mutter und ihrem kleinen Bruder, weil ihre Mutter »nicht wollte, dass die Erinnerung an Roberta eines Tages verloren geht«. Wie es oft passiert, wenn ein so schwerer Verlust nicht akzeptiert werden kann, wuchsen Giorgia und ihr Bruder Dario mit dem Gefühl auf, dass die ganze Zuneigung und Aufmerksamkeit ihrer Mutter Roberta galt, was sie, die am Leben waren, faktisch ihrer Fürsorge während der gesamten Kindheit beraubte.

An dieser Stelle bitte ich sie, einen Moment innezuhalten und uns die Fotos ihrer kleinen Schwester zu zeigen, die Porträts mit goldenen Rahmen. Sogar Giorgia, die Roberta nie gekannt hat, ist in den »Mythos der Unsterblichkeit« eingetreten, der von den Frauen des Hauses um das verstorbene Neugeborene herum aufgebaut wurde. Sie spricht von ihrer Schwester, als wäre sie immer noch eine echte Präsenz, nicht nur im Haus, sondern auch in ihr. Sie behandelt Robertas Fotos, als wären sie Relikte.

Als wir gemeinsam das Genogramm betrachten, erfassen wir das deutliche Missverhältnis zwischen dem mütterlichen und dem väterlichen Zweig. Die Herkunftsfamilie des Vaters wird kaum erwähnt, es gibt viele Leerstellen und Fragezeichen; dieser Mangel an Informationen und Emotionen weckt meine Neugier und ich biete Giorgia an, gemeinsam die väterliche Geschichte zu erforschen. Wenn wir auf die andere Seite gehen und die Familie der Mutter für einen Moment außen vor lassen, können wir beobachten, wie sich das beschleunigte und atemlose Tempo von Giorgias Geschichte verlangsamt und eine Art kaum gebändigtes Leiden in ihrem Gesicht zu sehen ist.

Ihr Vater Ferdinando stammte aus einer sehr einfachen Bauernfamilie, in der Emotionen nie zirkulierten und alle Kommunikation auf Konkretem wie Arbeit und häuslichen Pflichten beruhte. Giorgia weiß wenig über die Familie ihres Vaters, der mehrere Brüder hatte. Sie und ihr kleiner Bruder Dario hatten die Familie ihres Vaters nie besucht, die mehrere Stunden von ihnen entfernt auf dem Land lebte. Vor allem Giorgias Mutter habe den Kindern immer davon abgeraten, ihre Großeltern väterlicherseits zu treffen, weil sie »seltsam und sehr unwissend« seien. Außerdem waren sie nicht einmal zu Robertas Beerdigung gekommen, weil sie »bei schlechter Gesundheit« waren. Von diesem Moment an hatte Laura sie aus ihrem Leben gestrichen und ihren Groll gegen Ferdinando geworfen, der sein ganzes Leben lang zwischen der Treue zu seiner Frau und seinen familiären Bindungen stand. Das Ergebnis ist, dass Ferdinando nach und nach in ihre Familie aufgenommen wurde und die Angst und die Emotionen aller Familienmitglieder von Lauras Seite ertragen musste, er, der von Natur aus immer langsam und nachdenklich gewesen war.

Auf die Frage »Wer war Papa für dich?« beginnt Giorgia zu weinen und sagt unter Tränen, dass sie ihn gern besser kennen gelernt hätte. Ihr Vater war an einem Herzinfarkt gestorben, als Giorgia kurz vor der Geburt ihres Babys stand. »Ausnahmsweise kam Giorgia, die immer in beschleunigtem Tempo gelebt hat, zu spät zu einem wichtigen Termin«, sage ich, um Giorgia anzuregen, zu versuchen, »ihn jetzt besser kennenzulernen«, während wir das Genogramm studieren.

Die Beziehung zwischen ihren Eltern beschreibt Giorgia auf beiden Seiten als kalt und feindselig, was durch Ferdinandos Alkoholsucht, der von der Familie zunehmend an den Rand gedrängt wird, noch negativer wird. »Sie haben sich nie getrennt, aber sie lebten getrennt«, fügt Giorgia hinzu, »bis zum plötzlichen Tod des Vaters«.

Es scheint mir, dass Giorgia daran interessiert ist, stärker in die Welt ihres Vaters einzutauchen, und so stelle ich ihr eine Reihe von Fragen: »Was war Robertas Tod für Papa? Haben Vater und Mutter diesen Verlust jemals teilen können? Haben du und Dario jemals mit dem Vater über Alkohol gesprochen?«

Der Ton ändert sich und der Rhythmus der Antworten wird langsamer; ein anderes Leiden, das durch einen weiteren wichtigen Verlust beziehungsweise durch den Verlust der Beziehung zum Vater erlebt wurde, stellt sich ein. Diese Beziehung, wie auch die zwischen Mutter und Kindern, wurde erstickt von Lauras Bedürfnis, ihre Tochter Roberta um jeden Preis am Leben zu erhalten; offenbar nicht, um eine Trauer zu teilen, sondern um sich vor dem tiefen Schmerz zu schützen, der mit der Annahme dieses Todes einhergegangen wäre. Wenn sie den Mut gehabt hätte, diesen Schritt zu tun, hätte sie sich vielleicht innerlich lebendiger, ihrem Mann und ihren Kindern näher gefühlt und somit Unterstützung erlebt.

Auch in Giorgias Fall, wie bereits in Bezug auf Johns Geschichte beschrieben, war es nützlich, bei der Besprechung des Genogramms ein emotionales Klima des Vertrauens und der Intimität zu erreichen, um »die Worte zu stoppen« und zur Handlung überzugehen. Es gibt ein implizites Wissen, das nicht durch den verbalen Kanal geht, und das wollen wir bei Giorgia anregen, damit sie verschiedene Wege entdecken kann, die Realität zu sehen. Durch die Verwendung von Raum und Bewegung können reale Ereignisse symbolisch nachgebildet werden, wobei nach anderen Lesearten und anderen Bedeutungen gesucht wird. Vor allem aber wird Giorgias Gruppenerfahrung in ihrem Gedächtnis bleiben und ihr helfen, den Wert von Bindungen zu spüren und ihr Selbstbewusstsein zu stärken.

Eine erste Gelegenheit ist es, Giorgia zu helfen, von einer eingefrorenen Trauer zu dem zu gelangen, was Roustang (2004) als »Vergessen, das bewahrt« beschreibt, das heißt eine verinnerlichte Erinnerung an Roberta, die nicht länger in ihr wirkliches Leben eindringt. Mithilfe der Gruppe wird sie eingeladen, »den Tod ihrer kleinen Schwester zu dramatisieren«: Indem sie sich vor Robertas Fotos stellt, wird sie in die Lage versetzt, mit Raum und Bewegung eine Skulptur zu schaffen, die zeigt, wie sie ihre Beziehung zu ihrem Vater, der Mutter und dem Bruder rund um dieses Ereignis erinnert. Anschließend kann sie eine zweite Skulptur schaffen, die wir als »Skulptur der Zukunft« bezeichnen könnten. Diese zeigt an, wie die affektiven Beziehungen sich zwischen ihr und den anderen Familienmitgliedern ändern, sobald es möglich ist, »Roberta gehen zu lassen« und damit den Mythos der Unsterblichkeit zu brechen, der im Laufe der Jahre um diesen Verlust herum aufgebaut wurde. Bei dieser Wachstumserfahrung sind die Empfindungen und Bilder wichtig, die Giorgia mitnehmen kann, aber das verbale Feedback der Trainingsgruppe zu den Emotionen, die sie empfindet, ist ebenso nützlich, insbesondere von denen, die die Charaktere ihrer Familie gespielt haben.

Die Arbeit an Giorgias Genogramm kann mit einer »Verschreibung des Supervisors« (Andolfi, 2015) abgeschlossen werden, der vorschlägt, dass Giorgia zum Grab ihres Vaters geht und ihm anvertraut, was sie ihm gern gesagt hätte, wenn sie es geschafft hätte, ihn noch einmal zu Lebzeiten zu treffen. Symbolisch ist es immer noch möglich, diesen Schritt zu vollenden und sich wieder mit dem Vater zu verbinden. Wenn sie der Verschreibung folgt, wird dieses konkrete (zum Grab ihres Vaters gehen) und symbolische (mit ihm sprechen) Erlebnis sie beruhigen und ihr vielleicht helfen, nicht immer »rennen« zu müssen, eine größere Harmonie in sich selbst zu finden zum Vorteil ihres Familienlebens und ihrer beruflichen Arbeit.

Fazit für die Praxis

Der Beitrag beschreibt aktive und kreative Möglichkeiten, das Genogramm im Trainingskontext zu präsentieren und die Narrationen an thematischen Ereignissen im Familienentwicklungsprozess des Therapeuten zu verankern. Auf diese Weise kann jeder, der sein Genogramm vorstellt, eine transformierende Erfahrung machen, die es ihm ermöglicht, die Karte seiner Familienwelt mit einer neuen Brille zu sehen und sich freier, das heißt weniger von Familienmythen und -regeln abhängig zu fühlen. Dieses Gruppenlernen ermöglicht, am eigenen Leib zu erfahren, wie man Familienstereotype und -skripte überwinden kann, um dann den Familien in der Therapie analoge Erfahrungen anbieten zu können. Von Worten zu Taten übergehend, wird die zukünftige Therapeutin mithilfe des Supervisors in die Lage versetzt, Verlustsituationen in Szene zu setzen und eigene familiäre Beziehungen zu gestalten, wodurch bei diesem sowohl persönliches als auch berufliches Wachstum gefördert wird.

Literatur

Andolfi, M. (1977). La terapia con la famiglia. Rom: Astrolabio.

Andolfi, M. (2003). Manuale di psicologia relazionale. Rom: APF.

Andolfi, M. (2015). La terapia familiare multigenerazionale. Milano: Cortina.

Bowen, M. (1978), Family therapy in clinical practice. New York: Aronson.

Byng-Hall, J. (1995). Re-editing family scripts: Improvisation and system change. New York: Guilford Press.

Cirillo, S., Selvini, M., Sorrentino, A. (2011). Il Genogramma. Percorso di autoconoscenza integrato nella formazione di base dello psicoterapeuta. Terapia Familiare, 82, 5–28.

De Bernart, R. (2019). Immagine e implicito. Psicobiettivo, 39, 39 (1), 27–40.

Elat, S., Speziale, R. (2020). Le génogramme paysager et ses possibles utilisations dans le contexte migratoire. In I. Daure, M. Borcsa (dir.), Les génogrammes d'aujourd'hui. La clinique systémique en mouvement (pp. 163–172). Paris: ESF.

Elat, S., Speziale, R. (2022). Il genogramma paesaggistico e i suoi possibili utilizzi nel contesto migratorio. In I. Daure, M. Borcsa (a cura di), Il Genogramma nella pratica sistemica contemporanea. Sviluppi e prospettive (pp. 116–126). Milano: FrancoAngeli.

Guerin, P. J., Pendagast, E. G. (1976). Evaluation of family system and genogram. In P. J. Guerin (eds.), Family therapy: Theory and practice. New York: Gardner Press.

Hartman, D., Boerger, M. (1989). Families of borderline clients: opening the door to therapeutic interaction. Perspective in psychiatric care, 25, 3–4.

McGoldrick, M., Gerson, L. (1985). Genograms in family assessment. New York: Norton.

Montagano, S., Pazzagli, A. (1989). Il Genogramma. Teatro di alchimie familiari. Milano: FrancoAngeli.

Onnis, L. (a cura di) (2010). Lo specchio interno. La formazione personale del terapeuta sistemico in una prospettiva europea. Milano: FrancoAngeli.
Pluymaeckers, J., Neve Hanquet, C. (2008). La formation des thérapeutes familiaux et le génogramme paysage: un outil de développement personnel et de supervision. Cahiers critique de thérapie familiale et de pratique de réseaux, 2 (41), 97–106.
Roustang, F. (2004). Che fare delle proprie sofferenze. Terapia familiare, 76, 5–18.
Satir, V. (1967). Conjoint family therapy. A guide to theory and techniques. Palo Alto, CA: Sciences & Behavior books.
Sorrentino, A. M. (2008). L'enfant déficient. La famille face au handicap. Paris: Fabert.
Stern, D. (2004). Il momento presente in psicoterapia e nella vita quotidiana. Milano: Cortina.
Van Cutsem, C., Ackermans, A., Carlier, C., Laurent, M., Lietaert, C., Stockebrand, B. (2011). Famille d'origine, la première famille du thérapeute en formation. Réflexions sur les modalités de rencontre et de témoignage des membres de la famille d'origine des étudiants dans le groupe de formation. Thérapie Familiale, 32, (3), 363–381.
Viaro, M. (2006). Formazione sistemica e visione professionale. Terapia familiare, 82, 15–45.
Walsh, F. (1982). Normal family process. New York: Guilford Press.
White, M., Epston, D. (1989). Literate means to therapeutic ends. Adelaide: Dulwich Centre Publications.

Die Herkunftsfamilie des Beraters: Ein oft verkannter Co-Therapeut

Gilbert Pregno[1]

»Das Leben ist ein langes Gedicht, das man selbst schreibt.«
(Maxalexis)

»Der Fisch ist der Letzte, der weiß, dass er im Wasser lebt.«
(chinesisches Sprichwort)

Zukünftige systemische Therapeutinnen werden meist von Anfang ihrer Ausbildung an in die Verwendung des Genogramms eingeführt. Sie lernen, wie man es nutzt, um die Beziehungen der Familienmitglieder darzustellen, mit denen sie arbeiten, aber auch, um ihre eigene Familie zu erforschen. Dies hat eine besondere Bedeutung und ist deshalb integraler Bestandteil aller Ausbildungsprozesse zum Familientherapeuten. Die Familienrekonstruktion (FR) ist eine Methode, die ausgehend vom eigenen Genogramm einen Prozess der Selbsterkundung in Gang setzt. Diese ermöglicht, dass der angehende Familientherapeut mehr Kompetenzen bei seiner Arbeit mit Familien entwickeln kann, sowohl methodologisch als auch persönlich.

Der Berater ist Teil des Familienproblems

Der systemische Therapeut, der eine Familie begleitet, wird Teil eines Systems, das ihn selbst und die Familie einschließt. Alles, was er an Wissen und Hypothesen über das Funktionieren der Familie erarbeitet, ist nicht nur das Ergebnis einer »neutralen« Beobachtung. Es handelt sich nicht darum, die Familie wie in einer Art Aquarium zu betrachten und geschickt mit einem theoretischen Rahmen in Verbindung zu bringen, der ihm aufgrund seiner Ausbildung zur Verfügung steht. Worauf wir uns in diesem Artikel fokussieren möchten, ist der Anteil, der den Therapeuten direkt betrifft, also sein persönlicher Beitrag zum Bearbeitungsprozess; dieser bringt ihn dazu, »diese Familie denken zu können«.

---

1 Dieser Text ist eine leicht veränderte Übersetzung eines Beitrags aus dem Sammelband von Daure und Borcsa (2020) mit freundlicher Genehmigung von ESF, Paris. Die Übersetzung erfolgte durch Christina Winkler und Maria Borcsa.

Bateson (nach Onnis, Mari und Menenti, 2008, S. 81) behauptete, dass »die Sonde, die wir in Menschen einführen, immer ein anderes Ende hat, das in uns eindringt«. Chouhy bezieht sich auf das von Mony Elkaïm entwickelte Konzept der Resonanz, das »eine einzigartige Brücke zwischen der systemischen Epistemologie und der Familientherapie, aber auch zwischen dem Therapeuten und den Mitgliedern eines Familiensystems« (Chouhy, 2008, S. 51) schafft. Sie kommt zu dem Schluss, dass »der Therapeut sein wichtigstes therapeutisches Instrument darstellt« (S. 68). Calicis (2017) formuliert in ähnlicher Weise, dass die Zensur des persönlichen Selbst des Therapeuten als Verschwendung und Selbstverstümmelung angesehen werden muss.

Es ruht hier also eine wahre Chance, die genutzt werden muss: Jede Therapeutin verschafft sich durch den Zugang zu ihren eigenen Erfahrungen und ihre Familiengeschichte eine einzigartige Ressource.

Mit diesem Ziel erlernen zukünftige Familientherapeutinnen im Laufe ihrer Ausbildung bestimmte Werkzeuge, die sie in der Begegnung mit der Familie verwenden werden, auf sich selbst anzuwenden: Die Erforschung der eigenen Herkunftsfamilie ist gewissermaßen ein »Königsweg«. Dabei geht es nicht nur um eine Bestandsaufnahme der biografischen und historischen Elemente, sondern auch um die Ereignisse, die sie als Individuen geformt haben. Diese Idee der Selbstanwendung des Denkens und der angewandten Methoden ist in der großen Mehrheit der systemischen Ausbildungsinstitute in das Curriculum integriert: Es geht darum, Elemente des persönlichen Selbst in das berufliche Selbst zu integrieren, um dem Therapeuten zu ermöglichen, sich selbst zu offenbaren und dieses Wissen als Werkzeug zu nutzen (Jensen, 2008). Auch Ackermans und Canevaro (2015, S. 23) vertiefen diesen Aspekt und stellen ausführlich Modelle vor, in denen es darum geht, »am individuellen Wachstum des Lernenden in seiner persönlichen und beruflichen Dimension zu arbeiten, [um] ihm zu helfen, sich seiner unsichtbaren familiären und beruflichen Loyalitäten bewusst zu werden, sie zu integrieren und zu bereichern«.

Virginia Satir und die Rekonstruktion der Familie

Die FR, wie wir sie verwenden, findet ihren Ursprung bei Virginia Satir[2]. Es handelt sich dabei um eine Methode zur Erforschung von Familienbeziehungen

2 Die 1916 geborene und 1988 verstorbene Virginia Satir war Sozialarbeiterin und später Ausbilderin. Zusammen mit Donald Jackson und Jules Riskin gründete sie das Mental Research Institute, besser bekannt als die Palo-Alto-Schule. Später kamen Jay Haley, Paul Watzlawick

aus transgenerationaler Perspektive, die es ermöglicht, eine Person in die Geschichte des Familiensystems einzuordnen. Virginia Satir entwickelte diese Methode in den 1960er Jahren in den USA und führte sie kurz darauf in Europa ein.

Als Pionierin der Familientherapie ist sie stark von der humanistischen Psychologie geprägt und distanziert sich von einer rein defizitorientierten Betrachtungsweise. Sie betrachtet den Menschen als eine Gesamtheit von Ressourcen und Potenzialen, über die jeder Einzelne verfügt und die ihm die grundlegende Befähigung schenkt, sich zu entwickeln. Ihr Ansatz – unter Verwendung von Skulpturen, Metaphern, Symbolen, Rollenspielen etc. – konzentriert sich auf Erfahrungen, die in der Sitzung selbst geschaffen werden. Die Begegnung zwischen Therapeutin und Familie wird zu einer Art Laboratorium, in dem die Therapeutin – neugierig, kreativ und mit Freude am Experimentieren – eine neue Situation erzeugt. Virginia Satir geht auf das Selbstwertgefühl jeder Person ein, mit dem Ziel, sie dabei zu unterstützen, dass dieses Selbstwertgefühl wachsen kann. Als »interventionistische« Therapeutin bezeichnet, positioniert sie sich einerseits innerhalb der familiären Beziehung und bietet andererseits einen Blickwinkel von außen an, das heißt ihr persönliches Erleben und ihr eigenes Verständnis der ablaufenden Prozesse (Satir, Banmen u. Gerber, 1995).

Die Familienrekonstruktion und ihre Ziele

Auch die FR ist eine Art Labor, in dem Therapeutinnen in einem sicheren Rahmen lernen können. Die Formulierung und Berücksichtigung von Hypothesen, die durch die Befragung des Genogramms unter Berücksichtigung der Erzählung der Teilnehmenden erarbeitet und vorangetrieben werden, bilden die Arbeitstechniken und -methoden. Auch wenn eine Therapie mit einer Familie andere Anforderungen an Wirkung und Kontext stellt, verhält sich der Seminarleiter in der FR so, wie er es in der Begegnung mit einer Familie tun würde, die zur Beratung zu ihm kommt. Dies gilt in erster Linie für den Rahmen der Arbeit, der es den Teilnehmenden ermöglicht, die Auswirkungen der Methoden und Prozesse, die tatsächlich und wirkungsvoll umgesetzt werden, an sich selbst zu erfahren. Indem der angehende Therapeut die Geschichte seiner Familienbeziehungen erforscht, kann er Ressourcen wiederfinden, die nützlich

und John Weakland hinzu. Das Team ließ sich von Gregory Batesons Entdeckungen auf dem Gebiet der Kommunikation inspirieren und verfasste zahlreiche Schriften, die noch heute als Referenzen gelten.

für ihn sein können. Aber er kann vor allem auch Licht auf dunkle Seiten und blinde Flecke in seiner Geschichte werfen. Die Familiengeschichten der Therapeuten sind nicht frei von Beziehungsdramen; sie können von Frustrationserlebnissen in den Beziehungen zu Verwandten bis hin zu schweren Grenzüberschreitungen und Traumata durchzogen sein.

Ein Interventionsprotokoll zur Durchführung einer Familienrekonstruktion

In der Weiterbildung entscheiden die Teilnehmenden selbst, wie intensiv sie sich in die Arbeit über ihre eigene Familie einbringen wollen. Wir stellen hier das aus drei Teilen bestehende Interventionsprotokoll vor, wie es an vielen deutschen Ausbildungsinstituten in ähnlicher Weise üblich ist.[3]

Die zwei ersten Tage dienen dem Gruppenaufbau und der Erläuterung der Arbeitsmethode. In den fünf weiteren Tagen wird jeder Teilnehmende seine Arbeit vorstellen: Die Erforschung des eigenen Genogramms ist dabei zentral und dient als Ausgangspunkt. Ein letzter Teil, der einen halben Tag in Anspruch nimmt, dient der Bewertung und dem Abschluss der gesamten Arbeit. Im Folgenden werden die wichtigsten Inhalte einer FR zusammenfassend dargestellt.

Erster Teil: Beginn der Recherchearbeit, um zu einer Fragestellung zu gelangen

Diese ersten beiden Tage sind entscheidend, um den Rahmen klar abzustecken, die Arbeitsorganisation festzulegen und einen Erkundungsprozess zu starten. In dieser Etappe werden den Teilnehmenden verschiedene Schwerpunkte vorgestellt, nach denen sie die Präsentation ihrer Herkunftsfamilie vorbereiten können.

Ein Vertrauensvertrag

Gemeinsam wird ein Vertrag ausgearbeitet, der die Teilnehmenden untereinander, aber auch mit dem Seminarleiter bindet und der während der gesamten Dauer des Seminars eingehalten werden muss. Den Teilnehmenden ist es oft sehr wichtig, dass der Austausch respektvoll und wohlwollend ist. Der Seminarleiter seinerseits muss deutlich machen, dass jeder Teilnehmende seinen freien Willen voll behält und entscheiden kann, wie ausführlich er bereit ist, seine Geschichte zu beleuchten.

---

3 Ich habe die Methode beim ifs Essen kennengelernt und als Lehrtherapeut praktiziert.

Der »Ressourcenkoffer«

Dieser Teil markiert den Beginn der Erkundungsarbeit: Hier geht es darum, die Ressourcen zu identifizieren. Jeder listet zunächst alle Ressourcen auf, über die er in seiner Arbeit, aber auch auf einer persönlichen Ebene verfügt. Wir bitten die Teilnehmenden, einen Koffer zu zeichnen, der sowohl ein Fach mit den persönlichen Fähigkeiten als auch eins mit den Kompetenzen enthält, die sie für ihre berufliche Aktivität erworben haben. Diese Übung kann schwieriger sein, als man denkt: Viele Berufstätige sind darauf ausgerichtet worden, nur auf Mängel zu achten, und haben daher eine sehr defizitäre Sicht auf sich selbst.

Der »Ressourcensaurus«

Dieser Teil wird durch eine hypnotische Trance eingeleitet: Die Teilnehmenden werden gebeten, sich in ihr Jugendalter und die dazugehörige familiäre Atmosphäre zu versetzen. Anschließend sollen sie sich für jedes Familienmitglied ein passendes Tier vorstellen und dieses zeichnen. Im nächsten Schritt wird eine weitere Zeichnung angefertigt. Es handelt sich um den »Ressourcosaurus Rex«, ein imaginäres Tier, dessen Körperteile die Ressourcen darstellen, über die die einzelnen Mitglieder der Familie verfügen: ein Tier mit den Fingernägeln der Mutter, die sie zur Verteidigung ihrer Kinder benutzte, den Flügeln des Vaters, der sie beschützte, den großen Pfoten des Bruders, der nach dem Tod des Vaters für Stabilität in der Familie sorgte …

Ein »Fahrplan« für die Präsentation in der Gruppe

In diesem Teil werden den angehenden Therapeutinnen Anregungen gegeben, was sie bis zum nächsten Treffen erarbeiten können. Wir laden die Teilnehmenden dazu ein, ein Genogramm zu erstellen. Um die Informationen in ihrem Genogramm zu erweitern, schlagen wir ihnen vor, ihre Eltern, Geschwister, Großeltern, Freunde etc. zu treffen, über die sie weitere wesentliche Informationen erhalten können. Um das zu erleichtern, können sie die zu Befragenden informieren, dass es sich um eine Ausbildung handelt und wie die Informationen während des Seminars genutzt werden sollen. Die Teilnehmenden sind von dieser Anweisung oft überrascht und halten dies für sehr schwierig. Unsere Erfahrung aber zeigt etwas anderes: In der Regel stellen sich die Familienmitglieder gern zur Verfügung, um bei dieser Aufgabe zu helfen.

Eine sich entwickelnde Fragestellung …

Am Ende dieser Tage soll jeder Teilnehmende eine erste Fragestellung in Bezug auf die eigene Familiengeschichte ausarbeiten. Dies wird die Grundlage für die Präsentation bilden, die er dann im zweiten Teil des Kurses vorstellen wird. Es soll sich um eine persönliche Fragestellung handeln, die einen Bezug hat zu seiner Gegenwart. Damit wird ein spezifisches Themenfeld umrissen, das der zukünftige Therapeut dann in Zusammenhang setzen kann mit dem, was er über die Geschichte seiner Herkunftsfamilie und den Platz weiß, den er darin einnimmt. Es ist eine komplexe und schwierige Arbeit, die am Ende dieser beiden Tage selten zum Abschluss kommt und den Teilnehmenden bis zum nächsten Treffen beschäftigen wird. Diese Fragestellung ist manchmal mehrdeutig, schwer zu fassen und zu formulieren oder aber überraschend klar. Sie wird die Nachforschungen des Teilnehmenden leiten und einen Weg weisen, den er, wenn er möchte, mit seinen Familienmitgliedern teilen kann. Aus methodischer Sicht geht es darum, ein sinnvolles Ziel für die zu leistende Arbeit zu setzen. Für die Teilnehmenden geht es in der FR also nicht nur darum, ein Genogramm zu präsentieren, sondern auch darum, einen Konflikt oder ein Ereignis im Hinblick auf ihre Auswirkungen auf die Gegenwart zu analysieren und zu verstehen.

Zweiter Teil: Vorstellung des Genogramms und Bearbeitung der Fragestellung

Zwischen dem ersten und dem zweiten, fünftägigen, Treffen liegen mehrere Wochen, in denen jeder Teilnehmende diese Erkundungs- und Forschungsarbeit durchführen kann. Anschließend hat jeder zwei bis drei Stunden Zeit, und jede Präsentation besteht aus zwei Abschnitten: der Analyse der Fragestellung und der persönlichen Arbeit.

Die Analyse der Fragestellung

Hier geht es noch einmal um die Klärung, was der Teilnehmende mithilfe der von ihm geleisteten familiären Nachforschungen erarbeiten oder von sich lernen möchte. Es soll sichergestellt werden, dass er nach Ablauf dieser vorgegebenen Zeit, wenn nicht eine Antwort, so doch zumindest befriedigende Hinweise und erste Richtungen für eine Antwort bekommen kann. Manchmal erweist sich dies als sehr schwierig, wie wir später in einem Fallbeispiel sehen werden. Hier einige Beispiele für eine Fragestellung:

»Ich habe große Schwierigkeiten, auf andere zuzugehen: Wir waren alle sehr eng miteinander verbunden und gleichzeitig von der Außenwelt isoliert. Ich habe das in meiner Ehe und mit meinen Kindern wiederholt. Das ist etwas, das für mich sehr schwierig geworden ist!«

»Wie kann ich lernen, besser für meine Bedürfnisse zu sorgen, wo in meiner Herkunftsfamilie nur die Arbeit zählte?«

»Wie kann ich meine Fähigkeit entwickeln, Gewalt zu ›sehen‹, mich besser mit ihr auseinanderzusetzen, wenn ich in meiner Familie gelernt habe, die Gewalttaten, deren Opfer wir waren, zu bagatellisieren?«

Die persönliche Arbeit

Jede Teilnehmende hat etwa eine Stunde Zeit, ihre Arbeit vorzustellen, die mit der Präsentation des Genogramms beginnt. Dies stellt für die Teilnehmende und den Seminarleiter das dar, was eine Karte für einen Forscher bedeutet: ein wichtiges Werkzeug für eine präzise Orientierung. Die Teilnehmende ergänzt die Daten des Genogramms mit Informationen, die sie aus ihren Recherchen und Gesprächen mit Familienmitgliedern gewonnen hat. Der Leiter hingegen hat die Aufgabe, bei der Auswahl und Verknüpfung der Informationen zu helfen, um die Entwicklung von Hypothesen zur Fragestellung zu ermöglichen. Wir lassen die Teilnehmende bei der Darstellung viel Freiheit, achten aber darauf, dass sowohl die Abstammungslinie des Vaters als auch der Mutter angesprochen werden.

Bei der Analyse des Genogramms interessieren uns zwei Achsen: die horizontale und die vertikale. Die erste betrifft die Beziehungen, die innerhalb einer Generation bestehen, die zweite die zwischen verschiedenen Generationen. Dies ermöglicht es uns, Hypothesen über inter- und transgenerationale Muster zu entwickeln.

Auf der horizontalen Achse richtet sich unsere Aufmerksamkeit sowohl auf Ehe- als auch auf Elternpaare: das Alter, in dem sich die Partner verbunden haben; was die Teilnehmenden darüber wissen, wie sich dieses Paar kennengelernt hat; das Alter, in dem das Paar sein erstes Kind bekommen hat. Gab es in der Folgezeit Trennungen, Familienzusammenführungen? Alle Ereignisse wirken sich auf das Leben der Familie aus: der Tod eines Partners, die Geburt eines behinderten Kindes, der Tod eines Kindes, Fehlgeburten oder Abtreibungen, außereheliche Beziehungen. Besonderes Augenmerk legen wir auf die Geschwisterbeziehungen, deren Bedeutung oft unterschätzt wird.

Auf der vertikalen Achse interessieren wir uns für den Inhalt der Erinnerungen, die der Teilnehmenden von früheren Generationen übermittelt wurde. Dies betrifft die leichter zugängliche Weitergabe, die mit Personen stattgefunden hat, die sie kennt: hauptsächlich die Eltern oder Großeltern. Es gibt aber auch diejenige, die sich auf mehrere Generationen bezieht: oft verschüttet und verzerrt in ungenauen Erzählungen und Erinnerungen oder in solchen mit geheimen oder tabuisierten Themen. Häufig betrifft dies Verstorbene oder es handelt sich um Ereignisse mit einer starken emotionalen oder sogar traumatischen Komponente. Die Personen, die sie erlebt haben, wurden davon tief beeinflusst, was wiederum eine Weitergabe von Generation zu Generation bewirkt hat.

So berichtete eine Teilnehmerin, dass ihre Urgroßmutter vergewaltigt und dann gezwungen wurde, den Missbraucher zu heiraten – Tatsachen, von denen sie erst vor Kurzem, kurz vor dem Tod ihrer Mutter, erfahren hatte. In einem anderen Fall ging es um einen Onkel, der mit den Nazis kollaboriert und Juden denunziert hatte, nach dem Krieg jedoch nicht verfolgt wurde, da er in seiner Stadt eine angesehene Persönlichkeit war: Alle wussten Bescheid, aber niemand hatte den Mut, ihn anzuzeigen.

Im nächsten Schritt gehen wir direkt auf die Fragestellung ein. Bei unserer Intervention verwenden wir Methoden wie Skulpturen, Familienaufstellungen, Metaphern oder Rollenspiele. Manchmal stellen wir auch eine Aufgabe, beispielsweise den Entwurf eines Filmskripts, das Verfassen einer Trauerrede, die beim Tod der Teilnehmenden gehalten werden könnte, eines Briefes, den sie als Kind hätte schreiben können, als sie erfuhr, was aus ihm als Erwachsener geworden ist usw. Wir nutzen die Anwesenheit der Gruppe, um alle einzubeziehen.

Am Ende dieser Etappe, die zwischen 60 und 90 Minuten dauert, werden die Gruppenmitglieder aufgefordert, ihre Resonanzen mitzuteilen. Dies sind oft sehr emotionale Momente, die zeigen, wie sich jeder Einzelne Teile der dargestellten Geschichte zu eigen machen konnte.

Dritter Teil: Ende des Seminars

Dieser Teil dauert einen halben Tag und beinhaltet eine Bewertung des persönlichen Beitrags, des Beitrags der Gruppe und der Arbeit des Seminarleiters. Außerdem bitten wir jede Teilnehmende, einen Brief an sich selbst zu verfassen, in dem sie zum Ausdruck bringt, was sie während des Seminars erlebt hat und woran sie sich erinnern möchte. Dieser Brief wird in einen verschlossenen Umschlag mit der Adresse des Verfassers gesteckt: Der Seminarleiter wird ihn sechs Monate später an die Kursmitglieder schicken. Auf diese Weise wird die Ausbildung verlängert und in gewissem Sinne verstärkt. Die Rückmeldungen der Teilnehmenden bestätigen dies: Das Lesen dieses Briefes nach einem halben Jahr bringt sie wieder in Kontakt mit dem, was sie erlebt haben.

Fallbeispiel: Céciles Familienrekonstruktion

Wir haben uns entschieden, diese Fallvignette gemeinsam mit der Person zu verfassen, deren Arbeit hier vorgestellt wird: Es handelt sich also um eine »vierhändige« Arbeit. Zunächst haben wir einen Textentwurf formuliert und der Teilnehmerin vorgelegt. Sie ergänzte und änderte ihn. Dieses Vorgehen förderte den

Austausch und damit die Idee, dass es nicht nur eine einzige Art gibt, die Realität zu sehen. Dies scheint uns mit dem konstruktivistischen Ansatz übereinzustimmen, denn es führte dazu, dass die Ideen jedes Einzelnen relativiert wurden. Diese gemeinsame Konstruktion schaffte die Bedingungen für Transparenz und beiderseitige Entwicklung.

Cécile ist 40 Jahre alt und lebt in einer Patchworkfamilie, aus der ein siebenjähriges Kind hervorgegangen ist. Ihr Partner ist Vater eines Teenagers, der regelmäßig bei ihnen zu Hause zu Besuch ist. Cécile ist in einer Einrichtung für betreutes Wohnen tätig und absolviert im letzten Jahr eine berufsbegleitende Ausbildung.

In der anfänglichen Präsentation betont Cécile, dass sie sich beruflich anerkannt fühlt, aber eine große Distanz zwischen ihrer persönlichen Geschichte und ihrer beruflichen Haltung aufgebaut hat. Sie fürchtet die Blicke ihrer Kollegen und hat daher Schwierigkeiten, beides miteinander zu verbinden. Später spricht sie über die Schwierigkeiten, die sie in ihrer Herkunftsfamilie hatte, und erwähnt dabei ein Gefühl der Scham: »Ich bin nicht stolz auf diese Geschichte.« Es gab eine Zeit, in der sie alle Verbindungen zu ihrer Familie abbrechen wollte. Getan hat sie es nie und bereut es auch nicht, denn sie sagt: »Ich kann meine Geschichte heute auf eine andere Art und Weise betrachten.«

Zu der Übung mit dem Ressourcenkoffer sagt Cécile, dass sie die Erarbeitung einfach fand. Man sieht bei ihrer Darstellung eine Vielfalt an Ressourcen, die sie sowohl in ihrer Partnerschaft, in ihrer Mutterrolle und bei sich selbst findet: anspruchsvoll, reflektiert, organisiert, ruhig, wachsam, lustig (s. Abbildung 2). In ihrer Zeichnung des »Ressourcosaurus Rex« stellt sie einen Vogel dar, der in der Lage ist, nachts zu sehen (s. Abbildung 3). Als sie ihre Familie in Tieren zeichnet, stellt sie fest, dass »viele von ihnen nachtaktive Tiere sind«. Der »Ressourcosaurus Rex« hat große, bunte Flügel, die »schön wie ihre Schwestern und Halbschwestern« sind. Er ist stark und ähnelt ihrem Lebensgefährten, hat kräftige Arme, an denen sie sich klammern und ihren Bruder festhalten kann. Er hat einen weichen Bauch und zeigt sich leichtfüßig und beweglich wie ihr Sohn, der auf Bäume klettert. Es gibt keine einzige Ressource, die ihren Eltern zugeordnet wurde.

Bei der Vorstellung ihrer Erkundungsarbeit, die mehrere Wochen nach dem ersten Treffen stattfindet, sagt Cécile zunächst, dass »es für sie nicht leicht ist, heute hier zu sitzen«. Bis jetzt habe sie nur drei Personen von ihrer Geschichte erzählt, einer Psychologin und zwei Freundinnen. Sie findet es sehr schwierig, eine Fragestellung zu entwickeln; trotz aller Bemühungen, die wir unternehmen, kommt es zu keinem Ergebnis. Um in solchen Fällen weiterzukommen, schlagen wir vor, die Erkundungsarbeit einzuleiten und dann am Schluss und anhand der Informationen, die sich ergeben haben, eine Fragestellung zu konstruieren. Cécile nimmt diese Vorgehensweise erleichtert an.

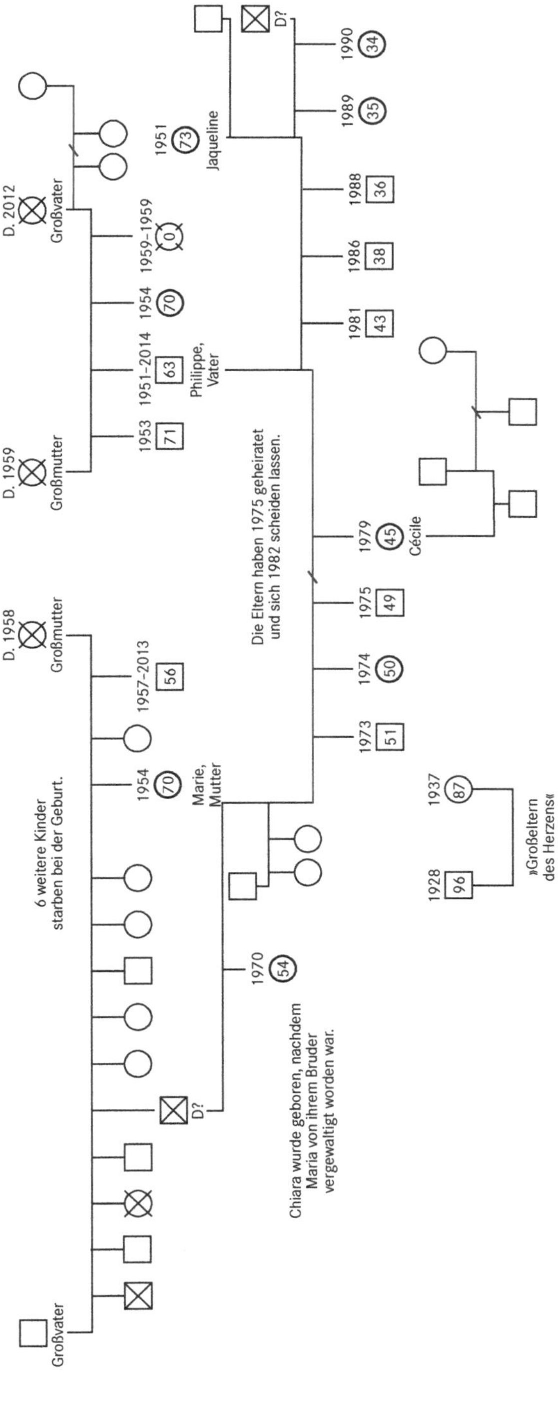

Abbildung 1: Céciles Genogramm

Bei der Vorstellung ihres Genogramms (s. Abbildung 1) erzählt sie, dass ihre Mutter Maria aus einer portugiesischen Familie stammte, die in prekären Verhältnissen lebte. Die Geschwisterschaft bestand aus 19 Kindern, von denen sechs tot geboren wurden. Maria war vier Jahre alt, als ihre Mutter bei einer Geburt starb. Daraufhin wurde sie einer Familie anvertraut, um »eine gute Erziehung zu erhalten«, aber in Wirklichkeit diente sie als Hausangestellte. Als sie 15 Jahre alt war, holte ihr Vater sie zurück und die Familie migrierte nach Frankreich. Dort wollten sie sich den älteren Brüdern anschließen, die schon früher aufgebrochen waren, um vor der Armee und der Diktatur zu fliehen. Laut Cécile erinnerte sich Maria während der Erzählung blitzartig an traumatische Ereignisse, wie die Verhaftung der Familie in Spanien oder die Überquerung der Pyrenäen zu Fuß. In Frankreich wurde sie von einem ihrer Brüder vergewaltigt und schwanger. Marias Familie glaubte ihr nicht; es war nicht »denkbar«, dass ein Mitglied der Familie sie missbraucht haben könnte. Sie musste für die Entbindung nach Portugal zurückkehren und ihr Kind dort zurücklassen; es wurde in die Obhut eines anderen Familienmitglieds gegeben.

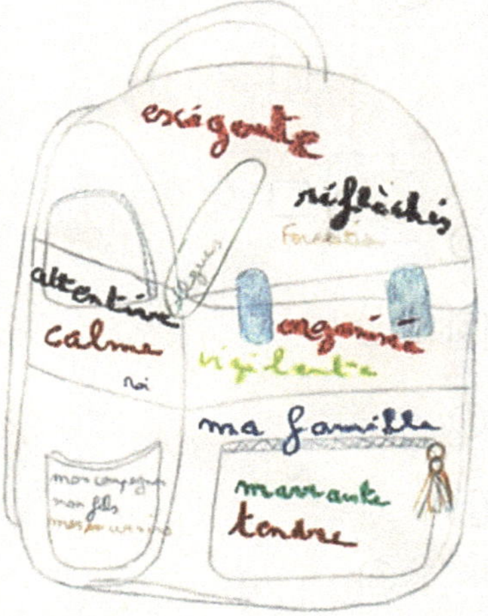

Abbildung 2: Der Ressourcenkoffer: anspruchsvoll, überlegt, aufmerksam, ruhig, ängstlich, meine Familie, lustig, zärtlich, mein Lebensgefährte, mein Sohn

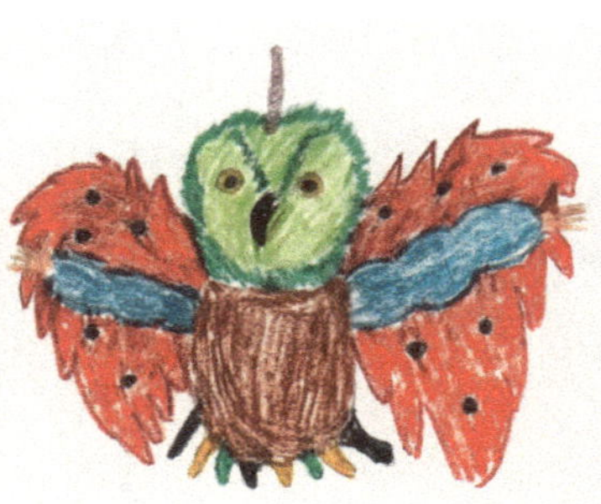

Abbildung 3: Der »Ressourcosaurus Rex«

Céciles Vater Philippe hatte einen Bruder und zwei Schwestern, von denen eine als Säugling starb, weil sie »an ihrem Fläschchen erstickte«. Philippes Mutter starb kurz nach diesem Ereignis, als er acht Jahre alt war. Sein Vater heiratete erneut, aber die Stiefmutter konnte Philippe, dieses »schwierige Kind«, nicht ertragen. Schließlich wurde er auf ein katholisches Internat geschickt, wo er viel Missbrauch erlebte.

Philippe und Maria hatten vier Kinder, von denen Cécile die jüngste ist. Cécile war zwei Jahre alt, als sich ihre Eltern trennten. Ein Gerichtsbeschluss übertrug zuerst dem Vater das Sorgerecht für alle vier Kinder. Die drei älteren wurden später eine Zeitlang durch das Jugendamt in einem Kinderheim untergebracht, während Cécile über ihr eigenes Verbleiben »nichts weiß«: Ihre Mutter erzählte ihr einmal, dass sie eine Zeit lang in einer Familie versorgt wurde, doch stellte Cécile bei ihren Nachforschungen fest, dass die entsprechenden Ämter keine Aufzeichnungen über ihren Werdegang hatten. Sie verlor ihre Mutter irgendwann aus den Augen, da diese in eine andere Gegend gezogen war. Sie berichtet auch, dass später die vier Kinder wieder bei ihrem Vater lebten, der mit einer anderen Frau zusammen war, aber an genaue Daten kann sie sich nicht mehr erinnern. Diese hatte zwei Kinder aus ihrer ersten Ehe und gemeinsam bekamen sie drei weitere Kinder. Cécile lebte mit neun Kindern in dieser Geschwisterkonstellation. Sie sagt, sie habe sehr unter den Misshandlungen gelitten, denen sie ausgesetzt war: Der Vater war »böse« und sorgte für Angst und Schrecken. Wenn er Gewalt gegen andere Kinder ausübte, ging Cécile dazwischen. Die Stiefmutter »war nicht nett zu ihr«, ebenso wenig wie zu den anderen Geschwistern. Cécile kümmerte sich viel um ihre jüngeren Geschwister und fühlte sich verantwortlich für sie. Es war sogar schwer für sie, sie als Erwachsene die Familie verlassen zu sehen.

Von ihrem achten bis 15. Lebensjahr durfte Cécile über eine Wohltätigkeitsorganisation jedes Jahr einen Monat Urlaub bei einem Ehepaar auf dem Land verbringen. Dort habe sie sich sehr wohlgefühlt und eine andere Sicht auf das Leben entwickelt. Sie spricht von ihnen als ihren »Großeltern des Herzens«, die für sie zu Mentoren in Sachen Resilienz wurden. Heute sind sie 91 und 92 Jahre alt.

Cécile ging gern zur Schule, weil es ein Ort war, an dem sie sich wohlfühlte. Sie beschreibt ihre Schulzeit aber auch als schwierig, da sie keinerlei Unterstützung von der Familie hatte. Trotzdem schaffte sie es, das Abitur zu machen – als Einzige der Geschwister.

Ihre Mutter lebte zehn Jahre nach der Trennung von Céciles Vater in einer neuen Beziehung: Sie bekam zwei weitere Kinder. Cécile betont, dass sie ihre Mutter in den ersten Jahren nur vier oder fünf Mal gesehen habe. Seit etwa zehn Jahren hat sie wieder Kontakt zu ihr.

Ihr Vater und seine Partnerin trennten sich, als Cécile 22 Jahre alt war. Während ihre Mutter sich später bei ihr entschuldigte, blieb ihr Vater bis zu seinem Lebensende auf sich selbst bezogen und sagte immer wieder: »Meine Kinder sind undankbar.« Cécile erwähnt, dass sie sich seit dem Tod ihres Vaters vor fünf Jahren beruhigt fühlt: »Heute kann ich erzählen, was mir passiert ist.«

Céciles gesamte Präsentation ist von großer emotionaler Intensität geprägt: Man spürt, dass sie sich intensiv mit ihrer Geschichte auseinandergesetzt hat. Wir lassen dieser Darstellung viel Raum, denn wie wir es verstehen, geht es darum, diese Erzählung zu respektieren, ihr den Platz einzuräumen, den sie für Cécile eingenommen hat. Wir stellen ihr Fragen, aber mehr in Form einer Begleitung als einer Vertiefung. Auch die anderen Gruppenmitglieder unterstützen sie auf ihrem Weg.

In einem Gespräch, das wir mehrere Wochen nach dem Seminar führen, gibt uns Cécile weitere Erklärungen, die ergänzen, was wir während der Präsentation erfahren haben. Sie will nicht, dass die Erzählung ihrer persönlichen Geschichte in den Augen der Teilnehmenden ihre berufliche Identität überschattet. Statt der Bearbeitung einer konkreten Fragestellung geht es hier also eher darum, die geleistete persönliche Arbeit wertzuschätzen. Ihre Frage hätte lauten können: »Wie kann ich die Identität einer erfahrenen Therapeutin aufbauen und bewahren, wenn andere Personen Kenntnis von meiner persönlichen, familiären Geschichte haben?« Hätte diese Frage gestellt werden können, hätte sie uns dazu veranlasst, mithilfe des Genogramms zu klären, welche Elemente dieser Geschichte das Bild beeinflussen könnten, das andere Kollegen von ihr haben, aber auch das, das sie von sich selbst hatte.

Cécile schreibt abschließend: »Ich habe von der Gruppe ein schönes Geschenk erhalten. Die Rückmeldungen von jedem Einzelnen haben mir die Erfahrung ermöglicht, dass meine Ängste unbegründet waren. Im Gegenteil, ich habe mich durch diese Erfahrung gestärkt gefühlt. Diese Arbeit hat es mir ermöglicht, einen Entwicklungszyklus auf natürliche Weise abzuschließen und den nächsten in Betracht zu ziehen.«

Schlusswort

In dem dargestellten Fall hat die Erstellung des Genogramms einen beruhigenden Rahmen geschaffen, um den herum sich eine schwer zu erzählende Geschichte aufgebaut hat. Korzybski (1998) schrieb bereits in den 1930er Jahren, dass die Darstellung dessen, was wir als »Realität« bezeichnen, eine Konstruktion ist, die selbstreflexiv ist: Sie ist wie ein Abdruck desjenigen, der sie erarbeitet hat. Die Familienrekonstruktion, die sich ausgehend vom Genogramm entfaltet, dient dazu, diese Prägungen zu beleuchten, um zu verstehen, wodurch sie entstanden sind und welche Auswirkungen sie in der Arbeit des Therapeuten haben. Diese Erarbeitung durch eine Fragestellung kann mit dem therapeutischen Prozess verglichen werden, der mit einer Familie durchgeführt wird. Die FR ermöglicht es dem zukünftigen Therapeuten, eine Verbindung zwischen Theorie, Praxis und den gelehrten Methoden herzustellen, und bietet ihm die Möglichkeit, sich durch persönliche Weiterentwicklung besser ausgestattet zu fühlen und es auch zu sein.

Fazit für die Praxis

Die Familienrekonstruktion ist eine Methode, die es der angehenden Familientherapeutin erlaubt, ihre eigene Geschichte und die ihrer Vorfahren zu erforschen. Diese Selbsterkundung dient zum einen ihrer persönlichen Entwicklung und zum anderen erfasst sie durch den Lernprozess, in den sie eingebunden ist, wie systemisches Denken und dessen Methoden wirken. Diese Erfahrungen kann sie dann in der therapeutischen Arbeit mit der Familie anwenden. Die eigene Persönlichkeit ist ein wesentliches, sich immer weiterentwickelndes therapeutisches Instrument, ein Pfeiler der Brücke, die es der Therapeutin erlaubt, mit dem Familiensystem in Austausch zu kommen, in Kontakt zu bleiben und es zu erkunden.

Literatur

Ackermans, A., Canevaro, A. (2015). La naissance d'un thérapeute familial. Toulouse: Érès.

Calicis, F. (2017). L'utilisation du soi du thérapeute. Revue de thérapie familiale, 2 (38), 143–162.

Chouhy, A. (2008). Paramètres de développement dans la formation à la thérapie familiale: le processus d'appropriation de l'histoire familiale du thérapeute. Cahiers critiques de thérapie familiale et de pratiques de réseaux, 41, 51–68.

Jensen, P. (2008). Comprendre et valoriser le développement personnel et professionnel au sein de la formation en thérapie familiale systémique. Cahiers critiques de thérapie familiale et de pratiques de réseaux, 41, 13–30.

Korzybski, A. (1998). Une carte n'est pas le territoire. Paris: Éditions de l'Éclat.

Onnis, L., Mari, P., Menenti, B. (2008). Une formation personnelle du thérapeute à différents niveaux: l'utilité d'un langage analogique. Cahiers critiques de thérapie familiale et de pratiques de réseaux, 41, 81–95.

Satir, V., Banmen, J., Gerber, J. (1995). Das Satir-Modell: Familientherapie und ihre Erweiterung. Paderborn: Junfermann Verlag.

Das erweiterte Kulturgramm in der Coaching-Supervision und Weiterbildung: Eine machtkritische Methodenreflexion

Carsten Hennig

»And so it goes
The old unchanging story
You can change
But you cannot choose where you come from«.
(Bukahara, 2017)

Das erweiterte Kulturgramm ist ein autoethnografisches Reflexionsverfahren, dessen Anwendung als Methode im Selbsterfahrungskontext illustriert wird. Mit seiner sozialwissenschaftlichen Verortung bietet das erweiterte Kulturgramm in Bezug auf die Varianten klassischer Genogrammarbeit eine kontextkritische Diskussionsgrundlage ihrer Legitimationsstrategien. Damit ergibt sich ein exemplarisches Plädoyer selbstreflexiver Methoden- und Machtkritik.

Dem autoethnografischen Verständnis folgend, stelle ich persönliche Perspektiven auf Sozialisation und Beruf zur Verfügung. Dafür ziehe ich Impulse aus meinen Tätigkeitsfeldern heran: Beratung, Coaching, Supervision und Organisationsentwicklung sowie diesbezügliche Weiterbildung beziehungsweise Weiterbildungssupervision und -selbsterfahrung (Hennig, 2023b). Folgend fokussiere ich, sämtliche Tätigkeitsfelder meinend, der Lesbarkeit halber die Coaching-Supervision (Bachkirova, Jackson, Hennig u. Moral, 2020), also meine Arbeit als Supervisor mit Gruppen von Menschen, die selbst Coaching durchführen.

Einführende Selbstverortung

Eine kollaborative Lernumgebung zu kultivieren, ist eine zentrale Entwicklungsaufgabe in gruppendynamischen Settings wie beispielsweise die Coaching-Supervision, in der Aspekte der Selbsterfahrung einen bedeutsamen Anteil darstellen. Den Fokus bilden dabei Prozesse des Austauschs individuellen Erlebens im Miteinander und der gemeinschaftlichen Reflexion.[1] Teilnehmende

---

1 Danke Antje, Frauke, Joachim, Kathrin, Martina, Melanie, Nakisa, Petra und Ulrike. Ihr habt das konstruktive Potenzial von Machtkritik erlebbar gemacht. So gab mir unsere gemeinsame Arbeit in der Lehrsupervision für das Schreiben dieses Beitrags den Mut.

reflektieren hier Irritationsmomente beim Einsatz einschlägiger Methoden. Dieser Austausch verschiedener Sichtweisen verdeutlicht ihnen auch die Bedeutung kultureller Unterschiede, die sowohl potenzielle Auslöser ihrer Irritationen als auch hilfreiche Verständnisgrundlagen für jene sein können. Indem die Teilnehmenden ihre Unterschiedlichkeiten als nützliche Ressourcen erfahren, verstärken sich gegenseitiges Vertrauen und Respekt. Gemeinsam entwickeln sie so einen Raum interkultureller Selbstreflexion und ermöglichen damit tiefergreifende Momente professioneller Selbsterkenntnis. Der Einsatz des erweiterten Kulturgramms fördert eine solche kollaborative Lernumgebung, innerhalb derer (insbesondere kulturell bedingte) scheinbare Selbstverständlichkeiten und deren Begleiterscheinungen für das Miteinander erlebbar und hinterfragbar werden.

Das Kulturgramm und seine Erweiterung

Das Kulturgramm ist ein selbstreflexives Verfahren zur Erhebung von Perspektiven auf die eigene kulturelle Identität und Gruppenzugehörigkeit. Als autoethnografisches Verfahren entstammt es einer sozialwissenschaftlichen Forschungspraxis der Datenerhebung über sich selbst (Chang, 2008). Hier stellt subjektives Erleben der Forschenden eine »zentrale Ressource für Erkenntnisprozesse« (Adams, Ellis, Bochner, Ploder u. Stadlbauer, 2020, S. 2) dar. Das Kulturgramm aktiviert diese Ressourcen durch die Visualisierung eines Netzwerks eigener Lebenserfahrungen, individueller Betroffenheiten, Gruppenzugehörigkeiten des Selbst, persönlicher Leidenschaften und kultureller Identitäten (Chang, 2008).

Autoethnografisch-reflexive Zugänge verstehen Forschung als soziale und politische Praxis, die insbesondere auch jene Konstruktionen und Zuschreibungen zu hinterfragen sucht, die mit dem Vollzug dieser (eigenen) Praxis jeweils verbunden sind (Adams et al., 2020). Entsprechend kann die Anwendung des Kulturgramms in der Gruppe eine Grundlage für die Rekonstruktion des sozialen Sinns liefern, innerhalb dessen Menschen ihre Individualitäten in Beziehung zueinander bilden (Chang, Ngunjiri u. Hernandez, 2013). Aufgrund des reflexiv-kritischen Selbstverständnisses autoethnografischen Arbeitens rücken dabei insbesondere bestehende Machtverhältnisse und -beziehungen in den Fokus der gemeinsamen Aufmerksamkeit.

Diesem autoethnografischen Anspruch folgend taucht bei der selbstreflexiv-kritischen Betrachtung des Kulturgramms als Verfahrensweise dessen methodisches Differenzierungspotenzial auf. Chang (2008) regt an, sich bei Erstellung eines Kulturgramms an einer Auswahl mehr oder weniger klassischer Merkmale von Diversität zu orientieren. Dieser Appell lädt jedoch dazu ein, zunächst das »Kategorienproblem« (Budde, 2013) der Intersektionalität und daraus folgende Aspekte rollenmachtspezifischer Gruppendynamik auszublenden. Um diesen Herausforderungen konstruktiv vorzubeugen, sei in Folge eine mögliche Erweiterung des Kulturgramms diskutiert.

Intersektionalität ist »die Überschneidung unterschiedlicher sozialer Kategorien und der damit einhergehenden sozialen Positionierungen« (Hummrich u. Budde, 2015, S. 165). Das Kategorienproblem bezieht sich unter anderem darauf, welche kategorischen Zuschreibungen angemessen sind, wie viele von ihnen ausreichen und wem es unter welchen Umständen zusteht, dies zu bestimmen. Scheint beispielsweise die klassische Trias aus Klasse, Geschlecht und Ethnizität hinreichend (Meulenbelt, 1993), oder bedarf es zusätzlicher Kategorien, um der Vielschichtigkeit einer Person gerecht zu werden?

Das erweiterte Kulturgramm stellt die Reflexion von Subjektivierungsprozessen in den Vordergrund. Entsprechend »könnten [...] Ansätze angemessener sein, welche die Kategorien im Vorfeld nicht festlegen« (Hummrich u. Budde, 2015, S. 167). Anstelle von intersektionalen Kategorisierungen orientiert sich die Arbeit mit dem erweiterten Kulturgramm an den interaktionalen Prinzipien der Gestaltung von Zwischenmenschlichkeit, die Taiye Selasi (2015) angeregt hat. Die drei Dimensionen sind (a) persönliche Beziehungen und institutionelle Verbindungen (Relations), (b) individuelle beziehungsweise soziale Musterbildung und Wiederholung (Rituals) sowie (c) Differenzierungen durch Unterschiedsbildung oder Grenzziehung (Restrictions).

Eine induktive, das heißt von der jeweiligen Person und ihrer sozialen Praxis ausgehende, Selbstreflexion anhand von Relationen, Ritualen und Restriktionen ermächtigt Personen. Sie entwickeln Bewusstsein und Expertise für ihre jeweiligen kulturellen Identitäten und Prägungen, ohne sich unmittelbar dabei ausgrenzende beziehungsweise tabuisierenden Kategorien oder ähnlichen Vorgaben von Machtinstanzen unterwerfen zu müssen. Die sich anschließende kollaborative Reflexionsarbeit in der Gruppe zielt darauf ab, durch vergleichenden Perspektivenaustausch die verborgenen (Selbst-)Zuschreibungen in den Blick zu nehmen, die durch kulturelle Kontexte wirksam und womöglich im gruppendynamischen Miteinander spürbar sind. Das erweiterte Kulturgramm macht dies besprechbar.

Die Arbeit mit dem erweiterten Kulturgramm

In der Tradition autoethnografischer Arbeitsweisen erläutere ich anhand meines eigenen Fallbeispiels das Verfahren des erweiterten Kulturgramms. Es erfordert zunächst im Sinne einer kreativen Ideensammlung das bewusste Aktivieren meines eigenen Erlebens bezüglich der Aspekte zwischenmenschlichen Miteinanders (Relationen, Rituale und Restriktionen). Für mich sind hierbei Leitfragen hilfreich wie etwa: »Welche Menschen (und Institutionen) umgeben mich, inwiefern sind sie für mich bedeutsam, welchen (emotionalen) Einfluss üben sie auf mich aus und wie kommt es, dass sie mich in dieser Weise beeinflussen?«, »Was sind meine (alltäglichen) Rituale, wie laufen sie ab, wo finden sie statt und inwiefern bin ich Teil dieser Rituale (in der Gemeinde, am Wohnort)?« beziehungsweise »Was ist dort, wo/mit wem/worin ich mich wiederfinde, möglicherweise auch einschränkend, was bremst mich oder setzt mir Grenzen, was ist mir unangenehm (auf Mikro- oder Makroebene)?«.

Diese Ideensammlung ermöglicht mir durch das Zusammenspiel der auftauchenden Eindrücke und Episoden einen intuitiven Zugang zu den sich darin ausdrückenden Identitätskonzepten, die mir für mein Selbstverständnis bedeutsam erscheinen. Hieraus bilde ich Schlüsselwörter, von denen ich die wichtigsten in den Kreisen innerhalb der Wolken als Überschriften festhalte (siehe Abbildung 1). Chang beschreibt diesen Teil des Prozesses als »subjective labeling of yourself« (Chang, 2008, S. 98). Die Verbindungslinien von den äußeren Kreisen zum Kreis in der Mitte sind mit Sprechblasen versehen. In diese übertrage ich konkretisierende sekundäre Eindrücke oder auch ergänzende Aspekte zu den die jeweilige Überschrift charakteristischen Episoden. Schließlich halte ich im Innenkreis die (drei) für mich zentralen Identitätszuschreibungen fest, bei denen ich aktuell die größte Kongruenz zu meinem damit verbundenen Selbsterleben spüre.

Der Innenkreis bildet den Ausgangspunkt für den weiteren reflexiven Austausch in der Supervisionsgruppe über die persönlichen inneren Prozesse, auf deren Grundlage das jeweilige Kulturgramm seine individuelle Ausdrucksform gefunden hat. Hierbei stehen die Unterschiede zwischen den jeweils eigenen Prägungen sowie deren Historien und Auswirkungen im Mittelpunkt des Interesses. Dabei kann auch reflektiert werden, welche unmittelbaren Kontextfaktoren möglicherweise dazu beigetragen haben, zum Beispiel Gruppen- oder Institutionskultur, im Rahmen der Selbstkonzeption während der Arbeit mit dem erweiterten Kulturgramm situativ eine bestimmte Identitätskategorie einer anderen vorzuziehen. So eröffnen sich »fremde Perspektiven«, aus deren Blickwinkel scheinbar Selbstverständliches relativiert werden kann (Gold, Weinberg u. Rohr, 2021).

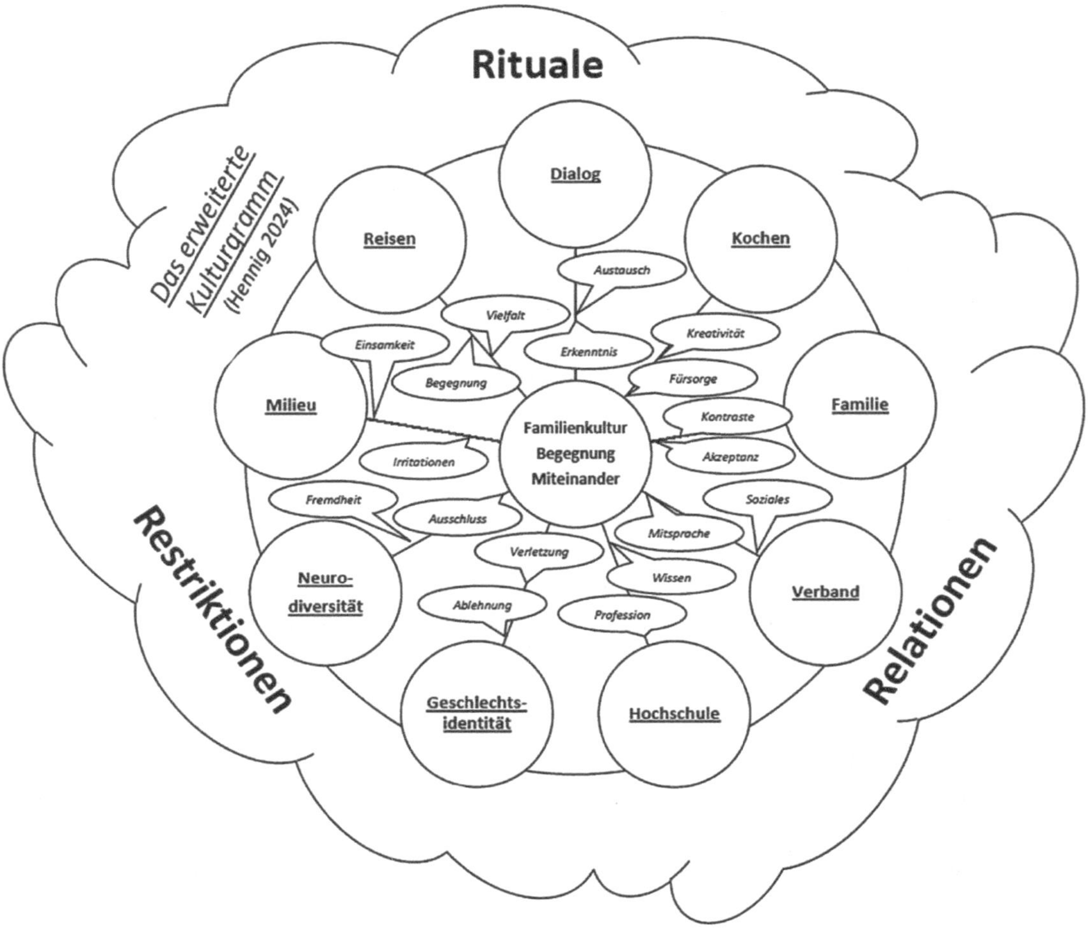

Abbildung 1: Das erweiterte Kulturgramm (Beispiel)

Exemplarische Illustration einer Anwendung des erweiterten Kulturgramms

Für die Aktivierung meiner Assoziationen zu Ritualen, Relationen und Restriktionen als Dimensionen meiner Gestaltung von Zwischenmenschlichkeit erinnere ich mich zunächst an meine Leitfragen. Ich erlebe, wie sich daraufhin die Ideen zu meinen Relationen fast von selbst ergeben, wenn ich mir gleichzeitig meine (bzw. unsere) Rituale vor Augen führe, und auch entsprechende Restriktionen spüre ich unmittelbar.

Im Sinne von Relationen sind für mich prägende Institutionen meine Familien, also meine Herkunftsfamilie, meine Wahlfamilie und natürlich meine selbst gegründete Familie. Formalere Institutionen sind für mich meine Schulen und Universitäten, Vereine wie die Pfadfinder oder Berufs- und Fachverbände und in gewissem Maße auch die Institutionen, für die ich arbeite - auch wenn ich als Freiberufler kein direktes Mitglied der jeweiligen Institution bin. Insbesondere durch die Rituale des Reisens haben sich auch internationale Begegnungen ergeben, sei es durch Familien-, Fortbildungs- oder Geschäftsreisen.

Beim Stichwort »Rituale« assoziiere ich sofort das gemeinsame Kaffeetrinken mit meiner Partnerin. Darauf folgen Gedanken an unsere Begegnungen im Dialog, also offener, zugewandter, tiefgehender Austausch im Miteinander, und weitere Assoziationen wie gemeinsame Mahlzeiten oder gesellschaftliche Ereignisse und Anlässe. Hier steht vor allem das Miteinander im Vordergrund, zum Beispiel in Form von Unterwegssein oder Feiern. Des Weiteren denke ich an die Zusammenarbeit, also das kooperative und produktive Miteinander im freundschaftlichen oder kollegialen Kreis, wie spielen, entwerfen, entwickeln, gemeinsam etwas schaffen, bewegen, präsentieren und verbindende Ziele verfolgen.

Als Kontrast zu den gemeinschaftlichen Ritualen fallen mir auch individuelle Ritualisierungen im Alltag ein: Rückzug, Selbstfürsorge, Zeit für mich, zum Beispiel mit Tee, einem Buch, meinen Chilis und Strelitzien, oder einfach nur schweigend aus dem Fenster oder in die Landschaft schauen, und last, but not least, mich in »meiner Werkstatt« zu betätigen, das hießt in meiner Küche gezielt und jenseits der alltäglichen Verrichtungen der regelmäßigen Mahlzeiten kreative Projekte durchzuführen.

Mit der Reflexion meiner Relationen und Rituale tauchen auch Assoziationen zu meinen Restriktionen auf. Mir diese bewusst zu machen, ist auch mit Schmerz verbunden. Diskriminierung, Übergriffe und Ausgrenzung sowie entsprechend Entfremdung, Verletzung beziehungsweise Isolation sind dominante Formen meiner Gewalterfahrungen. Diese stehen insbesondere mit meinen neurodiversen Persönlichkeitsanteilen und den nichtbinären Elementen meiner Geschlechtsidentität in Verbindung, beispielsweise Stigmatisierungen im Kontext meiner mütterlichen Herkunftsfamilie. Sie ist geprägt durch die großelterliche Sozialisation im bildungsfernen Arbeitermilieu während der Wirtschaftskrise und des Zweiten Weltkriegs beziehungsweise durch die entsprechende Erziehung meiner Mutter und deren Geschwister während der (frühen) Nachkriegsjahre. In diesem Rahmen legitimieren Beteiligte meine Stigmatisierung typischerweise als »Tough Love« (sinngemäß: »liebevolle« Strenge). Außerhalb dieser familienkulturell-milieuspezifisch geprägten Bindungsdynamiken habe ich bei Grenzüberschreitungen in anderen sozialen Kontexten kaum solche »konstruktiven« Reframings erlebt. Als Schüler beispielsweise erfuhr ich wiederholt physische Sanktionierung von Divergenz. Seither nehme ich potenzielle Gewalterfahrungen und Verletzungen durch situative Selbstzensur und Überangepasstheit meist präventiv vorweg.

Zusammenfassend halte ich hier die relevantesten Kategorien meiner kulturellen Prägung fest, nämlich auf der Grundlage (a) meiner Rituale des Dialogs, des Reisens und des Kochens, (b) meiner Beziehungen in Familie, Verein und Universität sowie (c) meiner Einschränkungen in Form von sozialem Milieu, Neurodiversität und Geschlechtsidentität. Die Auswahl der sekundären Identifikationen in den entsprechenden Sprechblasen detailliert zu erläutern, würde den Rahmen dieses Formats sprengen. Bemerkenswert erscheint mir diesbezüglich dennoch, dass ich in meiner Biografie immer wieder auf ausreichende Fülle von Ressourcen zurückgreifen konnte, die es mir ermöglichte, Folgen von Anklage, Ablehnung und Ausgrenzung weitgehend konstruktiv zu integrieren (durch das Verfassen dieses Beitrags wurde mir deutlich, wie stark in meiner erweiterten Herkunftsfamilie die Zuteilung solcher Ressourcen einer dort tradierten Form von Beziehungsmacht entspricht, um Bindung zu forcieren, womit Integration auch als Abhängigkeit gelesen werden könnte). Aus dem Wert dieser Ressourcen ergibt sich dann auch die Wahl der drei zentralen Aspekte meiner Identität: die einvernehmliche Lebensführung im Kreis der Kernfamilie, die internationalen und transkulturellen Begegnungen und das berufliche Engagement für ein konstruktives gesellschaftliches Miteinander.

Kulturgramm und Genogramm im Kontext der Sozialwissenschaften

Sozialwissenschaftlich fundierte Reflexionsprozesse, didaktisch aufbereitet für kollaborative Gruppenarbeit, fördern sowohl die Entwicklung von professioneller Identität als auch die intersubjektiv fundierte Praxis. Das Kulturgramm steht dabei in einer bewährten Tradition selbstreflexiv-sinnverstehender Verfahren in Gruppen.

Das supervisorische Fallverstehen im Kontext (Welter-Enderlin u. Hildenbrand, 1996; Hummrich, 2016; König u. Schattenhofer, 2017) sowie einige seiner Varianten, wie die Arbeit in der Balintgruppe oder die kollegiale Beratung in der Intervision (Schiersmann u. Hausner, 2023), greifen häufig auf kultur- beziehungsweise tiefenhermeneutische Aspekte der Sinnrekonstruktion zurück (Lorenzer, 1986). Diese macht das selbstreflexive Potenzial einer kollektiven Professionalisierung zugänglich.

Die systematische Metaphernanalyse (Schmitt, Schröder u. Pfaller, 2018) liefert die sozialwissenschaftliche Grundlage für die kreative Anwendung der Metaphernreflexion in Beratung und Supervision (Schmitt u. Heidenreich, 2019; Hennig, 2022, 2023a). Sie fördert damit die Tiefe, Effizienz und Nachhaltigkeit von Interventionen.

Im Sinne eines interaktionalen Konstruktivismus bieten die Prinzipien der objektiv-hermeneutischen Interpretation (Oevermann, 1999, 2010; Sutter, 2009) Zugang zu familienhistorischen Sinnstrukturen, nämlich mittels sequenzlogisch-rekonstruktiver Genogrammanalyse (Hildenbrand, 2005, 2020; siehe auch den Beitrag von Hildenbrand in diesem Band).

Varianten der Arbeit mit dem Genogramm bedienen sich zuweilen weiterer genealogischer Werkzeuge, die nicht diskursanalytisch im beschriebenen Sinne zu verstehen sind. So sind die kreative Erstellung eines »Familienwappens« oder die Konnotationslogik des Genogramms den Symbolen und Werkzeugen genealogischer Ahnenforschung nachempfunden.

Adelswappen und Stammbaum werden seit jeher allerdings auch propagandistisch als Legitimationsstrategien von Macht und Herrschaft genutzt, beispielsweise zur Rückanbindung einer monarchischen Linie an ihren mythischen Ursprung. Durch ihren Einsatz bei herkunftsfamilienbezogener Selbsterfahrung könnten Wappen und Stammbaum daher Teilnehmenden beispielsweise eine selbstaufwertende Adelsnähe suggerieren und damit auf die Wirksamkeit eines nach wie vor allgegenwärtigen Klassismus (Gamper u. Kupfer, 2023) verweisen, in dessen Folge Statuserhöhung attraktiv und erstrebenswert scheint.

»Strange women lying in ponds distributing swords are no basis for a system of government« (Dennis zu König Arthur, in: Monty Python's The Holy Grail).

Die genealogisch-kritische Reflexion in Bezug auf die in einer Coaching-Supervision gegenwärtig wirksamen Identitätskonzepte, Moralvorstellungen oder Selbstüberhöhungen bedarf angesichts des Einsatzes genealogischer Werkzeuge zusätzlicher Differenzierung. Machtkritik ist dabei ein notwendiger Aspekt für die Professionalisierung oder vergleichbare konstruktive Weiterentwicklungen. Zudem bedarf es weiterer Aspekte, um kollaborative Macht- und Selbstreflexion hinreichend ermöglichen zu können. Die folgenden drei Episoden veranschaulichen die Herausforderungen, scheinbare Selbstverständlichkeiten innerhalb einer Gemeinschaft infrage zu stellen:

(a) Eine postmodern geprägte teilnehmende Person ersetzt in ihrem Genogramm die binären Konnotationen der Moderne durch diversifizierte, die ihr angemessener erscheinen. Die dadurch neugierig gewordene Gruppe sucht den Dialog und die Teilnehmenden erarbeiten sich so weitere Betrachtungsperspektiven. Dies erfordert deutlich mehr Erklärungszeit für die individualisierten Symbole. Zugleich stellt sich die Frage, auf welcher Entscheidungsgrundlage welche Art von Lernmaterial ausgewählt und zur Verfügung gestellt wird.

(b) In einer Coaching-Supervisionsgruppe soll die Genogrammerstellung exemplarisch verdeutlicht werden. Eine in diesem Rahmen nicht zu bewältigende Anzahl relevanter Beziehungen auf der Geschwister- beziehungsweise Halbgeschwisterebene einer teilnehmenden Person zentralafrikanischer Herkunft verdeutlicht die Grenzen mitteleuropäischer Familienmodelle, die erst dadurch sichtbar und diskutierbar werden. Zugleich stellt sich die Frage nach den Begründungen, aufgrund derer die Angemessenheit der Genogrammarbeit scheinbar kritiklos als gegeben angenommen wird.

(c) Eine indigene Person weist die imperialistischen Implikationen europäischer Monarchien mit den Worten zurück: »Ein Wappen passt nicht zu meiner Familie«, was die Fortbildungsgruppe erst im Anschluss mit einer gemeinsamen Reflexion über das kolonialistische Potenzial vorherrschender Beratungsansätze fruchtbar aufgreift. Zugleich stellt sich die Frage nach den damit verbundenen kulturindustriellen Implikationen, etwa im Hinblick auf die politische Ökonomie mit Coaching-Supervision verbundenen Marktverhaltens.

Das Infragestellen scheinbarer kultureller Selbstverständlichkeiten innerhalb einer Gemeinschaft, etwa die tradierte methodische Überformung herrschaftslegitimierender Werkzeuge in Form von Stammbaum und Wappen oder von Diskursmacht, erfordert beispielsweise eine Außenperspektive, den Mut, das eigene soziale Kapital zu riskieren, sowie zusätzliche persönliche und gruppenspezifische Ressourcen, wie ausreichend Zeit und emotionale Energie für kontroverse und selbstreflexive Dialoge. Die Existenz von kulturellen Selbstverständlichkeiten dieser Art kann als Markierung dahinterliegender zirkulärer Selbstbehauptungsdynamiken dienen (Goffman, 1980), sodass sie sich an diesen Punkten mithilfe sozialwissenschaftlich rückgebundener Arbeitsweisen wie etwa dem erweiterten Kulturgramm machtkritisch hinterfragen lassen.

Das Kulturgramm und die machtkritische Methodenreflexion

Professionelle Reflexion zielt auf ein vertieftes Selbstverständnis (Seel, 2014). Das schließt die Betrachtung der vorhandenen Sinnkonstruktionen ein. Mit der Analyse der Bedingungen ihres Zustandekommens ergibt sich eine genealogisch-kritische Perspektive. Die Genealogie als Kritik (Saar, 2007) betont, wie Machtverhältnisse und Wissensproduktion miteinander verbunden sind und wie sie dazu beitragen, soziale Normen und Hierarchien zu schaffen und aufrechtzuerhalten. Sie zeigt historische Bedingungen und soziale Kräfte auf, die zur Entstehung bestimmter Ideen oder Institutionen geführt haben, kann damit etablierte Diskurse infrage stellen und eröffnet so Möglichkeiten für alternative

Interpretationen und Handlungen. Kulturelle Selbstverständlichkeiten werden hinterfragbar.

Da »eine andere Kultur« vor allem unbekannt ist, gibt es stets eine beträchtliche Anzahl potenzieller Untiefen (Goodenough, 1963), in denen ihr Hinterfragen, zum Beispiel in Supervisionsprozessen, kentern könnte – auch ohne eine selbstkritische Kulturreflexion: Bereits das anfängliche Miteinander in der Supervisionsgruppe unterliegt kulturellen Prägungen, die stattgefunden haben, bevor es zum eigentlichen Gruppengeschehen kommt. Mit diesen Prägungen möglicherweise verbundene strukturelle, institutionelle oder situationsdynamische Faktoren scheinen oft selbstverständlich und bleiben daher unhinterfragt. Das stärkt die spezifischen Selbstverständlichkeiten der dominierenden Kultur, und es tradieren sich im Miteinander dann entsprechende kulturkonforme Verhaltensweisen, welche das kritische Hinterfragen der kulturellen Gegebenheiten und ihrer Reproduktionen weiter erschweren.

Supervision hält Räume für den professionellen reflexiven Austausch bereit, ist aber gleichzeitig stets auch selbst im Kontext struktureller Spannungsfelder zu verorten (Hennig, 2023c). Dazu gehört beispielsweise das Spannungsfeld zwischen Effizienz und Professionalität (Banks, 1995; Buer, 2008; Hennig, 2021), dessen Bearbeitung häufig durch die institutionsspezifische Kultur geprägt ist, in der die Supervision angesiedelt ist. Mit der damit verbundenen institutionellen Deutungsmacht kultiviert sich auch deren Gebrauch: Die Supervisionsleitung ist aufgrund ihre Rolle darauf verwiesen, den dort kultivierten Umgang mit Macht in gewisser Weise zu verkörpern, zumindest implizit durch eine situative Positionierung dazu.

Die Rolle der Supervisionsleitung als Modell für den Umgang mit Macht ist bedeutsam. Die Reflexion der Dynamiken, die mit struktureller Macht und ihrem Gebrauch verbunden sind, sowie der kulturellen Praktiken, die sich aus diesem ergeben, gelten allerdings als die »blinden Flecken systemischer Beratung« (Kühl, 2009). Eine macht- und kulturkritische Selbstreflexion scheint daher für die Gemeinschaft der »Praktiker im Sozial-, Gesundheits-, Beratungs- und Bildungsbereich mit einer systemtheoretisch inspirierten [...] Arbeitsweise« (Ochs u. Schweitzer, 2012, S. 13) lohnend.

Da das erweiterte Kulturgramm sowohl Reflexionsmethode in als auch gruppendynamische Rahmung von Supervision ist, bedarf es im Sinne professioneller Selbstreflexion ebenfalls einer genealogischen Machtkritik. Diese folgt hier skizzenhaft-exemplarisch anhand der Kontrastierung des erweiterten Kulturgramms in Bezug auf drei in der Coaching-Supervision gängige Konzepte: die themenzentrierte Interaktion nach Ruth Cohn (2000), die sogenannte Teamuhr nach Bruce Tuckman (1965) sowie Heldenreisen im Sinne von Campbell (1949/2022).

Die Entstehung der Themenzentrierten Interaktion (TZI) vor dem Hintergrund der biografischen Erfahrungen Ruth Cohns, insbesondere ihrer Fluchterfahrung im Kontext der NS-Diktatur (Rubner, 2012), lässt sich – hier pointiert – als eine Auffassung von der Arbeit mit Gruppen verstehen, die auf eine egalitäre Offenheit mit dem Ziel partizipatorisch gelingender Interessenvermittlung setzt. Bruce Tuckman dagegen entwickelte seine Teamuhr im Rahmen seiner Forschungstätigkeit bei der US Navy zu Beginn des Vietnamkriegs (Tuckman, 2001), um das Zusammenspiel arbeitsteiliger Zielerreichung zu optimieren (»Performing«). Je nachdem, für welche Konzeption von Miteinander sich eine Supervisionsleitung entscheidet, könnte es daher womöglich in der Sitzung mehr oder weniger leicht gelingen, beispielsweise die vermeintliche Sinnhaftigkeit vorgegebener Ziele zu thematisieren oder die persönlichen Begleiterscheinungen der scheinbar notwendigen Unterwerfung unter diese zur Sprache zu bringen.

Sowohl die Heldenreise als auch das erweiterte Kulturgramm sind kreative Verfahren der Selbstreflexion. Die Heldenreise propagiert eine narratologische Grundstruktur, die archetypisch für den Mythos des Helden sei (Campbell, 1949/2022). Seither entwickelte sie sich zu einer Blaupause für Geschichten populärer Kultur und fand Eingang in Methodenrepertoires, etwa von Selbsterfahrungs- oder Organisationsberatungsformaten (Schwebel, 2009). Ihre Betonung der Idee individueller Bestimmung ist zwar anschlussfähig an die herrschende Kultur durchökonomisierter Selbsthilfe beziehungsweise -optimierung (Hardering, 2011), sie verhindert jedoch durch ihre Vorgabe von Zielen (»Sinn«) eine grundlegendere Beschäftigung mit existenziellen Fragen. Die Metastruktur eines Plots prädestiniert die Elemente der Sinngebung sowohl auf individueller wie sozialer Ebene (Brooks, 1985): So ist das Narrativ des Heldenstatus für den Erhalt seiner Selbstlegitimation darauf angewiesen, dass soziokulturelle Grenzen – beispielsweise binäre Moralvorstellungen, traditionelle Geschlechterrollen oder konservative Hierarchien – reproduziert, verstetigt und zementiert bleiben. Das strukturelle Gewaltpotenzial der Heldenreise liegt in der Vorgabe festgelegter Muster von Selbsterzählung.

Die »heroische« gesellschaftliche Leitidee, dass jedes Ziel erreichbar sein könnte, fördert die Verbreitung der Angst, eigene Potenziale nicht voll auszuschöpfen, was die Entwicklung eines stabilen Selbstwertgefühls erschwert (Dornes, 2010). Machtkritische Selbsterfahrung setzt daher auf eine »kohärenzorientierte Lernkultur [und] arbeitet an der Erweiterung der eigenen Deutungsmuster« (Felbinger, 2009, S. 195). So ermächtigt das erweiterte Kulturgramm im Kontrast zur Heldenreise, beispielsweise die Bedeutsamkeit soziokulturell etablierter Grenzen sowie die Kontextfaktoren ihres Entstehens kollaborativ und kritisch zu hinterfragen.

Diese Beispiele verdeutlichen, wie Wertzuschreibungen von verschiedenen Methoden, Modellen, Verfahren oder Praxeologien jeweils potenziell machtvoll auf ihren Kontext zurückwirken, während sie »im Einsatz« sind, und auf welche Weise die professionelle Selbstreflexion ihre eigenen inhaltlichen, methodischen, kontextuellen und genealogischen Bedingungen einbezieht, um damit verbundene Herausforderungen bewusst zu halten.

»... Kultur- und/oder Geno- ...?«

Das Genogramm ist Ergebnis einer der Ahnenforschung entlehnten Konnotationskonvention, die als Symbolfachsprache beispielsweise in der Familienhilfe tätigen Sozialarbeitenden die Visualisierung eines Familiensystems erleichtern kann. Um aus den auf diese Weise objektivierten Daten »eine Hypothese über das Muster herauszuarbeiten, das die Bewältigung lebenspraktischer Aufgaben steuert, vor die Individuen, Paare und Familien gestellt sind« (Hildenbrand, 2020, S. 24), bedarf es darüber hinaus der fallverstehenden Rekonstruktionslogik einer Genogrammanalyse – eine Kunst, »die man sich in langjähriger Erfahrung und Übung aneignen kann« (S. 65). Sowohl Aneignung als auch Vermittlung genogrammanalytischer Kompetenz sind entsprechend ressourcenintensiv.

Im Kontext von Coaching-Supervision und Weiterbildung sind verfügbare Ressourcen oft begrenzt. Insbesondere Zeitrahmen, Arbeitsfokus und Energieeinsatz können durch etablierte Selbstverständlichkeiten innerhalb bestehender Verbands-, Institutionen- oder Gruppenkulturen mitunter bereits für spezifische Dinge vorgesehen sein. Die strukturellen Wirkmächte der entsprechenden Kulturen nötigen die beteiligten Entscheidungsinstanzen zum Machteinsatz für den Selbsterhalt bestehender Strukturdynamiken, beispielsweise durch Sicherung der tradierten Allokationsprinzipien von Ressourcen (Hennig, 2023b).

Durch den Effizienzdruck dieses ökonomischen Diktats kultivieren sich Kompromisse beim Vorgehen in den entsprechenden Supervisions- und Weiterbildungskontexten. Im Hinblick auf beispielsweise die genogrammbasierte Selbsterfahrung folgen womöglich typische Nachlässigkeiten bei der methodischen Verfahrensweise, der gruppendynamischen Rahmung und der theoretischen Verortung:

Bei der methodischen Verfahrensweise lässt sich beispielsweise oft eine narrative Präsentation anstelle einer strukturierten Sequenzierung beobachten. Dadurch entwickelt »sich die familiengeschichtliche Rekonstruktion des Genogramms eher als eine Erzählung, als dass systematisch Möglichkeiten und

Wirklichkeiten sequenziell erschlossen und miteinander konfrontiert werden. Ein Grund dafür könnte die aktive Präsenz einer Person sein, die das Genogramm schon kennt« (Hildenbrand, 2020, S. 38).

Weiterhin findet häufig eine dem Zeitdruck geschuldete straffende Selektion statt, anstatt fallspezifische Gegebenheiten systematisch zu rekonstruieren. »Das Risiko dieser Beschleunigung ist, die Feinheiten der Entfaltung des Musters zu übersehen« (S. 50). Schließlich machen emotionalisierte Selbstmitteilungen an Stelle datenbasierter Objektivierung die Hypothesenbildung undifferenzierter, »bis sie sich schließlich im Nichts oder im Mobilisieren lieb gewonnener Vorurteile verliert« (S. 38). Der Selbsterfahrungskontext als gruppendynamische Rahmung der Arbeit mit Genogrammen lädt jedoch typischerweise zu dieser Art emotionalisierter Selbstmitteilungen ein.

Zusätzlich können die in solchen Kontexten tradierten Rituale der Selbstinszenierung inmitten der Gruppe Dramatisierungen zur Erhöhung des gemeinsamen Selbstwirksamkeitserlebens provozieren, womit Gratifikation durch einen kollektiv getragenen Schein von Wahrhaftigkeit einhergehen kann. Oft werden außerdem Wirkmacht und Dramatik bereits im Vorlauf solcher Veranstaltungen prophetisch heraufbeschworen. Diese Mystifizierung der theoretischen Verortung wird zusätzlich durch die vorherrschende Form von autoritärer Meisterlehre gefördert, oft ohne curriculare Spezifizierungen oder kanonischen Bezug oder diskursive Verortung. Im Rahmen solcher eklektischen Selbststeuerung dient oft die Aura der Ikone, versüßt durch den Effizienzbonus der Niederschwelligkeit, als hinreichende Begründung für methodische, didaktische oder theoretische Entscheidungen.

Um Nachlässigkeiten bei der Arbeit mit dem Genogramm vorzubeugen, bedarf es von allen Beteiligten konsequenten Nachhaltens eines methodisch strukturierten Vorgehens. In der Selbsterfahrung bedürfte es beispielsweise einer klaren Differenzierung zwischen rekonstruktiven Genogrammanalysen und subjektiven Bestandsaufnahmen eigener Hypothesen mit vertiefender intersubjektiver Reflexion.

Entsprechend sind Erlebnisschilderungen und Sinndeutungen nicht Gegenstand der rekonstruktionslogisch fallverstehenden Genogrammanalyse, sondern »werden erst nach deren Durchführung thematisch« (S. 22). Das erweiterte Kulturgramm ist eine methodische Herangehensweise an diese Sinndeutung. Dementsprechend versteht es sich als Alternative zur genogrammbasierten herkunftsfamilienbezogenen Selbsterfahrung (Nerin, 1992; Satir, 1993) beziehungsweise als komplementäre Ergänzung zur Genogrammanalyse nach Hildenbrand (2020). Diese beiden Konzepte ergänzen sich im Sinne eines synergetischen Sowohl-als-Auchs: Die Genogrammanalyse bietet rekonstruktives Arbeiten entlang einer vertikal verlaufenden Generationenfolge, während das intuitiv-assoziative Arbeiten im Kontext sich horizontal entfaltender Gruppenimpulse mit dem erweiterten Kulturgramm erlebbar wird.

Zum Abschluss

Die betont interaktionale Ausrichtung des erweiterten Kulturgramms regt eine kollaborative Selbstreflexion an, die zu einer bewussteren Gestaltung der Supervisionspraxis führen kann, indem die Normalität multikultureller Erfahrung (Goodenough, 1976) zugänglich wird. Der machtkritische Fokus ermöglicht zudem eine Reflexion struktureller Macht und ihrer Auswirkungen auf kulturelle Praktiken in der Coaching-Supervision. Damit liefert es einen Beitrag zur kritischen Auseinandersetzung mit bestehenden Machtverhältnissen und deren Einfluss auf die professionelle Praxis (Freikamp et al., 2008). Die Arbeit mit dem erweiterten Kulturgramm fördert durch selbstreflexive Machtkritik die Professionalisierung von Coaching-Supervision.

Fazit für die Praxis

Das Kulturgramm bietet einen selbstreflexiven Zugang zur Erforschung kultureller Identität und Gruppenzugehörigkeit. Als autoethnografisches Werkzeug erlaubt es eine Auseinandersetzung mit persönlichen Lebenserfahrungen und kulturellen Identitäten. Diese Reflexion dient nicht nur der Selbstvergewisserung, sondern auch der kritischen Betrachtung von Machtstrukturen und sozialen Normen.

Im komplementären Zusammenspiel mit der Genogrammanalyse und ihrer rekonstruktiven Analyse familiärer Kontextbedingungen eröffnet das erweiterte Kulturgramm die Reflexion multikultureller Erfahrungen und deren Einfluss auf das individuelle Selbstverständnis. Menschen in der Coaching-Supervision profitieren damit von der Synergie der Stärken beider Ansätze.

In der Praxis von Coaching-Supervision und Weiterbildung kann das Kulturgramm so dazu beitragen, unbewusste kulturelle Prägungen zu identifizieren und zu hinterfragen. Es ermöglicht einen reflektierten Umgang mit Macht und fördert damit die Professionalisierung der Supervisionspraxis. Die interaktionale Ausrichtung des Kulturgramms unterstützt zudem eine kollaborative Selbstreflexion, die das Gelingen von Supervisionsprozessen fördert.

Literatur

Adams, T. E., Ellis, C., Bochner, A. P., Ploder, A., Stadlbauer, J. (2020). Autoethnografie. In G. Mey, K. Mruck (Hrsg.), Handbuch Qualitative Forschung in der Psychologie. Wiesbaden: Springer.

Bachkirova T., Jackson, P., Hennig, C., Moral M. (2020). Supervision in coaching: Systematic literature review. International Coaching Psychology Review, 15 (2), 31–53.

Banks, S. (1995). Ethics and values in social work. London: Macmillan.

Brooks, P. (1985). Reading for the plot. Design and intention in narrative. New York: Vintage Books.

Budde, J. (2013). Das Kategorienproblem. Intersektionalität und Heterogenität? In E. Kleinau, B. Rendtorff (Hrsg.), Differenz, Diversität und Heterogenität in erziehungswissenschaftlichen Diskursen (S. 27–46). Opladen: Barbara Budrich.

Buer, F. (2008). Funktionslogiken und Handlungsmuster des Organisierens und ihre ethischen Implikationen. Eine dramatologische Perspektive. Organisationsberatung, Supervision, Coaching, 15 (3), 240–259.

Bukahara (2017). A child's tale. Album: Phantasma. Köln: BML Records.

Campbell, J. (1949/2022). Der Heros in tausend Gestalten. Berlin: Insel.

Chang, H. (2008). Autoethnography as method. London/New York: Routledge.

Chang, H., Ngunjiri, F. W., Hernandez K.-A. C. (2013). Collaborative Autoethnography. London/New York: Routledge.

Cohn, R. C. (2000). Von der Psychoanalyse zur themenzentrierten Interaktion. Von der Behandlung einzelner zu einer Pädagogik für alle. Stuttgart: Klett-Cotta.

Dornes, M. (2010). Die Modernisierung der Seele. Psyche – Zeitschrift für Psychoanalyse, 64, 995–1033.

Felbinger, A. (2009). Veränderte Lernkulturen im Spannungsfeld von Individuum und Gesellschaft. Entwurf eines Modells einer kohärenzorientierten Lernkultur für die Erwachsenenbildung. https://ams-forschungsnetzwerk.at/downloadpub/diss_Veraenderte_Lernkulturen_im_Spannungsfeld_Individuum_Gesellschaft.pdf (Zugriff 15.02.2024).

Freikamp, U., Leanza, M., Mende, J., Müller, S., Ullrich, P., Voß, H.-J. (Hrsg.) (2008). Kritik mit Methode? Forschungsmethoden und Gesellschaftskritik. Berlin: Karl-Dietz.

Gamper, M., Kupfer, A. (2023). Klassismus. Bielefeld: Transcript.

Goffman, E. (1980). Rahmen-Analyse. Ein Versuch über die Organisation von Alltagserfahrung. Frankfurt a. M.: Suhrkamp.

Goodenough, W. H. (1963). Cooperation in change. An anthropological approach to community development. New York: Russel Sage Foundation.

Goodenough, W. H. (1976). Multiculturalism as the normal human experience. Anthropology & Education Quarterly, 7 (4), 4–7.

Gold, I., Weinberg, E., Rohr, D. (2021). Das hat ja was mit mir zu tun!? Macht- und rassismuskritische Perspektiven für Beratung, Therapie und Supervision. Heidelberg: Carl-Auer.

Hardering, F. (2011). Unsicherheiten in Arbeit und Biographie. Zur Ökonomisierung der Lebensführung. Wiesbaden: VS, Verlag für Sozialwissenschaften.

Hennig, C. (2021). Wozu systemisch? Professionelle Beratung als Instanz von Reflexivität. In Bundesinstitut für Erwachsenenbildung (bifeb) (Hrsg.), Zukunftsfeld Bildungs- und Berufsberatung VI. Komplexität abbilden und gestalten: Was haben wir im Blick? (S. 65–77). Bielefeld: WBV Media.

Hennig, C. (2022): »... mehr als 1000 Worte«: Kreativ in die Metaphernreflexion einsteigen. In R. Hanswille (Hrsg.), Systemische Therapie mit Kindern, Jugendlichen und ihren Familien (S. 128–132). Heidelberg: Carl-Auer.

Hennig, C. (2023a). Exploring terra incognita. Coaching Perspectives, 36 (1), 44–45.

Hennig, C. (2023b). Developing »Haltung« through autoethnographic reflections during supervisor training research. International Journal of Evidence Based Coaching and Mentoring, Special Issue 17, 65–7 6.

Hennig, C. (2023c): Supervision im Kontext von Demokratiearbeit. In Gesellschaft für soziale Unternehmensberatung mbH (gsub) (Hrsg.), Publikationen der ProjekteWerkstatt für Qualitätsprozesse. Berlin. https://www.gsub.de/fileadmin/user_upload/Dokumente/Projekte/PWQ/PWQ_Dossier_Supervision_2023.pdf

Hildenbrand, B. (2005). Fallrekonstruktive Familienforschung. Anleitungen für die Praxis. Wiesbaden: VS, Verlag für Sozialwissenschaften.

Hildenbrand, B. (2020). Einführung in die Genogrammarbeit. Heidelberg: Carl-Auer.

Hummrich, M. (2016). Was ist der Fall? Zur Kasuistik in der Erziehungswissenschaft. In M. Hummrich, A. Hebenstreit, M. Hinrichsen, M. Meier (Hrsg.), Was ist der Fall? Kasuistik und das Verstehen pädagogischen Handelns (S. 13–37). Wiesbaden: VS, Verlag für Sozialwissenschaften.

Hummrich, M., Budde, J. (2015). Intersektionalität und reflexive Inklusion. Sonderpädagogische Förderung heute, 60 (2), 164–1 75.

König, O., Schattenhofer, K. (2017). Einführung in die Fallbesprechung und Fallsupervision. Heidelberg: Carl-Auer.

Kühl, S. (2009). Die blinden Flecken der systemischen Beratung. https://www.uni-bielefeld.de/soz/personen/kuehl/pdf/Paper_1_2009_a_Blinde_Flecken_systemischer_Beratung_090228.pdf (Zugriff am 15.02.2024).

Lorenzer, A. (1986). Tiefenhermeneutische Kulturanalyse. In H. D. König, A. Lorenzer (Hrsg.), Kultur-Analysen. Psychoanalytische Studien zur Kultur (S. 11–98). Frankfurt a. M.: Fischer.

Meulenbelt, A. (1993). Scheidelinien. Über Sexismus, Rassismus und Klassismus. Hamburg: Rowohlt.

Nerin, W. F. (1992). Familienrekonstruktion in Aktion. Virginia Satirs Methode in der Praxis. Paderborn: Junfermann.

Ochs. M., Schweitzer, J. (Hrsg.) (2012). Handbuch Forschung für Systemiker. Göttingen: Vandenhoeck & Ruprecht.

Oevermann, U. (1999). Theoretische Skizze einer revidierten Theorie professionellen Handelns. In A. Combe, W. Helsper (Hrsg.). Pädagogische Professionalität. Untersuchungen zum Typus pädagogischen Handelns (S. 70–182). Frankfurt a. M.: Suhrkamp.

Oevermann, U. (2010). Strukturprobleme supervisorischer Praxis. Eine objektiv hermeneutische Sequenzanalyse zur Überprüfung der Professionalisierungstheorie. Frankfurt a. M.: Humanities Online.

Rubner, A. (2012). Ruth Cohn – ihr Leben und ihr Werk. Themenzentrierte Interaktion, 26 (1), 9–15.

Saar, M. (2007). Genealogie als Kritik. Geschichte und Theorie des Subjekts nach Nietzsche und Foucault. Frankfurt a. M./New York: Campus.

Satir, V. (1993). Selbstwert und Kommunikation. Familientherapie für Berater und zur Selbsthilfe. München: Pfeiffer.

Schiersmann, C., Hausner, M. (2023). Kollegiale Beratung: komplexe Situationen gemeinsam meistern. Göttingen: Vandenhoeck & Ruprecht.

Schmitt, R., Heidenreich, T. (2019). Metaphern in Psychotherapie und Beratung. Eine metaphernreflexive Perspektive. Weinheim/Basel: Beltz.

Schmitt, R., Schröder, J., Pfaller, L. (2018). Systematische Metaphernanalyse. Eine Einführung. Wiesbaden: Springer VS.

Schwebel, F. (2009). Das Märchen vom Mythos. https://www.getidan.de/gesellschaft/florian-schwebel/6159/das-marchen-vom-mythos (Zugriff am 15.02.2024).

Seel, H.-J. (2014). Beratung: Reflexivität als Profession. Göttingen: Vandenhoeck & Ruprecht.

Selasi, T. (2015). Don't ask where I'm from, ask where I'm a local. https://www.ted.com/talks/taiye_selasi_don_t_ask_where_i_m_from_ask_where_i_m_a_local (Zugriff am 15.02.2024).

Sutter, T. (2009). Interaktionistischer Konstruktivismus. Zur Systemtheorie der Sozialisation. Wiesbaden: VS, Verlag für Sozialwissenschaften.

Tuckman, B. (1965). Developmental sequence in small groups. Psychological Bulletin, 63 (6), 384–399.
Tuckman, B. (2001). Developmental sequence in small groups [Author's Note]. Group Facilitation: A Research and Applications Journal. Special Issue on Group Development, (3), 66–81.
Welter-Enderlin, R., Hildenbrand, B. (1996). Systemische Therapie als Begegnung. Stuttgart: Klett-Cotta.

FORSCHUNG

Genogramme in der fallrekonstruktiven Forschung

Bruno Hildenbrand

»Man wird nicht stark, schwach oder eigenwillig geboren.
Man wird stark, man erwirbt einen klaren Blick.
Das Schicksal liegt nicht im Menschen, sondern es umgibt ihn.«
(Albert Camus, Der glückliche Tod, 1972, S. 129)

Methodische Grundlagen meines Ansatzes der Genogrammarbeit

Während anhaltend die Auffassung von Monika McGoldrick und Randy Gerson (1990) vertreten wird, das Genogramm ermögliche einen »raschen Überblick über komplexe Familienstrukturen und bilde eine reichhaltige Quelle zur Hypothesenbildung« (1990, S. 1), bin ich grundsätzlich anderer Auffassung:

Erstens: Von einem raschen Überblick über Familienstrukturen kann nicht die Rede sein; nötig ist ein methodisch stringenter Durchgang durch die in einem Genogramm abgebildeten Personen und ein ruhiges, von sozialgeschichtlichen Kenntnissen getragenes Eintauchen in die objektiven Möglichkeiten der damals Handelnden.

Zweitens: Prominent ist bei McGoldrick und Gerson der Begriff der »repetitiven Muster« (1990, S. 79 ff.). Dabei wird nicht nur nicht geklärt, was ein Muster ist, es bleibt auch unberücksichtigt, dass im Zeitverlauf jede Wiederholung in einem anderen historischen Kontext stattfindet.

Ein Beispiel: Nach Kriegszeiten verweist der Sachverhalt des abwesenden Vaters auf ein kollektives Schicksal, das nicht erklärungsbedürftig ist. Viele Väter sind im Krieg gefallen. Im »Goldenen Zeitalter der Familie«, das in den 1950er Jahren zu Ende ging, wird die Abwesenheit des Vaters skandalisiert. Später, in Zeiten hoher Scheidungsquoten, löst sich das auf, an dessen Stelle treten Normalitätszuschreibungen. Andere familienbezogene Themen werden bedeutsam. Kurzum: Innerhalb von 50 Jahren, bezogen auf Deutschland, erlebte dieses Muster einen mehrfachen Wandel. Hier von Wiederholungen zu sprechen, wäre absurd. Und weiter: Wer sich die Arbeit einfach machen will, ignoriert im Fall von »repetitiven Mustern« gern das Wort »Muster« und achtet ausschließlich auf »Wiederholungen« (»Da sind aber viele Scheidungen in dieser Familie«). Das erspart das Deuten. Zählen kann schließlich jeder.

Außerdem ist das Genogramm keine Quelle der Hypothesenbildung. Hypothesen bilden und sie testen findet im methodisch kontrollierten Prozess der Rekonstruktion eines Genogramms auf der Grundlage der Sequenzanalyse statt.

In dieser vereinfachenden Form der Rezeption von Genogrammarbeit, für die McGoldrick und Gerson die Vorlage gegeben haben, wird der Vorgang des Erschließens von Genogrammen reduziert auf den Rückgriff auf alltagsweltliches, unreflektiertes Wissen, was zu seiner Prominenz unzweifelhaft beigetragen hat. Größere Ansprüche an Analytik werden der Leserschaft nicht zugemutet.

In meinem Ansatz dient Genogrammarbeit in helfenden Berufen dazu, einzelne Menschen und Familien, die in Not geraten sind, in ihrer Not zu verstehen und zu deren Linderung einen Beitrag zu leisten. Alltagswissen ist dabei sicher hilfreich, es genügt aber nicht. Damit Genogrammarbeit das erforderliche Niveau an Fachlichkeit erreichen kann, ist es notwendig, genau zu bestimmen, wovon man spricht. Das erfordert, die Grundlagen der verwendeten Konzepte zu klären und darzulegen. Damit befasse ich mich in diesem Kapitel. Meinen Ansatz der Genogrammarbeit werde ich nur wo nötig ausbreiten, da es um anderes geht, nämlich um Forschung auf der Grundlage von Genogrammen.[1]

Menschenbild: Jemand hielt mir mal entgegen, von einem bestimmten Menschenbild auszugehen, sei normativ. Dem ist nichts entgegenzusetzen. Wenn ich mich für das nun zu skizzierende Menschenbild entscheide, dann wende ich mich gegen andere Menschenbilder, zum Beispiel gegen solche, in denen Menschen, wie bei Pawlow, mit einem Hund gleichgesetzt und auf ein Reiz-Reaktions-Schema reduziert werden, auch gegen andere Reduktionismen, wie die Reduktion von Menschen auf ihr Hirn. Ebenso wenig kommt für mich ein cartesianisches Menschenbild infrage, das ist die Gegenüberstellung vom Menschen und der Welt, in der er lebt (Hildenbrand, 2021, 2023b).

Nun zu dem von mir zugrunde gelegten Menschenbild: Menschen zeichnen sich dadurch aus, dass sie sich in eine mehr oder weniger offene Zukunft hinein entwerfen. Grundlage des Entwurfs sind die Möglichkeiten, die sich ihnen bieten. Zunächst ist das Vorgegebene zu bestimmen: Man wird in bestimmte Zeitverhältnisse, in eine Schicht, in eine Familiengeschichte hineingeboren. Auch die von den Vorfahren ererbte genetische Disposition, die Anlagen, gehören dazu. Um ein schlichtes Beispiel zu verwenden: Ist jemand mit der Konstitution eines Pyknikers (ich verwende diesen Begriff hier alltagssprachlich) zur Welt

1 Jedoch erlaube ich mir, auf die entsprechenden, dazu vorliegenden Werke zu verweisen: Hildenbrand, 2018, 2021, 2024 (6. Aufl.). Zur Abfolge vergleiche mein Nachwort zu 2024 auf meiner Website: https://bruno-hildenbrand.de.

gekommen, neigt er also zu einem fülligen Körperbau, sollte er von dem Gedanken Abstand nehmen, eine Karriere als Skispringer anzustreben.

Dieses Vorgegebene ist dem Menschen zur Gestaltung aufgegeben, und, um beim Beispiel zu bleiben: Der Pykniker könnte, wenn es denn unbedingt eine Karriere im Wintersport sein muss, weil er im Allgäu aufgewachsen ist, Georg Hackl (dem Hackl Schorsch) nacheifern und Rodler werden. Zur Disposition stehen dem Menschen Möglichkeiten: Darunter sind solche, für die etwas spricht, und solche, für die nichts spricht. Für den Skispringer spricht hier nichts, für den Rodler einiges. Um dies zu erkennen, muss man kein Mediziner sein, es reicht eine Anleihe bei der Lebenspraxis, anders formuliert: Milieukenntnis.

Familienbild: Es genügt nicht, sich auf ein klar umrissenes Menschenbild zu beziehen. Ein solches sollte auch auf ein entsprechendes Familienbild verweisen. Dabei genügt es nicht, sich auf seine alltagssprachlichen oder politisch-ideologischen Annahmen zu verlassen. Beispielsweise haben wir bei unseren Untersuchungen zum Kindesschutz festgestellt, dass in Jugendämtern Familienbilder präsent sind, in denen die Familie auf die Mutter-Kind-Dyade oder gar das Kind auf eine Monade reduziert wird, die familienlos in der Welt steht. Oder man spricht von der Großfamilie und verkennt, dass das ein Mythos ist (Funcke u. Hildenbrand, 2018), der auf schieren Zahlen oder Stereotype gründet (Hildenbrand, 2023a).

Gehen wir der Sache auf den Grund: Menschheitsgeschichtlich betrachtet, ist die Triade, bestehend aus Vater, Mutter und Kind, die Grundlage der Familie als einer sozialisatorischen Einheit. Voraussetzung für ihr Entstehen ist das Inzesttabu (Claude Lévi-Strauss, 1984). Soziologisch betrachtet hat Georg Simmel (1908/1983) die herausragende Bedeutung der Zahl Drei für Interaktionsverhältnisse herausgestellt. Dass dies jeweils keine theoretischen Hirngespinste sind, haben E. Fivaz-Depeursinge und A. Corboz-Warnery (2001) nachgewiesen. Dorett Funcke und ich (2009) haben die Probe aufs Exempel gemacht und die Triade aus ihrer Abwesenheit heraus untersucht. Wir haben Familienverhältnisse in Augenschein genommen, in denen in der Triade einer oder zwei fehlen. Ulrich Oevermann (2000) hat schließlich die Triade auf drei Generationen erweitert, auf die Heptade, unter Einschluss der Großeltern väterlicherseits wie auch mütterlicherseits. Das ist der Personenbestand, der für die Rekonstruktion eines Genogramms unerlässlich ist. Werden bei dieser Genogrammrekonstruktion über drei Generationen hinweg auch die Seitenverwandten berücksichtigt, hat man vor sich ein vollständiges Verwandtschaftssystem.

Erforderliche Ergänzungen: Um diese Konzepte abzurunden, halte ich es für unerlässlich, sie um folgende Aspekte zu erweitern, zunächst um das Familienparadigma (Reiss, 1981). Es beschreibt die Sicht der Familie auf ihre Welt. Im

Sinne von Peter L. Berger und Thomas Luckmann (1971) ist das die soziale Konstruktion der Wirklichkeit von Familien (Konstruktion ist hier im Sinn von »Aufbau« gemeint, entsprechend Alfred Schütz, 1932/1960). Das nächste Konzept ist das der Familiengrenzen. Familien haben zwei widersprüchliche Aufgaben, erstens, sich gegenüber ihrer sozialen Umwelt abzuschließen, um einen Schonraum zu schaffen, der dem Nachwuchs gedeihliche Umstände des Aufwachsens ermöglicht. Zweitens, diese Familiengrenzen in angemessener Frist zu öffnen, um die Ablösung des Nachwuchses aus der Familie vorzubereiten. Nimmt man beide Konzepte zusammen, spricht man von Integration (nach innen) und Adaptation (nach außen). Es war F. D. Olsen (2000), der diese Konzepte aufgriff und für familienbezogene Ansätze fruchtbar machte. Er spricht in diesem Zusammenhang vom »Circumplex-Modell« (für eine grafische Darstellung s. Funcke u. Hildenbrand, 2018, S. 211).

Damit bin ich am Ende dieses Kapitels angelangt. Mein Ziel war es, darauf aufmerksam zu machen, dass Fachleute, die mit Familien arbeiten, gut daran tun, sich darüber zu vergewissern, wovon sie sprechen und welche Konzepte sie für geeignet halten, um ihr Herangehen auf eine solide Grundlage zu stellen. Alltagswissen schadet dabei nicht, bedarf aber einer gründlichen Reflexion.

Zu guter Letzt: Man wirft meinem Ansatz der Genogrammarbeit vor, er sei extrem (Aschermann, Spath u. Rohr, 2022, S. 139). Geht man der Bedeutung der Wörter, die man eben mal so verwendet, auf den Grund, dann bietet das Wörterbuch für »extrem« folgende Bedeutung an: »An die äußerste Grenze gehend« (wie das bei jeder ernsthaft betriebenen Tätigkeit der Fall ist). In leicht verständliche Sprache übersetzt, heißt das: Genogrammarbeit ist anstrengend. Jedoch: In der Arbeit mit Menschen, die aus einer Not heraus Beistand benötigen (für diese Arbeit ist Genogrammarbeit mitunter sinnvoll), kann man nicht gründlich genug vorgehen. Daher lasse ich mich von dieser Kritik nicht beeindrucken. Man hat keine Alternative, als bei der Genogrammarbeit in helfenden Zusammenhängen an die Grenze, ins Extrem zu gehen. Anfechtungen, dem süßen Gift der Vereinfachung bei der Genogrammarbeit zu widerstehen, verweigere ich mich beharrlich.

Ein anderes Thema, das mit dem vorigen zusammenhängt: Mit dem Sachverhalt, dass die menschliche Welt eine von Grund auf gedeutete ist, scheint so mancher nicht zurechtzukommen. Das Extreme an meinem Ansatz der Genogrammarbeit liegt nach Ansicht der Bedenkenträger wohl daran, dass ich diese für eine unabweisbar hermeneutische, das heißt sinnverstehende, Tätigkeit halte, die nicht standardisierbar ist, weder durch Werkzeugkästen noch durch Checklisten (Hildenbrand, 2020). Und schließlich: Was man noch nie gehört hat, kennt man nicht, mag man nicht.

Ein eindrucksvolles Beispiel dafür, dass so mancher mit dem Deuten fremdelt, ist in der polnischen Serie »1670« zu finden, die derzeit bei Netflix abzurufen ist. In ungefähr der vierten von acht Folgen treffen sich zwei Ehepaare. Das eine stammt aus dem polnischen Landadel, das andere ist ein städtisches Kaufmannspaar. Der Feudalismus befindet sich im Niedergang. Aus der Perspektive des Landadels werden Kaufleute als standesunwürdig, weil unseriös, erachtet. Jedoch ist die Abneigung wechselseitig. Das Treffen dient einer bedeutenden Angelegenheit: Der Sohn des Ehepaars aus dem Landadel, der eine stattliche Erbschaft zu erwarten hat, soll – trotz dieser Animositäten – die Tochter der Kaufleute heiraten, und die jeweiligen Eltern sind zusammengekommen, um sich gegenseitig zu beschnuppern. Die beiden Väter treten mit Imponiergehabe auf. Der Kaufmann lässt unablässig seine Weltgewandtheit durchblicken, mischt in seine Rede ständig französische Vokabeln, verweist auf Jean de La Fontaine, den Fabeldichter, und hebt an: »Der Fuchs kommt an einem Baum vorbei, auf dessen Spitze ein Rabe sitzt. Er spricht ihn an.« Weiter kommt er nicht, denn brüsk unterbricht ihn der Landedelmann und sagt mit einem verächtlichen Lächeln: »Der Fuchs kann doch gar nicht sprechen!« Seine Frau und seine Tochter werfen beschwichtigend ein: »Das ist doch eine Fabel.« Das beeindruckt ihn nicht, weil er nicht weiß, was eine Fabel ist, und er beharrt auf seinem Einwand. Aber auch der Kaufmann hat sich blamiert, denn er hat die Sache falsch eingefädelt. Im Original trägt der Rabe einen Käse im Schnabel, auf den es der Fuchs abgesehen hat. Das hat der Kaufmann vergessen. Damit geht auch verloren, dass diese Fabel die aktuelle Situation auf einer Metaebene kommentiert. Dies zu erkennen, erfordert die die komplexe Aufgabe des Deutens, an der beide Gockel scheitern (de La Fontaine, 1995).

Die Grounded Theory als Grundlage der Forschung auf der Basis von Genogrammen

Der Ertrag, den die Genogrammarbeit, wie ich sie verstehe, für die Forschung bereitstellt, liegt darin, dass mit einer Genogrammanalyse lege artis Muster einer Familie herausgearbeitet werden können. Unter Muster verstehe ich *Deutungsmuster,* die zeigen, wie eine Familie sich ihre Welt deutend zurechtlegt, sowie *Orientierungsmuster,* die die Wege einer Familie durch die familiale wie auch durch die außerfamiliale Welt leiten.

Nun ist zu bestimmen, welche Forschungsmethodik zu den bisher vorgestellten Konzepten passt. Von Deutungen war immer wieder die Rede. Entsprechend werden für eine Forschung auf der Grundlage von Genogrammen Ansätze benötigt, die dem interpretativen Charakter sozialer Welten gerecht werden. Es bieten sich an dieser Stelle an: die Ethnomethodologie, die Grounded Theory, die sich aus dem Symbolischen Interaktionismus herleitet (Bergmann u. Hildenbrand, 2018; Strauss, 1998), sowie die Objektive Hermeneutik (Oevermann, 2000). Ich werde mich in diesem Kapitel auf die Grounded Theory beziehen, weil sie sich in allen Forschungsprojekten meines Berufslebens als zielführend erwiesen hat.

Sequenzanalyse: Auf der Grundlage des von mir bereits skizzierten Menschenbildes und des Konzepts der Wahlen auf der Grundlage von Möglichkeiten, für die *etwas* spricht, und solche, für die *nichts* spricht, liegt die Verwendung der Sequenzanalyse auf der Hand. Dieses Verfahren besteht darin, mit einer Sequenz zu beginnen und gedankenexperimentell zu entwickeln, welche Anschlüsse sich als Nächstes anbieten. Was bei Oevermann (2002) Sequenzanalyse heißt, nennt Strauss »Mikroskopische Analyse« (Strauss, 2004; Hildenbrand, 2004). Während Oevermann sich bei der Begründung der von ihm entwickelten Sequenzanalyse kaum eingrenzen kann, fokussiert Strauss bei seiner »mikroskopischen Analyse« erwartungsgemäß auf deren Praxis beziehungsweise Pragmatik und zeigt sich in Bezug auf Begründung sparsam.

Kodieren: Die elementare Operation der Grounded Theory ist das Kodieren. Dabei stellt man an das erhobene Datenmaterial Fragen nach den »Bedingungen, der Interaktion zwischen den Akteuren, den Strategien und Taktiken, den Konsequenzen«. Strauss nennt dies das »Kodierparadigma« (Strauss, 1998, 56–65). Wird auf das Kodieren verzichtet, entgleist die wissenschaftliche Untersuchung in eine Nacherzählung des vorhandenen Materials.

Theoretical sampling: bezieht sich auf die Art der Datenerhebung und die Entscheidung, welche Daten auf Grundlage der sich aus diesem Material ergebenden Kategorien weiter erhoben werden sollen. Doch während Strauss quer durch die Fälle, das sind komplexe Lebensrealitäten von Individuen, Familien, Gruppen usw., vergleicht, rekonstruiere ich zunächst einen Fall in seiner Gesamtgestalt. Von dem dabei erzielten Ergebnis aus entwerfe ich gedankenexperimentell einen Fall, der zu dem in seiner Gesamtgestalt rekonstruierten Fall maximal kontrastieren würde. Aus diesem kontrastierend erreichten Abstand entwerfe ich gedanklich den nächsten Fall. Wenn ich den Zustand erreicht habe, dass ich mich dem Stadium eines sich sättigenden Aussagezusammenhangs nähere, schließe ich den Prozess des theoretical sampling ab und beginne mit der Ausarbeitung einer Monografie zum Untersuchungsgegenstand.

Formale und materiale Theorie: In der Gründungsschrift der Grounded Theory (Glaser u. Strauss, 2010) wird die Frage nach dem Verhältnis einer formalen zu einer materialen Theorie in einem eigenen Kapitel abgehandelt. Glaser und Strauss stellen fest, dass die meisten auf Material bezogenen Forschenden die Formulierung einer formalen Theorie vermeiden. Andernfalls müssten sie mit Abstraktionen auf höherer Ebene arbeiten und sich vom Material und den Akteuren entfernen. Strauss nennt das »Depersonalisierung« (2010, S. 106).[2]

Mit dem Begriff »Depersonalisierung« stellen die Autoren die Schlüsselfrage einer jeden *Verstehenden Soziologie.* Wo die naturwissenschaftliche Weltsicht auch in den Humanwissenschaften regiert, gilt das Credo: »Ein Fall ist kein Fall.« Auch die Sozialwissenschaften haben sich diesem Diktat unterworfen. Jedoch: Wo das Diktat der großen Zahl herrscht, haben einzelfallbasierte Studien es schwer, sich durchzusetzen.

Lassen Sie mich einen Blick auf die Entwicklung dieses Diktats werfen. Wilhelm Windelband, einer der wesentlichen Diskutanten in dieser Angelegenheit, sprach in seiner Straßburger Rektoratsrede im Jahr 1894: »Immer aber ist der Erkenntniszweck der, dass ein gebildetes Menschenleben, welches in einmaliger Wirklichkeit sich dargestellt hat, in dieser seiner Tatsächlichkeit reproducirt und verstanden werde« (Windelband, 1894, S. 11).

Gegenstände der Naturwissenschaft unterscheiden sich von denen der Humanwissenschaft elementar. Darauf weist Windelband hin, indem er vom gebildeten Menschenleben spricht. Sich bilden heißt, wie ausgeführt, Menschen entwerfen sich in eine offene Zukunft hinein. Gegenstände der Natur entwerfen sich nicht. Menschen treffen im Entwerfen Wahlen. Diese zu rekonstruieren, ist Aufgabe eines verstehenden Zugangs. Darauf geht auch Windelbands Gegenüberstellung der nomothetischen und idiografischen Methoden zurück (Blankenburg, 1981).

Es ist nicht weiter erklärungsbedürftig, wenn ein Soziologe, der sich dem Einzelfall und der Möglichkeiten, sich ihm zu nähern, bei der Psychiatrie kundig macht. Vorzugsweise tut er das bei jenen ihrer Zweige, die sich nicht vom naturwissenschaftlichen Paradigma haben vereinnahmen lassen. In solchen Zusammenhängen hat man es nolens volens mit einzelnen Menschen als Fällen zu tun. Wenn auch der Soziologe es vorzieht, den Blick auf den Menschen auf dessen In-der-Welt-Sein zu erweitern, primär auf die Familie. Geeignete Gesprächspartner findet der Soziologe in der anthropologischen Psychiatrie (Blankenburg, 2007).

Der Grounded Theory wird mitunter vorgeworfen, sie sei gegenüber Strukturen blind. Das ist Unfug (siehe das Konzept der Bedingungsmatrix, Corbin u. Strauss, 1991, S. 457; Strauss, 1993; Hildenbrand, 2007). Dazu nenne ich nachfolgend zwei Beispiele.

2 Für ein Beispiel, wie sich Glaser und Strauss als materiale Soziologen begriffen haben, vgl. ihre Publikation aus dem Jahr 2010.

Erstes Beispiel: Als Mitarbeiter der Psychiatrischen Klinik der Philipps-Universität Marburg (ärztlicher Direktor: Wolfgang Blankenburg) entwickelte und bearbeitete ich außerhalb des Stationsalltags, wo ich ebenfalls Aufgaben hatte, das Forschungsprojekt »Familiensituation und alltagsweltliche Orientierung Schizophrener«. Die ersten der in diesem Projekt bearbeiteten Fälle waren Familien, auf die das Konzept der Innenzentrierung zutrifft. Dem Circumplex-Modell von Olsen (2000) entsprechend waren das Familien mit hoher Kohäsion und schwacher Flexibilität. Die Einzelfälle sahen natürlich anders aus und waren keineswegs Abbilder des Modells, wie meist, aber die Zuschreibung der hohen Kohäsion war zutreffend.

Dem theoretical sampling entsprechend begaben wir uns, die Forschenden, auf die Suche nach einem maximalen Kontrast. Diesen spielte uns gewissermaßen der Zufall zu, als ein Sohn aus einer Hoteliersfamilie, Bernhard Hoffmann, auf der Nachbarstation aufgenommen wurde. Ihn und seine Familie wählten wir aufgrund des angestrebten Vergleichs zu innenzentrierten Familien als möglichen Kontrastfall aus. Die Schlüsselszene im Rahmen dieser Familienstudie bezog sich auf die im Familiengespräch geäußerte Frage der Eltern des Patienten: »Wer soll bemerken, dass Bernhard krank wird?« Die Antwort der Mutter war: »Der Koch. Der hat aber auch nichts gemerkt.« Währenddessen verhält sich der Vater im Hintergrund, bestätigt aber, den Koch betreffend, die Aussage seiner Frau. Anhand dieser Familie entwickelten wir das Konzept der »veröffentlichten Familie« (dieser Ausdruck ist nicht eindeutig. Besser wäre gewesen: »eine sich der Öffentlichkeit aussetzende Familie«; Hildenbrand, 1991).

Später entschloss ich mich zu einem minimalen Kontrast, den ich in Gestalt einer Hoteliersfamilie aus einer benachbarten Kleinstadt unweit vom Heimatort der Hoffmanns fand. Keiner der Nachkommen aus dieser Familie wies zum Zeitpunkt der Untersuchung eine psychische Krankheit auf. Wir stießen dort auf eine Erzählung, vergleichbar mit der Reaktion auf die Frage, wer bemerken soll, dass Bernhard krank wird:

Eine sich in der Adoleszenz befindende Tochter der Familie hatte eine Gürtelrose entwickelt und wurde stationär in einem 40 Kilometer entfernten Krankenhaus behandelt. Mit ihren Aufgaben im Betrieb konnte die Mutter der Patientin ihren Wunsch, die Tochter täglich zu besuchen, nicht vereinbaren. In dieser Situation verfielen die Eltern auf eine mit der zuständigen Aufsichtsbehörde sicher nicht abgesprochene und auch nicht absprechbare Lösung: Sie holten die Tochter nach Hause und stellten ein Bett in die Hotelküche, sodass die Patientin ständig Ansprache hatte. Das ist strukturell eine ganz andere Lösung als die, die hinter der Frage steht, wer bemerken soll, dass das eigene Kind krank wird (um einem naheliegenden Irrtum vorzubeugen: Ich spreche in solchen Fällen nicht von Kausalzusammenhängen, sondern von Wirkungszusammenhängen).

Das dritte Konzept, das wir in diesem Forschungsprojekt entwickelt haben, war das der »widersprüchlichen Innen-Außen-Orientierung«. Dieses Konzept findet sich im Unterschied zu den beiden anderen in der Literatur nicht (ich nutzte damals gern die Gelegenheit, unsere Konzeptbildung mit Helm Stierlin, 1980, und seiner Arbeitsgruppe in Heidelberg zu besprechen).

Im Abschluss des laufenden Projekts wechselte ich zu Ulrich Oevermann an die Johann Wolfgang Goethe-Universität in Frankfurt. Oevermann legte mir nahe, meinen biografischen Ansatz methodisch zu schärfen durch die Erfassung von Genogrammen, die dann einer sequenziellen Analyse unterzogen werden.

40 Jahre später griff ich den Fall, an dem ich das Konzept der widersprüchlichen Innen-Außen-Orientierung entwickelt hatte, wieder auf und unterzog ihn einer erneuten Analyse. Dabei untersuchte ich unter anderem die Erstmanifestation der schizophrenen Psychose (inzwischen hatte sich diese psychiatrische Terminologie zum wiederholten Mal geändert, damals galt die hier verwendete noch) bei Frank Wellke (Hildenbrand, 2021) und stellte fest, dass der Vorschlag von Luc Ciompi, sich dem Phänomen Schizophrenie auf Grundlage seiner Theorie der Affektlogik zu nähern, in der Analyse der beschriebenen Erstmanifestation einen Widerhall findet (Ciompi, 2021, S. 117).

Zweites Beispiel: In den Jahren 2010 bis 2021 untersuchten wir im Rahmen des Sonderforschungsbereichs 580 an den Universitäten Jena und Halle-Wittenberg die Transformation der Jugendhilfe in Ost und West. In Ostdeutschland war das eine doppelte Transformation: Nicht nur wurde das totalitäre System der Jugendhilfe von Margot Honeckers Gnaden ersetzt, auch das Paradigma, das man mit dem Stichwort »Betroffenenbeteiligung« charakterisieren kann, wurde geändert. Für die Jugendämter in Westdeutschland bestand die zentrale Herausforderung darin, die Klientel in ihrem Prozess der Entscheidungsfindung ernst zu nehmen, indem sie daran beteiligt wird.

Wir begannen unser Projekt, in welchem wir aus wohlerwogenen, sozialstrukturell definierten Gründen vier Jugendämter in Deutschland untersuchten, damit, dass wir Genogramme der maßgeblichen Leitungspersonen in diesen Ämtern rekonstruierten. Das mag Fragen aufwerfen, hat aber einen guten Grund: Beide Transformationen waren fundamental, und wer sie ernst genommen und nicht einfach ausgesessen oder nicht ohnehin bereits praktiziert hat, dem zog es unter Umständen den Boden unter den Füßen weg. Das damit verbundene Geschehen hatte also in der Bewältigung einen beachtlichen personalen Akzent. Jemand musste die Sache in die Hand nehmen. Wir konnten zeigen, dass man zum Wie der zu untersuchenden Krisenbewältigung einen verstehenden Zugang findet, wenn man die aus der Genogrammanalyse erschlossene Fallstruktur der maßgeblichen Agenten des Wandels nicht kausal, sondern in Form eines Wirkungszusammenhangs zugrunde legt.

Wir konnten die Art und Weise, wie diese geforderten Transformationen ins Werk gesetzt wurden und welchen Akzent sie trugen, wie die Mitarbeiterinnen dabei mitgenommen wurden, auf die aus dem jeweiligen Leitergenogramm erschlossenen Fallstrukturen zurückführen (oder andersherum: Man hätte daraus auch Prognosen über das Wie des Transformationsverlaufs entwickeln können, aber das weiß man immer erst ex post).[3]

Damit war die Forschung allerdings noch nicht beendet. Wir erschlossen Klientenfamilien aus ihren Genogrammen und entwickelten daraus Hypothesen über die an das Jugendhilfepersonal vom Fall gestellten Anforderungen. Schließlich begleiteten wir das Jugendamtspersonal bei Hausbesuchen (Hildenbrand, 2023a). Wo es etwas zu zählen gab, zählten wir. Beispielsweise werteten wir Jugendhilfemaßnahmen in den einzelnen Jugendämtern nach den Kriterien Zuschreibung von Autonomie/Verweigerung von Autonomie aus und verglichen auf dieser Grundlage die Jugendämter miteinander.

Über Risiken und Nebenwirkungen

Wer mit dem Wissenschaftsbetrieb vertraut ist, mag erahnen, worin die Risiken des vorgetragenen Forschungsansatzes auf der Grundlage von Genogrammen bestehen. Schon die kleinen Fallzahlen bergen Risiken. Die Forschung mit wenigen Fällen wird, wie bereits erwähnt, von den Anhängern der nomothetischen Forschung, die meist mit Alternativen nicht vertraut sind, als solche nicht anerkannt, allenfalls in einer Initialphase der Untersuchung.

Die Nebenwirkungen bestehen darin, dass jemand, der an der Einzelfallforschung und ihrer Fülle geschnuppert hat, ein Leben lang daran Gefallen findet. Hört diese Person von »Normen« und »Werten«, wird sie vorhersehbar fragen: Und wie sieht das im wirklichen Leben aus? Bekommt sie kein Beispiel geboten, wendet sie sich ab.

Aber es gibt einen Ausweg, allerdings mit weiteren Risiken; er besteht in der Klinischen Soziologie (Hildenbrand, 2019). »Klinisch« heißt im übertragenen Sinn, dass die Grundlage einer Untersuchung am Einzelfall beobachtete und lebensweltlich geprüfte Aussagen im Kontext einer materialen Soziologie bildet. Die Klinische Soziologie als »angewandte Soziologie« zu verstehen, ist aufgrund der Nähe dieses Begriffskompositums zu den Ingenieurwissenschaften zu oberflächlich und deshalb unbrauchbar. Schließlich hat die Klinische Soziologie ihre Wurzeln im Symbolischen Interaktionismus.

3 Zum Projektabschlussbericht siehe Bohler, Engelstädter, Franzheld und Hildenbrand, 2012.

Der Begriff der Klinischen Soziologie geht auf Louis Wirth (1931) zurück. Als Dozent an einer damals im nationalen Vergleich bedeutungslosen Universität im Süden der USA entwickelte, praktizierte und publizierte er dieses Konzept. Jedoch: Kaum hatte ihn der ersehnte Ruf an die Universität von Chicago ereilt, die Heimstatt des Symbolischen Interaktionismus, verlor er sein Interesse an ihm.

Wer demgegenüber an der Klinischen Soziologie festhält und sich gleichwohl als Soziologe versteht, muss sich innerhalb der Soziologie mit einer Randposition zufriedengeben, wie Strauss eben auch (1993, siehe mein Nachwort in der deutschen Übersetzung). Unabhängig vom Feld, in dem man aktiv wird, wird der Klinische Soziologe zu einem Helden des Absurden; ein absurder Held ist er ohnehin.

Anselm Strauss hat den Begriff der Klinischen Soziologie nicht benutzt. Seine Grounded Theory, auch in der Formulierung der »formalen Grounded Theory«, ist nach meinem Verständnis Klinische Soziologie und bedarf der Etikettierung als Klinische Soziologie nicht.

Fazit für die Forschungspraxis

Datenerhebung: Erstens gilt es trivialerweise festzustellen, ob die Genogrammerhebung das geeignete Verfahren für dieses Forschungsvorhaben ist. Zweitens sollten die Probanden vorab erfahren, was mit diesem Verfahren auf sie zukommt. Wir bereiteten einmal eine Bauernfamilie auf das Familiengespräch dadurch vor, dass wir ein Gespräch über die Familiengeschichte ankündigten. Die Bäuerin kopierte daraufhin die fraglichen Seiten aus dem Kirchenbuch und präsentierte sie uns gleich am Anfang. Damit sei die Sache erledigt, dachte sie. Wir bedankten uns höflich für diese Vorarbeit und wiesen darauf hin, dass wir zunächst an der erzählten Familiengeschichte und dann erst an den Daten aus dem Kirchenbuch interessiert seien. Darauf ließ sich diese Familie ein. Soweit zur Datenerhebung. Das Fazit lautet: Milieus sind unterschiedlich narrationsaffin, darauf muss man vorbereitet sein.

Nun zur Datenanalyse: Bei der Zusammenstellung der Arbeitsgruppe ist darauf zu achten, dass die Mitarbeitenden bereit sind, sich auf den Pfad des Klinischen Soziologen und der von ihm verwendeten Methoden zu begeben und gegebenenfalls ihre Karriere zu riskieren, weil der Klinische Soziologe für gewöhnlich nicht mit den Wölfen heult (im Milieu der Anwender von Genogrammarbeit gibt es derer viele). Das ist allerdings eine unzulässige Zumutung, der Klinische Soziologe möge sich mit dem Geben von Impulsen bescheiden.

Literatur

Aschermann, E., Spath, K., Rohr, D. (2022). Genogramme in Beratung und Therapie. Teil 2: Ergebnisse einer Mixed-Methods-Studie in Deutschland. Familiendynamik, 47 (2), 134–140.

Berger, P. L., Luckmann, T. (1971). Die gesellschaftliche Konstruktion der Wirklichkeit (2. Aufl.). Frankfurt a. M.: Fischer.

Bergmann, J., Hildenbrand, B. (2018). Rezeption des Symbolischen Interaktionismus und der Ethnomethodologie in der deutschsprachigen Soziologie. In S. Moebius, A. Ploder (Hrsg.), Handbuch Geschichte der deutschsprachigen Soziologie. Bd. 1: Geschichte der Soziologie im deutschsprachigen Raum (S. 619–635). Wiesbaden: Springer VS.

Blankenburg, W. (1981). Nomothetische und idiografische Methodik in der Psychiatrie. Schweizer Archiv für Neurologie, Neurochirurgie und Psychiatrie, 128 (1), 13–20.

Blankenburg, W. (2007). Psychopathologie des Unscheinbaren. Berlin: Parodos.

Bohler, K. F., Engelstädter, A., Franzheld, T., Hildenbrand, B. (2012). Transformationsprozesse der Kinder- und Jugendhilfe in Deutschland nach 1989. In H. Best, E. Holtmann (Hrsg.), Aufbruch der entsicherten Gesellschaft. Deutschland nach der Wiedervereinigung (S. 280–302). Frankfurt a. M./New York: Campus.

Camus, A. (1972). Der glückliche Tod. Toman. Reinbek bei Hamburg: Rowohlt.

Ciompi, L. (2021). Ciompi reflektiert. Wissenschaftliches, Persönliches und Weltanschauliches aus der Altersperspektive. Göttingen: Vandenhoeck & Ruprecht.

Corbin, J., Strauss, A. L. (1991). Tracing lines of conditional influence – matrix and paths. In A. L. Strauss (ed.), Creating sociological awareness (S. 455–462). New Brunswick/London: Transaction Publishers.

Fivaz-Depeursinge, E., Corboz-Warnery, A. (2001). Das primäre Dreieck. Vater, Mutter und Kind aus entwicklungstheoretisch-systemischer Sicht. Heidelberg: Carl-Auer.

Funcke, D., Hildenbrand, B. (2009). Unkonventionelle Familien in Beratung und Therapie. Heidelberg: Carl-Auer.

Funcke, D., Hildenbrand, B. (2018). Ursprünge und Kontinuität der Kernfamilie. Einführung in die Familiensoziologie. Wiesbaden: Springer VS.

Glaser, B. G., Strauss, A. L. (2010). Grounded Theory: Strategien qualitativer Forschung (3., unveränd. Aufl.). Bern: Hans Huber. (Orig. 1967: The discovery of grounded theory. Strategies for qualitative research. New York: Aldine de Gruyter.)

Hildenbrand, B. (1991). Alltag als Therapie. Ablöseprozesse Schizophrener in der psychiatrischen Übergangseinrichtung. Bern u. a.: Hans Huber.

Hildenbrand, B. (2004). Gemeinsames Ziel, verschiedene Wege: Grounded Theory und Objektive Hermeneutik im Vergleich. Sozialer Sinn, 2, 177–194.

Hildenbrand, B. (2007). Mediating structure and interaction in Grounded Theory. In A. Bryant, K. Charmaz (eds.), The SAGE Handbook of Grounded Theory (S. 511–536). Los Angeles u. a.: Sage.

Hildenbrand, B. (2018). Genogrammarbeit für Fortgeschrittene. Vom Vorgegebenen zum Aufgegebenen. Heidelberg: Carl-Auer.

Hildenbrand, B. (2019). Klinische Soziologie. Ein Ansatz für absurde Helden und Helden des Absurden (2. Aufl.). Wiesbaden: VS, Verlag für Sozialwissenschaften.

Hildenbrand, B. (2020). »Hast du Hammer, Zange, Draht, kommst du bis nach Leningrad« oder: Das Werkzeug und die praktische Urteilskraft. Kontext, 51 (4), 354–336.

Hildenbrand, B. (2021). Grundlagen der Genogrammarbeit: Die Lebenswelt als Ausgangspunkt sozialpsychiatrischer Praxis. Göttingen: Vandenhoeck & Ruprecht.

Hildenbrand, B. (2023a): Fallverstehen, Begegnung und Verständigung. Grundlagen berufsfachlichen Handelns im Kinderschutz. Baden-Baden: Ergon.

Hildenbrand, B. (2023b). Warum ein Klinisches Soziolog der Sozialpädagogik aus dem Weg gehen sollte [und umgekehrt]. In S. Großkopf, M. Winkler (Hrsg.), Die Macht der Pädagogik (S. 73–94). Baden-Baden: Ergon.
Hildenbrand, B. (2024). Einführung in die Genogrammarbeit (6. Aufl.). Heidelberg: Carl Auer.
La Fontaine, J. de (1995). Fabeln. Gesamtausgabe mit 320 Illustrationen von Gustave Doré. München: I. P. Verlagsgesellschaft International Publishing GmbH.
Lévi-Strauss, C. (1984): Die elementaren Strukturen der Verwandtschaft (3. Aufl.). Frankfurt a. M.: Suhrkamp.
McGoldrick, M., Gerson, R. (1990). Genogramme in der Familienberatung. Bern u. a.: Hans Huber.
Oevermann, U. (2000). Die Methode der Fallrekonstruktion in der Grundlagenforschung sowie der klinischen und pädagogischen Praxis. In K. Kraimer (Hrsg.), Die Fallrekonstruktion. Sinnverstehen in der sozialwissenschaftlichen Forschung (S. 58–156). Frankfurt a. M.: Suhrkamp.
Olsen, D. (2000). Circumplex Model of Marital and Family Systems. Journal of Family Therapy, 22 (2), 144–167.
Reiss, D. (1981). The family's construction of reality. Cambridge u. a.: Harvard University Press.
Schütz, A. (1932/1960). Der sinnhafte Aufbau der sozialen Welt. Wien: Springer.
Simmel, G. (1908/1983). Soziologie. Untersuchungen über die Formen der Vergesellschaftung (6. Aufl.). Berlin: Duncker & Humblot.
Stierlin, H. (1980). Eltern und Kinder. Das Drama von Trennung und Versöhnung im Jugendalter. Frankfurt a. M.: Suhrkamp.
Strauss, A. L. (1993). Continual permutations of action. New York: Aldine de Gruyter. (Dt. Übers. in Vorb., mit einem Nachwort von Bruno Hildenbrand.)
Strauss, A. L. (1998). Grundlagen qualitativer Sozialforschung. Datenanalyse und Theoriebildung in der empirischen soziologischen Forschung (2. Aufl.). Paderborn: Fink/UTB.
Strauss, A. L. (2004). Analysis through microscopic examination. Sozialer Sinn, 2, 169–176.
Windelband, W. (1894). Geschichte und Naturwissenschaft. Straßburg: Heitz und Mündel.
Wirth, L. (1931). Clinical sociology. American Journal of Sociology, 37 (1), 49–66.

Familienbeziehungen und ihre Bedeutung für die Individuierungsgeschichte Jugendlicher – Zur Arbeit mit Genogrammen in der qualitativen Sozialforschung

Anja Schierbaum

Wie eine »nomische Instanz« (Pitrou, 1995) schiebt sich die Familie zwischen sich entfaltende individuelle Biografien und gesellschaftliche Strukturen, indem sie die Funktionen der Reproduktion und sozialen Platzierung, der Sorge und emotionalen Stabilisierung (Kaufmann, 2019, S. 157 f., 198 ff.) in Gemeinschaft und Gesellschaft übernimmt. Als eine robuste und auch anpassungsfähige Beziehungs- und Lebensform (Schierbaum, 2022) gestaltet und verhandelt Familie persönliche Beziehungen und Generationenverhältnisse, die die Individuierungsgeschichte Jugendlicher maßgeblich kennzeichnen. Grafisch darstellen lassen sich Familienbeziehungen in Genogrammen. Als Handlungseinheit, die gesellschaftliche und milieuweltliche Einflüsse für sich interpretiert, muss sie jedoch erst *fallrekonstruktiv* erschlossen werden.

Der Beitrag befasst sich mit der Genogrammarbeit in der qualitativen Sozialforschung, die familiale Beziehungsdynamiken erfasst und tradierte familiale Wahrnehmungs- und Handlungsmuster mithilfe objektiver Daten Schritt für Schritt offenlegt. Der Fokus liegt auf der Methode der Genogrammanalyse, die als erster Schritt von Fallrekonstruktionen familial vorgegebene Deutungs- und Orientierungsmuster zugänglich macht (King u. Koller, 2018). Anhand eines Fallbeispiels aus der Adoleszenzforschung werden Familienbeziehungen und die zur Disposition stehenden Anforderungen und familialen Möglichkeiten herausgearbeitet, an denen sich Jugendliche in ihren biografischen Entwürfen abarbeiten.

Zur Genogrammarbeit in der qualitativen Sozialforschung

In der Biografieforschung, der (fallrekonstruktiven) Familienforschung, der Adoleszenz- und Jugendforschung wie auch in der für die Soziale Arbeit bedeutsamen sozialpädagogischen Forschung werden Genogramme eingesetzt, um Familienkonstellationen und (wiederkehrende) Themen im Familiensystem sichtbar zu machen (Bergold, Buschner, Mayer-Lewis u. Mühling, 2017; Miethe,

2014; McGoldrick, Gerson, Petry, 2009). Sie bilden biografische und objektive Ereignisdaten ab, die in grafischer Form den Aufbau und die raumzeitliche Lage einer (Mehrgenerationen-)Familie im sozialen Raum veranschaulichen. Zu erschließen sind Genogramme mittels Sequenzanalyse[1], sodass einzelfallbezogen Muster der familialen Lebensführung und Lebensbewältigung herauszuarbeiten und näher zu bestimmen sind (Hildenbrand, 2005a, 2005b, 2018).[2]

Die Arbeit mit Genogrammen hat sich als eine Methode der Dateninterpretation vor allem im Arbeitsprogramm der fallrekonstruktiven Familienforschung etabliert, die Familie als Beziehungs- und Lebensform auf der Grundlage des Symbolischen Interaktionismus, der Sozialphänomenologie und der Objektiven Hermeneutik (Hildenbrand 2005b) untersucht. Die materiale Analyse der »objektivierbaren Informationen« (Bohler, 1994, S. 18) stützt sich auf den von Bruno Hildenbrand (1991, 1999, 2004, 2005a, 2005b, 2018) entwickelten Ansatz der Genogrammarbeit (hierzu auch der Beitrag von Hildenbrand in diesem Band). Seiner methodischen Vorgehensweise folgend, lassen sich mithilfe der »zentralen lebens- und familiengeschichtlichen Daten über mehrere Generationen« (Hildenbrand, 2005b, S. 32) die milieuweltlichen familialen Beziehungsdynamiken und Entscheidungs- und Handlungsmuster einer Familie herausarbeiten, die sich über Generationen unter gesellschaftlichen Bedingungen herausgebildet haben (Bohler, 2006, S. 52).

Ohne Rückgriff auf (Kontext-)Wissen, also das, was die Familie im Interview oder im familiengeschichtlichen Gespräch über sich, die Familienmitglieder, ihre (familiale) Lebensführung und Generationenbeziehungen erzählt, werden die Genogrammdaten entlang des historisch gewachsenen generationalen Familienaufbaus (Hildenbrand, 2005a, S. 19 ff.; Bohler, 2006) rekonstruiert. Das bedeutet forschungspraktisch für die materiale Analyse, in eine künstliche Naivität zu den Familienerzählungen zu treten und die objektiven Daten über mindestens drei Generationen in ihren historischen, kulturellen und gesellschaftlichen Bezügen zu erschließen. Dazu ist jedes Datum (der Name, das Geburtsdatum, der Geburtsort, der Beruf etc.) für sich zu interpretieren. Es ist nach sinnvollen Anschlüssen zu suchen, um den Zusammenhang von Ereignissen und lebens-

1 Einführend zur Sequenzanalyse siehe Wernet (2006; 2021).

2 Exemplarisch verdeutlichen dies die Studie von Kristina Schierbaum (2020) zur Familiengeschichte Janusz Korczaks, die Studie von Busche (2013) zum »Über-Leben« kurdischer Frauen nach Folter und Flucht, die Untersuchungen von Bohler (2006) sowie Bohler und Franzheld (2020, 2011) zu Klientenfamilien der Jugendhilfe, von Allert (2005) zur politischen Biografie Johannes Raus und den Geschwistern Ratzinger (Allert, 2010), die Studien von Jäckel-Wurzer (2010) zur weiblichen Nachfolge in Familienunternehmen, Funcke (2007) zu Akteurinnen der Transformation in der Kinder- und Jugendhilfe oder auch die von Peter (2006) zur juvenilen Dickleibigkeit von Kindern.

praktischen biografischen Entscheidungen herauszuarbeiten, die Auskunft über die Muster der Lebensführung geben (Schierbaum u. Schierbaum, 2023, S. 384 f.; Schierbaum, 2023, 2017; grundlegend jedoch Hildenbrand, 2005a).

Dabei ist zwischen objektiven Möglichkeiten und tatsächlich realisierten Optionen (Allert, 1998, S. 21) familialer Lebensführung zu unterscheiden. Diese Unterscheidung ist notwendig, um, dem interpretativen Paradigma folgend, darzulegen, wie die Deutungsmuster familialer Lebensführung im biografischen Entwurf der einzelnen Familienmitglieder zur Synthese gebracht werden (Allert, 1998, S. 27). Im Mittelpunkt der materialen Analyse steht also die Frage, wie Handlungen und Orientierungen strukturiert sind (Hildenbrand, 2018, S. 70), um »all das, was Tag für Tag an Anforderungen [auf Individuen, Paare und Familien] einstürmt« zu organisieren und »die entsprechenden Handlungen im Rahmen einer geordneten Lebensführung zu einem funktionierenden und sinnvollen Ganzen zusammenzufügen« (Kudera, 2000, S. 78).

Darin zeigt sich auch die Differenz in der Arbeit mit Genogrammen in der qualitativen Sozialforschung zu der in Beratung und Therapie: In der qualitativen Sozialforschung geht es vornehmlich um die sequenzanalytische Rekonstruktion von tradierten familialen Handlungsmustern mithilfe objektiver Daten – wenn auch die Arbeit mit Genogrammen in der Forschung nicht ohne familienbiografische Erzählungen und ihre Kontextuierungen auskommt.

Zum methodischen Vorgehen in der Genogrammanalyse

Interpretativ erschlossen werden die personenbezogenen, biografischen Ereignisdaten über mindestens drei Generationen losgelöst von den Erzählungen der Befragten, jedoch mit Blick auf die objektiv gegebenen Möglichkeiten. Dazu steigen die Forschenden in einen Prozess des Deutens ein. Sie beginnen in der ersten Generation, den Großeltern, idealiter und am konventionellen Familienmodell ausgerichtet beim Großvater und der Großmutter väterlicherseits, sofern Namen, Geburtsdaten und -orte bekannt sind, um die Entscheidungs- und Handlungsspielräume »für die mit Daten bezeichneten Stationen der Entwicklungsgeschichte (einer) Familie« (Hildenbrand, 2005a, S. 33) zu entdecken und zu beschreiben. Vor dem Hintergrund raumzeitlicher Verhältnisse und der Milieueinbettung sind der Beziehungsstatus des Paares, Kinderzahl und (Verwandtschafts-)Beziehungen zu klären.

Es folgt die Rekonstruktion der biografischen Ereignisdaten der zweiten Generation, in der der Vater von Ego (der interviewten bzw. untersuchten Person, deren Familie erschlossen werden soll) zu identifizieren ist. Von ihm aus ist nach der Wahl einer Partnerin oder eines Partners zu fragen, mit der er eine Familie gründet. Von dort aus wenden sich die Forschenden den Großeltern der ersten Generation auf Seiten der Partnerin (mütterlicherseits) beziehungsweise des Partners zu, um gleichermaßen Schritt für Schritt, sequenzanalytisch von dort aus die Familienstrukturen offenzulegen und sich dann bis zur dritten Generation die Lebenswirklichkeit einer Familie zu erschließen, in der die Kinder zu kennzeichnen und Ego in der Geschwisterreihe zu verorten ist (ausführlich Schierbaum u. Schierbaum, 2023; Schierbaum, 2017; entscheidend jedoch Hildenbrand, 2005a, 2005b, 2018).[3]

Wenn die Forschenden auch versuchen, sich mit künstlicher Naivität die Familienstrukturen zu erarbeiten, so wird diese in einem nächsten Schritt aufgegeben. Es werden Kontextwissen und familienbiografische Erzählungen herangezogen, um die Familienbeziehungen und die entworfenen Entscheidungsmöglichkeiten mit den tatsächlich getroffenen Entscheidungen zu vergleichen und damit die Muster zu benennen, »welche die Lebenspraxis der Akteure in ihrer spezifischen Logik immer wieder hervorbringen« (Hildenbrand, 2005a, S. 16). Im Kern geht es darum, das Besondere der Einzel- und Familienbiografie, das sich unter allgemeinen Bedingungen individuiert hat (Hildenbrand, 2018, S. 65; Hildenbrand, 2005a, S. 17), zu rekonstruieren beziehungsweise darzulegen, inwiefern das familial Vorgegebene im individuellen biografischen Entwurf zum Aufgegebenen wird, an dem sich die sich bildenden Subjekte abarbeiten. Damit rücken »milieuweltliche Gegebenheiten« (Hildenbrand, 2005b, S. 33) und die transgenerationale Weitergabe von Einstellungs- und Handlungsmustern einer Familie in den Mittelpunkt der materialen Analyse.

Zur Arbeit mit Genogrammen in der Adoleszenz- und Jugendforschung

Die Adoleszenz- und Jugendforschung ist ein interdisziplinäres Forschungsfeld, das durch intensive methodologische und methodische Diskussionen gekennzeichnet ist. Reflexive Selbstvergewisserungen einer rekonstruktiv-hermeneutischen Jugendforschung und biografische Ansätze waren jedoch noch bis in die 1990er Jahre eher selten. Dennoch reichen die Anfänge weit zurück: Bereits in

3 Hierzu merkt Hildenbrand (2005b, S. 33) an, dass auch bei Ego begonnen und in der Generationenfolge rückwärts in der Analyse gegangen werden kann, um sich die Fallstrukturhypothesen zur Lebensführung einer Familie zu erarbeiten. Jedoch hat Hildenbrand in den von ihm geleiteten Fallwerkstätten die erste Option, also in der Großelterngeneration zu beginnen, immer der zweiten Option vorgezogen, sich von Ego aus die Familienstrukturen zu erschließen.

den 1920er Jahren entstanden erste Einzelfallstudien auf der Grundlage von Beobachtungen und Interviews. Auch Textanalysen gewannen an Bedeutung, um aus der Perspektive der heranwachsenden jungen Menschen selbst jugendliche Lebenswelten zu beschreiben und Entwicklungs- und Identitätsbildungprozesse in der Adoleszenz zu untersuchen. Die Analyse biografischer Ereignisdaten bildete jedoch keinen Forschungsansatz, um sich biografische Dispositionen und Muster familialer Lebensführung auch über die Selbstdeutungen Jugendlicher hinaus zu erschließen. Ab Mitte der 1970er Jahre wandten sich Adoleszenz- und Jugendforscherinnen in Deutschland stärker dem interpretativen Paradigma zu, um biografieanalytisch Erfahrungs- und Lebenszusammenhänge von Jugendlichen zu erkunden. Bis dato lassen sich jedoch auch in einschlägigen Bänden zur Hermeneutischen Jugendforschung oder der Methodenentwicklung in der Adoleszenz- und Jugendforschung nur wenige Bezugnahmen zu rekonstruktiven Verfahren ausmachen, die mit biografischen Ereignisdaten arbeiten.

Wenn in der Forschung zu jugendbiografisch relevanten Problemstellungen oder dem erziehungswissenschaftlich wie soziologisch relevanten Themenfeld Jugend und Familie mit Genogrammen gearbeitet wird, verschaffen sich die Forschenden auf der Basis von Genogrammdaten einen Zugang zu den (Lebens-) Erzählungen und biografischen Selbstbeschreibungen (Köttig, 2005; Rosenthal, Köttig, Witte u. Blezinger 2006)[4]. Sie loten in ihren Forschungsprojekten die Familie als ein Feld des Möglichen (Bertaux u. Bertaux-Wiame, 1991) für die im Jugendalter ablaufenden Bildungs- und Sozialisationsprozesse aus. Ausgangspunkt bilden die »milieuweltlichen Gegebenheiten einer Familie in ihrer Geschichte« (Hildenbrand, 2005b, S. 33), die Individuierungsprozesse und die Teilhabe am gesellschaftlichen Leben ermöglichen, Transformations- und Reproduktionsprozesse konstituieren, Potenziale, Ressourcen und Notwendigkeiten individueller Lebensführung konstellieren. Dies öffnet für hermeneutisch-rekonstruktiv Forschende den Blick auf Familie, die »Halte- und Bindungskräfte [...] auf das Subjekt ausübt« (Wernet, 2018, S. 33) und die Auseinandersetzung mit individuellen Dispositionen und gesellschaftlichen Anforderungen durch die Initiierung von Bildungs- und Sozialisationsprozessen sozial vermittelt, formt und gestaltet.

4 Exemplarisch sind die DFG-Projekte »Selbstmeldungen in der Inobhutnahme« (SECURE, DFG-Projektnummer 493521473), »Als Schüler:in im Ausland« oder »Die Mühen des Aufstiegs« (AWAY, DFG-Projektnummer 462701396; Schulkarrieren, DFG-Projektnummer 190045770) zu nennen, die Hildesheimer Evaluationsstudie »Wege finden« und die daraus entstandene rekonstruktive Studie zu weiblicher Adoleszenz und Sozialisation (Schierbaum, 2018), die Studie zu Bildungsverläufen junger Männer aus Migrantenfamilien (Tressat, Böker, King u. Koller, 2015; Böker, King, Koller u. Tressat, 2018) oder die biografischen Fallstudien zu problembelasteten und sozial benachteiligten Jugendlichen (Rosenthal et al., 2006), die mit und von Jugendlichen erstellten Genogrammen arbeiten.

Familienbeziehungen und ihre Bedeutung für die Individuierung Jugendlicher – Ein Fallbeispiel

Wenn auch der Forschungsansatz und die objektiv-hermeneutische Sequenzanalyse im Folgenden in ihrem forschungspraktischen Vorgehen (hierzu ausführlich Schierbaum, 2023) nicht Schritt für Schritt nachgezeichnet und jedes objektive Datum kontextfrei ausgedeutet wird, um es dann in einem nächsten Schritt mit dem fallspezifischen Kontext zu kontrastieren, so werden die wesentlichen Ergebnisse der Genogrammarbeit als erster Schritt einer Rekonstruktion eines Falls an einem Fallbeispiel in (falsifizierbaren) Fallstrukturhypothesen zusammengeführt. Im Mittelpunkt steht die raumzeitliche und milieuweltliche Gestalt der Familie von Lara Kaden[5] (Abbildung 1), die auf familienspezifische Weise einen vertrauten und verlässlichen Rahmen für den Bildungs- und Individuierungsprozess der Jugendlichen schafft und die Teilhabe an Gemeinschaft und Gesellschaft ermöglicht.

Lara Kaden lebt mit ihrem Vater, ihrer Mutter und ihrem Bruder in einer Plattenbausiedlung im Nordwesten einer norddeutschen Stadt. Der Vater Bernd ist Hausmeister, Martina, die Mutter, Büroangestellte und der Bruder Robert ausgebildeter Mechaniker.[6] Ihre Wochenenden und Ferien verbringen die Kadens auf einem nahegelegenen Campingplatz. Sie sind Dauercamper und haben für den eigenen Wohnwagen einen Stellplatz gepachtet.

So viel eingangs zur Vorstellung der Familie, einer »konventionellen« Familie, die eigene Lebens- und Identitätsthemen vorgibt, die den »Stoff« für die Individuierung und den sich entwickelnden Lebensentwurf der jüngeren Generation bilden. Familie Kaden, so die herausgearbeitete Hypothese, arbeitet sich intergenerational an gesellschaftlichen Brüchen und dem Verfall von Traditionen, beschädigter Identität und sozialer Ausgrenzung ab, indem sie sich als binnenzentriertes Unterstützungssystem Nischen sucht, um sich mit den Anforderungen und Zumutungen des Alltags zu arrangieren. Entlang der Analyseschritte und des methodischen Vorgehens wird nun die Großeltern- und Elterngeneration väterlicher- und mütterlicherseits bis zu den Eltern und Lara selbst beschrieben, sodass fallspezifische Deutungs- und Orientierungsmuster und ihre Bedeutung für die Individuierung in der Adoleszenz deutlich werden.

---

5 Veröffentlicht und ausführlich nachzulesen ist der Fall Kaden in Schierbaum (2018, S. 132–147).

6 Alle Namen und Orte sind anonymisiert. Aus Gründen der Anonymisierung wird im Folgenden zu einem Großteil auf die Nennung von Ortsnamen und Belege zum Sozialraum verzichtet. Für die materiale Analyse und die Milieueinbettung sind sie jedoch von großer Bedeutung, weshalb in der Analyse selbst mit Rohdaten gearbeitet werden sollte.

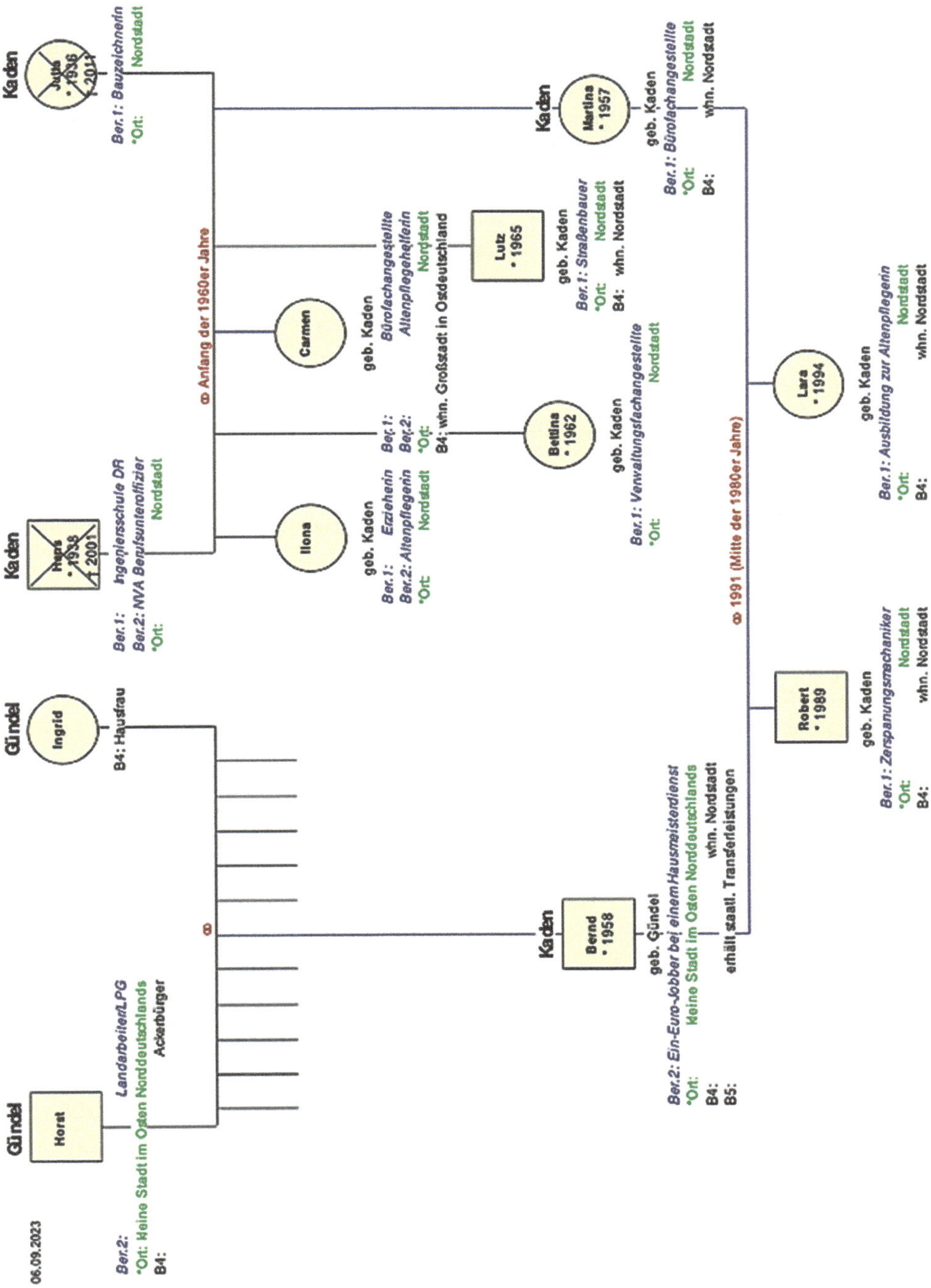

Abbildung 1: Genogramm der Familie Kaden (Schierbaum, 2018, S. 140).

Eine norddeutsche Landarbeiterfamilie – die Großeltern und der Vater von Lara: Der Großvater väterlicherseits, Horst Gründel, stammt gebürtig aus einer kleinen Stadt im Osten Norddeutschlands. Verheiratet ist er mit Ingrid, die wie er in einer norddeutschen Landarbeiterfamilie aufgewachsen ist. Horst hat in der LPG gearbeitet und Ingrid war Hausfrau. Geburts- und Sterbedaten, das Datum der Eheschließung, die Berufsbiografie und auch die Geburtsdaten der gemeinsamen elf Kinder, ihre Berufe, Wohnorte etc. werden bis auf Bernd von Lara nicht erinnert (s. Abbildung 1). In ihrer Familienerzählung spricht sie vom Großvater als »Ackerbürger«.

Diese objektivierbare Information liefert für die milieuweltliche und räumliche Einbettung der Familie eine erste Erklärung: Ackerbürger, sogenannte Stadtbauern, lebten in kleinen und mittleren Städten, in denen der Großteil der Bevölkerung kommunale und öffentliche Flächen bewirtschaftete. In der Gegend, in der Horst und Ingrid lebten, wurde Landwirtschaft im Nebenerwerb betrieben und (Klein-)Vieh zur Eigenversorgung gehalten. Weil nichts Gegenteiliges erzählt wird, ist anzunehmen, dass sie zwei bis zehn Hektar Land zur Bewirtschaftung pachteten.

Nach Gründung der DDR, in den 1950er Jahren schlossen sich Kleinbauern wie die Gündels zur Gründung der Landwirtschaftlichen Produktionsgenossenschaft (LPG) zusammen. Bis Anfang der 1960er Jahre mussten alle Bauern ihre Selbstversorgerwirtschaft aufgeben und der Genossenschaft beitreten. Es ist davon auszugehen, dass sich auch die Gündels der LPG angeschlossen hatten.

Mit elf Kindern bildeten sie eine Großfamilie, die mit einer patriarchal oder einer durchaus auch partnerschaftlich organisierten »Familienwirtschaft« vergleichbar ist. Dies bleibt an dieser Stelle spekulativ und wäre auf der Grundlage einer anderen Datenbasis wie der Familienerzählung von Lara oder die ihres Vaters näher zu beleuchten. Zweifelsohne stellt jedoch der Familienalltag mit elf Kindern eine Herausforderung für das Paar als Eltern, aber auch als Paar dar: Die Gündels organisieren ihren Arbeitsalltag, den Haushalt und die Sorge um die Kinder. Sie erfüllen auf familienspezifische Weise Anforderungen der emotionalen Stabilisierung wie sozialen Platzierung und gestalten das »Wechselspiel von Integration der Familie nach innen und Adaption der Familie nach außen« (Hildenbrand, 2013, S. 200). So zumindest die Aufgaben- und Funktionsbeschreibung von Familien im Allgemeinen. Die zentrale Aufgabe fallrekonstruktiver Forschung ist es, darin das Besondere, das Fallspezifische der Gündels zu entdecken und zu beschreiben. Bei den wenigen Daten, die zu der norddeutschen Familie bekannt sind, sind mögliche Lesarten zur familialen Lebensführung allerdings eher kontrafaktisch. Wenn auch nur wenige Familiendaten bekannt sind, so ist milieuwelt- und familiengeschichtlich, sich am

Geburtsdatum von Bernd, der nicht Erst- und nicht Letztgeborener ist, und an den wenigen Erzählungen zu den Geschwistern orientierend davon auszugehen, dass die Kinder der Gündels zwischen 1946 und 1960 geboren sind. Sie besuchten mindestens bis zur achten Klasse (Regelschulzeit) eine allgemeinbildende polytechnische Oberschule (POS). Mit dem Abgangszeugnis konnten sie eine (Teilfacharbeiter-) Ausbildung im Handwerk, in der Landwirtschaft oder der Industrieproduktion durchlaufen. Sie waren bis zum vierten Schuljahr Mitglieder in der politischen Kinderorganisation der Jungen Pioniere, ab der fünften Klassenstufe Thälmannpioniere und ab Klassenstufe acht (insofern sie die POS mit der zehnten Klasse abgeschlossen haben) Teil des Jugendverbands der Freien Deutsche Jugend (FDJ). Schule und Kinder- und Jugendverbände griffen im sozialistischen Bildungssystem strukturell ineinander, so dass auch die Gündel-Kinder frühzeitig lernen sollten, sich mit der sozialistischen Gesellschaft zu identifizieren und sich für die Gemeinschaft zu engagieren.

Das nachstehend mögliche Szenario stiftet Orientierung in der weiteren Analyse:

Mit dem Eintritt von Horst und Ingrid in die LPG strukturierte die genossenschaftlich organisierte Landarbeit den Familienalltag, sodass auch die Kinder nach der Schule und der Verbandsarbeit mit anpacken mussten. Die heranwachsenden Kinder waren beizeiten in die landwirtschaftliche Produktion integriert und mussten sich mit gesellschaftlichen Anforderungen an Arbeit und Leben auf familienspezifische Weise auseinandersetzen. Auf familienspezifische Weise hat die Vielkindfamilie einen durch Arbeit charakterisierten Möglichkeitsraum der Individuierung bei gleichzeitiger Integration in einen materiell bescheidenen Lebenszusammenhang geschaffen, der durch die Bodenreform und die Industrialisierung des Agrarsektors »umgeschrieben« wurde – sie wurden politisch marginalisiert und verloren ihre Existenzgrundlage. Familienbiografisch lebten die Großeltern anachronistisch als Ackerbürger im Familiengedächtnis weiter: Die Vorstellung vom selbstständigen Wirtschaften einer Landarbeiterfamilie und eines gemeinsam hergestellten Alltags in einer sich gesellschaftlich verändernden Zeit, in der der Sozialismus alle Lebensbereiche durchdringt, bildete einen stabilisierenden Faktor für die familiale Lebensführung des Paares und seine elf Kinder. So auch für Bernd, der 1958 geboren wird.

Auch die fehlenden Genogrammdaten zu Bernd, seinem Schulbesuch und Schulabschluss, aber auch zu seiner Berufsausbildung werfen Fragen zu Kommunikationsverhältnissen, zur intergenerationalen Familienerziehung und Bildungsprozessen und damit zur sozialisatorischen Interaktion in der Familie auf, die nur hypothetisch darzulegen sind. Mit Blick auf die räumlich-milieuweltliche und zeitliche Einordnung der Bildungsbiografie von Bernd ist anzunehmen, dass er die POS (mindestens) mit der achten Klasse abgeschlossen hat, bevor er in die Lehre ging und durch staatliche

Reglementierungen zum (Teil-)Facharbeiter in einem ortsansässigen Betrieb wurde, in dem er aber auch ungelernt (oder als Hilfsarbeiter in der LPG) gearbeitet haben könnte.

Mit Anfang 20 zog Bernd nach Nordstadt. Für einen Umzug kann es mindestens zweierlei Gründe geben: Bernd verließ von Berufswegen seinen Heimatort, um sich berufsperspektivisch in einem der Betriebe in der Nordstadt zu profilieren. Eine andere Lesart wäre, dass er einer Partnerschaft wegen umgezogen ist. Wenn auch an dieser Stelle die Daten nicht mit dem objektiven Gegebenen und den damit verbundenen tatsächlichen Entscheidungen zu vergleichen sind, so dokumentiert der Umzug Ablösung und biografische Neuorientierung.

Nach der Wende 1989/90 wird Bernd arbeitslos. Zwanzig Jahre später ist er geringfügig bei einem Hausmeisterdienst beschäftigt und erhält Sozialhilfe. Der berufsbiografische Bruch reduziert die Möglichkeiten einer eigenständigen Lebenspraxis. Chancen eröffnete die Umbruchssituation der Wendejahre Bernd nicht, der wohl zu jenen traditionellen ostdeutschen Facharbeitern gehört, die mit dem Zusammenbruch des DDR-Wirtschaftssektors den Arbeitsplatz und jedwede berufliche Perspektive verloren (Stichwort »Wendeverlierer«).

Aufgegeben hat er sich trotz der prekären beruflichen Lage nicht: Bernd trat in einen ortsansässigen Verein ein, indem er sich als Sportstättenwart engagiert. Im Ehrenamt findet er seine Selbstständigkeit und einen Ort, um sich zu »regenerieren«.

Aus raumzeitlicher und milieuweltlicher Perspektive stehen Brüche im Vordergrund, die die Möglichkeiten einer selbstständigen Lebens- und auch Wirtschaftspraxis reduzieren und die familiale Identität durch das Herausfallen aus dem sozialen Raum beschädigen (Bourdieu, 1985), auch wenn sich die Familie selbsterhaltend in der Generation der Großeltern trotz Status- und Selbstständigkeitsverlust im Gemeinwesen verortet: Sie suchen nach Arrangements, um den Übergang von der Selbstversorgungs- in die Kollektivwirtschaft zu bewältigen, der dann durch den Systemumbruch 1989/90 ein weiteres Mal entwertet wird. Umbruchssituationen und die ungeschützte Konfrontation mit den Widrigkeiten des Lebens können durchaus auch Chancen der Neuorientierung bieten und zur Suche nach Bewährungsstrategien aufrufen. Der Wegzug und die Heirat von Bernd sprechen dafür: Er heiratet in ein familiales Milieu ein, das raumzeitlich integriert ist und sich widerständig gegenüber gesellschaftlichen Brüchen zeigt.

Eine Stadtfamilie: Familie Kaden aus Nordstadt – die Großeltern und die Mutter von Lara: Hans Kaden, der Großvater mütterlicherseits, wurde 1938 geboren. Nach dem Schulabschluss besuchte er eine Ingenieursschule der Deutschen Reichsbahn (DR) für Verkehrs- und Transportbetriebstechnik. Hans verpflichtete sich nach der Ausbildung als NVA-Berufsunteroffizier (Nationalen Volksarmee) dem Staatsdienst.

Seine Berufsbiografie umfasst zwei Stationen: Die DR und die NVA bilden eine »Welt für sich«, die ich durch autoritäre und bürokratische Organisationsstrukturen auszeichnet. Berufssozialisatorisch bedeutet dies, dass Hans lernt, sich expliziten Regeln und totalitären Strukturen unterzuordnen und eigene Interessen gegenüber den Anforderungen der Institutionen zurückzustellen - würde er sich Freiräume zur Selbstverwirklichung suchen wollen, dann käme er auf Dauer in formalen Organisationen wie der DR und der NVA nicht zurecht. Die damit berufssozialisatorisch geprägte Lebensführung lässt einen auf individuelle Selbstverwirklichung ausgerichteten Lebensstil nicht zu - eher einen, der sich an Anpassung und Subordination orientiert. Damit stellt sich die Frage nach der Partnerwahl und der Lebensführung im Privaten: Anfang der 1960er Jahre heiraten Hans und die zwei Jahre ältere Jutta, die wie Hans in Nordstadt aufgewachsen ist. Jutta entschied sich nach dem Schulabschluss für eine Facharbeiterausbildung und wird Bauzeichnerin. Ihre Berufswahlentscheidung ist stärker an Selbstverwirklichung und Werten des kleinbürgerlichen Mittelstands orientiert als die von Hans - so zumindest eine Lesart dieser Daten zur Berufspraxis.

Zusammen haben Hans und Jutta fünf Kinder, die zwischen 1961 und 1967 geboren sind (s. Abbildung 1). Alle Fünf entscheiden sich für Ausbildungsberufe, Partnerschaften, Ehe und Familie. Jedes für sich, die Genogrammdaten deutend, orientiert sich am kleinbürgerlich-materialistischen Milieu. Vier von fünf operieren im Modus des Bleibens und richten in der von Familie vorgegeben raumzeitlichen und milieuweltlichen Muster einer konventionellen Familie am Ort ein, so auch Martina, die Jüngste in der Geschwisterreihe, Laras Mutter.

Martina wird 1967 geboren. Im Alter von elf Jahren muss ihr in Folge eines schweren Unfalls ein Bein amputiert werden. Lange Krankenhausaufenthalte, Therapien wie auch Fehlzeiten in der Schule sind im Familienalltag zu organisieren. Mit der zehnten Klasse schließt Martina die Schule ab, sie macht eine bürokaufmännische Ausbildung und ist seither als Bürofachangestellte tätig.

Im Familienleben spiegeln sich jedoch nicht nur die Anforderungen und Zumutungen des Alltags, sondern auch milieuweltliche Kontexte: Martina wächst in einem integrierten, vom real existierenden Sozialismus geprägten Milieu auf, in dem Frauen und Männer einander gleichgestellt, wenn nicht sogar in Fragen der Vereinbarkeit von Familie und Beruf Frauen Männern eher »überlegen« sind. Ohne dies jedoch genauer auszuführen, ist anzunehmen, dass eine Asymmetrie der triadischen Struktur mit klarer Dominanz der selbstständigkeitsorientierten Mutter vorliegt. Dies zeigt sich beispielsweise daran, dass Martina wie auch ihre Schwestern bildungsorientierter sind und die Möglichkeiten einer selbstständigen Wirtschafts- und Lebenspraxis qua Beruf für sich nutzen. Die Dominanz der Frauen könnte sich durch den uneindeutig abwesenden Vater herausgebildet haben, der in die totalitären Strukturen seines Berufsfeldes eher in einer »Welt für sich« lebte. Auf familienspezifische Weise werden gesellschaftliche und milieuweltliche Einflüsse interpretiert und bearbeitet.

Weil nichts Gegenteiliges bekannt ist, ist davon auszugehen, dass die sozialen und wirtschaftlichen Umwälzungen im DDR-Arbeiter- und Bauerstaat als auch der Systemumbruch 1989/90 für die Kadens kein Risiko darstellten, sich lebenspraktisch zu behaupten.

Lara und »ihre« Familie: Bernd und Martina lernen sich Mitte der 1980er Jahre kennen und werden ein Paar. 1989 wird der gemeinsame Sohn Robert geboren. Zwei Jahre später heiraten Martina und Bernd. Bernd nimmt Martinas Nachnamen an. 1994 wird Lara geboren. Das Paar, welches die sich voneinander unterscheidenden raumzeitlichen und milieuweltlichen Kontexte miteinander teilt, konstituiert die Beziehung durch die Ehe und zwei gemeinsame Kinder. Sie richten sich in einer auf gegenseitige Unterstützung orientierten Paarbeziehung ein, in der Martina die Verantwortung für die gemeinsame Wirtschafts- und Lebenspraxis übernimmt.

Außerhalb des Privaten suchen sie nach Nischen im sozialen Raum, in denen Normalität durch Statusnivellierung möglich ist: Bernd engagiert sich ehrenamtlich in einem Verein, in dem milieuweltliche Situierungen, der Verlust von Selbstständigkeit ebenso wie soziale Stigmatisierungen in Folge beruflichen Scheiterns unbedeutend sind. Auch Martina hat einen Ort außerhalb von Familie, an dem die Beinamputation nicht die selbstständige Lebenspraxis infrage stellt. Sie arbeitet bei einem freien Träger der Wohlfahrtspflege, der Menschen mit körperlichen und seelischen Beeinträchtigungen in der Alltagsbewältigung unterstützt. Die Wochenenden und Ferien verbringen Bernd, Martina und die Kinder auf einem Campingplatz im Umland.

Der Campingplatz ist für sie ein Ort, an dem die Grenzen zwischen Öffentlichkeit und privatem Leben durchlässiger sind, aber auch Regeln bei gleichzeitiger Regelsuspendierung des städtischen Lebenszusammenhangs umgesetzt und die Normalität des Alltags in einer Welt für sich, in der die Freizeit zum Motiv der individuellen Selbstverwirklichung wird, neu verhandelt werden können.

Lara wächst in einem binnenzentrierten und an gegenseitiger Unterstützung orientierten Familiensystem auf, dass sich fernab vom städtischen Lebenszusammenhang auf einem Campingplatz eine Nische sucht, um die im kleinbürgerlich-materialistischen Milieu habitualisierten Wertorientierungen aufrechterhalten zu können und in der die gewohnte Lebensweise und Vorstellungen von sozialer Ordnung nicht in Frage gestellt werden. Im Modus des Bleibens (sie sind »Dauercamper«) schaffen sie sich Statussicherheit und (tragfähige) persönliche Beziehungen außerhalb der Familie. Daraus folgt für Laras Bildungs- und Individuierungsgeschichte, dass ihr die damit verbundenen familienmilieuweltlichen Handlungs- und Orientierungsmuster aufgegeben und zum Vorgegebenen im Entwurf ihrer individuellen Lebensgeschichte werden. Sie wird in der Auseinandersetzung mit den Anforderungen des Lebens eine eigene Antwort im Umgang mit ihrer »Familiengeschichte« – dem familial Vorgegebenen in seinem raumzeitlichen und milieuweltlichen Kontext – finden müssen, um sich positionieren und handlungsfähig bleiben zu können: Und das tut sie. Lara sucht nach Möglichkeiten, eine selbstständigkeitsorientierte Lebenspraxis für sich zu entwerfen. Sie reproduziert die Bildungsambitionen der Mutter, nutzt die sozioökonomischen Ressourcen und orientiert sich an der von Mutter und Vater gelebten persönlichen Beziehungen und Orten. Sie engagiert sich freiwillig in einem Schülerfirmenprojekt in der Schule und nutzt die darüber angebotenen Freizeitangebote; sie schließt sich einer Clique auf dem Campingplatz an, geht eine Partnerschaft ein, in der sie sich »einrichtet«; sie schließt die Realschule ab und tritt nach einem Freiwilligen Sozialen Jahr (FSJ) eine dreijährige Berufsausbildung in der Altenpflege an (Schierbaum, 2018, 2024). Lara entscheidet sich für einen Beruf, über den sie sich mit den Familienthemen Stigmatisierung und Behinderung auf der Ebene rollenförmiger Beziehungen auseinandersetzen kann.

An dieser Stelle kommt der Prozess des Deutens der Genogrammdaten jedoch nicht ohne Kontextwissen und die Erzählungen von Lara aus, um sich Erklärungen über die individuelle und familiale Lebensführung, das Verhältnis von Selbst und Welt fallbezogen zu erschließen und den objektiv gegebenen Möglichkeitsraum des Handelns auf fallspezifische Weise weiterauszufüllen beziehungsweise zu konkretisieren.

Dennoch lassen die Genogrammdaten eine raumzeitliche und milieuweltliche Einordnung der Fallgeschichte zu und geben damit Aufschluss über die Orientierungsmuster familialer Lebensführung. Wenn auch relativ wenig Familiendaten zu den Großeltern und dem Vater bekannt sind, so bildet die Genogrammarbeit auch im vorliegenden Fall eine Art Richtschnur für die weitere Analyse, um im Rückgriff auf die ersten Fallstrukturhypothesen erwartbare Entwicklungen in der Individuierungsgeschichte einzugrenzen – was durchaus hilfreich für die weitere Fallrekonstruktion ist.

Abschließende Bemerkung

Die Arbeit mit Genogrammen bildet den ersten Schritt einer Fallrekonstruktion, um den Fall raumzeitlich und milieuweltlich zu kontextuieren, zentrale Themen und die als problematisch beschriebene Lebenspraxis von Individuen, Paaren und Familien zu erarbeiten und Muster ihrer Lebenspraxis deutend offenzulegen. Grundlegend ist die Annahme, dass sich die Familie als unverwüstliche Beziehungs- und Lebensform in den Lauf der Zeit in historische, politische und soziokulturelle Rahmenbedingungen und Verhältnisse einpasst, diese bündelt und auf familienspezifische Weise interpretiert. Sie wahrt die Generationendifferenz, indem sie Zukunft ermöglicht, ohne sie bestimmen zu wollen (King, 2020, S. 18). Sie trägt die Sorge für die Ermöglichungsbedingungen von Bildungs- und Individuierungsprozessen (S. 14 f.) und stellt eine gemeinsame familiale und zugleich identitätsstiftende Lebensführung her.

Insofern ordnet Familie auf ihre spezifische Weise die Gegebenheiten des Lebens, die sie in der Gestaltung familialer Beziehungen der jüngeren Generation zur Übersetzung in eine individuelle Lebensführung aufgibt (Hildenbrand, 2018). Sie fordert die jüngere Generation dazu auf, ihr Leben selbst in die Hand zu nehmen, was immer auch bedeutet, sich entscheiden zu müssen, um »all das, was Tag für Tag an Anforderungen (auf sie) einstürmt« (Kudera, 2000, S. 78), realisieren zu können.

Der Anspruch der Genogrammarbeit ist es, die familialen Generationenverhältnisse und das den Nachkommen Vorgegebene sequenziell zu rekonstruieren und auf der Basis von Genogrammdaten die zeitlich-räumlichen und milieuweltlichen Umstände zu klären, um daraus Hypothesen über Entscheidungs- und Handlungsmöglichkeiten zu entwickeln, die das Leben zu einem funktionierenden und sinnvollen Ganzen zusammenfügen. Allerdings, und dies sollte deutlich werden, bildet die Genogrammanalyse nur einen ersten Schritt einer Fallrekonstruktion und führt zu ersten vorläufigen Hypothesen zur Lebensproblematik einer Familie und ihrer heranwachsenden Kinder, die die weitere Analyse leiten und erwartbare Entwicklungen in Fallgeschichten entscheidend eingrenzen können.

Fazit für die Forschungspraxis

In der qualitativen Sozialforschung bildet die Genogrammarbeit einen fallrekonstruktiven Zugang zur raumzeitlichen und milieuweltlichen Einbettung von Individuen und ihren Familien. Mittels sequenzanalytischen Vorgehens werden fallbezogen tradierte familiale Wahrnehmungs-, Handlungs- und Orientierungsmuster auf der Basis objektiver Daten Schritt für Schritt offengelegt. So wird über die Selbstdeutungen von Individuen hinaus die Familie als Handlungseinheit und Ort der Individuierung, Bildung und Entfaltung lebensweltlicher Strukturen zugänglich. Die Genogrammarbeit als erster Schritt einer Fallrekonstruktion verknüpft methodisch kontrolliert die beschreibende Darstellung und den sequenzanalytischen Zugang zu biografischen Ereignisdaten; sie schärft den Blick für die Familie als historisch gewachsener

Generationenzusammenhang, Milieu und Ort sozialisatorischer Interaktion und bildet eine Richtschnur in der weiteren Analyse narrativer Interviews und familiengeschichtlicher Gespräche, um im Rückgriff auf erste Fallstrukturhypothesen erwartbare Entwicklungen in der Bildungs- und Individuierungsgeschichte von Individuen und ihren Familien einzugrenzen.

Literatur

Allert, T. (1998). Die Familie. Fallstudien zur Unverwüstlichkeit einer Lebensform. Berlin/New York: De Gruyter.

Allert, T. (2005). Vom Landesvater zum Bundesvater? Biografische Disposition und professionelles Profil in der Amtsführung des Bundespräsidenten Johannes Rau. Sozialer Sinn, 6 (2), 331–352.

Allert, T. (2010). Die Geschwister Ratzinger. In T. Allert, M. Brumlik (Hrsg.), Wie wir wurden, wer wir sind. Mühlheim: Auditorium Netzwerk (MP3-Format).

Bergold, P., Buschner, A., Mayer-Lewis, B., Mühling, T. (2017). Grundlagen multipler Elternschaft. In P. Bergold, A. Buschner, B. Mayer-Lewis, T. Mühling (Hrsg.), Familien mit multipler Elternschaft. Entstehungszusammenhänge, Herausforderungen und Potenziale (S. 7–27). Opladen u.a.: Barbara Budrich.

Bohler, K. F. (1994). Der Interpretationsansatz der objektiven Hermeneutik in der qualitativen Biographieforschung und die Rekonstruktion der objektiven Daten. In G. Vonderach (Hrsg.), Qualitative Biographieforschung am Beispiel eines beruflichen Rehabilitanden (S. 5–22). Bamberg: WVB.

Bohler, K. F. (2006). Familie und Jugendhilfe in krisenhaften Erziehungsprozessen. ZBBS – Zeitschrift für qualitative Bildungs-, Beratungs- und Sozialforschung, 7 (1), 47–68.

Bohler, K. F., Franzheld, T. (2011). Kinderschutz und der Status der sozialen Arbeit als Profession. Sozialer Sinn, 11, 2, 187–217.

Bohler, K. F., Franzheld T. (2020). Rekonstruktive Familienforschung auf der Grundlage einer Jugendamtsakte. In D. Funcke (Hrsg.), Rekonstruktive Paar- und Familienforschung (S. 291–313). Wiesbaden: VS, Verlag für Sozialwissenschaften.

Böker, K., King, V., Koller, H.-C., Tressat, M. (2018). Migrationsgeschichte, Familienbeziehungen und Adoleszenz. In M. S. Baader, P. Götte, W. Gippert (Hrsg.), Migration und Familie (S. 207–221). Wiesbaden: Springer VS.

Bourdieu, P. (1985). Sozialer Raum und Klassen. Frankfurt a.M.: Suhrkamp.

Busche, G. A. (2013). Über-Leben nach Folter und Flucht. Bielefeld: transcript.

Funcke, D. (2007). Akteure der Transformation. In K. F. Bohler, D. Funcke, B. Hildenbrand (Hrsg.), Regionen, Akteure, Ereignisse. Die Entwicklung der Erziehungshilfen nach der Einführung des Kinder- und Jugendhilfegesetzes 1990/91.SFB 580 Mitteilungen 23, 102–152.

Hildenbrand, B. (1991). Alltag als Therapie. Bern u.a.: Huber.

Hildenbrand, B. (1999). Fallrekonstruktive Familienforschung. Opladen: Leske + Budrich.

Hildenbrand, B. (2004). Fallrekonstruktive Familienforschung und Familientherapie. Die Sequenzanalyse in der Genogrammarbeit. Familiendynamik, 29 (3), 257–287.

Hildenbrand, B. (2005a). Einführung in die Genogrammarbeit. Heidelberg: Carl-Auer.

Hildenbrand, B. (2005b). Fallrekonstruktive Familienforschung (2. Aufl.). Wiesbaden: VS, Verlag für Sozialwissenschaften.

Hildenbrand, B. (2018). Genogrammarbeit für Fortgeschrittene. Vom Vorgegebenen zum Aufgegebenen. Heidelberg: Carl-Auer.
Jäckel-Wurzer, D. (2010). Töchter im Engpass. Heidelberg: Carl-Auer.
Kaufmann, F.-X. (2019). Bevölkerung – Familie – Sozialstaat. Wiesbaden: Springer VS.
King, V. (2020). Generativität und die Zukunft der Nachkommen. In I. Moeslein-Teising, G. Schäfer, R. Martin (Hrsg.), Generativität (S. 13–28). Gießen: Psychosozial.
King, V., Koller, H.-C. (2018). Intergenerationale qualitative Bildungsforschung. In M. Heinrich, A. Wernet (Hrsg.), Rekonstruktive Bildungsforschung (S. 95–107). Wiesbaden: Springer VS.
Köttig, M. (2005). Triangulation von Fallrekonstruktionen: Biographie- und Interaktionsanalysen. In B. Völter, B. Dausien, H. Lutz, G. Rosenthal (Hrsg.), Biographieforschung im Diskurs (65–83). Wiesbaden: VS, Verlag für Sozialwissenschaften.
Kudera, W. (2000). Lebensführung als individuelle Aufgabe. In W. Kudera, G. G. Voß (Hrsg.), Lebensführung und Gesellschaft (S. 77–89). Opladen: Leske + Budrich.
McGoldrick, M., Gerson, R., Petry, S. (2009). Genogramme in der Familienberatung (3., vollst. überarb. und erw. Aufl.). Bern: Hans Huber.
Miethe, I. (2014). Biografiearbeit. Lehr- und Handbuch für Studium und Praxis. Weinheim/Basel: Beltz Juventa.
Peter, C. (2006). Dicke Kinder. Fallrekonstruktionen zum sozialen Sinn der juvenilen Dickleibigkeit. Bern: Hans Huber.
Pitrou, A. (1995). Generationenbeziehungen und familiale Strategien. In K. Lüscher, F. Schultheis (Hrsg.), Generationenbeziehungen in »postmodernen Gesellschaften« (S. 75–93). Konstanz: Universitätsverlag.
Rosenthal, G., Köttig, M., Witte, N., Blezinger, A. (2006). Biographisch-narrative Gespräche mit Jugendlichen. Opladen: Barbara Budrich.
Schierbaum, A. (2017). Die Genogrammarbeit. In K. Böker, J. Zölch (Hrsg.), Intergenerationale Qualitative Sozialforschung (S. 141–171). Wiesbaden: Springer VS.
Schierbaum, A. (2018). Herausforderungen im Jugendalter. Weinheim/Basel: Beltz Juventa.
Schierbaum, A. (2022). Zur Geschichte von Familie und Gesellschaft. In J. Ecarius, A. Schierbaum (Hrsg.), Handbuch Familie (S. 3–27). Wiesbaden: Springer VS.
Schierbaum, A. (2023). Zur Sinn(re)konstruktion von Ausdrucksgestalten. In J. Ecarius, R. Oliveras (Hrsg.), Qualitatives Forschen in der Erziehungswissenschaft (S. 59–78). Opladen u. a.: Budrich.
Schierbaum, A. (2024). Jugend und Krisen. In K. Bock, T. Franzheld, C. Grunert, K. Ludwig, N. Pfaff, A. Schierbaum, W. Schröer (Hrsg.), Pädagogische Institutionen des Jugendalters in der Krise (S. 57–78). Wiesbaden: Springer VS.
Schierbaum, A., Schierbaum, K. (2023). Biographieforschung und Generation. In D. Nittel, H. von Felden, M. Mendel (Hrsg.), Handbuch Erziehungswissenschaftliche Biographieforschung und Biographiearbeit (S. 374–389). Weinheim/Basel: Beltz Juventa.
Schierbaum, K. (2020). Janusz Korczak, der Brückenbauer. Relektüre der Spannungsverhältnisse in seinem Leben und Werk. Wiesbaden: Springer VS.
Tressat, M., Böker, K., King, V., Koller, H.-C. (2015). Vater-Sohn-Dynamiken im Kontext von Migration. In K. Bueschges (Hrsg.), Bildung – Selbst(bild) – Geschlechterbilder (S. 240–277). Berlin: LIT.
Wernet, A. (2006). Einführung in die Interpretationstechnik der Objektiven Hermeneutik (2. Aufl.). Wiesbaden: VS, Verlag für Sozialwissenschaften.
Wernet, A. (2018). Sozialisatorische Interaktion und soziale Ungleichheit. Ein Versuch. ZQF – Zeitschrift für Qualitative Forschung, 19 (1+2), 31–46.
Wernet, A. (2021). Einladung zur Objektiven Hermeneutik. Opladen/Toronto: Barbara Budrich.

Genogramme im Fallvergleich: Die familiäre Prägekraft für Entscheidungen zur künstlichen Insemination in unkonventionellen Familienformen

Dorett Funcke

Ziel des Beitrags ist es, eine empirische Beobachtung herauszuarbeiten, die auf Ergebnissen von Fallanalysen basiert, bei denen das Genogramm als Analyseinstrument genutzt wurde. Der Entdeckungszusammenhang, der hier dargestellt wird, resultiert aus insgesamt drei abgeschlossenen Genogrammanalysen (Funcke, 2021). Diese habe ich, angeleitet durch das methodische Verfahren der fallrekonstruktiven Familienforschung (siehe Hildenbrand, 2005), durchgeführt. Die Befunde aus diesen Genogrammanalysen bilden das Material, in denen eine Erkenntnis steckt, die über die Operation des Vergleichens zutage tritt und beschrieben werden kann.

Im Folgenden werde ich Auffälligkeiten darstellen, die als Gegenstände für eine »reflektierende Abstraktion« (Piaget, 1980, S. 61) über das methodische Stilmittel der Genogrammanalyse gewonnen wurden und die als den einzelnen Fall überschreitende Merkmale erkannt werden können. Es handelt sich dabei um Gemeinsamkeiten, die erst infolge aufwendiger Fallrekonstruktionsanalysen sichtbar wurden und für bisher Unbekanntes sensibilisierten, das in diesen Fällen auch steckte.

Eine unkonventionelle Familienform: Familienbildungsprozesse auf der Grundlage von Gleichgeschlechtlichkeit und Samenspende

Gegenstand des Forschungsprojekts war eine unkonventionelle Familienform (Funcke u. Hildenbrand, 2009). Das Besondere dieser Familienform im Unterschied zu Kernfamilien und zu anderen, alternativen Formen von Familien wie Pflegefamilien, Stieffamilien, Alleinerziehenden- oder Adoptivfamilien bestand darin, dass hier zwei Frauen ein Liebespaar bilden und sich im Rahmen einer lesbischen Begehrensbeziehung den Kinderwunsch mithilfe einer Samenspende erfüllten.

Angeleitet war die Untersuchung von der Frage, ob wir hier nicht mit Blick auf eine pluralisierte Familienlandschaft ein Beispiel auszumachen haben, mit dem sich empirisch begründet über Fallrekonstruktionen zeigen lässt, dass mit soziologischen Familientheorien, die im Kern aus dem Konzept der Triade bestehen und mit der Norm der Kernfamilie argumentieren, doch kein Staat mehr zu machen ist. Bruno Hildenbrand und ich, aber auch einige andere Familienforscher, haben mit Bezug auf die genannten alternativen Familienformen gezeigt, dass es keineswegs ratsam ist, Theorien über Bord zu werfen, deren zentraler Grundbaustein die familiale Triade mit der daraus hervorgegangenen ödipalen Dynamik ist. Meine Forschung zu den gleichgeschlechtlichen Inseminationsfamilien, also zu Familien, in denen zwei Frauen die Familie über eine Samenspende gründen und ein männlicher Dritter fehlt, mit dem eine diffuse Sozialbeziehung gestaltet wird, in der er Lebenspartner (Ehemann der Frau) und Elternteil (leiblicher Vater des Kindes) in einem ist, hat das bestätigt (Funcke, 2021), was ich in diesem Beitrag aber nicht weiter entfalten werde.

Der Schwerpunkt liegt auf einem anderen Fokus. Es geht um einen Teilaspekt dieser Forschung, um die Suche nach einer Erklärung: erstens, warum Partnerschaft und Elternschaft im Kontext einer Strukturbildung erfolgt, in denen die lebenspraktische Auseinandersetzung mit einem männlichen Dritten von vornherein nicht stattfindet, und zweitens, warum sich die Frauen für einen bestimmten Typ von Samenspende, also zum Beispiel für eine anonyme, eine »halb-offene«[1] Samenspende oder einen bekannten Samenspender, entschieden hatten. Ein zentrales Erkenntnisinteresse war auf die biografische Prägung der Frauen dieser unkonventionellen Familienform gerichtet. Es ging mir darum, mit Blick auf ihre Herkunftsfamilien zurückzuverfolgen, ob, und wenn ja, welchen Zusammenhang es gibt zwischen biografischen Konstellationen und der eigenen Familiengründung im Rahmen von Homosexualität und einer spezifischen Art der Samenspende. Denn es war davon auszugehen, dass beispielsweise eine anonyme Samenspende keine Zufallsentscheidung war, sondern es auch dafür eine, wenn wahrscheinlich auch nicht bewusste, Determinante gab, die zur Strukturbildung mit genau dieser Samenspende dynamisierte beziehungsweise diese begründete und ihr Bedeutung verlieh, die es zu erklären und zu verstehen galt.[2]

1 »Halb-offene« Samenspende bedeutet, dass dem Kind, sobald es die Volljährigkeit erreicht hat, die Daten des Samenspenders durch die Reproduktionsklinik beziehungsweise von einem Notar, bei dem die Daten hinterlegt werden, bekanntgegeben werden können.

2 Um Missverständnissen vorzubeugen, möchte ich betonen: Es geht mir nicht darum, einen Zusammenhang zwischen Sozialisation und Homosexualität herzustellen.

Die zentralen Fragen für diesen Forschungskomplex, der im Sozialisationsmilieu eine zentrale Einflussgröße für den familialen Strukturbildungsprozess konstatierte, waren: Wie verhält sich in einer homosexuellen Paarbeziehung die Entscheidung einer Frau, den Kinderwunsch über eine Samenspende zu erfüllen, zu den in der Herkunftsfamilie vorliegenden Sozialisationsbedingungen? Welche familienstrukturellen Grundlagen disponieren dazu, das Handlungsproblem der Gründung einer eigenen Familie in einer lesbischen Begehrensbeziehung mithilfe einer Samenspende zu lösen? Welche Verbindung gibt es zwischen der Einsozialisierung der Frauen in ihr Herkunftsmilieu und der Art der Samenspende, die in allen drei Fällen, die hier verglichen werden, eine andere ist? Welche sozialisatorische Prägung disponiert dazu, praktisch auf Distanz zur kulturellen Norm der Kernfamilie zu gehen?

Ein geeignetes Mittel, um die Familie als einen sozialen Hintergrund zu erfassen, der Entscheidungen wie die, eine eigene Familie zu gründen, mitkontextualisiert, ist die Genogrammanalyse. Mithilfe von Genogrammen kann die Familie als ein Generationenzusammenhang erfasst werden, der Aufschluss darüber gibt, welche familienspezifischen Themen den Stoff bilden, der Sozialisationsprozesse prägt.

Die zentrale familientheoretische Fundierung für diese Perspektive bildet das Konzept der Heptade (Oevermann, 2001, S. 101). Es betrachtet in der Erweiterung der Triade von Vater, Mutter und Kind um die Eltern von Vater und Mutter die Familie als einen Drei-Generationen-Zusammenhang. Die »Drei-Generationen-Heptade« begreift Oevermann als »die Minimalform einer in sich geschlossenen Sozialität« (Oevermann, 2001, S. 101). Das methodische Verfahren dazu, das der »historischen Geschichtetheit von Familienbeziehungen« (Allert, 1998, S. 3) Rechnung trägt, ist die Genogrammanalyse, wie sie Bruno Hildenbrand entwickelt hat (Hildenbrand 2015, 2018, 2021; siehe auch den Beitrag von Hildenbrand in diesem Band). »Mit Genogrammarbeit« – so Hildenbrand – »wird die ›objektive soziale Matrix‹ (Bourdieu 1990; Hildenbrand 2012) beschrieben, in der ein Klient sich individuiert hat; und es wird rekonstruiert, wie die betreffenden Vorfahren im Rahmen ihrer sozialen Matrix für Möglichkeiten und Hindernisse individuelle Lösungen gefunden haben« (Hildenbrand, 2021, S. 129).[3]

3 Auch wenn Bruno Hildenbrand in diesem Zitat als Klinischer Soziologe spricht, so unterscheiden sich soziologische Genogrammanalysen von denen, wie sie im Kontext von Therapie und Sozialer Arbeit durchgeführt werden, im Wesentlichen darin, dass es hier nicht darum geht, einen Überblick über Ressourcen zu gewinnen (z. B. eine Geschwisterbeziehung, stabile ökonomische Verhältnisse, konstante Eltern-Kind-Beziehungen), aus denen sich Interventionen ableiten lassen. Genogrammanalysen als Bestandteil soziologischer Fallrekonstruktionen

Im Folgenden stehen nun aber nicht Genogrammanalysen selbst im Zentrum. Vielmehr arbeite ich eine Beobachtung heraus, die auf eine Gemeinsamkeit der Fälle verweist, die im Zuge von Genogrammanalysen deutlich wurde und auf ein Merkmal in der »sozialen Matrix« aufmerksam macht, das diese Fälle von gleichgeschlechtlichen Inseminationsfamilien teilen. Darüber hinaus beschreibe ich einen Zusammenhang, der erklärt, warum die Fälle in der zentralen Frage variieren, nämlich die der Strukturposition des Vaters. Ich werde darlegen, dass sich die Unterschiede, die sich in der Art der Samenspende zeigen und verschiedene Typen von Inseminationsfamilien generieren[4], mit dem Erfahrungsmaterial in Verbindung bringen lassen, das die Familie als Generationenzusammenhang hervorbringt und eben auch zu Handlungsentscheidungen disponiert. So gelingt es mit Genogrammanalysen, die in die Tiefe eines Herkunftskomplexes eindringen, einen Zusammenhang zwischen in der Vergangenheit liegenden familienspezifischen Strukturbildungen und gegenwärtigen Handlungsentscheidungen im Kontext von Partnerwahl und Familiengründung herzustellen.

Im Folgenden stehen die Ergebnisse aus den Genogrammanalysen der Frauen im Zentrum der Darstellung, die die unkonventionelle Familiengründung initiierten und auch selbst Mutter geworden sind, also ein Kind mithilfe einer Samenspende zur Welt brachten. Die Fälle unterscheiden sich zwar hinsichtlich der Spendersamenart (mit auch jeweils unterschiedlichen sozialisatorischen Folgen, die hier nicht weiterausgeführt werden; siehe Funcke, 2021), aber Gemeinsamkeiten bestehen darin, dass der Kinderwunsch nicht aus dem Paar hervorgeht. Hinzu kommt noch, was hier aber nicht entfaltet werden kann, dass die jeweiligen Partnerinnen, die dann die Familienform mittragen, aus Herkunftsfamilien mit einer starken Milieubindung und relativ intakten Familienstrukturen stammen.

Nacheinander werde ich die Ergebnisse aus den Genogrammanalysen der Frauen darstellen, die in den Fällen die zentralen Akteure der Familienplanung sind. Die verdichtende Darstellung erfolgt dabei mit Bezug auf die Konzentration von zwei zentralen Beobachtungen. Diese verweisen auf Gemeinsamkeiten, die ich zuerst nennen und dann in einem nächsten Schritt mit Bezug auf die einzelnen Fälle skizzieren werde.

---

zielen vielmehr darauf ab, den lebensweltlichen Zusammenhang der Familie als einen Bedingungsrahmen zu rekonstruieren, der Individuierungsprozesse mitbestimmt, wie sie sich in der Partnerwahl, der Gründung einer Familie, der Berufswahl oder des Wohnsitzes manifestieren.

4 Ausführlicher zu den drei Typen »Die Radikalen«, »Die Moderaten« und »Die Konservativen« in Funcke, 2021.

Erstens: Im Vergleich der Befunde aus diesen Genogrammanalysen fällt auf, dass in den Familien, aus denen die Frauen kommen, die die unkonventionelle Familiengründung initiierten, die Verschränkung von Paar- und Eltern-Kind-Beziehung ungenügend gelöst ist. Das zeigt sich in den drei Fällen gleichermaßen in der Strukturproblematik des unbekannten, abwesenden und auch schwachen Vaters, ebenso in der Figur der abwesenden Mutter beziehungsweise einer Mutter, die durch die Verstrickung in eigene biografische Themen teilweise ausfällt. Der sozialisatorische Ursprungskontext, den die Frauen vorfinden, ist bestimmt durch krisenhafte familiale Interaktionsstrukturen.

Zweitens: Des Weiteren hat sich in der Interpretation der Befunde aufgedrängt, dass diese Frauen, die in der homosexuellen Paarbeziehung die Familienbildung anstoßen und (im Unterschied zu ihren Partnerinnen) aus Familien stammen, in denen elementare Strukturprinzipien von Familie praktisch nur ungenügend realisiert werden können, mit ihren lebenspraktischen Ordnungsentwürfen – auch wenn das auf den ersten Blick nicht so scheinen mag – eine Zugehörigkeit zur Herkunftsfamilie ausdrücken. Die Gegenentwürfe, die sie wählen, sind Ausdrucksformen der Verarbeitung eines Erbes, mit dem sie an ihre Familien anschließen, die Träger der Norm der Kernfamilie sind, ganz unabhängig davon, wie diese praktisch dann ausgestaltet wird, und sich so als Angehörige eines Generationenzusammenhanges ausweisen.

Empirische Befunde aus drei Genogrammanalysen: Falldarstellungen

Mit Blick auf die familiale Sozialisation der Frau, die die Familienbildung anstieß und die treibende Kraft bei der Familiengründung war, werden wir sehen, weshalb sie sich so entschied und warum für den jeweiligen Fall genau die für ihn typische Samenspenderwahl plausibel erscheint.

Familienbildung mithilfe einer anonymen Samenspende – Das Konzept vom komplett unbekannten Vater[5]

Im Zentrum der ersten Fallskizze (s. Abbildung 1) steht Ina, die zwei Kinder zur Welt brachte (Joel und Olivia[6]). Der sozialisatorische Raum, in dem Ina aufwächst,

5 Abgebildet ist das Genogramm der Frau, die im Beitrag mit ihrer Familiengeschichte im Zentrum steht, angedeutet ist grafisch nur ausschnitthaft das der jeweiligen Partnerin.

6 Alle Daten sind anonymisiert.

kann durch vier formative Bedingungen charakterisiert werden: die Abwesenheit der Ursprungstriade, das Aufwachsen in einer Adoptivfamilie, die Sozialisationserfahrung im Schatten der Diaspora und eine Überdetermination durch die Holocausterfahrung. Diese formativen Bedingungen sind nicht als Determinanten zu verstehen, sondern als Weichenstellungen, die Nachwuchsfrage vom Kontext der Kernfamilie abzutrennen und die Sozialisation unter der Bedingung der strukturellen Abwesenheit väterlicher Vatervorbilder zu gestalten. Schauen wir uns das im Einzelnen genauer an.

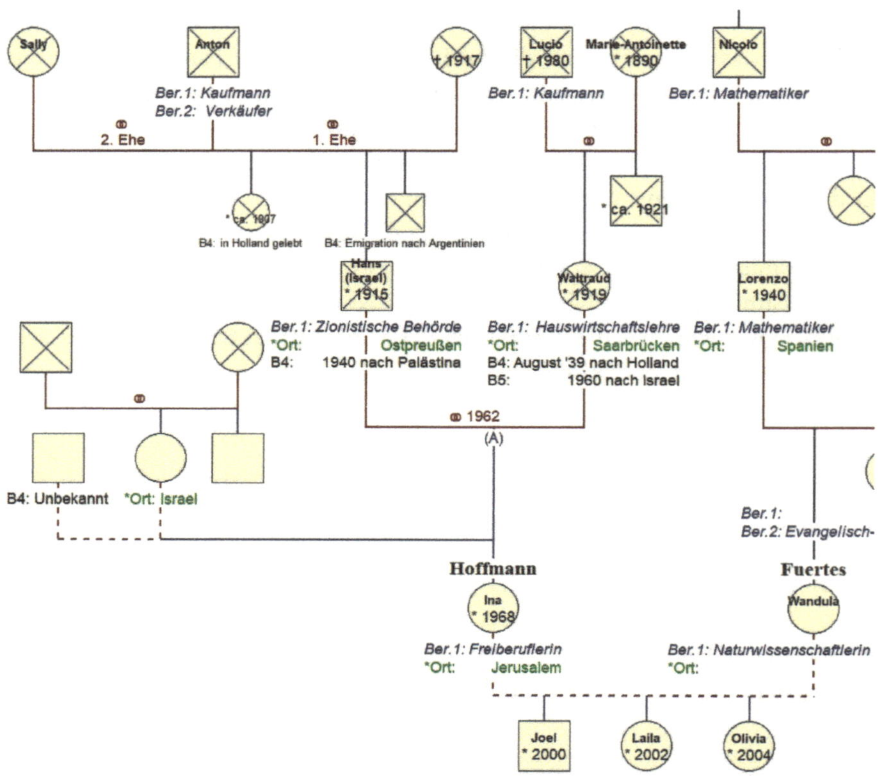

Abbildung 1: Ausschnitt aus dem Genogramm von Ina Hoffmann und Wandula Fuertes (Quelle: eigene Darstellung)

Kurz nach ihrer Geburt kommt Ina ins Waisenhaus. Die leibliche Mutter ist psychisch krank, der leibliche Vater unbekannt. So findet sie einen »strukturellen Ursprungskontext« (Oevermann, 1973/2001, S. 23) vor, der bestimmt ist durch einen abwesenden Vater, den Ausfall der leiblichen Mutter und ein völliges Fehlen an Informationen über ihre leibliche Abstammung, zumindest väterlicherseits. Nach anderthalb Jahren kommt ihre zukünftige Adoptivmutter in das Waisenhaus. Im Alter von zwei Jahren wird Ina von ihr und ihrem Ehemann adoptiert. Die »Ursprungs«-Triade wird durch eine neue, sozial bestehende Triade in Gestalt der Adoptivfamilie ersetzt.

Der Adoptivvater Hans stammt ursprünglich aus Ostpreußen. Er wächst in einer deutsch-jüdischen Familie auf. Allen in dieser Familie gelingt es, Ostpreußen zu einem Zeitpunkt zu verlassen, bevor die Auswanderung nur noch unter großen, lebensbedrohlichen Schwierigkeiten zu realisieren oder gar nicht mehr möglich war. Hans emigriert im Jahr 1940, kurz bevor Juden (ab Oktober 1941) nicht mehr ausreisen durften. Er geht nach Palästina. Zu diesem Zeitpunkt ist er 25 Jahre alt und verfügt über einen Universitätsabschluss.

Die Adoptivmutter Waltraud, Hans' Ehefrau, ist vier Jahre jünger. Sie wächst in Saarbrücken in einer deutsch-jüdischen Familie auf und emigriert einen Monat vor Kriegsbeginn, im August 1939, in die Niederlande. Dort unterrichtet sie 20 Jahre an einer Hauswirtschaftsschule. Die Gründung eines eigenen Hausstandes mit eigener Familie erfolgt nicht. Im Alter von 40 Jahren trifft sie die Entscheidung, die Niederlande zu verlassen und nach Palästina zu gehen. Ein Schlüsselereignis im Leben der Adoptivmutter ist die Erfahrung, nur Gerüchten zufolge zu wissen, dass ihre Mutter im Konzentrationslager Auschwitz umgekommen ist. Es handelt sich - wie Pauline Boss diese Art von traumatischen Verlusterfahrungen beschrieben hat - um einen »uneindeutigen Verlust« (Boss, 2008).

Das sozialisatorische Milieu, das durch das Zusammentreffen der sozial-kulturellen Lebenswelten von Hans und Waltraud gebildet wird und in das Ina im Alter von zwei Jahren kommt, ist durch folgende Merkmale gekennzeichnet: Sie wächst mit einem Ersatz-Elternpaar auf. Dieses gründet eine Familie in einem hohen Lebensalter, in dem eigene Kinder nicht mehr möglich sind. Ihre Adoptivmutter leidet unter dem Trauma des uneindeutigen Mutterverlustes und einer »Überlebensschuld« (Eckstaedt, 1992, S. 27 f.). Es handelt sich um ein lebensprägendes Schlüsselereignis, das Entscheidungsaufschübe zur Folge hat, wie die Gründung einer eigenen Familie. Die Adoptivmutter gehört zu einer Generation Holocaustüberlebender, die beginnen, die kollektiv traumatisierenden Erfahrungen des Holocaust individuell und familial zu bearbeiten. Wie dynamisch wirksam und biografieprägend die Vergangenheit für diese Generation bleibt, zeigen die biografischen Fallrekonstruktionen von Gabriele Rosenthal (1999).

Die biografischen Schritte der Adoptivtochter Ina zeigen, dass es darum geht, sich das adoptiv-familiale Milieu zu eigen zu machen. Letzteres bedeutet in Konsequenz und ganz konkret, sich den mit einem Trauma verbundenen Lebensthemen der Adoptivmutter (Holocaust, Konzentrationslager, Verlust der Mutter) anzunehmen und auch mit biografischen Entscheidungen auf die Milieuverhaftetheit der

Adoptiveltern (Juden, Holocaust) zu reagieren. Die Formen der Auseinandersetzung, die dabei gewählt werden – Studium der Germanistik und Anglistik, ein Jahr Ägyptenaufenthalt, Weggang und Umzug nach Deutschland, gleichgeschlechtliche Partnerschaft –, bringen einerseits eine Verbundenheit zum Adoptionsmilieu zum Ausdruck und sind andererseits von hohem provokatorischem Gehalt, zumindest aus der Perspektive der Adoptiveltern (Deutschland als Lebensort, Erlernen der deutschen Sprache, Zusammenleben in einer gleichgeschlechtlichen Beziehung).

Ich fasse zusammen vor dem Hintergrund der Frage: Wie verhält sich in einer homosexuellen Paarbeziehung mit einer Frau die Entscheidung, den Kinderwunsch über eine anonyme Samenspende zu erfüllen, zu den im Herkunftsmilieu vorliegenden Sozialisationslösungen? Organisiert ist die Beziehung zwischen den Generationen um das Thema des abwesenden Vaters. Reproduziert wird über die anonyme Samenspende eine Primärkonstellation, da Ina wie auch ihren Kindern der leibliche Vater unbekannt ist. Es findet eine »Transmission zum Äquivalenten« (vgl. Bertaux u. Bertaux-Wiame, 1991) statt. Das Äquivalente, um das sich, wenn auch im Rahmen einer weiblichen Paarbeziehung, etwas wiederholt, ist die Einrichtung von Sozialisationsbedingungen, die den Nachwuchs mit der Erfahrung konfrontiert, mit einem physisch nicht anwesenden und auch nicht identifizierbaren Vater aufzuwachsen. Tradiert wird eine Abweichung von der kulturellen Norm der Kernfamilie derart, dass die Strukturposition des Vaters mit dem leiblichen Vater nicht besetzt ist. In der Wiederholung dieser sozialisatorischen Ausgangslage, auf alternativem Wege eine Familie zu gründen, ohne dass es einen leiblichen Vater gibt, drückt sich aber auch eine Zugehörigkeit zum adoptivfamilialen Milieu aus, dem Ina, vergleichbar auch mit den Schritten, die deutsche Sprache zu studieren und nach Deutschland zu gehen, ihre Loyalität beziehungsweise Verbundenheit attestiert.

Dass sie sich aber trotz des Vorhandenseins eines sozialen Vaters für eine anonyme Samenspende entscheidet, um auch selbst leibliche Mutter zu werden, und nicht beispielsweise für eine Adoption, kann vor dem Hintergrund des bisherigen Fallwissen wie folgt erklärt werden: Eine Familienneugründung im Rahmen einer Adoption würde für Ina bedeuten, sich neben dem eigenen unbekannten leiblichen Vater und dem sozialen Vater (Hans) mit einem weiteren, dann dritten Vater, hier zwar dann der ihres Adoptivkindes, auseinandersetzen zu müssen. Wir haben aber an den biografischen Schritten gesehen, wie sehr Ina bereits mit ihrer eigenen Familiengeschichte beschäftigt ist und diese ihre Kräfte absorbiert. Einerseits geht von dem Nichtwissen um den leiblichen Vater eine Ambivalenzzumutung aus, die darin besteht, dauerhaft mit den nicht still zu stellenden Fragen die eigene Herkunft betreffend zu leben. Andererseits ist sie hochidentifiziert mit der Adoptivmutter (Waltraud), der es selbst aufgrund lebensgeschichtlicher Themen nicht gelungen ist, sich den Wunsch nach einem leiblichen Kind zu erfüllen, und den Ina jetzt, stellvertretend für die Adoptivmutter, quasi die Trägerfunktion für diesen Wunsch übernehmend, dann in der nachfolgenden Generation sich anschickt zu lösen. So stellen die anonyme Samenspende und die eigene leibliche Mutterschaft im Kontext einer homosexuellen Paarbeziehung geeignete Lösungen für die Handlungsprobleme dar, die sich aus der doppelten triadischen Situation, aus der fehlenden »Ursprungs«-Triade und der adoptivfamilialen Triade ergeben.

Familienbildung mithilfe einer halb-offenen Samenspende – Das Konzept vom teilweise bekannten leiblichen Vater

Im Zentrum der zweiten Fallskizze steht Sabrina, die Mutter eines Jungen (Johann, geboren 2000), der mit einer halb-offenen Samenspende gezeugt wurde. Mit dieser Form der Samenspende wird es dem Kind ermöglicht, mit 18 Jahren die Identität seines biologischen Vaters zu erfahren. Hinzu kommt in diesem Fall noch die Besonderheit, dass Sabrina nach der Geburt das Angebot der Samenbank wahrnimmt, ein Spenderprofil zu erhalten. Dieses macht Angaben zu phänotypischen Merkmalen wie Größe, Gewicht, Haar- und Augenfarbe, nennt den Beruf und enthält auch eine Selbstbeschreibung des Spenders. Generell, so kann hier festgehalten werden, fordert den beiden Frauen die Gleichzeitigkeit, sich einerseits nonkonformistisch gegenüber der Norm der Kernfamilie zu verhalten (Ausschluss des Vaters aus dem Primärraum der Sozialisation), aber andererseits positiv die Geltung zu ratifizieren, dass jedes Kind ein Recht auf seinen Vater hat und ihn gegebenenfalls kennenlernen darf, in hohem Maße die Bereitschaft ab, kommunikative Ambivalenzen nicht nur auszuhalten, sondern auch zu gestalten.

Im Folgenden werde ich nachzeichnen, aus welchem sozialisatorischen Herkunftsmilieu Sabrina stammt (s. Abbildung 2), das sie zum einen dafür disponiert, mit der halb-offenen Samenspende eine (im Gegensatz zur anonymen Samenspende) moderatere Lösung zu wählen, und zum anderen dafür, komplexen, von Ambivalenzen geprägten Kommunikationsanforderungen zu begegnen. In der Fallskizze wird deutlich, dass Sabrina wie Ina (siehe erster Fall) als die Strukturbildende im Hinblick auf die Familienbildung auch diejenige ist, die aus einer Familie stammt, in der die Verschränkung von Paar- und Eltern-Kind-Beziehung ungenügend gelöst ist.

Der sozialisatorische Rahmen, in den Sabrina hineingeboren wird, kann durch folgende formative Bedingungen beschrieben werden: die Nachfolgeproblematik einer Unternehmerfamilie, patriarchalische Familienstruktur, eine regressive Loyalitätsverstrickung der Mutter mit ihrem Vater und Einsozialisierung in einen Kontext kom-

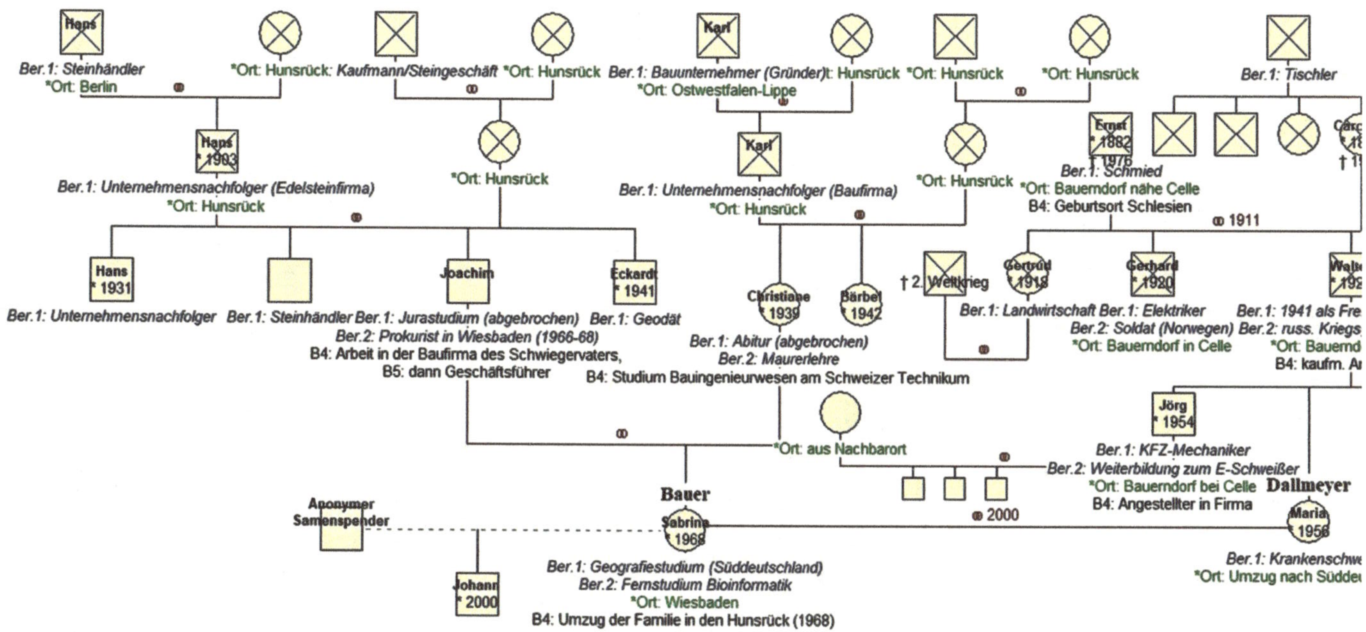

Abbildung 2: Ausschnitt aus dem Genogramm von Sabrina Bauer und Maria Dallmeyer (Quelle: eigene Darstellung)

munikativer Ambivalenz. Diese formativen Bedingungen sind auch in diesem Fall als Weichenstellungen zu verstehen, die Nachwuchsfrage vom Kontext der Kernfamilie abzutrennen und die Sozialisation unter der Bedingung der strukturellen Abwesenheit eines väterlichen Vatervorbildes zu gestalten. Schauen wir uns das genauer an:[7]

Sabrina wächst mit einem Vater und einer Mutter auf, deren Väter Gemeinsamkeiten aufweisen: Beide übernahmen als Nachfolger eines Familienbetriebs Verantwortung und verfügten aus väterlicher Linie über Großväter, denen als Zugezogene über ihre berufliche Selbstständigkeit und eine vorteilhafte Heirat die Sozialintegration in der Fremde gelang.

Der Bauunternehmerfamilie in zweiter Generation entstammten zwei Töchter. Christiane, die Älteste und Mutter von Sabrina, wurde 1939 geboren. Die jüngere Schwester kam drei Jahre später, 1942, zur Welt. Ein Sohn, der als prospektiver Nachfolger das Unternehmen übernehmen konnte, fehlte der Familie. So konfrontierte die Geburt zweier Töchter die Eltern mit dem Nachfolgeproblem.

Die berufsbiografischen Entscheidungen zeigen, dass Sabrinas Mutter sich den Zugang zur Welt des Familienunternehmens erkämpfte und sie sich mit dem Vater, dem alleinigen Vertreter des Unternehmens, höchstidentifizierte. Die Ausbildungsschritte belegen eine Loyalität zum Unternehmen. Nach dem Abbruch des Abiturs absolvierte sie eine Maurerlehre außerhalb des väterlichen Baubetriebs. Anschließend studierte sie am Technikum in der Schweiz Bauingenieurwesen und erwarb damit die Befähigung, das väterliche Geschäft als Nachfolgerin zu führen.[8] Vonseiten der Eltern aber wurden keine Anstrengungen unternommen, die Tochter, die die Firma potenziell weiterführen könnte, in das väterliche Unternehmen als Nachfolgerin zu integrieren. Der Vater war einem traditional-patriarchalen Muster verpflichtet und sah in seiner Tochter keine Unternehmensnachfolgerin.

Christiane ging zunächst auf Abstand zum Familienunternehmen. Sie heiratete einen fachfremden Mann, der außer einem abgebrochenen Studium keine eigenen Leistungen aufzuweisen hatte, und zog in eine größere Stadt. Nach zwei Jahren kehrte das Paar als Familie mit einer drei Monate alten Tochter in den Schoß der mütterlichen Herkunftsfamilie zurück. Die Rückkehr zur Familie ist damit verbunden, dass der Schwiegersohn als Unternehmensnachfolger aufgebaut wurde und als Geschäftsführer die Geschicke der Baufirma in Zukunft lenken sollte – auch wenn der Vater das Unternehmen später seiner Tochter überschreiben würde. Die

7 Die Ausschnitte aus den Genogrammen zeigen den Herkunftszusammenhang der Frau, die in den Ausführungen dieses Beitrags im Zentrum steht. Das Genogramm der Partnerin ist jeweils nur angedeutet.

8 Von der jüngeren Schwester ist nur bekannt, dass sie eine Berufsorientierung fern der Unternehmertradition wählte.

eigentliche Unternehmensnachfolgerin, Sabrinas Mutter, wurde von ihrem Vater und ihrem Ehemann an den Rand gedrängt.

Dieser Ausschluss kommt einer Kastration gleich, die hier nicht konkretistisch zu verstehen ist, sondern als permanentes Nein, als auf Dauer gestellte Exklusion, die sie auch als körperlich schmerzhafte Krise erfahren haben könnte.[9] Die schwierige Situation, in der sie sich befand, ist dadurch bestimmt, dass sie einerseits an das väterliche Unternehmen gebunden war, zum einen durch ihren Ehemann, zum anderen durch die Überschreibung der Firma auf ihren Namen, andererseits aber auch auf Abstand von Positionen gehalten wurde, in denen Entscheidungen getroffen wurden. Diese soziale Realität führt zu einer Konstellation, in der einander Ausschließendes, Widersprüchliches direkt zusammengespannt waren. So befand sich Sabrinas Mutter in einer Situation, in der sie ambivalent gebunden war.

Welche biografischen Ausgangsbedingungen fand Sabrina als einziges Kind des Paares vor? Weichenstellend für die weitere Entwicklung der Familie ist ihre Rückkehr in die Kleinstadt der Mutter und die Integration in das mütterliche Verwandtschaftssystem. Sabrina wächst mit einem Großvater (mütterlicherseits) auf, der die männliche Nachfolge als ein Normalmodell verinnerlicht hat – mit der Folge, dass Töchter und Enkeltöchter stets mit der offen oder verdeckt kommunizierten Tatsache konfrontiert sind, dass ein Sohn beziehungsweise ein Enkelsohn die erste Wahl gewesen wäre. Sabrina hat mit der Mutter eine Frau zum Vorbild, die sich in eine Konstellation begibt, die ihr ein hohes Maß an Ambivalenztoleranz abverlangt und zu deren Erfahrungswelt gehört, durch zwei signifikante männliche Andere, den Vater und Ehemann, die im Miteinander eine Koalition bilden, zu einer ausgeschlossenen Dritten zu werden.

Sabrina wächst mit einem Vater auf, der eine Sonderstellung im Familienverband einnimmt, da er erstens fachfremd ist, zweitens seine Ehefrau erstaunliche Sonderleistungen erbracht hat, die sie ihm gegenüber überlegen macht, und drittens Matrilokalität das Zusammenleben bestimmt. Seine Marginalität in der Familie und die Strategie, Statuskontinuität durch Einschränkung und Begrenzung anderer Autonomiespielräume zu wahren, lassen vermuten, dass der Vater für Sabrina als Identifikationsfigur weitgehend ausfällt. Denkbar ist allerdings auch, dass von ihm keine Bemühungen ausgehen, die Tochter als Nachfolgerin für die Firma zu gewinnen, da er möglicherweise lange Zeit als Angestellter des Schwiegervaters bestätigt bekam, dass sein in die Zukunft entworfener unternehmerischer Stolz einer erheblichen Grundlage entbehrt.

Die Familiendynamik, in die Sabrina hineingeboren wird, ist gekennzeichnet durch (1) einen autoritären, Macht- und Entscheidungsbefugnis beanspruchenden Groß-

9 Der Wunsch des Paares, die Familie zu vergrößern, scheitert an zwei Fehlgeburten.

vater (mütterlicherseits), der einen patriarchalen Unternehmergeist vertritt und seiner Tochter den Weg an die Spitze der Baufirma versperrt, (2) eine Mutter, die in einem regressiven Loyalitätskonflikt mit ihrem Vater verstrickt und gebunden bleibt, und (3) einen Vater, der Quereinsteiger ist und den sie als stellvertretenden Geschäftsführer ihres Großvaters (mütterlicherseits) kennenlernt, dessen Entscheidungsautorität er sich als Nachfolger erst aufbauen musste und lange Zeit unterordnete.

Dieses sozialisatorische Milieu stellt die Weichen dafür, dass sich Sabrina nicht im Sinne einer familienübergreifenden Unternehmeridee auf das Erbe verpflichtet. Sie setzt zu einem Gegenentwurf an, in dem das Familienunternehmen keine Rolle mehr spielt. Sie studiert Geografie und absolviert danach ein Fernstudium der Bioinformatik. An diesen gewählten Berufsalternativen, die nicht untypisch sind für die Generation, die sich in den 1980er Jahren für einen Beruf entscheiden musste, erkennen wir, dass Sabrina riskante Selbstbehauptungsversuche unternimmt. Mit diesen weichenstellenden Entscheidungen bringt sie zum einen zum Ausdruck, dass sie das Bewährungsproblem der Berufswahl im väterlichen und mütterlichen Vorbild für ungenügend gelöst hält. Zum anderen zeigt sich daran, dass sie sich nicht mehr wie ihre Eltern an die Zumutungen der Vorgängergeneration binden lässt. Das mütterliche Thema der Unternehmerfamilie macht sie sich nicht zu eigen. Indem sich Sabrina für eine gleichgeschlechtliche Paarbeziehung entscheidet und darüber hinaus für einen Familiengründungsprozess über den Vorgang der Insemination, klärt sie auch das Thema der Reproduktion auf eine Weise, die mit dem Handlungsmuster der Herkunftsfamilie nicht mehr kompatibel ist. Sabrina stellt nicht nur den beruflichen Orientierungen der Eltern eine neue Perspektive entgegen, sondern positioniert sich auch zur Frage der ehelichen Ordnungsvorstellungen und zu der der Erhaltung der Gattung neu.

Kehren wir abschließend zur Frage zurück: Welche familienstrukturellen Grundlagen disponieren dazu, durch die Wahl einer halb-offenen Samenspende das Problem der Zeugung weniger radikal, sondern in eher moderater Weise zu lösen? Durch die Genogrammanalyse von Sabrinas Herkunftsmilieu ist deutlich geworden, dass es um einen Gegenentwurf geht, mit dem alternative Pfade der Lebensführung beschritten werden. Diese Abkehr ist auch als Versuch zu deuten, sich nicht wie ihre Mutter in Konstellationen zu begeben, die folgenreich in krisenhafte Prozesse hineinführen. Sabrina zieht die Konsequenz aus der Erfahrung, dass konfliktuöse Ausgangslagen dann entstehen, wenn signifikante Andere, wie zum Beispiel ihr Großvater (der patriarchale Unternehmer) und auch ihr Vater (Quereinsteiger in die Baufirma), weibliche Emanzipationsentwürfe zum Scheitern bringen können: Männliche Dritte werden aus diffusen Sozialbeziehungen ausgeschlossen. Es geht mit dem selbstgesetzten Rahmen von weiblicher Homosexualität und erfülltem Kinderwunsch mittels einer Samenspende darum, biografische Themen der Mutter, wie eine regressive Loyalitätsverstrickung mit dem Vater und eine aus alten Bindungen nicht herausführende eheliche Paarbeziehung, nicht zu wiederholen. Eine Deutung, die Sabrina entwickelt und die schließlich in die »unorthodoxe« Form der gleichgeschlechtlichen Inseminationsfamilie hineinführt, ist folgende: Männer spalten dyadische Beziehungen potenziell (wie der Großvater mütterlicherseits) und sind Enttäuschungsfiguren, wenn es um biografische Neuanfänge geht (Vater). Deshalb ist es besser, sie erst gar nicht zuzulassen, sie von vornherein auf Distanz zu halten.

Vor diesem Hintergrund ist die Wahl einer anonymen Samenspende nicht überraschend. Was bewegt sie dazu anzusetzen, nach dem Modell der Kernfamilie den Samenspender als Vater des Kindes mit einer Objektrepräsentanz auszustatten und ihm generell die Möglichkeit einzuräumen, eine Beziehung zum Kind zu gestalten, wenn dieses 18 Jahre alt ist? Sie drückt damit aus, Kommunikationskontexte zu akzeptieren, die durch Gegensätzliches beziehungsweise Widerstreitendes gekennzeichnet sind. Sie wählt, wenn es um die schwierige, ihr von der Herkunftsfamilie auferlegte und in der Biografie der Mutter ungelöste Problematik der Kernfamilie geht, eine Erfahrungsverarbeitung im Modus der Ambivalenzsuche. Es handelt sich dabei – trotz aller Gegenentwürfe im Beruflichen und Familiären – um eine Verbeugung Sabrinas vor ihrer Herkunftsfamilie. Die halb-offene Samenspende bedeutet im Kern einen Solidaritätsbeweis, der kehrseitig eine »bezogene[.] Individuation« (Stierlin, 2001, S. 23 ff.) ausdrückt, auch wenn der Grad der Anerkennung der Herkunftsfamilie minimal ist. Als Entscheidung enthält sie einen letzten Rest von Loyalitätsbekundung, der sie als Tochter einer Mutter ausweist, die mit Ambivalenzzumutungen konfrontiert vor der Aufgabe steht, nicht so leicht in die eine oder andere Richtung Aufzulösendes auszuhalten.

Familienbildung mit einem bekannten Spender – Das Konzept vom leiblichen Vater

Im Unterschied zu den ersten beiden Fällen haben wir es in diesem Fall mit einem bekannten Vater zu tun, der prinzipiell leiblich verfügbar ist. Zu einer Fallbesonderheit gehört, dass der Spender in einer homosexuellen Paarbeziehung lebt und das Frauenpaar mit diesem seit Langem befreundet ist. Dagmar ist die treibende Kraft bei der Familienbildung und diejenige, die ein Kind zur Welt bringt. Sie stammt, wie auch die anderen beiden Strukturgeberinnen der Vergleichsfälle, aus einer Familie, in der die Verkopplung von Eltern-Kind-Beziehung und Paarbeziehung ungenügend gelöst ist.

Der Sozialisationskontext von Dagmar ist bestimmt durch die Merkmale abwesender Eltern, das Aufwachsen in einem großmütterlichem Ersatzmilieu und die Erfahrung sich frühzeitig auflösender sozial-diffuser Zusammenhänge. Im Alter von circa einem Jahr erfolgt die Scheidung der Eltern. Die Betreuung und Erziehung übernehmen die Großmutter und der Stiefgroßvater.

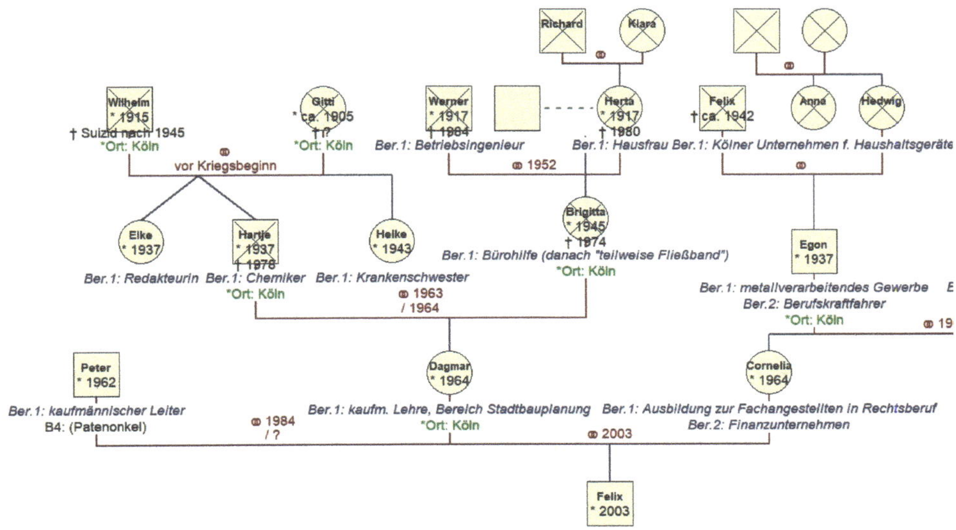

Abbildung 3: Ausschnitt aus dem Genogramm von Dagmar und Cornelia (Quelle: eigene Darstellung)

Bevor wir an diesem Entwicklungsrahmen weiter ansetzen, ein paar wenige Angaben zu Dagmars Eltern: Ihre Mutter wird 1945 unehelich geboren und in den entbehrungsreichen Jahren nach dem Krieg sieben Jahre von ihrer Mutter allein großgezogen. Dann heiratet die Mutter. Aus der Ehe gehen keine weiteren Kinder hervor. Bekannt ist, dass sie die Stieffamilie früh verlässt. Der Ablöseprozess und das Erwachsenwerden werden forciert durch eine eigene Familiengründung. Eine ungeplante Schwangerschaft wird mit dem Erreichen der Volljährigkeit durch die Heirat legitimiert.

Dagmars Vater, 1937 geboren, stammt aus einem kleinbürgerlich-protestantischem Milieu. Sein Vater wiederum, ein aktiver Nationalsozialist, desertiert durch Suizid aus der Familie. Er bringt damit zum Ausdruck, wem seine größere Solidaritätsverpflichtung gilt, da das Vorbild von Joseph Goebbels motivbildend wirkte (Ginsborg, 2014, S. 433 ff.). Dagmars Vater wächst in der Nachkriegszeit ohne Vater und mit einer alleinerziehenden Mutter auf; prägend ist eine sozialisatorische Interaktionsstruktur, der die Entwicklungsmöglichkeit fehlt, über einen Identifizierungsprozess ein Bild vom Vater als Elternimago zu entwickeln. Leitende Idealbilder können nicht in der Auseinandersetzung mit dem Vater erworben werden. Aber auch durch Erzählungen über den Vater, der als Mitläufer mit der nationalsozialistischen Ideologie hochidentifiziert war und die Nachkriegsrealität nicht akzeptierte, können keine orientierungswirksamen Vorbilder entworfen werden. Weder stand lebenspraktisch für ihn ein Vater zur Verfügung noch eine Fantasie vom Vater als Objekt der Bewunderung und Identifikation. Als Erwachsener wählt Dagmars Vater mit dem Beruf des Chemikers einen Fachbereich, der in seiner naturwissenschaftlichen Ausprägung für eine rationale Aneignung der Welt steht. Er entscheidet sich für eine Berufssozialisation, in der die Kontingenz sozialer Beziehungen keine Rolle spielt.

Dagmars Eltern stammen aus Familien, in denen die Mutter den Kern der Familie bildet und der Vater als Teil einer »unterstützenden Matrix« früher (vgl. den Vater ihrer Mutter, Dagmars Großvater mütterlicherseits) oder später (vgl. den Vater ihres Vaters, Dagmars Großvater väterlicherseits) ausfällt. Dagmars Eltern verfügen über kein Konzept von Männern als Väter, und an der Herausforderung, sich dieses gemeinsam zu erarbeiten, scheitern sie. Dagmar ist dann, nach der Auflösung der jungen Familie, mit den prekären sozialisatorischen Entwicklungsbedingungen konfrontiert, die für die Sozialisation ihrer Eltern prägend waren.

Überblicken wir Dagmars Biografie insgesamt, so erkennt man eine Kette von Ereignissen, die sie immer wieder mit der Erfahrung konfrontiert hat, dass Sozialbeziehungen befristet sind beziehungsweise Erwartungen, verlässlich in Sozialsysteme integriert zu werden, enttäuscht werden können:

Als sie zehn Jahre alt ist, stirbt ihre Mutter. Vier Jahre später stirbt der Vater. Mit 14 Jahren ist sie Vollwaise. Im Alter von 16 Jahren stirbt die Großmutter, die sie gemeinsam mit dem Stiefgroßvater die letzten Jahre gepflegt hat.

Es kann davon ausgegangen werden, dass diese biografische Situation ihr nicht nur frühreife Bewältigungsleistungen abgefordert hat, sondern die Erfahrung, durch Trennung, Krankheit und Tod überlebenswichtige Personen zu verlieren, zur Bewusstseinsbildung beitrug, dass diffuse Sozialbeziehungen sehr fragil sind und diesen nicht bedingungslos zu trauen ist.

Betrachten wir den Familienzusammenhang als einen – wie Stern es formuliert – »transgenerationellen Kontext« (1998, S. 41), so können wir für dieses Familiengesamt, aus dem Dagmar stammt, folgendes Gestaltmuster erkennen: Es werden Formen von Sozialintegrationen reproduziert, für die die strukturelle Abwesenheit von väterlichen Vorbildern charakteristisch ist. Es kann die Erfahrung tradiert werden, dass biologische Väter aus dem triadischen Entwicklungskontext desertieren. Wenn neues Leben sozialisiert werden soll, dann über das Erfahrungsmaterial, das von Frauen bereitgestellt wird (vgl. die Mutter und Großmutter mütterlicherseits und die alleinerziehende Großmutter väterlicherseits). Ein Kind ohne Vater großzuziehen, ist bilateral, also sowohl mütterlicherseits als auch väterlicherseits, ein Thema. Dagmars Großeltern und die eigenen Eltern scheitern daran, Paarbeziehung und Elternschaft dauerhaft zu verknüpfen. In dieser Generation reproduziert sich das in der großelterlichen Generation in beiden Linien angelegte Thema des abwesenden Vaters. Es erfolgt aber auch eine Steigerung in Richtung auflösender Kernfamilie, da neben dem Vater auch die leibliche Mutter für eine Nachwuchssozialisation nicht zur Verfügung steht – Dagmar wächst ohne die leiblichen Eltern auf, erzogen von der Großmutter und dem Stiefgroßvater.

Sie selbst, die sozialisatorisch bedingt kein Konzept von Männern als Vätern herausbilden konnte und die die Erfahrung von der Kernfamilie als eine fragile, sich früh auflösende Gemeinschaft gemacht hat, macht aus dem die Generationen umspannenden Thema, das im binnensozialisatorischen Bereich der Vater abwesend ist, dann ein Muster. Sie greift eine für ihre Herkunftsfamilie typische Dynamik auf, Sozialisationsprozesse weitgehend ohne Väter zu gestalten, und führt diese in gesteigertem Maße fort, indem sie sich, wenn es um die Lösung der Frage der Nachwuchssozialisation geht, vom Kontext der Kernfamilie ganz verabschiedet.

Dass Dagmar aber nicht dafür optiert, die Nachwuchssozialisation ganz vom Komplex des leiblichen Vaters zu entkoppeln, indem beispielsweise nur eine anonyme oder eine halb-offene Samenspende infrage kommt, ist als ein letzter Rest von Milieusolidarität und Identifikation mit ihrem Herkunftskomplex zu deuten. Indem ein Vater für das Kind zugelassen wird, wenn auch über die Figur der partizipativen Distanz, solidarisiert sie sich mit den Frauen ihrer Familie, die als Mütter für ihre Kinder einen Vater vorgesehen hatten, auch wenn dann die Sozialisation eingebettet in die Kernfamilie durch ein frühes Ausscheiden der Väter nicht gelingt. Die Konstruktion, die dann gewählt wird, den leiblichen Vater verfügbar zu halten, ihn aber aus dem Binnenbereich der Familie auszuschließen, ist motiviert von der Sehnsucht nach einer familienorientierten Solidarität. Im Grunde ihres Herzens ist sie eine Sozialromantikerin, die nach einem Weg sucht, das Problem der sich immer wieder auflösenden Kernfamilie ihrer Vorgängergenerationen zu lösen. Heraus kommt dabei die Bildung einer Quartettfamilie, in der es neben einer zweiten Mutter dann auch gleich zwei Väter gibt.

Zusammenfassung

Gegenstand der Überlegung waren die beiden zentralen Fragen: Warum erfolgen Partnerschaft und Elternschaft im Kontext einer Strukturbildung, in denen die lebenspraktische Auseinandersetzung mit einem männlichen Dritten von vornherein nicht erfolgt? Und: Warum entscheiden sich die Frauen für einen bestimmten Typ von Samenspende, also für eine anonyme, eine halb-offene oder einen bekannten Samenspender?

Das Objekt der Untersuchung war die Familiengeschichte derjenigen Frau, die im Familienbildungsprozess die Strukturgebende war und ein Kind zur Welt brachte, das mithilfe einer Samenspende gezeugt wurde. Anlass für die Ausrichtung der Deutungsanalyse auf die genealogische Rekonstruktion des

Familienzusammenhanges im Anschluss an das theoretische Konzept der Heptade und auf der Grundlage der Genogrammanalyse als ein Bestandteil des methodischen Zugangs der fallrekonstruktiven Familienforschung war eine Beobachtung, die sich im Verlauf der Analyse der drei Fälle aufdrängte, die in Bezug auf die Spendersamenart variierten. Trotz aller Unterschiedlichkeit, auch hinsichtlich der praktischen Folgen der jeweils gewählten Samenspende, ließ sich eine Schnittmenge ausmachen, die alle drei Fälle gleichermaßen teilen.

Sie besteht darin, dass die Frauen, die in den drei Fällen diejenigen waren, die in der Kinderwunschrealisierung die Tonangebenden waren und selbst Mutter eines Kindes wurden, im Unterschied zu ihren Partnerinnen aus Familien stammen, in denen die Verschränkung der Paar- und Eltern-Kind-Beziehung nicht gelungen ist. Das Muster, das diese Frauen teilen und das über die Genogrammanalyse als eine Gemeinsamkeit dieser Fälle bestimmt werden kann, ist charakterisiert durch eine Struktur sozialisatorischer Interaktion, die im Zusammenhang – so lautete die weiterführende Hypothese – mit der Art der gewählten Samenspende zu deuten ist.

Ich postulierte eine Verbindung zwischen dem sozialisatorischen Erbe als ein in der individuellen Lebensgeschichte zur Gestaltung aufgegebenes Erfahrungsmaterial und der Entscheidung, die Familie im Rahmen einer lesbischen Begehrensbeziehung mithilfe einer bestimmten Art von Samenspende zu realisieren. Ich schickte mich also an, die Präsenz des Vergangenen in der sozialen Praxis der Spendersamenart zu verstehen und deutend zu erklären. Die Frage lautete: Wie ist die Entscheidung mit der Familiengeschichte verknüpft?

Gehen wir von der Prämisse aus, dass die Wahl einer Samenspende nicht zufällig erfolgte, sie keine Frage der Beliebigkeit ist, dann findet man in dem sozialisatorischen Erfahrungsraum der Biografie eine sinnstrukturelle Disposition. Die Bedeutung der Samenspenderart mit Bezug auf die drei Fälle kann wie folgt zusammenfassend bestimmt werden: Die anonyme Samenspende im ersten Fall hat die Bedeutung, die sozialisatorische Ursprungstriade mit dem unbekannten Vater zu legitimieren und sich das adoptivfamiliale Milieu zu eigen zu machen, indem mit der Übernahme des Kinderwunsches der Adoptivmutter ein eigenes Kind zur Welt gebracht wird. Die Bedeutung der halb-offenen Samenspende im zweiten Fall liegt in der Komplexitätssteigerung, die auf das Herkunftsmilieu verweist. Es geht um die Reproduktion einer Strukturkomplikation über die Erzeugung von kommunikativer Ambivalenz. Im dritten Fall bedeutet die Wahl eines bekannten Spenders die Reparatur gescheiterter Kernfamilienverhältnisse in den Vorgängergenerationen.

Die Entscheidungswahl, mit der sich eine Bedeutung realisiert, können wir deuten als »die Konsequenz […] bestimmter struktureller Konstellationen«

(Durkheim, 1895/1980, S. 193), die in der Vergangenheit liegen. Sie muss als sozial bedingt erschlossen werden. Das geeignete methodische Instrument ist die Genogrammanalyse. Mit ihr gelingt es, der bedeutungserzeugenden Wirkkraft sozialisatorischer Prägung durch Herkunftsgeschichte einsichtig zu werden. Wir erkennen zum einen, dass Menschen als individuelle Träger von gesellschaftlichen Strukturen Autonomiespielräume nutzen, nämlich – wie in den Beispielfällen – eine Familie im Rahmen einer lesbischen Begehrensbeziehung über eine Samenspende zu gründen und zum anderen, was sie dabei eben als bestimmte sozialisierte Wesen herkunftsfamilial gesehen ausmacht.

Die Befunde aus den Genogrammanalysen zeigen den Einzelnen als Träger von Familienstrukturen, die ihm vorausgehen und seine Entscheidungen mitbestimmen und wie sich das in der Realisierung einer bestimmten Samenspendenwahl ausdrückt und eine bestimmte Bedeutung verleiht. Genogrammanalysen helfen zu erklären, wie Entscheidungen »mit der Geschichte und den praktischen Bedeutungen dieses Gewordenseins selbst verknüpft sind« (King, 2022, S. 8). Sie ermöglichen, Familienstrukturen als eine Disposition erzeugende Determinante zu erfassen, bezogen auf die vorliegenden Fälle, plausibel zu machen, dass die Samenspendenart in der Biografie, im historischen Gewordensein eine Entsprechung hat.

Fazit für die Forschungspraxis

- Fragen Sie nach gemeinsamen Merkmalen, die die Fälle jenseits ihrer Unterschiede haben.
- Überlegen Sie, welche aus der Materialanalyse abgeleitete generative Frage den Fallvergleich anleiten kann.
- Wenn Sie einen Entdeckungszusammenhang gefunden haben, über den Sie in die Operation des Fallvergleichs eintreten, fragen Sie, was das Allgemeine sein könnte, das die einzelnen Fälle verbindet, die auf ein Sie interessierendes Handlungsproblem vielleicht sehr unterschiedlich reagieren.
- Gehen Sie der Überlegung nach, welche Bedingung(en) in den einzelnen Fällen, die Sie vergleichen, dazu geführt haben, dass sich trotz der Unterschiede ein gemeinsames Merkmal finden lässt.
- Fragen Sie auch, was daraus folgt, also was die Konsequenzen sind beziehungsweise sein könnten, die aus dem resultieren, was die Fälle verbindet.
- Legen Sie sich die Frage vor, woraufhin die Fälle variieren (das Allgemeine) und was die Variation »hervortreibt« und Teil des Besonderen der Fälle ist.

Literatur

Allert, T. (1998). Die Familie. Fallstudien zur Unverwüstlichkeit einer Lebensform. Berlin/New York: De Gruyter.

Bertaux, D., Bertaux-Wiame, I. (1991). »Was du ererbt von deinen Vätern …«. Transmissionen und soziale Mobilität über fünf Generationen. BIOS – Zeitschrift für Biographieforschung, Oral History und Lebenverlaufsanalysen, 4 (1), 13–40.

Boss, P. (2008). Verlust, Trauma und Resilienz. Die therapeutische Arbeit mit dem »uneindeutigen Verlust«. Stuttgart: Klett-Cotta.

Bourdieu, P. (1990). Die biografische Illusion. BIOS – Zeitschrift für Biographieforschung, Oral History und Lebenverlaufsanalysen, 1, 75–81.

Durkheim, E. (1895/1980). Die Regeln der soziologischen Methode (6. Aufl.). Frankfurt a. M.: Suhrkamp.

Eckstaedt, A. (1992). Nationalsozialismus in der »zweiten Generation«. Psychoanalyse von Hörigkeitsverhältnissen. Frankfurt a. M.: Suhrkamp.

Funcke, D. (2021). Die gleichgeschlechtliche Familie. Soziologische Fallstudien. Wiesbaden: Springer.

Funcke, D., Hildenbrand, B. (2009). Unkonventionelle Familien in Beratung und Therapie. Heidelberg: Carl-Auer.

Ginsborg, P. (2014). Die geführte Familie. Das Private in Revolution und Diktatur 1900–1950. Hamburg: Hoffmann und Campe.

Hildenbrand, B. (2005). Fallrekonstruktive Familienforschung. Anleitungen für die Praxis (2. Aufl.). Wiesbaden: VS, Verlag für Sozialwissenschaften.

Hildenbrand, B. (2012). Objektive Daten im Gespräch. Die biografische Illusion: Der Gang der Argumentation bei Pierre Bourdieu. Sozialer Sinn, 1, 57–78.

Hildenbrand, B. (2015). Einführung in die Genogrammarbeit (4. Aufl.). Heidelberg: Carl-Auer.

Hildenbrand, B. (2018). Genogrammarbeit für Fortgeschrittene. Vom Vorgegebenen zum Aufgegebenen. Heidelberg: Carl-Auer.

Hildenbrand, B. (2021). Grundlagen der Genogrammarbeit. Die Lebenswelt als Ausgangspunkt sozialpsychiatrischer Praxis. Göttingen: Vandenhoeck & Ruprecht.

King, V. (2022). Sozioanalyse. Zur Psychoanalyse des Sozialen mit Pierre Bourdieu. Gießen: Psychosozial.

Oevermann, U. (2001): Die Soziologie der Generationenbeziehungen und der historischen Generationen aus strukturalistischer Sicht und ihre Bedeutung für die Schulpädagogik. In R.-T. Kramer, W. Helsper, S. Busse (Hrsg.), Pädagogische Generationsbeziehungen. Jugendliche im Spannungsfeld von Schule und Familie (S. 78–127). Opladen: Leske & Budrich,

Oevermann, U. (1973/2001). Zur Analyse der Struktur sozialer Deutungsmuster. Sozialer Sinn, 1, 3–33.

Piaget, J. (1980). Der Strukturalismus. Olten/Freiburg i. Br.: Walter.

Rosenthal, G. (1999). Die Shoah im intergenerationellen Dialog: zu den Spätfolgen der Verfolgung in Drei-Generationen-Familien. In A. Friedman, E. Glück, D. Vyssoki (Hrsg.), Überleben der Shoah – und danach. Spätfolgen der Verfolgung aus wissenschaftlicher Sicht (S. 68–88). Wien: Picus.

Stern, D. N. (1998). Die Mutterschafts-Konstellation. Stuttgart: Klett-Cotta.

Stierlin, H. (2001). Das erste Familiengespräch. Stuttgart: Klett-Cotta.

Über Forschung, Digitalisierung und Standardisierung von Genogrammen

Dirk Rohr

In diesem Beitrag geht es zuerst um unsere Forschungen zur tatsächlichen Nutzung von Genogrammen sowie innerhalb dieser Forschungen um die – tatsächliche wie auch etwaige – Nutzung von digitalen Versionen. Anschließend werden die selbstentwickelte *InGeno*-App und ihre Anwendungsmöglichkeiten beschrieben und kritisch reflektiert. Die Vor- und Nachteile einer Digitalisierung – und damit einhergehend auch einer Standardisierung – der Genogrammarbeit werden dargestellt und diskutiert. Dieser Beitrag ist ein Plädoyer für die Arbeit mit Genogrammen und liefert konkrete Impulse für die Praxis.

Forschungsfrage und Mixed-Methods-Design

Im Rahmen des interdisziplinären Forschungsprojekts »InGeno« der Universität zu Köln und der Technischen Hochschule Köln wird seit dem Wintersemester 2014/15 unter der Leitung von Prof. Dr. Mario Winter und mir mit einer wechselnden Forschungsgruppe von Wissenschaftlerinnen und Studierenden der Erziehungswissenschaft und Informatik zur Genogrammarbeit geforscht, mit dem Ziel, eine effiziente App zur Erstellung von Genogrammen zu entwickeln (Rohr, 2017, S. 9). Das Projekt verfolgt zwei übergeordnete Forschungsfragen: »Wie werden Genogramme in Beratung und Therapie eingesetzt?« und »Wie kann ein technisches Hilfsmittel – beziehungsweise eine App – den Einsatz von Genogrammen bestmöglich unterstützen?« Beide Fragen bearbeiten wir mithilfe von Mixed-Methods-Forschungsdesigns.

Für die Fragestellung wählten wir dabei im Rahmen eines Complex Designs ein »Exploratory Sequential Design«[1]: »We can first explore qualitatively, and then

1 Das Design wurde im Rahmen eines Webinars von mir an der Harvard University unter Supervision meines Mentors Charles Deutsch, Director Population Health Research Program of Harvard Catalyst, Principal Investigator of the Mixed Methods Research Training Program for the Health Sciences sowie Gast-Professor der Universität zu Köln, entwickelt.

test out the ideas quantitatively« (Deutsch u. Creswell, 2017, S. 5). Ein solches ermöglichte es uns, die Art und Weise, in der eine ausgewählte Gruppe von Experten Genogramme anwendet, im Detail zu entdecken, und wir testeten die aus diesem Prozess hervorgegangenen Ideen quantitativ mit einer großen Anzahl Stichproben.

Das modifizierte beziehungsweise spezifische Exploratory Sequential Design unseres Genogrammprojekts umfasst vier Phasen und ist in Abbildung 1 dargestellt. In der ersten Phase wird eine systematische Literaturrecherche durchgeführt, die in der zweiten in qualitative Interviews und Analysen mündet. Es folgt eine quantitative Phase mit einer Onlineumfrage. Die letzte Phase bildet eine Interpretation.

Dieses Exploratory Sequential Design ist wiederum eingebettet in das Gesamtforschungsprojekt InGeno, das heißt, die Ergebnisse und Interpretationen werden für die Weiterentwicklung der App genutzt. In diesem Beitrag werden die Ergebnisse sowie eine Interpretation fokussiert. Für eine vertiefte Auseinandersetzung und Begründung zur Forschungsmethodik sei auf Rohr, Nettersheim, Deutsch und Meiners (2020) verwiesen sowie auf Aschermann, Spath und Rohr (2022).

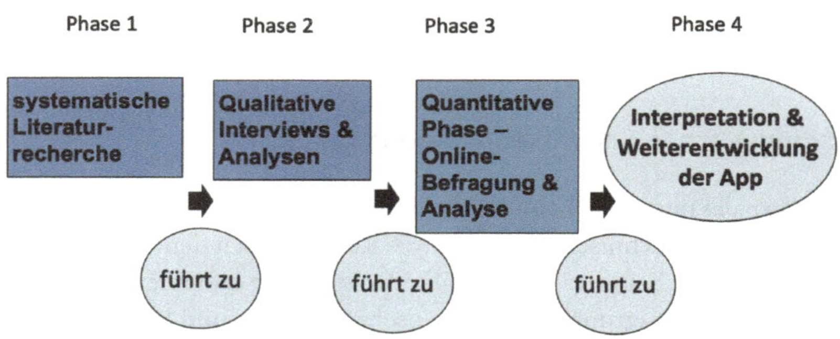

Abbildung 1: Exploratory Sequential Design des Genogrammprojekts

Systematische Literaturrecherche

Um einen Überblick über den aktuellen Stand der Forschung beziehungsweise über die vorhandene Literatur zur Nutzung von Genogrammen zu erhalten, wurde eine systematische Literaturrecherche (Cooper, 2017) durchgeführt.[2] Im

2 Dieser Abschnitt ist ein Auszug aus Rohr, D., Spath, K., Aschermann, E. (2022). Genogramme in Beratung und Therapie: Übersicht über die aktuelle Forschung. Zeitschrift Familiendynamik – Systemische Praxis und Forschung, 1, 52–61. Stuttgart: Klett-Cotta.

Folgenden werden die Ergebnisse kurz zusammengefasst; für eine detaillierte Betrachtung verweisen wir auf Rohr und Mitarbeitende (2022), die eine vertiefte Einsicht in dieses Thema bieten.

In unserem Forschungsprojekt wurde in einem ersten Schritt in sieben wissenschaftlichen Literaturdatenbanken nach Primärveröffentlichungen gesucht. In Abbildung 2 wird die Literaturrecherche als »Prisma Flow Chart« (nach Moher, Liberati, Tetzlaff u. Altman, 2009) grafisch dargestellt und in Abbildung 3 ihr Ergebnis.

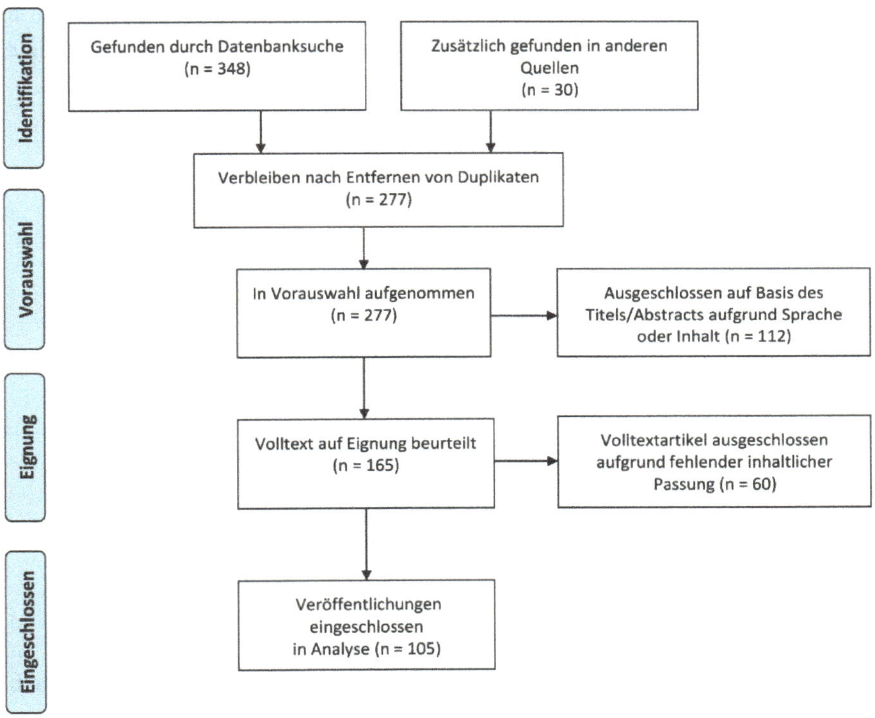

Abbildung 2: Prisma-Flow-Diagramm der systematischen Literaturrecherche

Die Suche am 05.09.2018 lieferte 348 Treffer. Diese wurden durch dreißig Veröffentlichungen aus anderen Quellen ergänzt. Nach der Entfernung von Duplikaten wurden die verbleibenden 277 Veröffentlichungen zunächst anhand der Titel beziehungsweise der Abstracts auf thematische Passung überprüft. Hier wurden 112 Veröffentlichungen ausgeschlossen, die inhaltlich nicht passten oder nicht in Englisch, Deutsch oder Spanisch vorlagen. Die übrigen 165 Veröffentlichungen wurden im Volltext auf ihre Eignung überprüft. In diesem Schritt wurden weitere 60 Veröffentlichungen ausgeschlossen, weil sie keinen relevanten inhaltlichen Beitrag zur Rolle von Genogrammen in der Beratungspraxis lieferten. Insgesamt konnten 105 Veröffentlichungen in die systematische Literaturrecherche eingeschlossen werden, welche hinsichtlich ihres empirischen Gehalts, des Studiendesigns, der Fragestellung und der Stichprobe analysiert wurden. Die überwiegende Anzahl der 105 analysierten Publikationen zu Genogrammen waren praxisbasierte Berichte ohne empirische Daten (z. B. Lim u. Nakamoto, 2008; Moon, Coleman, McCollum, Nelson u. Jensen-Scott et al., 1993), während ein kleinerer Teil sowohl qualitative (z. B. Keiley et al., 2002; Leoncio, de Souza u. Machado, 2017) als auch quantitative (Bahr, 1990; Coupland u. Serovich, 1999) oder gemischte Forschungsmethoden (Lim, 2008) anwendete.

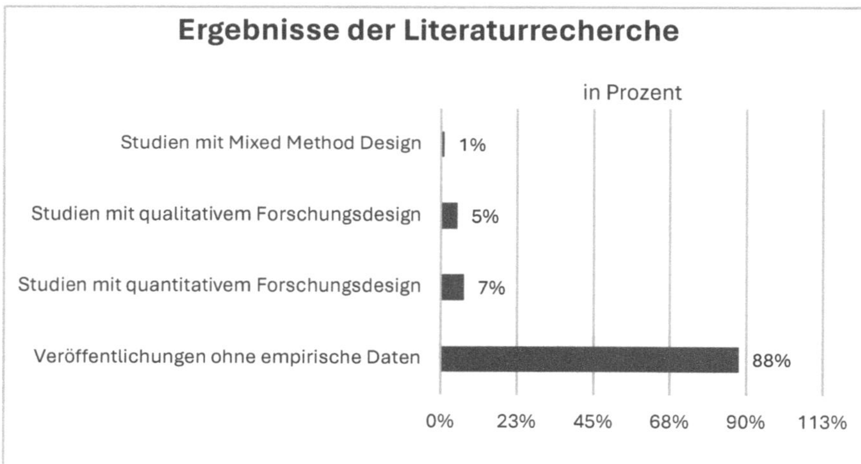

Abbildung 3: Ergebnisse der Literaturrecherche in Prozent

Etwa in gleichen Anteilen wurden Studien mit Klienten (Coupland u. Serovich, 1999; Leoncio et al., 2017), mit beruflich Beratenden (Rohrbaugh, Rogers u. McGoldrick, 1992; White, 2018) und Studien mit Studierenden und Beratenden in Ausbildung (Keiley et al., 2002; Lim, 2008) veröffentlicht. Die Mehrheit der Veröffentlichungen behandelte die Verwendung von Genogrammen bei bestimmten Zielgruppen oder mit einer Fokussierung auf bestimmte Einzelthemen (Gibson, 2005; Lim u. Nakamoto, 2008; Nguyen, Grafsky u. Munoz, 2016). Für einige Autorinnen ging diese Fokussierung damit einher, das Standardgenogramm beziehungsweise das Genogramminterview um bestimmte Elemente zu erweitern, mit dem Ziel, bestimmten Themen oder Zielgruppen besser gerecht werden zu können. Darüber hinaus konnte ein Forschungsstrang identifiziert werden, der die Nützlichkeit der eigenen Genogrammerstellung in Ausbildung oder Supervision thematisierte (Bahr, 1990; Keiley et al., 2002; Kosutic et al., 2009; Lim, 2008; Marchetti-Mercer u. Cleaver, 2000; Pistole, 1997). Drei Veröffentlichungen fokussierten auf eine Validitäts- und Reliabilitätsprüfung von Genogrammen (Coupland, Serovich u. Glenn, 1995; Platt u. Skowron, 2013; Rohrbaugh et al., 1992), dem eine Veröffentlichung widersprach und die Haltung einnahm, dass dies nicht nötig und irreführend sei (Dunn u. Levitt, 2000).

Inhaltliche Ergebnisse der Literaturrecherche

Viele Studien untersuchten die Anpassung der Genogrammarbeit an spezielle Zielgruppen oder Themen, wobei DeMaria, Weeks und Hof (1999) sowie Magnuson und Shaw (2003) bedeutende Beiträge leisteten, insbesondere durch die Entwicklung innovativer Ansätze in der Darstellung und Interpretation von Genogrammen, die wesentlich zur Erweiterung des Verständnisses familialer Muster und Dynamiken beitrugen. Dabei variierten die Ansätze von veränderten Darstellungsformen wie der Integration eines Zeitstrahls (Friedman, Rohrbaugh u, Krakauer, 1988) bis hin zu themen- oder zielgruppenspezifischen Genogrammen (Dunn u. Dawes, 1999; Nguyen et al., 2016).

Unabhängig von einem thematischen oder theoriegeleiteten Fokus plädieren einige Autorinnen für vielfältige methodische Erweiterungen in der Genogrammarbeit: Friedman, Rohrbaugh und Krakauer (1988) entwickelten das »Time-Line Genogram« mit einem vertikalen Zeitstrahl; Lewis (1989) verwendete Farbcodes; Cook und Poulsen (2011) integrierten Fotos; Huss und Cwikel (2008) sahen Genogramme als Kunstwerk; Milewski-Hertlein (2001) nutzte eine zwiebelähnliche Struktur für die Darstellung der familiären Beziehungen; und Taylor, Clement und Ledet (2013) empfahlen kindgerechte Symbole für die Arbeit mit Kindern.

Genogramme wurden anfangs ohne psychometrische Standards entwickelt, doch McGoldrick und Gerson (1985) forderten früh deren reliabilitätstechnische Überprüfung. Studien von Coupland, Serovich und Glenn (1995) sowie Rohrbaugh, Rogers und McGoldrick (1992) zeigten Limitationen in der Reliabilität auf, woraufhin Platt und Skowron (2013) ein standardisiertes »Family Genogram Interview« mit hoher Interraterreliabilität von .95 entwickelten, um die Konsistenz in der Erstellung von Genogrammen zu verbessern.

Trotz der positiven Reliabilitätsbefunde von Platt und Skowron (2013) betonen einige Forscher wie Beck (1987), Coupland, Serovich und Glenn (1995) sowie Dunn und Levitt (2000), dass Genogramme, als heuristische, prozessorientierte Instrumente verstanden, keiner Standardisierung bedürfen, da die subjektiven Berichte der Klientinnen Teil der therapeutischen Intervention seien. Dies steht im Kontrast zu einem diagnostischen Verständnis von Genogrammen, das auf objektive, reliabel und valide Informationsgewinnung abzielt, was Foster, Jurkovic, Ferdinand und Meadows (2002) in einem manuellen Ansatz für die Paartherapie zu vereinen suchten, indem sie den Fokus auf den Prozess legen, nicht nur auf die Daten.

Empirischer Teil unserer Forschung

In der quantitativen Auswertung des InGeno-Projekts fokussierten wir auf die praktische Anwendung von Genogrammen, einschließlich Einsatzziel, Nutzungsdauer und Weiterentwicklung, um die Genogramm-App an die Nutzerbedürfnisse anzupassen (Rohr, 2017). Zusätzlich wurde die Verbreitung der von McGoldrick, Gerson und Petry (2009) vorgeschlagenen Symbole, die Kenntnisse und Erfahrungen der Beraterinnen, die über formale Literatur und Studien hinausgehen, die Nutzungskontexte sowie die Bedeutung der eigenen Genogrammerstellung in der Ausbildung/Supervision analysiert.

An der Online-Fragebogenstudie nahmen im Dezember 2018 insgesamt 130 Fachleute aus dem beraterisch-therapeutischen Kontext verschiedener theoretischer Orientierungen und aus verschiedenen Berufsfeldern teil. Die Rekrutierung der Teilnehmenden erfolgte über die Verbände der Deutschen Gesellschaft für Beratung (DGfB). 22 Teilnehmende brachen die Studie vorzeitig ab und wurden aus den Analysen ausgeschlossen, sodass 108 vollständige Datensätze berücksichtigt werden konnten. Mehr als die Hälfte der Teilnehmenden (65,7 Prozent) besaß eine Zusatzqualifikation in Systemischer Beratung (63 Prozent) und etwa ein Viertel verfügte über eine Zusatzausbildung in Coaching (25 Prozent) beziehungsweise in Supervision (26,9 Prozent).

Allgemeines zur Genogrammnutzung

Alle Teilnehmende setzten Genogramme innerhalb von Beratung und/oder Therapie ein. 60,2 Prozent nutzen sie ebenfalls zum kollegialen Austausch sowie 32,4 Prozent in Supervision. Genogramme werden also nicht zu einem singulären Zweck eingesetzt, vielmehr kann eine Bandbreite von Zielen durch die Arbeit mit ihnen erreicht werden: Bei sieben Zielen gaben mehr als 60 Prozent der Teilnehmenden an, diese überwiegend oder völlig mit der Genogrammarbeit zu verfolgen (s. Abbildung 4). Informationen über die Klienten zu gewinnen (88,9 Prozent) sowie transgenerationale Muster (85,2 Prozent) und Beziehungsdynamiken (83,3 Prozent) zu erkennen, wurden als häufigste Ziele genannt.

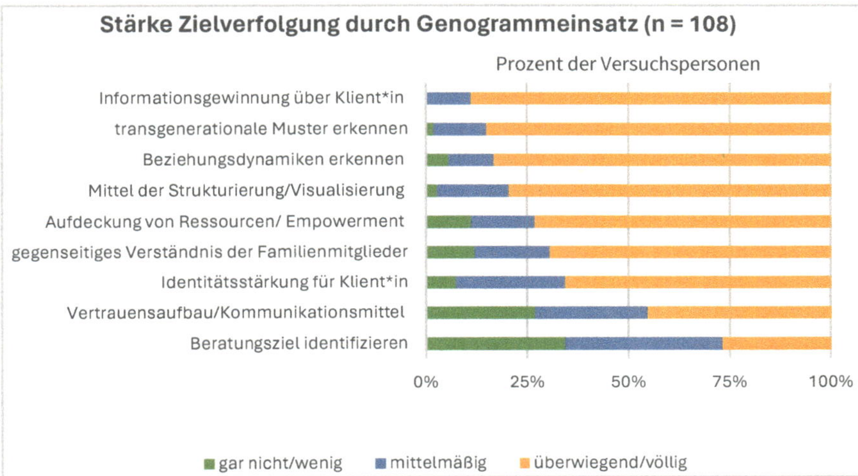

Abbildung 4: Stärke Zielverfolgung durch Genogrammeinsatz

32,4 Prozent der Teilnehmenden äußerten im freien Textfeld weitere Ziele, die sie mit der Genogrammarbeit verfolgen. Genannt wurden unter anderem, die Veränderungsmotivation der Klientinnen festzustellen, Druck herauszunehmen und den Prozess zu verlangsamen, einen Perspektivwechsel, Selbstreflexion oder die Eigenverantwortung der Klienten anzuregen sowie einen »Spickzettel« über den familiären Hintergrund für kommende Sitzungen zur Verfügung zu haben.

Fast alle Befragten (98,1 Prozent) hatten in ihrer Ausbildung oder Supervision ein eigenes Genogramm von sich erstellt, wobei 91,5 Prozent dies als sehr oder überwiegend hilfreich erlebten. Ursächlich hierfür wurde genannt, dass eigene familiäre Muster, Beziehungen und Beeinflussungen stärker bewusst geworden seien (92,6 Prozent), das systemische Verständnis vertieft wurde (87 Prozent), die Genogrammerstellung ein nützliches Werkzeug für die Berufstätigkeit sei (76,9 Prozent) und die eigene Genogrammerstellung den persönlichen Handlungsspielraum erweitert habe (52,8 Prozent).

Konkrete Genogrammerstellung

Die Auswertung ergab, dass die initiale Erstellung eines Genogramms in der Praxis meist zwischen 15 bis 45 Minuten dauert (57,4 Prozent der Fälle), selten mehr als zwei Stunden (3,7 Prozent). Die meisten Beratenden verwenden Papier (46,3 Prozent) oder ein Flipchart (34,3 Prozent) und erstellen das Genogramm entweder allein (55,6 Prozent) oder in Zusammenarbeit mit den Klienten/Supervisanden (39,8 Prozent), wobei 93 Prozent der Genogramme für die Klientinnen einsehbar sind. In der Praxis werden die Standardsymbole für männliche und weibliche Personen fast universell genutzt (über 96 Prozent), während Symbole für homosexuelle und bisexuelle Personen sowie für bestimmte Beziehungsqualitäten deutlich seltener angewandt werden. Die Mehrheit der Beratenden verwendet Symbole für familiäre Verhältnisse wie Ehe und Scheidung (über 92 Prozent), jedoch sind solche für Versöhnungen wenig verbreitet (unter 8 Prozent). Zusätzlich zu den etablierten Symbolen setzen 39,8 Prozent der Befragten eigene Zeichen ein, um komplexere Beziehungsdynamiken wie Koalitionen oder Triangulationen darzustellen, und über 50 Prozent der Befragten verwenden Kategorien wie Beruf, Alter und Beziehungsqualität, während weitere individuelle Kategorien von 16,7 Prozent ergänzt werden (s. Abbildung 5).

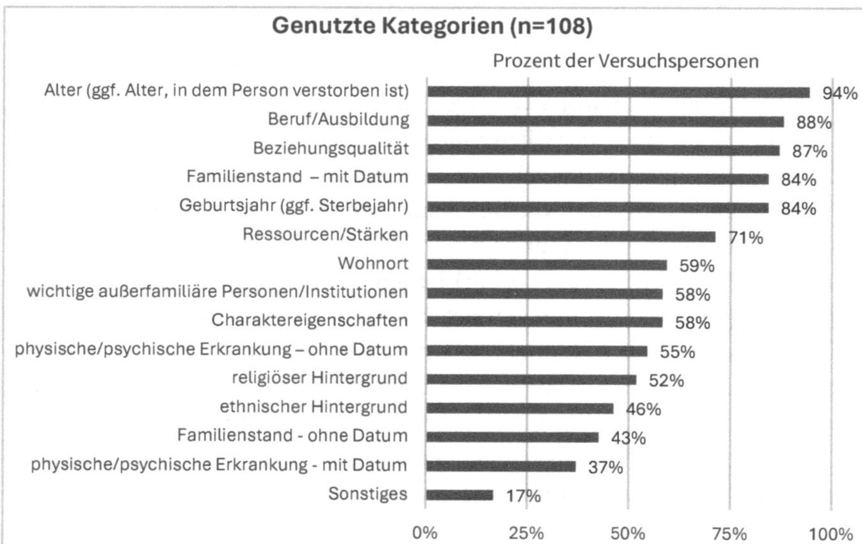

Abbildung 5: Genutzte Kategorien

Bezüglich der Weiterverwendung und -bearbeitung der Genogramme gaben 88,9 Prozent der Teilnehmenden an, das Genogramm gemeinsam mit den Klientinnen und Superversanden weiterzuverwenden, wobei 74,1 Prozent es auch gemeinsam mit den Klienten weiterbearbeiten. 50,9 Prozent der Befragten nutzen das Genogramm ohne die Klientinnen weiter, 21,3 Prozent gaben an, es auch ohne die Supervisanden weiterzubearbeiten. Nur 18,5 Prozent der Studienteilnehmenden bearbeiten das Genogramm weder allein noch mit den Klientinnen weiter, nachdem es einmal erstellt wurde. Nach Abschluss der Beratung/Supervision verbleibt das Genogramm bei 81,5 Prozent der befragten Beratenden in ihren eigenen Unterlagen, 40,7 Prozent geben es (zusätzlich) ihren Superversanden mit. 11,1 Prozent der Befragten speichern das Genogramm digital in einer Software und weitere 10,2 Prozent vernichten es.

Software

Die Auswertung des Frageblocks zur Softwarenutzung ergab, dass nur 19,5 Prozent der Befragten eine Software nutzen, 1,9 Prozent von vornherein, 17,6 Prozent im Anschluss an eine Erstellung in Papierform. Am meisten Verwendung findet die Software GenoGraph (57,1 Prozent) gefolgt von WinGeno (23,8 Prozent). Es zeigte sich ein gemischtes Ergebnis bezüglich der Zufriedenheit mit der jeweiligen Software: 42,9 Prozent der Softwarenutzernutzerinnen sind eher oder sehr zufrieden mit der von ihnen genutzten Software. Demgegenüber stehen aber 42,9 Prozent, die eher oder sehr unzufrieden damit sind. Die Frage zur Nutzungsbereitschaft einer neuen, benutzerfreundlichen Software, die allen Teilnehmenden unabhängig von etwaigen Softwarevorerfahrungen gestellt wurde, ergab, dass zusammengenommen 75 Prozent der Befragten eine prinzipielle Nutzungsbereitschaft mitbringen und eine Software ganz sicher, ziemlich wahrscheinlich oder zumindest vielleicht nutzen würden.

51 Prozent der Befragten würden eine solche neue Genogrammsoftware auf einem Computer oder Laptop nutzen, 7,8 Prozent auf einem Tablet und 35,3 Prozent auf einem Tablet in Kombination mit einem Computer oder Laptop. 7,8 Prozent gaben an, auf keinem der Geräte eine Software nutzen zu wollen. Danach gefragt, wie wahrscheinlich sie eine Genogrammsoftware auf einem Tablet direkt in der Beratungssituation einsetzen würden, gab über die Hälfte der Teilnehmende (55,6 Prozent) an, dies vielleicht oder ziemlich wahrscheinlich zu tun.

Entwicklung der Genogrammsoftware InGeno

In den vergangenen Jahren wurde im Rahmen des InGeno-Projekts eine an den Bedürfnissen der in der Beratung tätigen Fachleute orientierte Softwarelösung für das Android-Betriebssystem konzipiert, die basierend auf dem regelmäßigen Feedback von Anwenderinnen im Feld kontinuierlich weiterentwickelt wird. Das Ziel bestand einerseits darin, der Genogrammerstellung mit Stift und Papier möglichst nahe zu kommen und andererseits Aspekte, die die analoge Genogrammerstellung erschweren, in der App-Darstellung zu vereinfachen. Weiterhin zeigte sich, dass durch die digitale Genogrammgestaltung aber auch ganz neue Möglichkeiten entstehen, die die bisherige Arbeit mit Genogrammen sogar noch erweitern könnten.

Mit InGeno ist es möglich, Genogramme in digitaler Form wie auf einem »unendlichen Papier« zu visualisieren. Aus einem vorgegebenen Menu können viele verschiedene Personen- und Beziehungssymbole ausgewählt werden, die an die Symbolik von McGoldrick, Gerson und Petry (2009) angelehnt sind (s. Abbildung 6). Für jede Person können grundlegende Daten, wie Name, Geburtsdatum, Sterbedatum und Alter sowie individuelle Notizen (Eigenschaften, Hobbys etc.) in einem Kerndatenmenü hinterlegt werden (s. Abbildung 7).

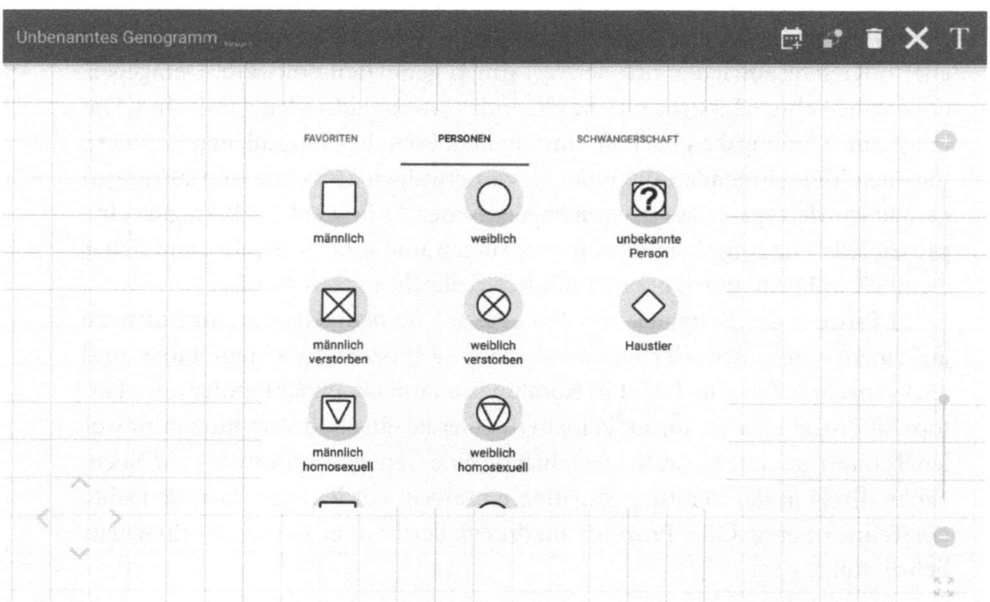

Abbildung 6: Beispiele für Personensymbole in InGeno

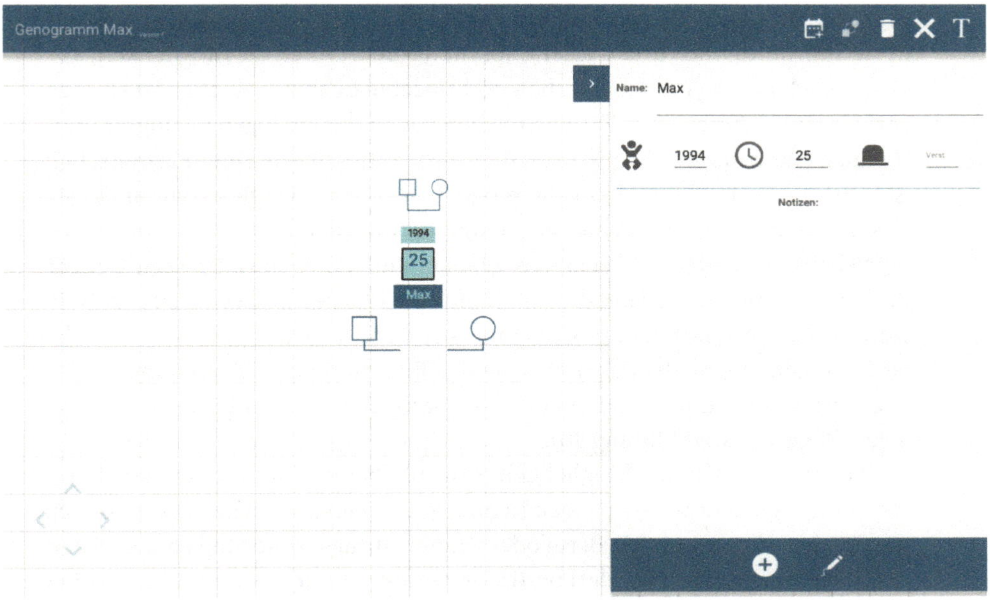

Abbildung 7: Kerndatenmenu einer Person

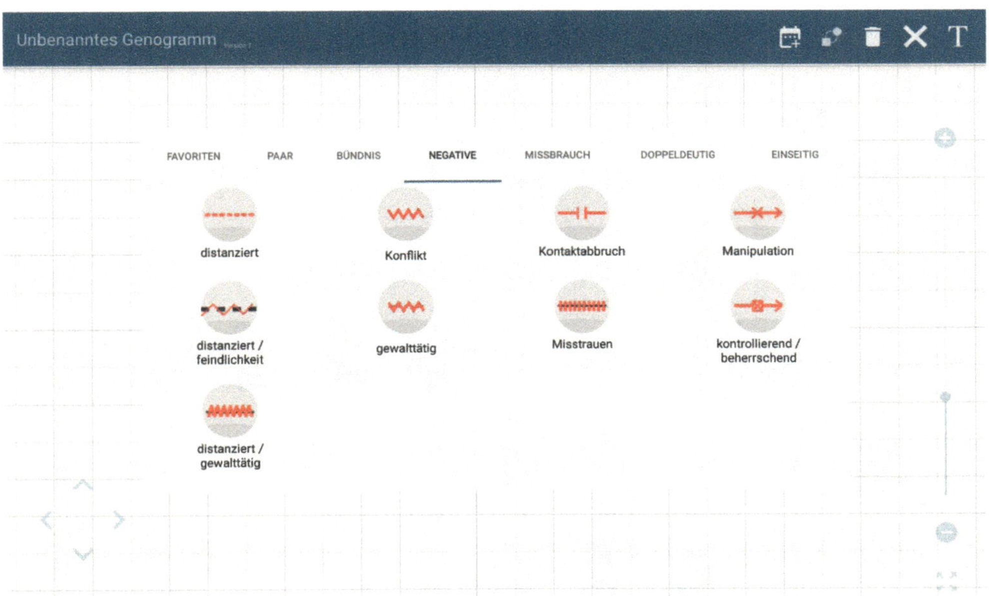

Abbildung 8: Auswahl an Beziehungslinien (hier: negative Beziehungen)

Einzelne erstellte Personen und Notizen können mit dem Finger beziehungsweise Stift verschoben und wieder gelöscht werden. Durch die Möglichkeit, Vorgänge wieder rückgängig zu machen und einzelne Elemente löschen zu können, entfällt ein Radieren oder Durchstreichen wie in der analogen Genogrammerstellung. Das Anlegen einer ganzen Elterngeneration sowie einer Partnerschaft ist mittlerweile im Schnellvorgang möglich, sodass im Vergleich zur analogen Zeichnung mit Stift und Papier Zeit eingespart werden kann.

Neben der Auswahl an Personensymbolen sind in InGeno auch verschiedene Beziehungslinien hinterlegt, die innerhalb eines Menus noch einmal unterteilt sind in Paarbeziehungen, positive und negative Beziehungen, Missbrauchsbeziehungen, doppeldeutige und einseitige Beziehungen (s. Abbildung 8). Die Beziehungslinien unterscheiden sich auch farblich voneinander, je nach inhaltlicher Prägung (s. Abbildung 10).

Weiterhin besteht die Möglichkeit, sowohl über die Tastatur als auch handschriftlich/zeichnerisch dem Genogramm Notizen hinzuzufügen. Diese können spezifischen Kategorien wie Beruf oder Krankheit zugeordnet und entsprechend gefiltert werden, um bei Bedarf bestimmte Informationen hervorzuheben oder für eine klarere, neutralere Ansicht auszublenden, was die Identifizierung von Mustern und Fokussierung auf spezifische Themen erleichtert, wie familiäre Ressourcen oder Berufe (s. Abbildung 9).

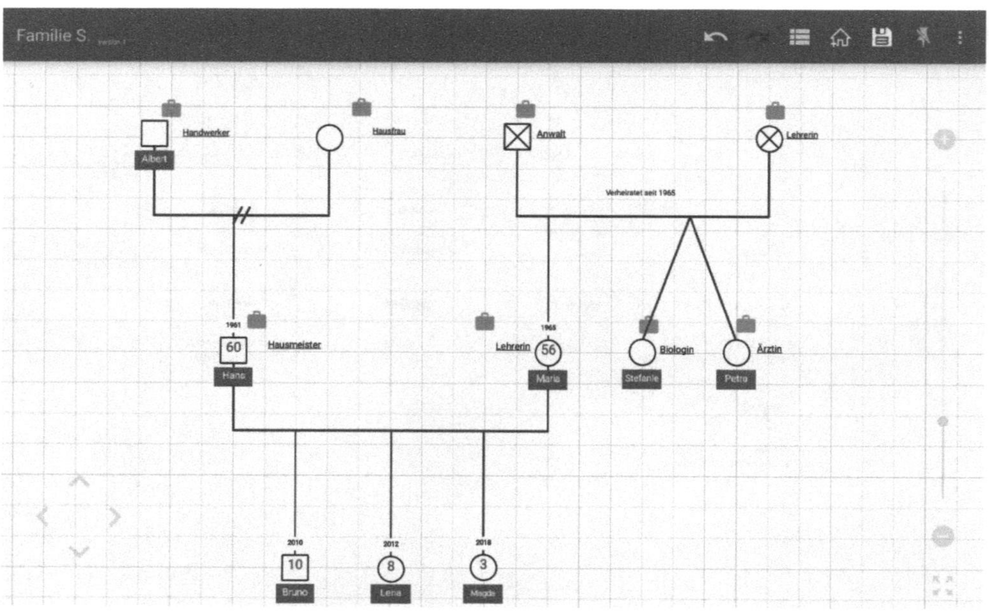

Abbildung 9: Genogrammausschnitt gefiltert nach Berufen der Familienmitglieder

Mit InGeno können zusammenlebende Haushalte dargestellt werden, indem einzelne Personen durch Antippen ausgewählt und einem Haushalt zugeordnet werden. Das Programm zieht dann automatisch eine farbige Linie um die zusammenlebenden Personen (s. Abbildung 10). Jedem Haushalt wird automatisch eine neue Farbe zugeordnet. Zieht eine Person aus oder ist nur versehentlich einem Haushalt zugeordnet worden, so kann sie durch ein erneutes Antippen innerhalb der Haushalts-Bearbeitungsfunktion einfach wieder daraus entfernt werden.

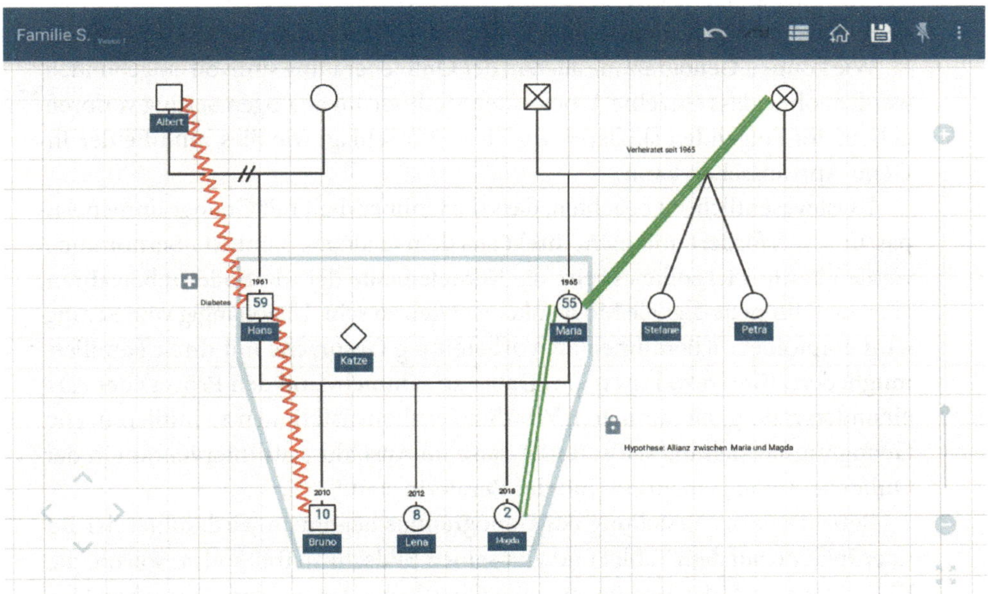

Abbildung 10: Darstellung eines zusammenlebenden Haushalts

Zu den einzelnen Funktionen der InGeno-App, die an dieser Stelle nicht alle im Detail vorgestellt werden können, wurden im Projekt kurze Video-Tutorial-Sequenzen erstellt, die in der App integriert und jederzeit von der Benutzerin aufgerufen werden können.[3]

3 Auf der Projekthomepage (https://www.gm.fh-koeln.de/~winter/inGeno/) können einzelne dieser Videosequenzen angesehen werden, um einen ersten Eindruck von der App zu bekommen.

Digitale Genogrammerstellung mit InGeno im Rahmen von Onlineberatung

Das Ziel von InGeno bestand zunächst in der Entwicklung einer Softwarelösung zur digitalen Genogrammerstellung, die Beratende in der analogen Beratung unterstützen sollte. Die Anwendung der App im Onlineberatungsformat spielte zunächst eine nachgeordnete Rolle, gewann für uns aber insbesondere zur Zeit der Coronapandemie und der damit einhergehenden generell wachsenden Bedeutung von Onlineformaten an Relevanz (zur Vertiefung s. Stein u. Rohr, 2022).

Wie können Genogramme auch in der Onlineberatung sinnvoll eingebunden werden, ohne dass einzelne Aspekte der Methode im analogen Setting verloren gehen? Im Folgenden skizzieren wir einen Vorschlag, wie dies mithilfe der InGeno-App aussehen kann.

Es ist wesentlich, zu beachten, dass die Onlinearbeit mit Genogrammen Anpassungen erfordert und nicht direkt aus dem analogen Kontext übernommen werden kann; Ziel sollte es sein, die Kernelemente der Methode zu bewahren, aber auch für neue digitale Möglichkeiten offen zu sein. Unabhängig vom Setting wird empfohlen, Klientinnen als Vorbereitung Gespräche mit ihren Familienmitgliedern führen zu lassen, um Daten zu sammeln und den Prozess der Auseinandersetzung mit familiären Wirklichkeitskonstruktionen zu initiieren. Die Genogrammerstellung selbst findet dann im Anschluss als Intervention in der Onlineberatung gemeinsam mit der Beraterin statt.[4]

Sobald mit der Erstellung des Genogramms begonnen wird, öffnet der Berater InGeno auf dem Tablet und gibt seinen Bildschirm frei, sodass sowohl die Klientin als auch der Berater dieselbe Oberfläche der InGeno-App sehen können. Eine interaktive Nutzung der App ist nicht möglich, sodass der Beratende die Erstellung des Genogramms im Sinne der grafischen Gestaltung vollständig übernimmt. Dies ist bereits ein erster Unterschied zum analogen Setting, in welchem die Klientin die Möglichkeit hat, auch selbst etwas einzuzeichnen.

Wie die Ergebnisse unserer bereits skizzierten quantitativen Studie zeigten, übernimmt aber auch in der analogen Genogrammerstellung die Mehrheit der Berater (55,6 Prozent) selbst die Zeichnung des Genogramms. 39,8 Prozent gaben hingegen an, gemeinsam das Genogramm zu erstellen, wobei hier nicht näher nach der Art der Beteiligung der Klientinnen gefragt wurde. Lediglich 4,6 Prozent der Beraterinnen überlassen die Genogrammerstellung vollständig dem Klienten.

---

4 Da InGeno aktuell lediglich auf Tablets mit Android-Betriebssystem genutzt werden kann, schlagen wir vor, sich entweder direkt über das Tablet in das Beratungssetting anzumelden oder das Tablet als »dritten Teilnehmer« hinzuzufügen.

Wir sehen in der Aufteilung der Rollen in der Onlineberatung insofern keinen Nachteil, da die Klientin durch den gemeinsamen Blick auf das geteilte Bild jeden Vorgang des Beraters gut verfolgen und gegebenenfalls verbal korrigieren und ergänzen kann. Zudem muss sich die Klientin auf diesem Weg nicht auf die technische Bedienung der App konzentrieren, sondern kann ihren Fokus ganz auf das Erzählte und der zeitgleichen visuellen Gestaltung des Beraters richten.

In Bezug auf die geteilte Ansicht der InGeno-Oberfläche ist darauf hinzuweisen, dass die Videobilder der Berater wie Klientinnen unbedingt weiterhin auf der Oberfläche zu sehen sein sollten, damit auch Gestik und Mimik in der Kommunikation nicht verloren gehen. Dient das Genogramm in der analogen Beratung auch als Medium, um miteinander in Beziehung zu treten und ins Erzählen zu kommen, so sollte dieser Aspekt auch im Onlinesetting nicht in Vergessenheit geraten. Hierfür ist, wie generell für die Arbeit mit InGeno oder einer anderen Genogrammsoftware, ein geübter Umgang mit dem Programm von großer Bedeutung, um im gemeinsamen Setting mit der Klientin auch als dem Berater nicht zu sehr auf die technische Handhabung des Programms fokussiert zu sein. Gegebenenfalls kann es im Prozess auch sinnvoll sein, den geteilten Bildschirm für eine Weile zu schließen und den Fokus wieder bewusst auf das Gespräch zu legen.

Mithilfe der App kann nun zunächst die grafische Stammbaumstruktur erstellt werden, sodass die Familienmitglieder in Form der entsprechenden Symbole alle einen Platz im Genogramm finden. Hilfreich im Vergleich zum analogen Setting ist die in InGeno vorgegebene Auswahl an (beschrifteten) Symbolen in einem Menu, sodass die einzelnen Symbole nicht erläutert werden müssen. Gleiches gilt auch für die Beziehungslinien. Zu den einzelnen Personen können dann wichtige Daten innerhalb des Kerndatenmenus erfasst werden. Diese ersten Schritte verschaffen zunächst einen strukturierten Überblick über das Familiensystem.

Ist die grafische Struktur erstellt, so kann gemeinsam mit dem Klienten überlegt werden, auf welche Familienkonstellation, auf welche Einzelpersonen, auf welche familiären Themen oder auf welche Beziehungsmuster beispielsweise der Blick gerichtet werden soll. Über die Notizfunktion können Informationen ergänzt und bei genauerer Betrachtung, wie erläutert, über die Kategorienfunktion ein- und ausgeblendet werden.

Dieser Wechsel der Genogrammansicht hinsichtlich unterschiedlicher Fokusse unterstützt die Klientin darin, ihre Familie aus verschiedenen Perspektiven (neu) zu betrachten. Insbesondere die Ansicht eines ressourcenorientierten Genogramms unter Einblendung der Kategorie »Ressourcen« in InGeno, worunter zum Beispiel Bewältigungsstrategien, Stärken und Kompetenzen einzelner Familienglieder fallen, kann zu einem positiven Reframing anregen (Kühling u. Richter, 2009, S. 244 f.).

Weiterhin besteht mit InGeno die Möglichkeit, über die Zoomfunktion auch einzelne Subsysteme im Genogramm, wie die Kernfamilie oder die Großelterngeneration, im Bildschirm zu vergrößern und so gezielt in den Mittelpunkt der Betrachtung zu rücken. Andersherum kann durch das Herauszoomen aus dem Bildschirm auch das Genogramm im Gesamten überblicksartig betrachtet werden.

Einige Beraterinnen ermuntern ihre Klientinnen, Bilder und Fotos der Familie für die Genogrammerstellung mitzubringen. Gleiches kann auch in der Onlineberatung erfolgen, bestenfalls indem die Klientinnen schon im Vorhinein gebeten werden, ausgewählte Fotos in einem Ordner auf dem PC abzuspeichern und eventuell alte analoge Fotos einzuscannen. Während der Beratung können diese Fotos dann ebenfalls für die gemeinsame Ansicht über den Bildschirm geteilt werden.

Wie dargestellt, zeigten die Ergebnisse unserer quantitativen Studie, dass die große Mehrheit der Berater (81,5 Prozent) die erstellten Genogramme in Papierform in der Akte abheftet und 40,7 Prozent das Genogramm des Klienten in ausgedruckter Form mitgeben (bei dieser Frage war eine Mehrfachnennung möglich). Auch das Projektteam vertritt die Meinung, dass es für den Klienten hilfreich sein kann, das Bild des Genogramms nach der Erstellung zu erhalten. Mit InGeno kann hierfür entweder ein Bildschirmfoto oder eine PDF-Datei erstellt werden, die im Anschluss ausgedruckt oder der Klientin per E-Mail zugesandt werden kann. Der Berater kann selbige Datei natürlich ebenfalls zum Abheften in der analogen Akte ausdrucken oder in der digitalen Akte abspeichern.

Selbstverständlich ist das Vorgehen in der digitalen Genogrammerstellung ebenso wenig statisch und vorgegeben wie im analogen Setting. Es geht weniger um das »richtige« Aufzeichnen des Genogramms als vielmehr um die individuelle Füllung desselben, um das Bewusstwerden der subjektiven Sicht auf die eigene Familie, das Einnehmen neuer Perspektiven sowie um das Entdecken und Sichtbarmachen familiärer Muster und Dynamiken. Um diesem Prozess Raum geben zu können, ist in der digitalen Kommunikation umso sensibler auf Stimmlage, Gestik und Mimik zu achten. Wenn wir uns auf diese Form der Genogrammarbeit einlassen können und der digitalen Umsetzung mit all ihren Möglichkeiten offen und neugierig begegnen, kann das Genogramm auch im Onlinesetting eine wertvolle und anregende Intervention darstellen.

Diskussion

Vor dem Hintergrund sowohl der systematischen Literaturanalyse, der qualitativen als auch der quantitativen Studie und der besonderen Auseinandersetzung mit der Standardisierung und Digitalisierung kann die Fragestellung nach der Bedeutung und Funktion von Genogrammen in der Beratungspraxis zusammenfassend wie folgt beantwortet werden: Für Beraterinnen, die Genogramme in ihrer Beratungspraxis einsetzen, sind sie von zentraler Bedeutung und ein fester Bestandteil des Beratungsprozesses. Sie werden in einer Vielzahl von Beratungssituationen mit großer Wahrscheinlichkeit genutzt, wobei dies mehrheitlich gemeinsam mit den Klienten geschieht. Die Genogrammarbeit stellt hierbei keine einmalige Tätigkeit dar, das Genogramm wird vielmehr im Verlauf der Beratung immer wieder verwendet und weiterbearbeitet. Somit liegt der Schluss nahe, dass das Genogramm für viele Beratende die Funktion eines roten Fadens erfüllt, der sich durch den Beratungsprozess zieht und auf den immer wieder zurückgegriffen werden kann.

Die Bereitschaft, zentrale und bekannte Grundfunktionen um weitere für die individuelle Beratungspraxis sinnvolle Elemente zu ergänzen, ist groß, sodass eine deutliche Heterogenität der Darstellung der Genogramme zu erwarten ist. Weitere Funktionen der Genogrammarbeit liegen darin, Informationen über die Klienten zu gewinnen, transgenerationale Muster und Beziehungsdynamiken zu erkennen, die Identität – beziehungsweise das eigene wertschätzende Verständnis – der Klienten zu stärken sowie deren Ressourcen aufzudecken. Demnach erfüllt das Genogramm vielfältige, wichtige Funktionen im Beratungsprozess – sowie innerhalb von Ausbildung und Supervision: Fast alle Befragten erlebten die Bearbeitung ihres eigenen Genogramms als sehr oder überwiegend hilfreich.

Die beraterische und therapeutische Arbeit mit Genogrammen ist jedoch sehr divers, was sowohl aus der internationalen Literaturübersicht als auch aus der quantitativen Befragung deutlich wird. Daran schließen sich offene, grundlegende Fragen an: Sprechen wir überhaupt von der gleichen »Sache«, wenn wir den Begriff »Genogramm« – oder »Genogrammarbeit« – benutzen?

Bruno Hildenbrand (2018) propagiert, »Genogrammarbeit« nur zu nennen, wenn damit auf eine Fallrekonstruktion anhand objektiver Daten abgezielt wird. Dies könnte man als einen Extrempol der Antworten auf die Frage im Titel bezeichnen: »Wie werden Genogramme eingesetzt?«

Für uns sind Genogramme halbstandardisierte »Visualisierungen der bio-psycho-sozialen Situation der Familie und ermöglichen den Klienten und Klientinnen, Verhaltensmuster zu erkennen – und somit sich selbst besser kennenzulernen« (Rohr, 2017, S. 9); »halbstandardisiert«, da in der dargestellten Studie deutlich geworden ist, dass die Nutzung der von McGoldrick, Gerson und Petry (2009) vorgeschlagenen Symbole in der Praxis deutlich variiert. Trotz der Vorteile einer Standardisierung, die zum Beispiel durch die mehrheitliche Nutzung einer und derselben Software mit sich bringen würde, sollte der Fokus auf den gemeinsamen Prozess der Genogrammnutzung gelegt werden – und nicht auf das Genogramm als Mittel zur reinen Informationsgewinnung.

Vielleicht ist die Frage nach Standardisierung oder Kreativität für einzelne Beraterinnen nicht relevant, zweifelsohne aber für die »Scientific Community« beziehungsweise die »Systemische Szene«. Wenn professionell kommuniziert werden soll oder Genogramme in Therapieanträgen eingebunden sind, ist eine Standardisierung für die transparente Kommunikation hilfreich. Und wenn diese Kommunikation in naher Zukunft digital vonstattengeht (Stichwort »digitale Akte«), wird eine Digitalisierung von Genogrammen (über Fotos von Paper-and-pencil-Zeichnungen hinaus) notwendig. Und dennoch ist die Arbeit mit Genogrammen immer ein idiografisches Vorgehen, das heißt am Fall orientiert, nicht standardmäßig und von Stunde zu Stunde sich entwickelnd beziehungsweise fortschreitend.

In diesem Zusammenhang ist aber auch eine kritische, grundlegende Anmerkung zu »Beziehungslinien« mit Doppel- oder Zackenlinie angebracht: Aus unserem konstruktivistisch-systemischem Verständnis sind diese niemals »in Stein gemeißelt«, niemals »harte Diagnostik« (Levold u. Lieb, 2017); sie sind Perspektiven, zirkulär, eventuell nach einigen Wochen schon ganz anders erlebt, und dienen lediglich als Hypothesen.

Einerseits könnte die vermehrte Nutzung von Genogrammsoftware und -Apps zu einer »Zementierung« führen. Andererseits betonte Tom Levold im Zuge der zweiten Phase unseres Projekts (der qualitativen Datenerhebung) einen entscheidenden Vorteil: »Ich wünsche mir eine Genogramm-App mit unendlich viel Platz: Das unendliche Papier« – und genau das haben wir verwirklicht. Denn das Besondere an dem hier vorgestellten Projekt InGeno ist, dass wir die Ergebnisse der Forschung direkt in die Entwicklung einer App einbringen.[5]

Abschließen möchte ich mit einer motivierenden »Mahnung«: »[E]s braucht einen methodisch stringenten, sequenzanalytischen Durchgang durch die in einem Genogramm abgebildeten Personen und ein ruhiges Eintauchen in die objektiven Möglichkeiten der damals Handelnden. Von wegen ›rascher Überblick‹: In einem solchen, zeigt sich überhaupt nichts, jedenfalls nicht mehr, als sich zeigt, wenn man eine Situation, ohne länger darüber zu reflektieren, mit seinem habitualisierten Wahrnehmungsmustern einschätzt. […] Die Rekonstruktion von Genogrammen ist eine zeitraubende, mitunter anstrengende, aber immer interessante und aufregende Tätigkeit« (Hildenbrand, 2018, S. 52).

5 Mehr Infos über die App unter http://www.gm.fh-koeln.de/~winter/inGeno/.

Fazit für die Forschungspraxis

Die Nutzung von Genogrammen in der Beratungspraxis zeigt sich als vielseitig und wertvoll. Sie ermöglicht das Erkennen transgenerationaler Muster und Beziehungsdynamiken und unterstützt die Identitätsstärkung von Klienten. Der Einsatz von Genogrammen ist dabei kein einmaliger Akt, sondern ein fortlaufender Prozess, der sich durch den gesamten Beratungsverlauf zieht. Die Digitalisierung von Genogrammen, wie durch das InGeno-Projekt demonstriert, bietet neue Möglichkeiten für die Beratungsarbeit, wobei die Balance zwischen Standardisierung und individueller Gestaltung essenziell bleibt. Erst die individuelle, kreative Gestaltung kann die Diversität (und Nonkonformität) von Beziehungen widerspiegeln. Wichtig ist, dass Genogramme als flexible, prozessorientierte Instrumente verstanden werden, die sich an den Bedürfnissen der Klientinnen orientieren. Die Forschung zeigt, dass die Mehrheit der Beratenden Genogramme aktiv nutzt und deren Mehrwert in der Praxis anerkennt. Insgesamt betont der Beitrag die Bedeutung von Genogrammen als wertvolle Werkzeuge in der Beratung und Supervision, die sowohl auf analoger als auch auf digitaler Ebene effektiv eingesetzt werden können.

Literatur

Aschermann, E., Spath, K., Rohr, D. (2022). Genogramme in Beratung und Therapie: Ergebnisse einer Mixed Methods Studie in Deutschland. Familiendynamik – Systemische Praxis und Forschung, 2, 134–140.

Bahr, K. S. (1990). Student responses to genogram and family chronology. Family Relations, 39 (3), 243–249.

Beck, R. L. (1987). The genogram as process. American Journal of Family Therapy, 15 (4), 343–351.

Cook, J. M., Poulsen, S. S. (2011). Utilizing photographs with the genogram: A technique for enhancing couple therapy. Journal of Systemic Therapies, 30 (1), 14–23.

Cooper, H. M. (2017). Research synthesis and meta-analysis: A step-by-step approach Applied social research methods series: Vol. 2 (5th ed.). Los Angeles u. a.: SAGE.

Coupland, S. K., Serovich, J. M. (1999). Effects of couples' perceptions of genogram construction on therapeutic alliance and session impact: A growth curve analysis. Contemporary Family Therapy, 21 (4), 551–572. https://doi.org/10.1023/A:1021683423312

Coupland, S. K., Serovich, J., Glenn, J. E. (1995). Reliability in constructing genograms: A study among marriage and family therapy doctoral students. Journal of Marital and Family Therapy, 21 (3), 251–263. https://doi.org/10.1111/j.1752-0606.1995.tb00160.x

DeMaria, R., Weeks, G., Hof, L. (1999). Focused genograms: Intergenerational assessment of individuals, couples, and families. Philadelphia: Brunner/Mazel.

Deutsch, C., Creswell, J. W. (2017). Applying core and complex designs. Webinar. Harvard University/University of Michigan. Unveröffentlichte Unterlagen.

Dunn, A. B., Dawes, S. J. (1999). Spirituality-focused genograms: Keys to uncovering spiritual resources in African American families. Journal of Multicultural Counseling and Development, 27 (4), 240–254.

Dunn, A. B., Levitt, M. M. (2000). The genogram: From diagnostics to mutual collaboration. The Family Journal, 8 (3), 236–244. https://doi.org/10.1177/1066480700083004

Foster, M. A., Jurkovic, G. J., Ferdinand, L. G., Meadows, L. A. (2002). The impact of the genogram on couples: A manualized approach. The Family Journal, 10 (1), 34–40. https://doi.org/10.1177/1066480702101006

Friedman, H., Rohrbaugh, M., Krakauer, S. (1988). The Time-Line Genogram: Highlighting temporal aspects of family relationships. Family Process, 27, 293–303. https://doi.org/10.1111/j.1545-5300.1988.00293.x

Gibson, D. M. (2005). The use of genograms in career counseling with elementary, middle, and high school students. The Career Development Quarterly, 53, 353–362. https://doi.org/10.1002/j.2161-0045.2005.tb00666.x

Gold, I., Weinberg, E., Rohr, D. (2021). Das hat ja was mit mir zu tun!? Macht- und rassismuskritische Perspektiven für Beratung, Therapie und Supervision – mit Interviewbeiträgen von Souzan AlSabah, Sandra Karangwa, Berivan Moğultay-Tokuş und Amma Yeboah. Heidelberg: Carl-Auer.

Hildenbrand, B. (2018). Genogrammarbeit für Fortgeschrittene. Vom Vorgegebenen zum Aufgegebenen. Heidelberg: Carl-Auer.

Huss, E., Cwikel, J. (2008). »It's hard to be the child of a fish and a butterfly«. Creative genograms: Bridging objective and subjective experiences. Arts in Psychotherapy, 35 (2), 171–180. https://doi.org/10.1016/j.aip.2007.10.002

Keiley, M. K., Dolbin, M., Hill, J., Karuppaswamy, N., Liu, T., Natrajan, R., Poulsen, S., Robbins, N., Robinson, P. (2002). The cultural genogram: Experiences from within a marriage and family therapy training program. Journal of Marital and Family Therapy, 28 (2), 165–178. https://doi.org/10.1111/j.1752-0606.2002.tb00354.x

Kosutic, I., Garcia, M., Graves, T., Barnett, F., Hall, J., Haley, E., Kaiser, B. (2009). The critical genogram: A tool for promoting critical consciousness. Journal of Feminist Family Therapy (21), 151–176.

Kühling, L., Richter, K. (2009). Genogramme in der Sozialen Arbeit. In B. Michel-Schwartze (Hrsg.), Methodenhandbuch Soziale Arbeit. Basiswissen für die Praxis. Wiesbaden: Springer VS.

Leoncio, É. T., Souza, S. R. de, Machado, J. L. (2017). Degradation of parental bonding and violence against children: The use of family genogram in the pediatric clinic. Revista Paulista De Pediatria, 35 (2), 185–190. https://doi.org/10.1590/1984-0462/;2017;35;2;00009

Levold, T., Lieb, H. (2017). Für welche Probleme sind Diagnosen eigentlich eine Lösung? Tom Levold und Hans Lieb im Gespräch mit Uwe Britten. Göttingen: Vandenhoeck & Ruprecht.

Lewis, K. G. (1989). The use of color-coded genograms in family therapy. Journal of Marital and Family Therapy, 15 (2), 169–176.

Lim, S. L. (2008). Transformative Aspects of genogram work: Perceptions and experiences of graduate students in a counseling training program. Family Journal, 16 (1), 35–42. https://doi.org/10.1177/1066480707309321

Lim, S. L., Nakamoto, T. (2008). Genograms: Use in therapy with Asian families with diverse cultural heritages. Contemporary Family Therapy, 30 (4), 199–219. https://doi.org/10.1007/s10591-008-9070-6

Magnuson, S., Shaw, H. E. (2003). Adaptations of the Multifaceted Genogram in Counseling, Training, and Supervision. Family Journal: Counseling and Therapy for Couples and Families, 11 (1), 45–54.

Marchetti-Mercer, M. C., Cleaver, G. (2000). Genograms and family sculpting: An aid to cross-cultural understanding in the training of psychology students in South Africa. The Counseling Psychologist, 28 (1), 61–80. https://doi.org/10.1177/0011000000281004
McGoldrick, M., Gerson, R. (1985). Genograms in family assessment. New York: Norton.
McGoldrick, M., Gerson, R., Petry, S. (2009). Genogramme in der Familienberatung (3. Aufl.). Bern: Hogrefe & Huber.
Milewski-Hertlein, K. A. (2001). The use of a socially constructed genogram in clinical practice. American Journal of Family Therapy, 29, 23–38. https://doi.org/10.1080/01926180125996
Moher, D., Liberati, A., Tetzlaff, J., Altman, D. G. (2009). Preferred reporting items for systematic reviews and meta-analyses: the PRISMA statement. Annals of Internal Medicine, 151 (4), 264–269. https://doi.org/10.1136/bmj.b2535
Moon, S. M., Coleman, V. D., McCollum, E. E., Nelson, T., Jensen-Scott, R. L. (1993). Using the genogram to facilitate career decisions: A case study. Journal of Family Psychotherapy, 4 (1), 45–56. https://doi.org/10.1300/j085V04N01_03
Nguyen, H. N., Grafsky, E. L., Munoz, M. (2016). The Use of Ecomaps to Explore Sexual and Gender Diversity in Couples. Journal of Family Psychotherapy, 27 (4), 308–314. https://doi.org/10.1080/08975353.2016.1235433
Pistole, M. C. (1997). Using the genogram to teach systems thinking. Family Journal: Counseling and Therapy for Couples and Families, 5 (4), 337–341.
Platt, L. F., Skowron, E. A. (2013). The family genogram interview. The Family Journal, 21 (1), 35–45. https://doi.org/10.1177/1066480712456817
Rohr, D. (2017). Über die Arbeit mit Genogrammen: Auswertung von ExpertInneninterviews zur Genogrammerstellung. Heidelberg: Verlag für Systemische Forschung im Carl-Auer Verlag.
Rohr, D. (Hrsg.) (2017). Kontext – Zeitschrift für Systemische Therapie und Familientherapie. Schwerpunktheft Aus- und Weiterbildung in Beratung. Göttingen: Vandenhoeck & Ruprecht.
Rohr, D., Nettersheim, S., Deutsch, C., Meiners, K. (2020). A mixed methods research study on the video-based Counselling method Marte Meo. Counselling and Psychotherapy Research, 21 (1), 1–13. https://doi.org/10.1002/capr.12380
Rohr, D., Spath, K., Aschermann, E. (2022). Genogramme in Beratung und Therapie: Übersicht über die aktuelle Forschung. Familiendynamik – Systemische Praxis und Forschung, 1, 52–61.
Rohr, D., Winter, M., Kullack, S., Schulz, T., Lütters, T., Geldermann, N. (2015). Forschendes Lernen im interdisziplinären Teamteaching – Eigenverantwortliches, kooperatives und problembasiertes Lernen am Beispiel der Entwicklung einer Software für Genogrammarbeiten. In B. Berendt (Hrsg.), Neues Handbuch Hochschullehre. Berlin: Raabe.
Rohrbaugh, M., Rogers, J. C., McGoldrick, M. (1992). How do experts read family genograms? Family Systems Medicine, 10 (1), 79–89. https://doi.org/10.1037/h0089325
Stein, C., Rohr, D. (2022). Die digitale Erstellung von Genogrammen – mit der InGeno-App. In A. Hochbahn (Hrsg.), Gekonnt online in Beratung, Coaching und Weiterbildung (S. 157–168. Göttingen: Vandenhoek & Ruprecht.
Taylor, E. R., Clement, M., Ledet, G. (2013). Postmodern and alternative approaches in genogram use with children and adolescents. Journal of Creativity in Mental Health, 8 (3), 278–292. https://doi.org/10.1080/15401383.2013.821928
White, J. (2018). Does a perinatal infant mental health team hold the family in mind? Opportunities and challenges for working systemically in this specialised field. Australian and New Zealand Journal of Family Therapy, 39 (2), 144–154. https://doi.org/10.1002/anzf.1295

Die Autorinnen und Autoren

Maurizio Andolfi, Dr. med., Kinderpsychiater, Familientherapeut. Professor em. Universität Sapienza, Rom, Direktor der Accademia di Psicoterapia della Famiglia und der Zeitschrift Terapia Familiare. Mitbegründer der European Family Therapy Association (EFTA). Zahlreiche Publikationen in verschiedenen Sprachen. Ausgezeichnet von der American Association for Marriage and Family Therapy (AAMFT) für seine herausragenden Leistungen. Im Jahr 2016 errang er den Lifetime Achievement Award der American Family Therapy Association (AFTA).

Claudia Bernt, Systemische Einzel-, Paar- und Familienpsychotherapeutin, Lehrtherapeutin für systemische Familientherapie mit partieller Lehrbefugnis. Ihre Schwerpunkte liegen in den Bereichen Traumatherapie, Paar- und Sexualtherapie. Sie arbeitet in freier Praxis in Wien und unterrichtet an diversen Hochschulen. Co-Begründerin (mit Katharina Henz) des Wiener Systemischen Zentrums.

Maria Borcsa, Dr. phil., appr. Psychologische Psychotherapeutin, Professorin für Klinische Psychologie an der Hochschule Nordhausen. Autorin von Fachartikeln und Herausgeberin von Büchern in verschiedenen Sprachen. Redaktionsmitglied internationaler Fachzeitschriften. Begründerin und Herausgeberin der Buchreihe »European Family Therapy Association Series« (Springer). Viele Jahre war sie im Vorstand der Systemischen Gesellschaft (SG) und der European Family Therapy Association (EFTA) und von 2013 bis 2016 Präsidentin der EFTA. Auszeichnung der European Family Therapy Association für ihre Exzellenz im Bereich der Familientherapieforschung und der systemischen Praxis.

Ivy Daure, Dr. der Klinischen Psychologie, eigene psychotherapeutische Praxis in Bordeaux, Konferenzvortragende, Trainerin und Supervisorin. Lehrbeauftragte an der Universität Bordeaux, Mitglied der Redaktion des »Journal des Psychologues« in Frankreich und der »Revue Terapia Familiare« in Italien, Herausgeberin der Buchreihe »Art de la Psychothérapie« ESF, Paris. Autorin zahlreicher Bücher und Artikel.

Maurizio Frisina, Psychologe, systemischer Psychotherapeut, Supervisor, Ausbilder in verschiedenen Instituten in Europa, Konferenzredner, Autor von Büchern und Artikeln; aktuell Schatzmeister und Vorstandsmitglied sowohl der EFTA General als auch der EFTA-CIM. Er lebt derzeit in Belgien, wo er ein Suchtbehandlungsprogramm am Krankenhaus Clinique la Ramée in Brüssel koordiniert. Seine klinischen Hauptinteressen liegen in der systemischen Therapie von Süchten, der Theorie komplexer Systeme, der systemischen Sichtweise von Raum und Zeit und deren Anwendung in der Psychotherapie.

Dorett Funcke, Dr. phil., Professorin für Mikrosoziologie an der FernUniversitat Hagen; Ernsting's family-Stiftungsprofessur. Arbeitsschwerpunkte: Bildungsprozesse und Sozialisation, Paar- und Familiensoziologie, Methodologie erfahrungswissenschaftlicher Forschung, rekonstruktive Verfahren der Sozial- und Kulturforschung, Kinderschutz und Transferforschung, Public Sociology und Wissenschaftskommunikation; zahlreiche Publikationen.

Jerry Gale, PhD, emeritierter Professor, Department of Human Development and Family Science, University of Georgia, USA. Er war 18 Jahre lang Leiter des Doktorandenprogramms für Familientherapie und einer der Gründer der ASPIRE-Klinik, die Finanzberatung, Paar- und Familientherapie sowie Ernährungsberatung anbietet. Autor von über 125 Publikationen und zwei Büchern. Er hielt internationale Vorträge (Deutschland, Brasilien, Peru, Südkorea und Mexiko), war (Co)-Chair von 25 nationalen und internationalen Konferenzen und erwarb über 8.000.000 Dollar an Fördermitteln.

Franziska Glauser, Soziale Arbeit mit Fachrichtung Sozialpädagogik, systemische Interaktionsberatung und -therapie, Traumaberatung, CAS, interprofessionelle spezialisierte Palliative Care. Langjährige Erfahrung in aufsuchender sozialpädagogischer Familienhilfe und psychosozialer Beratung in Pädiatrischer Palliative Care. Aktuell ist sie als Sozialarbeiterin für junge Erwachsene mit Multiproblemsituationen in Bern tätig. In eigener Praxis bietet sie systemische Beratungen und Fallbsprechungen insbesondere zu (sozial-)pädagogischen Themen, (Pädiatrischer) Palliative Care und Dozententätigkeiten/(inhouse) Weiterbildungen an.

Carsten Hennig, M. A., seit 2004 freiberuflich in der Erwachsenenbildung und arbeitsweltlichen Beratung tätig. Seine Schwerpunkte sind Coaching-Supervision sowie Lehrsupervision im Rahmen von Supervisionsweiterbildungen durch Hochschulen und Weiterbildungsträger. Als Supervisor (DGSv, DGSF) unterstützt er Projekte der Demokratiearbeit, als unabhängiger Wissenschaftler beforscht er Professionalisierungsprozesse in Supervisionsweiterbildung. Er war ab 2011 Initiator und Sprecher der DGSF-Fachgruppe Humane Arbeit und Burnout-Prävention, bis er 2019 zum Vorstandsmitglied der DGfB, dem Dachverband der deutschen Beratungsverbände, gewählt wurde.

Katharina Henz, Systemische Einzel-, Paar- und Familienpsychotherapeutin, arbeitet in eigener Praxis in Wien. Ihre Schwerpunkte liegen in den Bereichen Traumatherapie, Paar- und Sexualtherapie. Sie ist Podcast-Host von »Auf der Couch. Der Therapie-Podcast« und unterrichtet an diversen Hochschulen. Co-Begründerin (mit Claudia Bernt) des Wiener Systemischen Zentrums.

Johannes Herwig-Lempp, Systemischer Sozialarbeiter mit Erfahrungen in der Drogenarbeit, mit sogenannten psychisch kranken Menschen und in der Sozialpädagogischen Familienhilfe. Seit 1998 Professor für Sozialarbeitswissenschaft an der Hochschule Merseburg mit den Schwerpunkten Systemische Sozialarbeit, Teamarbeit und professionelles Selbstbewusstsein. Forschungen zu Systemischer Sozialarbeit und Luise Kiesselbach. Supervisor und Fortbilder.

Kerstin Heyde, Dipl.-Psych., Systemische Therapeutin und Beraterin (SG), seit 2021 in der Aufbauapprobation zur Psychologischen Psychotherapeutin im Vertiefungsgebiet Systemische Therapie. Zunächst in einer psychosomatischen Rehabilitationseinrichtung tätig, seit 2011 an der Carl-von-Basedow-Klinikum Saalekreis gGmbH, Klinik für Psychiatrie, Psychotherapie und Psychosomatik. Sie arbeitet mit Einzelnen, Gruppen und Angehörigen.

Bruno Hildenbrand, Klinischer Soziologe, war bis 2014 Professor für Sozialisationstheorie und Mikrosoziologie am Institut für Soziologie der Friedrich Schiller-Universität Jena sowie Dozent und Supervisor am Ausbildungsinstitut für systemische Therapie und Beratung Meilen/Zürich.

Krzysztof Klajs, Dipl.-Psych., ist Präsident der International Society of Hypnosis (I.S.H.). Mitbegründer und Vorsitzender des Polnischen Milton Erickson Instituts (P.I.E.). Past President der Sektion Psychotherapie der Polnischen Gesellschaft für Psychiatrie (PTP). Zusammen mit dem Rottweiler MEI organisiert er seit über 30 Jahren das Internationale Trainings- uns Supervisionsseminar in Wigry, Polen.

Sabine Lagardère, Systemische Therapeutin und Familientherapeutin. Sie bietet Therapien für Einzelne, Paare, Eltern und Familien und auch Onlineberatung an. Die Gespräche finden auf Französisch, Englisch, Deutsch und Spanisch statt. Sie ist Ausbilderin, Autorin und Vorstandsmitglied des »Centre d'Etude et de Recherche sur l'Approche Systémique de Nouvelle-Aquitaine«, Bayonne, Frankreich.

Martine Nisse, Familientherapeutin, Ausbilderin, Supervisorin und internationale Konferenzvortragende. Mitbegründerin (1987) und Leiterin des »Centre des Buttes Chaumont«, Paris. Präsidentin der Kammer der Einzelmitglieder und der Kommission der Außenbeziehungen der EFTA, Mitglied der Französischen Gesellschaft für Familientherapie und der Asiatischen Akademie für Familientherapie, Lehrbeauftragte an der Universität Paris VII, an der Medizinischen Fakultät und an der Rechtsfakultät der Universität Grenoble-Alpes. Sie hat an vielen Dokumentationen und Sendungen zum Thema innerfamiliäre sexuelle Gewalt teilgenommen, besonders Inzest, und wird regelmäßig von öffentlichen Kommissionen und parlamentarischen Vertretungen zu diesem Thema befragt. Sie ist Autorin und Co-Autorin zahlreicher Artikel und Bücher.

Gilbert Pregno, Psychologe und Familientherapeut. Langjähriger Lehrtherapeut und Supervisor beim ifs (Institut für Systemische Familientherapie, Supervision und Organisationsentwicklung, Essen) und ID'ES (Institut d'études systémiques, Paris). Menschenrechtsaktivist. Von 1988 bis 2018 Leiter der Stiftung Kannerschlass (Luxemburg), von 2013 bis 2023 Vorsitzender der Menschenrechtskommission in Luxemburg. Autor zahlreicher Artikel zu den Themen Erziehung, Beratung und Therapie, Menschen- und Kinderrechte.

Dirk Rohr, Dr., Gestalttherapeut, systemischer Berater und Lehrsupervisor (DGSv und DGSF), Akademischer Direktor und Leiter des Arbeitsbereichs Beratungsforschung und des Zentrums für Hochschuldidaktik an der Humanwissenschaftlichen Fakultät der Universität zu Köln sowie Institutsleiter des koelner instituts für Beratung und pädagogische Professionalisierung. 2004 erhielt er den Ruf auf die Professur für Kommunikation in pädagogischen Handlungsfeldern der Universität Oldenburg. Seit 2018 ist er Herausgeber der Reihe »Beratung, Coaching, Supervision« im Carl-Auer Verlag. Von 2019 bis 2022 war er Präsident der European Association for Counselling (EAC) und im Vorstand der International Association for Counselling (IAC).

Bruce Ross, Ph.D., Accredited Financial Counselor® und Certified Financial Therapist-I™, Assistenzprofessor an der Fakultät für Familienwissenschaften an der University of Kentucky und Programmdirektor für den Studiengang Consumer Economics and Family Financial Counseling. Er unterrichtet Studierende in den Bereichen persönliche Finanzen und Finanzberatung sowie in Graduiertenkursen in Familienwissenschaften. Er war 2020 Präsident der Financial Therapy Association und ist derzeit Vorstandsmitglied. Berufs- und Forschungsinteressen konzentrieren sich auf das persönliche und familiäre finanzielle Wohlergehen. Er setzt die systemische Praxis der Finanztherapie ein, um Familien aus einer ganzheitlichen Perspektive besser zu unterstützen.

Marion Schenk, Diplom-Betriebswirtin, Supervisorin DGSv, Systemische Beraterin DGSF und wingwave-Fach-Coach ECA, ist seit 2009 selbständig und seit 2014 in Lübeck tätig. Sie arbeitet mit Einzelnen, Teams und Gruppen. Als Trainerin und Autorin widmet sie sich dem von ihr entwickelten Habitogramm® sowie spezifischen Themen wie innerdeutsche Migration, Suizidalität, Trauer nach Suizid.

Anja Schierbaum, Dr. phil., ist Akademische Rätin a. Z. an der Erziehungswissenschaftlichen Fakultät der Universität Erfurt. Zu ihren Arbeitsschwerpunkten zählen Bildungs- und Sozialisationsprozesse in der Adoleszenz, Fragen der Bewältigung von Herausforderungen im Jugendalter, die Auseinandersetzung mit Familie als Beziehungs- und Lebensform ebenso wie Theorien der Familienerziehung und Bildung.

Index